Lehrbuch Chiropraktik

Henrik Simon

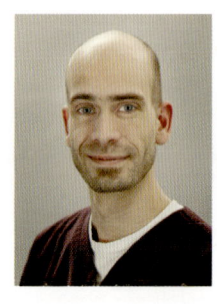

ヘンリク・ジーモン
1995年　アビトゥーア合格
1995-1996年　兵役代替役務のため民間組織ASB（Arbeiter-Samariter-Bund）で救急隊員として働く
1997年　救急救命士となる
1997-1998年　救急救命士の養成課程（A1-A4）のインストラクター、小児救急のインストラクター、またASBの支部（マインシュピッツェ地方）でインストラクター・リーダーを務める

1998-1999年　赤十字のインストラクターとして州学校ラインラント・プファルツ（マインツ市アム・プルファートゥルム）で指導する
1997-2002年　ヨハネス・グーテンベルク大学マインツで医学を学ぶ
1997年より、ドイツ海外派遣部隊の技術支援隊（国際緊急援助隊（SEEBA）の医療チーム）の隊員（救急救命士）となる
1999年11月、トルコのデュズジェでSEEBA隊員として海外人道支援活動を行う
1999年より、コンドル航空の客室乗務員として勤務

2001年より、L・ディーン・キルヒナーの下でアメリカ・カイロプラクティックを学ぶ
2004年より、自分の診療所を開きハイルプラクティカーとして診療にあたる
2005年より、カイロプラクティーク・コレーク・ライン・マインで開講されているドイツ・アメリカ・カイロプラクティック・セミナー（DACS）の講師（アメリカ・カイロプラクティック）を務める（DACSは、社団法人ヘッセン専門セミナー（HFS）が主宰するセミナーである。HFSは、社団法人ドイツ・ハイルプラクティカー連盟（FDH）が運営する州学校ヘッセンの中にある）
2014年より、2013年に退官したL・ディーン・キルヒナー D.C.の後を引き継ぎ、DACS（ホーホハイム市）の責任者を務めている

カイロプラクティック テクニック教本

―理論と実践―

ヘンリク・ジーモン
Henrik Simon

日本語版監修
中川 貴雄

翻訳
吉水 淳子

Original German edition:
Henrik Simon, Lehrbuch Chiropraktik

© 2015 Karl F. Haug Verlag in MVS Medizinverlage Stuttgart GmbH & Co.KG, Germany

7.5 尾骨（P141）記述についての注意事項

※日本のカイロプラクターが、尾骨の矯正や、尾骨への施術を行うことは医師法違反となりますが、米国やドイツでは、カイロプラクターの行為として認められていて、この施術は重要で外せない行為であります。本書は、決してこの行為を日本のカイロプラクターへ推奨しているわけではなく、著者やHaug社への敬意を表し、「7.5 尾骨」の節を残しています。

重要な注意事項

あらゆる科学と同様、医学は絶えず進歩しています。医学の知見、特に治療法や薬物療法に関する知見は、研究と臨床により拡大しています。本書で述べる処方や適応は、本書の完成時の医学的知見と適合しているかを著者、編集者、出版社が入念に確認しており、読者に信頼していただけるものです。

ただし、処方の内容や適応の情報は、出版社が保証するものではありません。薬を使用する際は、添付文書を詳細に調べ、必要があれば専門家に相談し助言を受け、そこで推奨された処方や注意された禁忌と本書の内容に齟齬がないかを確認してください。特に広く使われていない薬や新薬については、このような確認が重要です。本書の誤りに気づかれた場合、出版社にお知らせくださるよう著者と出版社からお願いします。

本書では登録商標マーク®を特に明示していませんが、これは商標が保護されていないということではありません。

本書は細部まで著作権が保護されています。著作権法の定める範囲を超えた本書の利用は、出版社の同意がない限り、禁止されており違法です。特に、複写、翻訳、マイクロフィルム化、電子機器によるデータの取込み・加工などが該当します。

アメリカ、ドイツ、そして日本
〜カイロプラクティックの現状〜

　欧米のカイロプラクティック大学で学ぶ治療法のスタンダードは、カイロプラクティック・テクニックと呼ばれる脊柱および四肢関節の矯正法です。カイロプラクティック・テクニックは本当に効果のある治療法です。患者の訴えている症状の原因と考えられる椎骨に対して、アジャストメント（カイロプラクティックでは矯正のことをアジャストメントと呼ぶ）を行うと、その部位の症状だけでなく、他の部位の症状、たとえば腹部圧痛が軽減する、SLRが増加する、頸部可動域が増加する、肩関節の運動異常が軽減するというような全身症状が一瞬で変化します。このように、大きな瞬間的効果をあらわすことのできる治療法は他に見ることができません。皆さんに是非勉強していただきたい治療法です。

　しかし、ただ漫然とカイロプラクティック・テクニックを勉強するだけでは効果的な治療を行うことはできません。そのためには、正しく書かれた教科書とそれを教授できる先生が必要です。その上で、一つ一つのテクニックをしっかりと確実にマスターしなければなりません。それには、たゆまぬ努力と実践が必要です。

　この『カイロプラクティック　テクニック教本』はその第一歩となる基本のテクニックを網羅しています。この教科書はドイツで書かれたものです。しかし、読んでみると、わたしがアメリカで学び、かつ教授したカイロプラクティック・テクニックとほとんど変わらない内容のものです。

　著者であるジーモン氏は、ドイツで、アメリカ人のカイロプラクターにこれらのテクニックを学びました。日本においてカイロプラクティックを学んだ方々とよく似た状況でカイロプラクティックを学んだことになります。

　ここで、未だ法制化のなされていない日本と比較してみると、ドイツでは、独自の過程で医療の中にカイロプラクティックを取り込んでいることがわかります。また、カイロプラクティックではなく、代替医療の総称であるハイルプラクティカーという名前で、ホメオパシーなどの自然療法とともに、カイロプラクティックは独自の地位を築いています。治療には、レントゲン撮影、臨床検査や一部の投薬、そして一部の保険診療も許されています。人々に有益で、かつ経済的であれば、堅実に取り入れるというドイツ気質には驚かされます。

　日本でも、一日も早くカイロプラクティックの法制化が実現するよう、心より願ってやみません。

中川　貴雄 D.C.

なぜ、カイロプラクティックが有効なのか？

動くことは生きること、生きることは動くことである！

　本書は、本来のアメリカ・カイロプラクティック（器具を使わない）について述べる。ダニエル・デビッド・パーマーが1895年に創始したこの治療法にカイロプラクティックという名を与えたのは、サミュエル・ウィード牧師であった。ウィードは、2つの古代ギリシア語、"cheir"（手）と"practos"（用いる）を結合させカイロプラクティック（手でなす）という語を造った。カイロプラクティックは、古くからある純粋な徒手療法の一つであり、ごく簡単な条件の下でどこででも行えるものである。

　必ずしも設備の整った診療所は必要ないが、適切な治療台を用意することが望ましい。厳しい訓練によってのみ、優れたカイロプラクターになることができる。カイロプラクターには、身体の知識だけでなく、ある種の共感力、感受性、動きの器用さが必要である。ピアノを弾く能力と同様に、カイロプラクティックを行う能力（正確に習得し良好な結果をもたらす）は、人によって巧拙がある。

　本書で述べるほぼ全てのテクニックは、**Dr. L・ディーン・キルヒナー** D.C.によるものである。キルヒナーは、1956年にクリーブランド・カレッジ（ミズーリ州カンザスシティ）を卒業し、カンザス州カンザスシティで最初の自分の診療所を開いた。1968年にカンザス州バーリントンに拠点を移した。バーリントンでは、"I walk again" Foundationというカイロプラクティック協会の会長を務めた。また、カンザス・カイロプラクティック協会（KCA）で、卒後セミナーの責任者を14年間務めた。カンザス州では、カイロプラクターは資格を保有するため毎年50時間のセミナーを受けることが義務づけられていた。キルヒナーは、高度な教育を行うため、様々なゲスト講師を招き、自らも全てのセミナーに参加する幸運な立場にあった。彼は、著名なカイロプラクティックの専門家、すなわちバートレット・J・パーマー、クラーレンス・S・ガンステッド、メイジャー・B・ディジャネット、ダグラス・M・コックス、クレイ・トムソン、ヒュー・B・ローガン、ケビン・J・ヘロン、アーラン・W・ファー（ファーはアクティベーター（カイロプラクターが迅速にスラストを加えるための器具）を開発した）から学び、彼らと高度な教育についても論じ合った。キルヒナーは、この時期に、知識を増やし、多数のテクニックを習得し、オステオパシーからも多くを学んだ。そして、習得した全てのテクニックやコンセプトの中から、特別であるがシンプルかつ安全で自分の考えに合うものを選び集めた。キルヒナーは、アメリカ・カイロプラクティックの**神髄**を教えてきた。本書はこの神髄について述べる。キルヒナーの口癖は"It's so easy"であるが、確かにそれはとても簡単である！（ただし、その方法を理解すれば、であるが）

　私は、キルヒナーと出会ってほぼ20年になるが、彼から実に多くを学んだ。キルヒナーが高齢のためドイツでのセミナーを終了すると決めたことから、私は本書のような教本を執筆することの重要性に気づいた。本書で、キルヒナーのテクニックを受け継ぎ伝えることを目指した。同時に、身体の静力学（Statik）や神経系を支える機能的組織体が障害された場合、**なぜ**カイロプラクティックが有効なのか、カイロプラクティックは何に作用するのか、といった背景を説明することを心がけた。したがって、本書は、アメリカ・カイロプラクティックの機能的機序の理解に必要な一般的な生理学的機序についても、例をまじえて説明する。これは、興味深い医学的領域である。というのも、関節機能障害（Blockierung）は、実に多くの症状、徴候、疾患の原因となっていると考えられるからである。

　当然ながら、ドイツでアメリカ・カイロプラクティックは必要か、従来の療法に加えてこのような徒手療法と専門教育は必要かという問いもあるだろう。2011年にドイツで行われた外科手術のうち、最も件数が多かったのは次の3つであった（Statistisches Bundesamt [72]）：

1. 腸関連の再手術（計35万7000件）
2. 関節の軟骨や半月板に関連する関節鏡視下手術（計29万7000件）
3. 腰椎、仙骨、尾骨などの切開手術（計28万1000件）

カイロプラクティックの観点からこの現状を見ると、上の問いに対する答えは明らかに「イエス」である。ドイツでは、手術が必要となる主な原因は変性摩耗と外傷の2つである（後者がはるかに多い）。

今や、重度の摩耗が生じないために早めの予防が重視される時代である。予防により、多くの人の苦痛を減らし、医療費を節減できる。アメリカ・カイロプラクティックはこれに大きく貢献できる。予防や優しい治療こそが長期的な健康とその維持の重要な基礎となることが理解されるのに、本書が役立つことを願う。「病気になって初めて自分の健康を気遣うようになる」（キリスト）。

「鶏が先か、卵が先か」という形で問うならば、心（Psyche）が姿勢に作用するのか、それとも姿勢とこれに伴う中枢神経系（ZNS）の機能低下が心に影響を与えるのか？また、内臓の異常や病気が不良姿勢を生じるのか、それとも不良姿勢が内臓に悪影響を与え病気を発症するのか？

修復の処置は神経系を通じて調整される。著者の同僚ノルベルト・タメン（ハイルプラクティカー）が言うように、「身体は誤りをおかさない」からである。

身体は「悪い」を「やや悪い」によって代償しようとする。だが、ある時点で代償ができなくなる。多くの場合、数十年といわず数年で代償不能となる。こうなると、信頼できるカイロプラクターであれば、もはや「ハンドグリップ」により速やかに（まさに「手」のひらを返すごとく）「手」で治療できる状態ではないことが分かる。とはいえ、身体が健全な静力学（Statik）に戻るのを助け、少なくとも代償不全のプロセスが進行しないよう維持し、徐々に寛解（症状の軽減）をもたらし、できれば回復に至らせるよう試みる必要がある。このための特殊なテクニックを提供するのが、アメリカ・カイロプラクティックである。しかも、そのテクニックはリスクが小さい。

最後に次の2点を指摘しておきたい。

- 術者は、テクニックを行う際、非生理学的な動きを反復して行うべきでない。治療を行う際は、常に自分のエルゴダイナミックに注意を払い、長期的にテクニックを行うことで自分の身体を傷めないようにするべきである。そのため、自分の姿勢に注意を払い、時間をかけて治療台の高さを適切にする必要がある。これは術者自身の背中を保護するためである。

- 個人的意見として、人々の健康と福利のため、徒手療法のグループや団体は、互いの相違や保護主義をなくし、さらに協力すべきである。われわれが協力すれば、一般の人々による徒手療法の受容と理解が進み、身体の静力学や正しい運動パターンについて啓発が進み、さらに早期の矯正や**予防的治療**を通じて国民全体の健康増進が可能となるはずである。

ヘンリク・ジーモン

著者の師　Dr. L・ディーン・キルヒナーによる序文

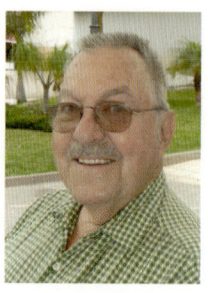

　私は、1956年、カイロプラクティック・カレッジを卒業し、Doctor of Chiropractic (D.C.) を取得した。幸運にも、臨床のかたわら、カイロプラクターの資格の保有のため毎年行われる卒後セミナーの責任者を14年間務めた。これは私の臨床にとって必要不可欠であった。私は、職務上、著名なカイロプラクティックの指導者に会い、彼らから教えを受けた。30年前のその頃、後にドイツへ渡りカイロプラクティックを指導するなど考えもしなかった。私がドイツに来たのは、テクニックの実演のため、ハイルプラクティカーの養成校から招きを受けたからである。その後、その学校で講義を依頼された。

　私は、養成校の卒業生がカイロプラクティックの専門的内容を理解する助けをできたことを誇りに思っている。

　最近は、高齢のため自由に移動できないので、卒業生の中の上級者に高度なカイロプラクティック・テクニックを教え、その継承を奨励している。

　私は、ハイルプラクティカーのヘンリク・ジーモンが本書を執筆するきっかけを与えることでき、光栄に思う。本書で記述されたテクニックはいずれも私が独自に生み出したわけではないことを断っておく。ともあれ私が有用と考えるテクニックが集められている。

　ドイツでハイルプラクティカーの養成校の卒業生が様々な療法（カイロプラクティックを含む）を行うことを許可されて半世紀以上になる。私の希望は、近い将来、学術的に確立されたカイロプラクティック原理に基づく教育を行うカイロプラクティック・カレッジがドイツにできることである。

　私がカイロプラクティックの教育に取り組んできた理由はシンプルである。同僚に聞かれるといつも次のように答えてきた。「キャンドルは他のキャンドルに光を与えても何も失わない。光が増えるだけのことである」

お元気で

　　　　　　　　　　　Dr. L・ディーン・キルヒナーD.C.

謝辞

　最初に、Dr. L・ディーン・キルヒナーD.C.に心から感謝する。彼は長年にわたり親切に指導し、自分が「蓄積」してきたテクニックを父親のように教えてくれた。出会って20年、彼は私にとって師であるだけでなく大切な友人である。

　次に、兄ハイヨ・ジーモンに感謝する。彼は、私が10代の頃、私の数年来の背中や膝の症状をカイロプラクティックによって治してくれた。私は、彼を通じて、アメリカ・カイロプラクティックに関心を持つようになり、2001年に医学からカイロプラクティックに進路を変更した。私をカイロプラクティックに導き、様々なサポートをし、情報を与え、聴講の機会を与え、活発に議論してくれることに大変感謝している。

　さらに、エリック・シュルテ教授（医学博士、ヨハネス・グーテンベルク大学マインツの機能的臨床解剖学研究所教授）にも感謝する。教授は、熱心でユーモアあふれるすばらしい指導により、臨床に携わる以前の私に解剖学の面白さを教えてくれた。

　また、多くの情報を与え、前向きに臨床に取り組む同僚たちにも感謝する。特に、活発に議論してくれるオラフ・ブライデンバッハ、ウーベ・ラウシュ、フランク・コンラート（Dipl.med., Dr.rer.nat.）、ベルント・グラムリッヒ、オラーフ・シュトラウフ、ノルベルト・タメン、ダグマー・ヒープ、クリストフ・アールブレヒトに心から感謝する。

　また、ディーン・キルヒナーD.C.のテクニックをこのような形でまとめる機会を与え支援してくれたハウグ出版のモニカ・グリューベナーとコルネリウス・フォン・グルムコウ、編集担当のステファニー・タイヒェルトに大変感謝する。

　最後に、本書の執筆や調査のため長期にわたり夫と父親の役割が疎かとなったことに寛容でいてくれた家族に心から感謝する。

　　　　　　　　　　　　　　　　ヘンリク・ジーモン

目次

  アメリカ、ドイツ、そして日本 5
  なぜ、カイロプラクティックが有効なのか？. . 6
  Dr. L・ディーン・キルヒナーによる序文 . . . 8
  謝辞 8

第1部
理論

**1 カイロプラクティックの歴史的背景と
ドイツにおける発展** 12
1.1 カイロプラクティックの歴史 12
1.2 ドイツにおけるカイロプラクティックの発展 . 14
1.2.1 ハイルプラクティカー団体と専門教育 16
1.2.2 正統医学の団体とその発展 17
1.3 カイロプラクティックの世界観 17
1.3.1 現代カイロプラクティック 17
1.3.2 生物心理社会的な見解 17
1.3.3 ドイツの学会および協会の立場 17

2 カイロプラクティックの機能的機序の基礎 . . 19
2.1 専門用語 19
2.1.1 サブラクセーション――静的障害――
  関節機能障害 19
2.1.2 アジャストメント (矯正) 19
2.1.3 未治療の脊柱の関節機能障害の諸段階 . 19
2.1.4 関節機能障害が神経系に与える影響 . . . 20
2.1.5 代償期と非代償期 20
2.1.6 位置異常の記述／呼称 (リスティング) . . . 22
2.1.7 身体の面 24
2.2 発生学 25
2.2.1 体節形成 26
2.2.2 硬節 26
2.2.3 皮節 26
2.2.4 筋節 26
2.2.5 ヘッド帯 27
2.3 神経解剖学 27
2.3.1 中枢神経系 27
2.3.2 末梢神経系 27
2.3.3 髄節と脊髄神経 28
2.3.4 神経線維の種類 32
2.3.5 脊髄路 32
2.3.6 硬膜枝の機能障害 34
2.3.7 反射弓が刺激されて生じる結果 36
2.3.8 関節と筋の悪循環 37
2.3.9 圧迫による脊髄神経の機能障害 37
2.3.10 髄膜と脊髄硬膜 38
2.3.11 髄液の流れ 39
2.3.12 上下肢の神経支配 40
2.3.13 機械的感覚と固有感覚 40
2.3.14 筋と腱 (筋病理学) 45
2.3.15 靭帯 47
2.3.16 ストレス反応 48

3 適応と禁忌 50
3.1 適応 50
3.1.1 適応全般 50
3.1.2 分節別の適応 51
3.2 禁忌 52
3.2.1 絶対禁忌 52
3.2.2 相対禁忌 52

4 診断 54
4.1 既往歴 54
4.2 視診 54
4.3 触診 55
4.4 その他の検査 55
4.4.1 関節可動域 (ROM) 検査 55
4.4.2 各種テストと徴候 55
4.4.3 反射 58
4.5 X線診断 59

5 カイロプラクティック治療の総論 61
5.1 テクニックの基礎 61
5.1.1 関節の可動域 61
5.1.2 四肢の治療 63
5.1.3 手の位置とグリップテクニック 64
**5.2 カイロプラクティック治療の対象となる炎症性疾
  患および変性疾患** 66
5.2.1 炎症 66
5.2.2 関節症 67
5.2.3 脊柱側弯症 68
5.3 治療の随伴現象および副作用 69
5.4 治療の頻度 70
5.5 治療計画と経過観察 70
5.6 併用療法 71
5.6.1 寒冷療法 71
5.6.2 温熱療法 71
5.7 患者への助言 72
5.7.1 頸椎のアイソメトリック・エクササイズ 73
5.7.2 背部伸筋トレーニング 73
5.7.3 持久力トレーニング 73
**5.8 新生児、乳児、小児、若年者のためのカイロプ
  ラクティック** 75
5.8.1 診察 75
5.8.2 各種のテストと反射 75

| 5.8.3 | 適応 77
| 5.8.4 | カイロプラクティック治療 78

第2部
実践

6 脊柱 82
6.1 はじめに 82
6.1.1 脊柱の解剖学 82
6.1.2 臨床的側面 86
6.1.3 頸椎の病理 88
6.2 頸椎テクニック 97
6.2.1 頸椎の回旋 98
6.2.2 頸椎の側方変位 100
6.2.3 環椎テクニック 102
6.2.4 後頭部の側屈 107
6.2.5 斜頸 110
6.2.6 舌骨のモビリゼーション 111
6.3 胸椎テクニック 111
6.3.1 頸胸椎移行部 112
6.3.2 胸椎の回旋 114
6.3.3 胸椎の側屈 117
6.3.4 胸椎の前方変位 118
6.3.5 胸椎の後方変位 121
6.4 腰椎テクニック 123
6.4.1 腰椎の回旋 125
6.4.2 腰椎の側屈 128
6.4.3 腰椎の前方移動(脊椎すべり症) 130
6.4.4 腰椎の負荷軽減のエクササイズ 131

7 骨盤 133
7.1 はじめに 133
7.1.1 脊柱と骨盤の力学 133
7.1.2 解剖学的下肢長差 134
7.2 仙腸関節 135
7.2.1 仙腸関節テクニック 136
7.3 仙骨 139
7.3.1 仙骨テクニック 141
7.4 恥骨結合／恥骨 144
7.4.1 恥骨結合テクニック 144
7.5 尾骨 145
7.5.1 仙尾関節の捻挫 146
7.5.2 尾骨テクニック 146

8 上肢 150
8.1 手 150
8.1.1 指関節テクニック 152
8.1.2 中手骨テクニック 154
8.1.3 手根骨テクニック 155
8.1.4 手根管症候群のためのテクニック . . . 157

8.2 肘 160
8.2.1 テニス肘のためのテクニック 161
8.2.2 ゴルフ肘のためのテクニック 164
8.3 肩 166
8.3.1 上腕二頭筋腱転位のためのテクニック . 169
8.3.2 回旋筋腱板のテクニック 172
8.3.3 肩関節脱臼のためのテクニック 174
8.3.4 肩甲骨テクニック 175
8.3.5 鎖骨と胸鎖関節テクニック 177
8.4 肋骨 178
8.4.1 肋骨(Th2-Th12)機能障害のための
テクニック 179

9 頭部と顎関節 183
9.1 顎関節 183
9.1.1 顎関節テクニック 185
9.2 副鼻腔 188
9.2.1 副鼻腔テクニック 189
9.3 耳と目 191
9.3.1 耳のテクニック 191
9.3.2 眼球のモビリゼーション・テクニック . . . 193

10 下肢 195
10.1 はじめに 195
10.2 足 195
10.2.1 足のモビリゼーション・テクニック 200
10.2.2 足趾テクニック 202
10.3 足関節 213
10.3.1 距骨下関節テクニック 214
10.3.2 距腿関節テクニック 215
10.4 膝関節 219
10.4.1 脛骨の回旋テクニック 219
10.4.2 半月板機能障害のためのテクニック . . . 222
10.4.3 膝蓋骨テクニック 225
10.5 股関節 226
10.5.1 一般的な股関節モビリゼーション 226
10.5.2 股関節の回旋 228

第3部
付録

11 略語 232
12 図の出典 233
13 参照文献 234
索引 236

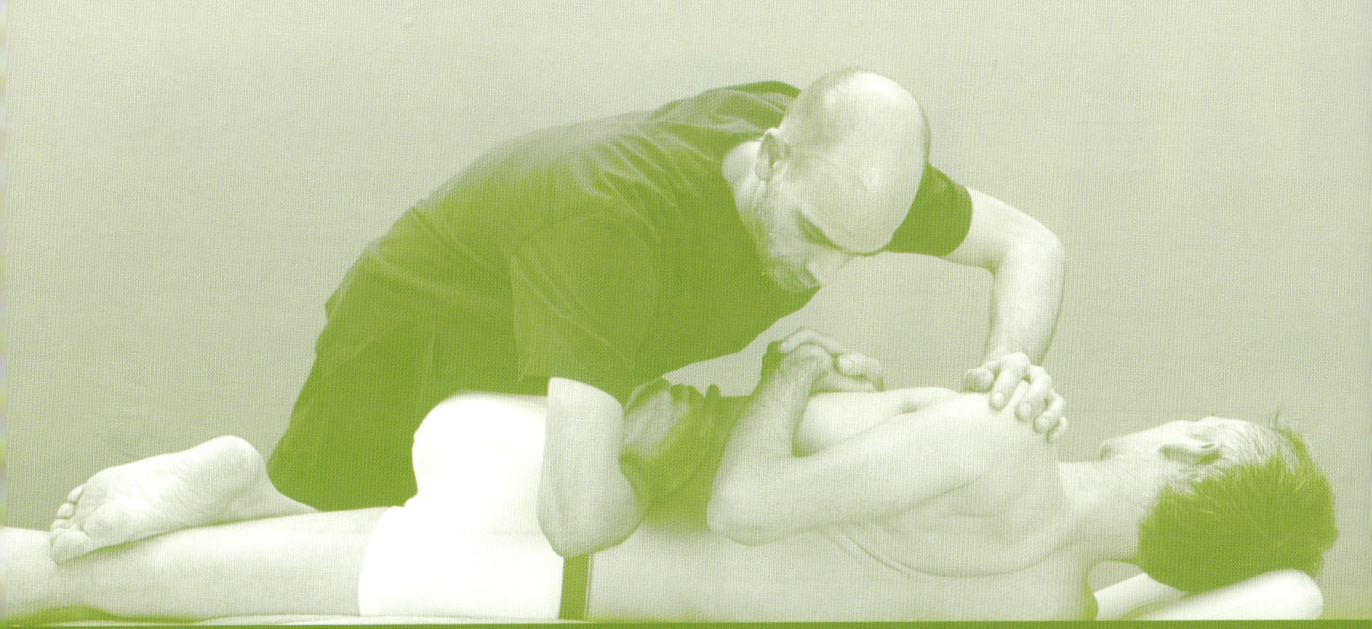

第1部
理論

1	カイロプラクティックの歴史的背景とドイツにおける発展	12
2	カイロプラクティックの機能的機序の基礎	19
3	適応と禁忌	50
4	診断	54
5	カイロプラクティックの治療の概論	61

1 カイロプラクティックの歴史的背景とドイツにおける発展

サミュエル・ウィード牧師が「カイロプラクティック」という名称を名付ける以前に、徒手療法は既に長い歴史的伝統を有していた。本章では、カイロプラクティックの歴史的背景、ドイツにおけるカイロプラクティックの発展を概観する。

1.1 カイロプラクティックの歴史

人間の論理的に思考し推論する能力は、多くの発見と発明をもたらしてきた。いつの時代も、世界各地で、関節が誤った位置に変位すれば、これを矯正する試みがなされてきた。関節が右に変位すれば左に矯正し、上方に変位すれば下方に矯正した。また、左に変位すれば右に矯正し、下方に変位すれば上方に矯正した。

石器時代にも、外傷で関節が「正常な位置」を脱する脱臼の「矯正」が行われていた。紀元前3000年頃のエジプト人や中国人がこれを行っていたことを示す古い証拠もある。

「背中の治療」の始まりは、体重の軽い人（多くは子ども）が病人の背中の上を歩くというものであった。決まった方法はなく、いわば偶然的に個々の椎骨が正しい位置に動き、症状が軽くなることが多かった。

背中の治療の詳細は、ギリシアの医者ヒポクラテス（紀元前460-377年）を通じても知られる。ヒポクラテスの著作を集めた『ヒポクラテス全集』(Corpus Hippocraticum)の中には「関節について」「骨折について」「矯正の手段」などもある。また、ペルガモンのガレノス（ギリシアの医者、紀元後130-205年）、オレイバシオス（ギリシアの医者、紀元後325-403年）、アエギナのパウロス（紀元後7世紀）などの歴史的に有名な術者も、脊柱の治療に関する著作を残している。

中世の北欧では、100年の伝統を有していた「接骨師」("Bone-Setter")らが活躍し、王族からも治療に招かれた。イギリスとアイルランドの女王であったカロリーネ・フォン・ブランデンブルク=アンスバッハは1736年に女性接骨師サラ・マップの治療を受けている。

ドイツには「骨折人」(Knochenbrecher)と呼ばれる術者たちがいた。というのも、初期の術者は、治りの悪い骨を再び骨折させ真直ぐに癒合させる治療を行っていたからである。彼らは、脊柱の病気や他の関節の脱臼の治療も行っていた。中世には、外科医に加えてマッサージ師や理髪師も、関節や骨の矯正を行っていた。この時代には、医学と民間療法に大きな違いはなかった。

このように、関節の位置異常の矯正は、既に長い伝統を有していた。

時空を超えて類似の認識や観念が出現することがある（ルパート・シェルドレイクがいう形態形成場）。19世紀には、同じ研究目的を有する発見が同時期になされた。ヴィルヘルム・コンラート・レントゲンは1895年に人間の生体の骨格の撮影法を開発した。ヘンリー・ヒード卿は主に1889-1896年に器官系と皮膚領域の相関関係について研究し、『内臓疾患による皮膚の感覚障害』を出版した（ドイツではフリードリッヒ・ヴィルヘルム・ザイファーが1898年にこれを翻訳した）。マッケンジーは1892年に内臓と特定の椎骨の痛覚の関連についての研究成果を発表した。産業革命の後にあたるこの時代は、システムや思考の中に機械が入り込むことが意識されるようになった時代であった。

ダニエル・デビッド・パーマーは、1845年3月7日、カナダのトロントの東方にあるポートペリーで生まれた（1913年10月20日にロサンゼルスで死去）。20歳の頃、ボストンを目指して渡米した。人間の身体に関心があったが、医学を学ぶことはできなかった。食品雑貨店の経営、水産業、養蜂を行いながら、人間の身体について学びたいという熱意を持ち続けた。骨相学（頭蓋や脳の形状を手がかりにして人格形成と脳部位の関連を研究する学問）に興味を持ち、これについて講義するほどになった。講義を行う中で、当時の有名な磁気治療師ポール・カスターと出会い友人となった。パーマーは、1886年にバーリントンで「磁気治療師」(magnetic healer)として診療所を開き（後にアイオワ州ダベンポートに移った）、1895年まで磁気治療を行った。治療のかたわら、さらに人体の解剖学や生理学を独学で学んだ。

パーマーが位置不全の椎骨を矯正するという着想をどこから得たかについては諸説ある。パーマー自身、**Dr. ジム・アトキンソン**（19世紀の中頃から終りまでダベンポートに住んでいた）と接触があったと述べている。アトキンソンは、生前、現在カイロプラクティックとして知られている原理を広めようとした。彼は、既に古代エジプト人は変位した椎骨の位置を戻して病人を治療していた

と主張した。アトキンソンは、彼が主張した原理が間違っていたからではなく、当時の時代精神からの抵抗を受けたため、不遇のまま世を去った。

パーマーは、当時から、神経系と脊柱は一般に考えられている以上に重要であると認識していた。彼は、脊柱を通じて神経のエネルギーが身体に供給されるという理論を立てた。脊柱の位置異常が生じると、神経が圧迫されるため、神経のエネルギーの流れが妨げられる。

パーマーは、自分の治療法について、1895年9月18日にハーヴェイ・リラードに行った治療を例にして説明している。彼は、1910年に出版した『カイロプラクティックの科学・技術・哲学』[58] (übersetzt von Dieter Oesch [57], S.24)(ディーター・オエシュが翻訳したドイツ語版の24頁)で次のように述べている:

「ハーヴェイ・リラードは、私の診療所があるライアン地区で守衛をしていたが、耳が聞こえなくなった。馬車が通りを走る音も、自分の時計の針の音も聞こえなかった。私は、このような状態になった経緯を知ろうとした。というのも、彼は、体を無理に曲げ窮屈な姿勢をとった時、背中で何かが押しつぶされるように感じ、その直後に耳が聞こえなくなったと私に語ったからである。診察の結果、椎骨が正常な位置から押し出されていた。私は、椎骨を正しい位置に戻せば、彼の聴覚機能は回復すると考えた。そこで、この目的のため、私を信頼して背中の骨の位置を調整させてくれるように彼を説得した。30分ほど話をして了承を得た。私は、棘突起を梃子にして、椎骨を正しい位置に戻した。その直後に、彼の耳は以前のように聞こえるようになった。これは、偶然によるものではなく、意図した目的を達成したからであり、期待した結果が得られたのである。」

「カイロプラクティック」という名称は、1895年12月、パーマーの患者でありその治療に満足していた**サミュエル・ウィード牧師**が名付けた。「手」を意味するギリシア語("cheir")と、「用いる／なす」を意味するギリシア語("practos")を結合しカイロプラクティックという語を造った。カイロプラクティックとは「手でなす」("done by hand")という意味である。それ以来、パーマーは、自分の治療法をカイロプラクティックと称するようになった。

カイロプラクティックの基本原理は古くからあるものである。彼は、位置不全の椎骨を矯正したのは自分が最初ではないとする一方、棘突起と横突起を用いて椎骨を動かす特別な方法を開発したのは自分であるとする。この方法の特殊性が、カイロプラクティックの革命的な理論と実践の基礎であった。また、パーマーは、前出の著書[58] (übersetzt von Dieter Oesch [57], S.27)で、次のように述べている:

「カイロプラクティックの発見者としての私の主張は、神経が圧迫や損傷を受けると、その機能性は遅かれ早かれ損なわれ、この状態になると病気を発症するというものである。(中略)

生命力は、身体のあらゆる作用を制御している。すなわち靭帯、筋、骨、皮膚、膜、動脈では、この生命力が血液循環や体液の開通性を制御している。「身体の先天的知能」(イネイト・インテリジェンス)としての生命力、それは身体が有する知であり、身体は妨げを受けない限り自らを助けることができる。身体で発生した機能的エネルギーは、神経系を通じて運ばれる。また血液の量と濃度は、血管筋の収縮と拡張を通じて制御される。刺激を通じて、血液は適切な量と濃度になる。これらは健康時と病気時で変化する。

私の考えでは、神経系が監督しているため、機能に変化が生じても調整がなされる。一般的な発熱反応もその一例である。ここから、必然的に、身体は血液ではなく神経系を通じて制御されているという結論になる。これは、オステオパスを含め、正統医学の医師も述べていることである。」

徒手の間接マニピュレーションはD.C. (Doctor of Chiropractic)も行うことができる。医学史的に見て、アメリカでは、カイロプラクティックとオステオパシーのいづれもが、徒手間節マニピュレーションの創始者と見られてきた。カイロプラクターは薬の処方を行わないが、診断とマニピュレーションテクニックでは軟部組織(筋、腱、靭帯、結合組織、筋膜、関節包、器官、血管、リンパ管)の治療も重視してきた。これら軟部組織のテクニックの多くはオステオパシーから受容された。これらはどちらかといえば、スティルの当初の基本哲学に近いものである。ただし、カイロプラクティックは、神経系が特別な役割(他の系を制御し調整する)を有するとの立場を堅持している。

パーマーは、1897年、アイオワ州ダベンポートで**「パーマー・スクール・オブ・カイロプラクティック」**を開校した。最初の学生の中には、息子の**バーレット・ジョシュア・パーマー**(1881-1961)と、後に息子の妻となる**マーベル・ヒース**がいた。カイロプラクティックは、D.D.パーマーが創始し、B.J.パーマーがこれを発展さ

せたとされる。

D.D.パーマーは、機能障害領域を見つけるのに器具を使用せず、触診によりサブラクセーションを見つけた。一方、B.J.パーマーは、レントゲン撮影（1910）やニューロ・カロメーター（1924年にドサ・D・エバンスが開発した温度差を検出する測定器）などの画像検査を用いた。また、B.J.パーマーは、メリックシステム（Meric-System）の共同開発者であり、1927年にメリックシステムに基づき、脊椎分節の神経支配領域をまとめた一覧表を作成した。

B.J.パーマーは、1930年代から**HIOメソッド**を提唱した。HIOは"hole in one"の略であり、ゴルフのホールインワン（一打でカップにボールを入れる）から来ている。HIOメソッドは、環椎（リング状）と歯突起を有する軸椎の「穴」（すなわち脊柱管）に「一打」すなわちスラストを加え、全てを矯正するものである。このメソッドは、**上位頸椎**のみを治療する。B.J.パーマーは、全身は上方の頭部関節（環椎後頭関節）に従って調整されると考え、頭部の関節を矯正すれば全身の他の部分も自ずと矯正されるとした。確かに、この考え方には真実味がある。上方の頭部関節とその矯正は非常に重要であり、その影響は下方に及び、脊柱や身体の静力学（Statik）にも影響を与える。

ヒュー・B・ローガンは、骨盤は**脊柱の基部**であり、その影響は上方に及び、脊柱にも影響を与えるため、重要な部位であると唱えた。

> **実践のポイント**
> アメリカのカイロプラクティックは、長年の議論の末、一つの重要部位だけを治療しても身体の静力学を矯正できず、複数の構造（部位）を考慮して治療すべきであるという見解で一致した。身体は機能的組織体であり、一つの部位の位置異常は、その代償として他の部位の位置異常を招くと考えられる。

当時、診断は医師のみが行える行為であった。B.J.パーマーは、自分はカイロプラクターであり、診断ではなく分析を行っていると主張した。また、医師の行為を指す「治療」という概念を用いず、患者に触れる行為を**「アジャストメント」**と称した。こうして、カイロプラクティックは、正統医学のシステムとは異なるものとして、診断を行わず、いわゆる「サブラクセーション」の特定を行うようになった。症状や疾患は、サブラクセーションの結果として生じるものであり、これらは、原因のアジャストメントを行った後、身体の自己治癒力により制御され、「自ず」と治癒する。

現在、アメリカでD.C.を取得するには、**全日制の課程**で約7年学ぶ必要がある。アメリカには、D.C.を授与しているカレッジおよびユニバーシティは19校ある。一方、アメリカ以外では、アメリカでも通用する学位を授与している大学（ユニバーシティ）が19校ある。

1.2　ドイツにおけるカイロプラクティックの発展

ドイツでは、第三帝国（ナチス）以前に、様々なハイルプラクティカー団体があった。1939年2月17日にハイルプラクティカー法が成立し、「ドイツ・ハイルプラクティカー協会」（DH：Deutsche Heilpraktikerschaft）に統一され、全てのハイルプラクティカーはこれに強制的に加入させられた。1945年以後は、ハイルプラクティカーも他の職業も、自由に組織を結成できるようになった。

DHの内部では、新しい職業共同体や協会が作られた。「DH内のドイツ・カイロプラクター・オステオパス職業共同体」は、フリードリッヒ・ハインツェ（ハイルプラクティカー）が代表を退き、1959年にヴィリ・シュミットが就任して出来た団体であり、1959年8月23日にニュルンベルクで発足した。1972年7月1日に「DH内のカイロプラクティック・オステオパシー職業共同体」に改称され、さらに1978年12月13日に現在の「社団法人ドイツ・ハイルプラクティカー・カイロプラクティック・オステオパシー・ニューラルセラピー職業共同体」（ACON）となった。ACONは、DHに属する職業サークルの全国ネットワークによって成立している。一方、DHは、一時改称されたが、1985年6月30日に現在の「社団法人ドイツ・ハイルプラクティカー連盟」（FDH：Fachverband Deutscher Heilpraktiker e.V）となった。FDHは最も古く、会員数が最も多い。2014年の会員数は約7200人であり、ハイルプラクティカー（2011年で約3万5000人）の団体の中で最も多い（Statistisches Bundesamt 2013）。

他の医療従事者と比較すると、2011年に、ドイツでは医師は34万2000人（外科と整形外科の専門医は3万6000人）、理学療法士は13万6000人、マッサージ師とライフセーバーは7万6000人であった（Statistisches Bundesamt 2013）。残念ながら、カイロプラクティック専従者の正確な数は分からないが、250～1000人とされる。

> **実践のポイント**
> カイロプラクティックを行うハイルプラクティカーの歴史を振り返ると、彼らは学説的にはオステオパシーに近いが、医療政策から見れば、カイロプラクターである。

ドイツには診療行為を認可する機関があり、診断を下し治療を開始することは、医師とハイルプラクティカーだけに認められている。ハイルプラクティカーは、医師と間違われやすい称号を名乗ることはできない。このため、ドイツでは、法律上、カイロプラクターは存在せず、カイロプラクティックを行うハイルプラクティカーが存在する。1976年以降、エビデンスに基づく正統医学は「カイロセラピー」(Chirotherapie)という概念を使用してきた。この概念の出所は、社団法人カイロプラクティック医学研究・職業共同体（FAC）である。FACは、1953年にハンブルクで設立され、1962年に社団法人関節学・カイロセラピー研究共同体に改称された。

以下、他の徒手療法のテクニック（多くはモビリゼーションを行うが、特性に乏しい）から区別し明確化するため、「アメリカ・カイロプラクティック」(amerikanische Chiropraktik)や「特殊カイロプラクティック」(spezifische Chiropraktik)という概念を用いる。

1.2.1　ハイルプラクティカー団体と専門教育

ドイツでは、様々な団体が、カイロプラクティック・テクニックの教育課程を提供している。社団法人ドイツ・ハイルプラクティカー連盟（FDH）が運営する州学校ヘッセン（ホーホハイム市）の中にある社団法人ヘッセン専門セミナー（HFS）は、カイロプラクティーク・コレーク・ライン・マインで、ドイツ・アメリカ・カイロプラクティック・セミナー（DACS）を行っている。1983年からアメリカ・カイロプラクティックの**専門家**（ディーター・A・オエシュ、ベルント・ブッシュ、ステヴェン・キャンベル）がセミナーを行ってきた。

L・ディーン・キルヒナー D.C.は、厳選したアメリカ・カイロプラクティックのテクニックを教えるプログラムで指導を行ってきた。このプログラムは、イルゼ・ハメス（ハイルプラクティカー）が企画し1983年からドイツで行われてきた。1991年から、キルヒナーは**DACS**での指導のみを行い、2013年に80歳になるまで続けた。著者の兄ハイヨ・ジーモンは、DACSでキルヒナーの同僚講師となり通訳を務めた。キルヒナーは、現在、スペインのテネリファ島でのみ指導を行っている。

著者ヘンリク・ジーモンは、2005年からDACSの講師を務め、2014年からカイロプラクティーク・コレーク・ライン・マインで行われているDACSの専門教育の責任者を務めている。また、2013年から、個人で講座を主催し、FDHに属するザクセン州連盟が運営する学校（ドレスデン市）でも指導を行っている。

1990年頃、マルクス・J・H・ハルボルトとノルベルト・タメンは、ブレーメンで、**ブレーメン・カイロプラクティーク・セミナー**を立ち上げた。これは2期制のセミナーで、約13年続き、後にベルント・ブッシュもゲスト講師を務めた。ハルボルトとタメンは、ヤーン・ペーア・ラントマン（ハイルプラクティカー）とともに、1998年にブレーメンで「社団法人ドイツ・アメリカ・カイロプラクティック協会」（DAGC）を設立した。ブレーメン・カイロプラクティック・セミナーは、ほぼ1年後に拠点をブレーメンからハンブルクに移した。またDAGCはアメリカ・カイロプラクティックの講座を開講している。

1994年、ドイツで、**ACONコレーク**が設立された。このカレッジでは、社団法人ACONがカイロプラクティックの高度専門教育を行っている。

1980年、ブレーメンで、ヴェルナー・ペペル D.C.が、「社団法人ドイツ・グラデュエート・カイロプラクター連盟」(VGCD)を設立した。これは、現在、**社団法人ドイツ・カイロプラクター協会**（DCG）になっている。ドイツで活動するD.C.を有するグラデュエート・カイロプラクターが加入し、約100人の会員がいるが、協会自体は専門教育を行っていない。

1993年、ベルリンで、クルト・ユルゲン・シュヴァルツ（ハイルプラクティカー）が、**社団法人ドイツ・カイロプラクター組合**（BDC）を設立した。2013年の組合員数は約120人である。BDCは、ロベルト・シュトラウプ（ハイルプラクティカー）が責任者となり、多くの専門講座を開講してきた。

BDCは、2012年にシュヴァルツ代表とシュトラウプ会長が退き、2013年にヤン・オリバー・ブロジンスキが代表に、フリゾ・クリューゲルが会長に就任した。ブロジンスキとクリューゲルはいずれも「カイロプラクティーク・アカデミー」（バート・エーンハウゼン市）の設立者である。彼らは、ドイツ国内でカイロプラクティックの学士号（BSc）と修士号（MSc）を取得できるよう、**ドレスデン国際大学**（DIU）に教育課程（4-5年）を創設するため尽力した。2010年に教育課程（モジュール）の準備が

整い、2011年に第1期生が入学した。

　ドイツでは、人への治療を行う前提として、ハイルプラクティカー（または医師）の学位が必要である。カイロプラクティックは特殊な医療分野と位置づけられ、独立したものとして認められていない。ドイツでカイロプラクティックは独立性を獲得すべきかについては疑問の声もある。というのも、ドイツのハイルプラクティカーに認められている治療行為は、世界的に見てユニークであり、これを手放す必要はないともいえるからである。

　とはいえ、エビデンスに基づく正統医学がカイロプラクティックに入って来ることは避けられないことだろう。

1.2.2　正統医学の団体とその発展

　ヴェルナー・ペペルは、1931年頃にアメリカのパーマー・スクールでカイロプラクティックを学び、D.C.を取得した。第二次世界大戦で東方の前線に配属され、外科創傷の処置に加えて、カイロプラクティックの技能を生かした治療も行った。その際、同僚の医師フライムート・ビーデルマンの片頭痛の治療も行った。

　この経験は、戦後、ビーデルマンがカイロプラクティックを科学的に研究する動機となった。彼は、他の医師やカイロプラクターと共同で研究を行った。参加した医師は、ルートヴィヒ・ツークシュヴェルト（1902-1974）、クルト・リュディガー・ロクエス（1890-1966）、E・エミンガー、クルト・グートツァイト（1893-1957）、H・ツェッテルであり、参加したカイロプラクターはフレデリック・ヴァルター・ヘンリ・イリ（1901-1981）とヴェルナー・ペペルであった。参加した医師たちは、ペペルが詳細に語るカイロプラクティックに関心を持った。ペペルは、医学界から認められたい願望はなかったが、カイロプラクティックを伝えたい思いはあった。活動を始めた初期（1950年代初頭）、カイロプラクティックに関心を有する医師たちは、他の医師たちから激しい抵抗にあった。ペペルの周囲には、「十二使徒」のごとく、カイロプラクティックに賛同する12人の医師がおり、彼らは前出の社団法人カイロプラクティック医学研究・職業共同体（FAC）を設立した。

　第二次世界大戦中に野戦病院で治療に携わったDr.カール・ゼルは、1953年、「脊柱・四肢の徒手療法の医師会」を設立し、障害者のスポーツ学校で、医師向けのセミナーを行った。ゼルは、ゴットフリート・グットマン（1911-1990）やハンス・ディーター・ヴォルフ（1919-2010）と協力して、徒手医学（カイロセラピー／カイロプラクティック）を科学的な医学として確立することを目指した。

　ゼルの教え子であったDr.ハンス・ペーター・ビショフも、これに貢献した一人であった。1979年、デュッセルドルフで開かれた学会で、医師が行える治療法として新たに「カイロセラピー」（Chirotherapie）が認められた。また、カイロセラピーの専門教育を受けた医師は「カイロセラピー専門医」（Chirotherapeut）を名乗れるようになった。

　1990年、複数の団体が統合され、**社団法人ドイツ徒手医学協会**（DGMM）に統一された。DGMMの会員は医師と理学療法士であり、高度専門教育も行っている。

　また、DGMMは、社団法人ドイツ理学療法・リハビリテーション協会（DGPMR）と共同で、**徒手医学研究相談センター**（FBS）を設立し運営している。FBSは、大学病院イェーナの理学療法研究所内にある。FBSは、徒手医学の研究の振興を支援する目的で設立された。FBSは、臨床にあたる治療者や療法士が、徒手医学に関する研究課題を見つけ、研究を計画し実施することを促している。具体的には、FBSは、研究を行おうとする医師・ハイルプラクティカー・療法士が、自分の研究目標を実現するとともに、徒手医学・筋骨格医学・理学療法の各領域に寄与し、高度な知見をもたらすことができるように可能な方法を提案する。その際、エビデンスに基づく医学（EBM）として研究を行う必要がある。

　カイロプラクティックや徒手療法が科学的に認められることに貢献したいと思われる治療者は、DGPMRの科学論文相談センターやDGMMの研究相談センター（いずれもフリードリヒ・シラー大学イェーナ病院の理学療法研究所内）に相談されたい。

　カイロセラピー専門医の団体として、「社団法人ドイツ・カイロセラピー協会」（DGCh）がある。DGChは1998年9月16日にシュトゥットガルトで設立され、2005年に拠点をミュンヘンに移した。2006年に会則でオステオパシーも含まれることになり、**社団法人ドイツ・カイロセラピー・オステオパシー協会**（DGCO）に改称された。会員の医師は約900人である。

　以上、正統医学の団体の発展について述べた。ここから、カイロプラクティックが徒手医学という形で正統医学の中で科学的に認められつつあることが分かる。

1.3 カイロプラクティックの世界観

カイロプラクティックの基本的なパラダイムすなわち世界観には、次の3つがある。
- 現代カイロプラクティック
- 生物心理社会的な見解
- ドイツの学会の立場

以下、これら3つについて簡単に述べる。

1.3.1 現代カイロプラクティック

現代カイロプラクティック（人体の機能原理、そこから帰結する哲学）の基礎となるのは、次の4つの考え方である。

1. 身体は、自己制御し自己治癒する生命体(Organismus)である。
2. 神経系は上位のシステムであり、他のあらゆる器官や組織を支配制御している。神経系により、他のあらゆるシステムは包括的連関を有する。
3. 生体力学的な脊柱機能障害は、椎骨のサブラクセーション・コンプレックスという形で表れる。これは神経系の機能を阻害すると考えられ、その結果、神経系を通じてなされる身体の自己制御が妨げられる。
4. カイロプラクターの主眼は、サブラクセーション・コンプレックスの矯正的治療による患者の健康状態の最適化である。このため脊柱の治療が主となる。

生命体には、**先天的知能**（イネイト・インテリジェンス）、いわゆる「自己治癒力」が備わっている。人体は、自然な欲求として、自己制御により均衡した平衡状態（ホメオスタシス）に至ろうとする。神経系が身体の機能および構造をつなぐことで、この状態は達成維持される。

1.3.2 生物心理社会的な見解

生物心理社会的な観点は、次の4つの考え方を前提としている。
1. 「健康であること」は、個体の自然な状態である。この状態からの逸脱は、適応（内的および外的作用によりなされる）に問題を有することを意味する。先天的知能は、先天的または後天的な機能障害に対する反応として、適応・代償・修復などを通じて、生命体を「健全」なホメオスタシス状態に戻そうと試みる。
2. 健康は、生物学的・心理学的・社会的・精神的因子の表れである。逆に言えば、苦痛や病気は、複数の因子を原因として生じる。
3. 最適な健康とは、個人に特有のものである。すなわち、健康は、個人が生物学的・人間的・社会的能力を十分に発揮するのを助ける。

これは、個人は自分の健康に責任を有するということでもある。カイロプラクターは、その仲介者にすぎない。健康は、患者との協働（理解と協力）により回復される。健康には、健全な生活習慣、良質な栄養、身体的運動、ストレス管理、良い姿勢が必要である。

4. 健康を維持するにしても病気と闘うにしても、その際に中心となるのは神経筋骨格系の構造および機能である。

1.3.3 ドイツの学会および協会の立場

1. カイロプラクティックは、健康法の一つであり、先天的な自己治癒力の強化を重視し、薬物療法や外科手術の助けを借りずに身体を治癒させる。
2. 健康を回復し維持するため、機能（神経系）と構造（特に脊柱）の関係に注目する。
3. 患者の福利のためには、他の健康法や専門的医学との協働が重要である。

この立場では、原則として、禁忌を除きあらゆる疾患（どんな病名（診断）がつけられようとも）の治療が可能である。

さらに言えば、治療は骨、関節、神経にとどまらない。**自己治癒力の活性化**を通じて、身体の構成要素とともに生命体全体を治療する。生命体は、諸機能が相互に作用しあう大きな全体である。そこでは全てのものが全てのものに影響を与えている。

治療は、身体が回復し健康を取り戻すプロセスの活性化である。このプロセスで患者は症状が後退するのを感じる。ただし、回復の程度や、健康を取り戻すまでの時間は患者により異なる。

最後に、カイロプラクティックを非科学的とする見方があることにも言及しておく。残念ながら、カイロプラク

ティックの科学的研究は少ない。カイロプラクティックの有効性は経験的に証明されているが、「どのようにして」という部分はまだ科学的に証明されていない。したがって、カイロプラクティックの基礎的機序に関する研究のさらなる成果が望まれる。

2 カイロプラクティックの機能的機序の基礎

「脊椎の機能障害（'blocked joint'すなわち関節機能障害）を有さない病気はほとんどないだろう」（GeigerとGrossによる引用[27]，S.226）。W.V.Coleのこの言葉は、カイロプラクティックによる包括的な身体の理解を見事に表している。本章では、カイロプラクティックの機能的機序の基礎について述べる。これがカイロプラクティックを理解する出発点となる。特に重要なのは、カイロプラクティックの専門用語に加えて、発生学および神経解剖学である。神経系を通じてあらゆるものがつながっているからである。

2.1 専門用語

以下では、カイロプラクティックの本質的概念および治療で使用される概念について述べる。カイロプラクティック的な見方に焦点を当て、関節機能障害や位置異常がもたらす広範な結果を明らかにする。

2.1.1 サブラクセーション──静的障害──関節機能障害

サブラクセーションは、**位置異常**の一種であり、一椎または多椎の椎体が、回旋軸としての脊柱全体から逸脱し、正常な生理的運動シーケンス（ダイナミクス）を行えなくなる障害である。

椎骨や脊柱（の一部）の位置異常や機能障害が集合して症候群となると、**静的障害**が生じる。

関節機能障害（Blockierung）は、椎体がブロックされるというより、むしろ椎間関節（Art. zygapophysiales）が「滑る」、すなわち非協調的に「離れる」。これが可能となる前提として、関節は、急性的にブロックされる「バリア」の手前で、異常な位置（最終の位置）にある。

> **実践のポイント**
> この文脈に従えば、関節機能障害は位置異常（サブラクセーション）から発生しうるが、これとは逆に関節機能障害は既に位置異常でもあると言わざるをえない！

関節機能障害では、まず関節面の滑りが妨害される。実際、解剖学的事実として、脊柱では「位置異常」や「関節機能障害」と理解すべき状態が認められる。それは、真性の脱臼ではなく、一椎または多椎が脊柱全体（すなわち軸方向の機能的組織体）からわずかに逸脱する。

2.1.2 アジャストメント（矯正）

アジャストメントすなわち矯正とは、熟練者による合理的なスラストで、椎骨（が属する椎間関節）の可動性を、脊柱の走行（軸方向）に適合するように再調整することである。

2.1.3 未治療の脊柱の関節機能障害の諸段階

未治療の脊柱の関節機能障害は次の段階（フェーズ）をたどる。

1. 外傷（つまずきや転倒など）により、椎間関節が変位し関節機能が障害される。
2. 求心路を通じて、関節の位置に関する誤った情報が脳に送られる。
3. 非生理的なアライメントによる負荷を受けた関節を代償する保護・安定化メカニズムとして、関節周囲の筋が痙攣する。
4. 関節の異常なアライメントを通じて、関節付着部の硬膜が緊張する。
5. 異常な関節運動が生じる。関節機能障害による可動性減少や、代償性の可動性亢進が生じることもある（関節の遊び"joint play"）。
   また、非生理的負荷により椎間板が変性する。
6. 関節機能障害は、靭帯・腱・関節包に不適切な負荷を与える。組織の損傷やそれらの修復再建を通じて、侵害受容器が刺激される。
7. 椎骨が力学的圧力を受けると、鬱血やそれによる浮

腫が生じ、椎間孔（脊髄神経および血管は椎間孔から出入りする）の内径が狭まる。神経および血管（栄養を輸送する）の流れが妨げられる。
8. 反射弓が刺激されると、神経と支配部位（器官、血管、筋）の間の情報の送受信が障害される。

W.V.Coleは、関節機能障害の機序について、次のように説明している（GeigerとGrossによる引用 [27], S.225）。

「関節機能障害を有する脊椎分節に関連する内臓では、細胞の変化が認められる。それは、相対的な低酸素状態（交感神経系の興奮による）における変化と似ている。交感神経系が刺激されると、まず血管が収縮する。細胞・組織・器官・器官系が低酸素状態に陥ると、有害作用が生じる。これが関節機能障害の病理学において最も重要な点である。」

これにより、長期的に、身体的能力（および精神的能力）の制限、免疫防御の低下、病気の発症、変性の早まりが生じる。また、▶図2.1のような痛みの循環が生じる。

2.1.4　関節機能障害が神経系に与える影響

関節機能障害は神経系に次のような影響を与える。
1. 圧迫（適度な刺激）に対する生理的反応では、脊髄や脳における神経伝達が活発になる（活動亢進）。しかし関節機能障害が生じると、神経の信号伝達が無制御になる。このため、最終的に、脳からの反応として、標的器官（筋、器官、腺）に与える刺激が過剰または過少になる。
2. 神経が長く圧迫されると、神経が変性し、標的器官への支配が低下する。これにより、筋の変性、身体の自己知覚の異常、腺の機能低下などが生じる。
3. 神経の変性は、組織（Gewebe, tissue）の適切な機能を妨げる。すなわち、防御機能の低下や感染症（免疫不全。自己免疫反応については未解明）の頻度が高まり、組織が破壊され、機能が制限される。

原因（障害）を矯正しなければ、患者は健康状態から病的状態へ向かい、最終的に病気を発症する（非代償）。

2.1.5　代償期と非代償期

人間は、機能障害を有する関節の負荷の軽減を試みる（これは無意識に行われることもある）。姿勢の変化を通じて一つの構造の負荷を軽減すると、自動的に他の部位の構造で過剰負荷が生じる。

身体の構造（部位）は、身体の静力学という機能的組織体の中にあり、複合的運動を行わざるをえない。一つの関節で機能障害が生じると、この運動に異常が生じ、それ自体が異常な負荷をもたらす。

代償期

当初、異常な負荷は自覚されないことが多い。一つの関節で機能障害が生じ、非生理的負荷が長く続くと、さらに他の関節でも機能障害が生じる（代償性の関節機能障害）。これらの機能障害も自覚されないことが多い。

脊柱はバイオサイバネティクス（Biokybernetik, biocybernetics）による自己制御システムを有する。これにより、脊柱は、代償性の関節機能障害を通じて、物理原理に従いポテンシャル・エネルギーが最小になるように、アライメントを調整する。その際、脊柱は、非生理的な構造（静的および力学的異常を有する）を、より安定した形状へ転換する。これにより側弯的不良姿勢（AP像における脊柱のS字弯曲）が生じる。周囲の構造も、この転換がもたらす静力学に適応する。

非代償期

関節機能障害が代償性の関節機能障害を伴うと、関節機能障害の数が増え、存続期間が長くなる。身体は、ある時点から、またはある事象（身体を不適切に曲げるなど）をきっかけに、もはや代償できなくなる。すなわち非代償期に入る。患者の自覚症状が表れるのはかなり遅い。それは、組織の損傷を食い止めようとして痛覚が刺激されて表れる。しかし、それまでに既に構造および機能は損傷されてしまっている。

このような非代償期になってから、患者はカイロプラクターを受診する。主な目的は損傷を食い止めることである。術者は、患者の関節の静力学の改善を試みる。すなわち、関節機能障害に伴って生じた病的な静力学（これにより安定したアライメントを得る）を、生理的な静力学（関節機能障害が存しない）に転換しようとする。ただし、転換によりもたらされた生理的な静力学はすぐには安定しない。関節周囲の組織の機能的適応は、遅れて生じるからである。

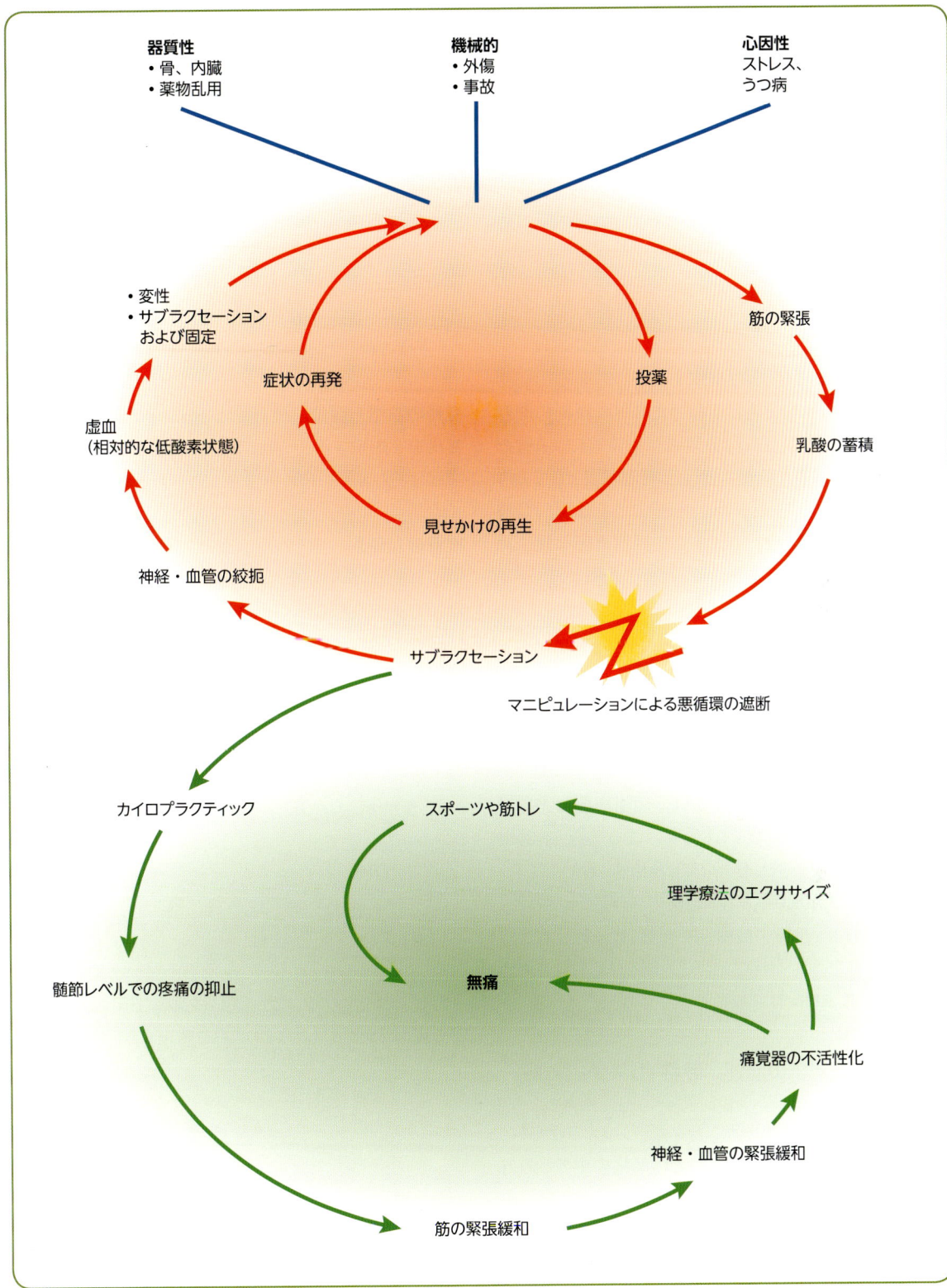

▶図2.1　痛みの循環

さらに、周囲の組織の適応が良好になるには時間が必要である。これには、患者のコンプライアンスも重要であり、患者は不適切な負荷（再発の原因となる）をかけないようにする必要がある。

> **実践のポイント**
> 静力学の安定化は、関節機能障害がなくなり機能的組織体（＝二足歩行の人間）全体の機能が回復することで可能となる。したがって、治療では、**常**に患者の全身の静力学を見、その都度矯正を行うことが重要である。

対症療法（例：頸椎の疼痛がある場合の頸椎の局所的矯正）は医療ミスとなりうる場合がある。頸椎の関節機能障害は、その根底に仙腸関節機能障害による骨盤の変位があり、これを代償する関節機能障害としてのみ生じ、疼痛を伴うと考えられる。根底にある仙腸関節機能障害がなくならない限り、代償性の頸椎の関節機能障害はすぐに再発し、そのまま固定する。

悪化のスパイラル

関節機能障害により損傷された組織は、ゆっくりと不十分にしか治癒しない。というのも、関節機能障害を通じて、組織の神経および脈管は障害され、治癒力が低下するからである。

治癒不良の組織は傷つきやすい。関節機能障害の存続は、組織の更なる破壊をもたらす。この場合も、破壊された組織は、ゆっくりと不十分にしか治癒しない。

上のプロセスが繰り返され、悪化のスパイラルとなる。高齢になるほど、治癒力は低下する（血管の硬化などの変化を有するため）。治癒力とは、数年かけて組織を再建（化生）し変化させる力である。

2.1.6　位置異常の記述／呼称（リスティング）

椎骨の関節機能障害／サブラクセーションの呼称は、患椎が隣接椎（頭側および尾側）との関係の中でどの方向へ「動く」かにより決まる。

サブラクセーションの種類：
- 回旋（Rotation）：回転
- 側方変位（Transtlation）：側方へ動く
- 側屈（Lateralflexion）：傾く
- 前方（anterior）：前方（腹側）へ傾くまたは動く
- 後方（posterior）：後方（背側）へ傾くまたは動く

本書では、例を用いて、サブラクセーション／関節機能障害の矯正法について述べる。アメリカ国内でも、位置記述の用語は統一されていない（主に3つの基準、すなわちメディケア、パーマー・ガンステッド、ナショナル・ディバーシファイドがある）。本書では、以下に示す例のように位置（実際の位置関係、触診所見）を記述することにする。

椎骨の右回旋　椎骨が軸を中心として右に回転する。これにより、右横突起が後方へ動き、棘突起が棘突起線（上下椎の棘突起とともになす線）を逸脱する。

椎骨の右側方変位　椎骨が上下椎よりも右へ突き出て、軸構造を逸脱する。これにより、右横突起は後方へ、棘突起は右へ動く。

椎骨の左側屈　胸椎および腰椎では、垂直軸から左へ傾いた椎骨の判定は、棘突起の状態（棘突起の先端が棘突起線を逸脱し右へ出る）により確実に行える。ただし、胸椎では、棘突起が下方に動くことに注意する。左横突起は下方へ、右横突起は上方へ動く。

本書で用いる用語は、メディケアの用語に最も近い（▶図2.2）。

> **実践のポイント**
> 臨床では、サブラクセーションは混合して生じることが多い。多くの場合、側方変位した椎骨はわずかに回旋している。逆に、回旋した椎骨はわずかに側方変位している。

最も顕著なサブラクセーションを触診で明らかにし、本書で述べるテクニックによりこれを矯正する。

	メディケア (椎体を基準とする)	パーマー・ガンステッド (棘突起を基準とする)	ナショナル・ディバーシファイド (椎体を基準とする)
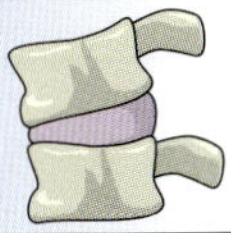	屈曲の位置異常 Flexion malposition	なし None	前下方 Anterior inferior
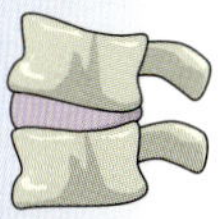	伸展の位置異常 Extension malposition	後方 Posterior	後下方 Posterior inferior
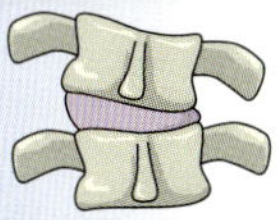	右側屈の位置異常 Right lateral flexion malposition	なし None	右下方 Right inferior
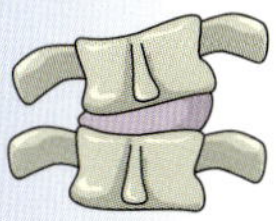	左側屈の位置異常 Left lateral flexion malposition	なし None	左下方 Left inferior
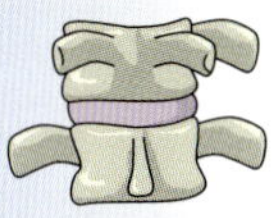	左回旋の位置異常 Left rational malposition	後方棘突起が右へ Posterior spinous right	左後方 Left posterior
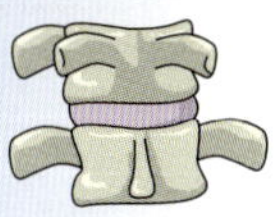	右回旋の位置異常 Right rational malposition	後方棘突起が左へ Posterior spinous left	右後方 Right posterior
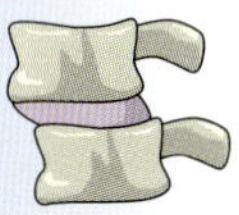	前方すべり Anterolisthesis	なし None	前方 Anterior
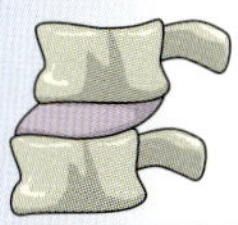	後方すべり Retrolisthesis	後方 Posterior	後方 Posterior
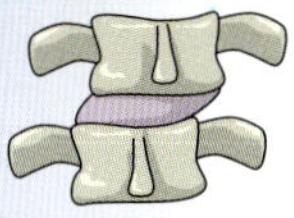	右側方すべり Right lateral listhesis	なし None	右側方 Right lateral
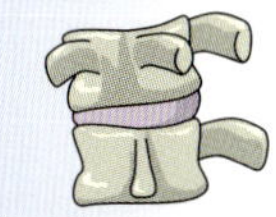	左回旋の位置異常 Left rotational malposition 左側屈の位置異常 Left lateral flexion malposition	後方棘突起が右上方 Posterior right Superior spinous	左後下方 Left posterior inferior
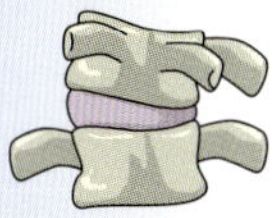	左回旋の位置異常 Left rotational malposition 右側屈の位置異常 Right lateral flexion malposition	後方棘突起が右下方 Posterior right Inferior spinous	左後上方 Left posterior superior
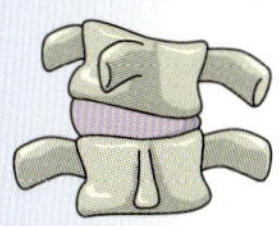	右回旋の位置異常 Right rotational malposition 右側屈の位置異常 Right lateral flexion malposition	後方棘突起が左上方 Posterior left Superior spinous	右後下方 Right posterior inferior
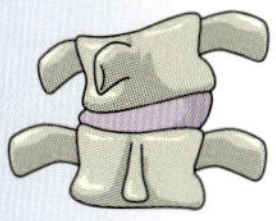	右回旋の位置異常 Right rotational malposition 左側屈の位置異常 Left lateral flexion malposition	後方棘突起が左下方 Posterior left Inferior spinous	右後上方 Right posterior superior

▶図2.2　位置説明の用語および位置異常の呼称

2.1.7 身体の面

カイロプラクティックと正統医学では、用語に若干の相違がある（▶表2.1）。身体の面を記述する一般的な用語は▶表2.2の通りである。

また、主要な軸および面は▶図2.3、位置および方向の呼称は▶図2.4の通りである。

▶表2.1 カイロプラクティックと正統医学の用語の相違

カイロプラクティック	正統医学
後（後方）	背側（後方へ背部に向かう）
前（前方）	腹側（前方へ腹部に向かう）
上（上方）	頭側（上方へ頭部に向かう）
下（下方）	尾側（下方へ「尾部」すなわち尾骨に向かう）
サブラクセーション	関節機能障害

▶表2.2 一般的な用語

用語	意味
近位（proximal）	体幹に近い
遠位（distal）	体幹から遠い
腹側（ventral）	腹方（前方）
背側（dorsal）	背方（後方）
尾側（kaudal）	「尾部の方」（下方）
頭側（kranial）	頭部の方（上方）
吻側（rostral）	「吻」の方。鼻の方（頭部の前面のみで用いる）
外転（abduktion）	身体から遠ざける
内転（adduktion）	身体へ近づける
回外（supination）	外方へ回す
回内（pronation）	内方へ回す
外反（valgus）	身体中心軸に向かって凸
内反（varus）	身体中心軸に向かって凹
外返し（eversion）	足の外側を上げる
内返し（inversion）	足の内側を上げる
前方運動（anteversion）	屈曲（例：上腕を前方へ）
後方運動（retroversion）	伸展（例：上腕を後方へ）
回旋（rotation）	回転する
側方変位（translation）	直線上に動く／サブラクセーションが生じる
ニューテーション（nutation）	仙骨が水平軸をめぐり前方へ傾く
カウンター・ニューテーション（contranutation）	仙骨が水平軸をめぐり後方へ傾く
左（dexter）	左
右（sinister）	右

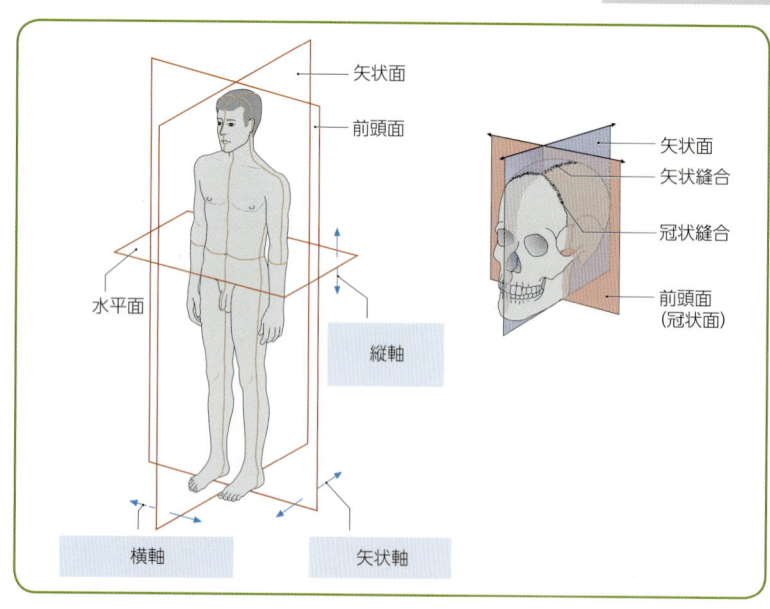

▶図2.3 主要な軸および面

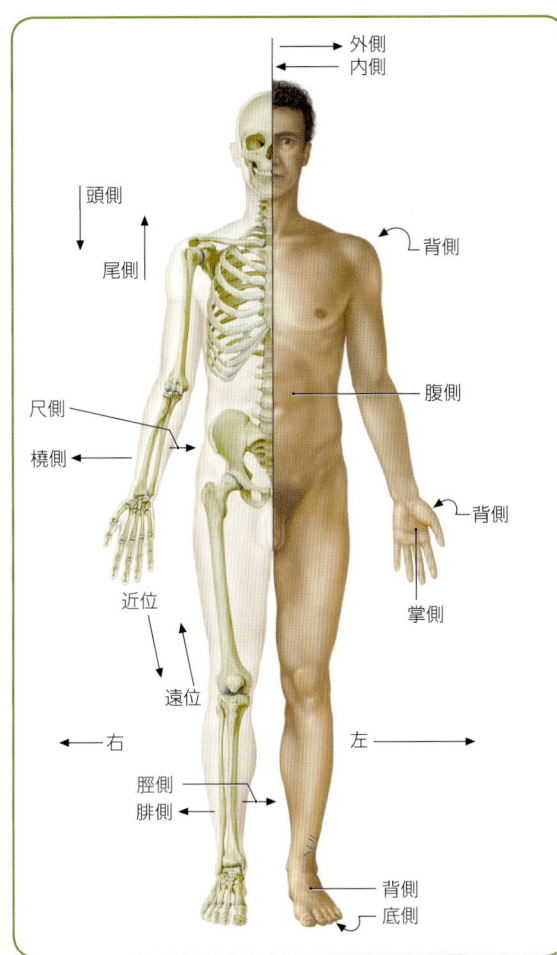

▶図2.4　位置および方向の呼称

2.2　発生学

受精から8日目以降、接合体（受精卵）は細胞分裂し、2つの胚盤葉（胚盤葉上層と胚盤葉下層）が出来る。嚢胚形成（Gastrulation）で、3つの胚葉が形成される。すなわち、胚盤葉上層の細胞が、胚盤葉上層と胚盤葉下層の間に移動し、中胚葉を形成する。

成長期に入り、15日目以降、胚盤葉上層では、縦軸に原始線条（細胞密度が高い帯状部分）が出来る。胚盤葉上層から、細胞が胚盤葉上層と胚盤葉下層の間に「移動」する。頭側端では、原始結節が出来る。この段階で既に、胚内部では、頭側／尾側、背側／腹側、右／左という方向性が認められる。

胚盤葉上層は**外胚葉**になる。胚盤葉上層と胚盤葉下層の間に**中胚葉**が出来る。さらに胚盤葉下層から**内胚葉**が出来る。内胚葉から索板が出来、これが成長して中胚葉の中へ入り、脊索を形成する。脊索は胚の原始軸骨格となる。脊索の頭側端（脊索前板）および尾側端（排泄腔膜）においてのみ中胚葉は欠損している。

神経板が原始結節から出、外胚葉の内部で尾側へ伸びる。この神経板は、18日目までに神経溝となる。3週目の終りに、神経溝の左右の隆起が癒合して**神経管**が出来る。これが中枢神経系（ZNS）の源となる。

🛈 関連した病気など

二分脊椎

神経隆起（神経溝の左右の隆起）が閉じないまたは不完全に癒合すると、その結果としてZNSの異常が生じる。尾側で神経隆起が閉じない状態を二分脊椎という。

神経隆起が癒合して出来た神経管は、深部に移動し、外胚葉の細胞（後に表皮に分化）で覆われる。

神経管の背側では、硬い索が形成される。この索は、最初は一つ（不対）であり、**神経堤**という。神経堤細胞は外側（lateral）へ移動し、これにより神経管と並行する索ができ、有対となる。これらから脊髄神経節や脳神経の末梢神経節などが出来る。さらに神経堤細胞は内臓に移動し、自律神経節が形成される。

生命体（Organismus）としての人間は、3つの胚葉から出来る。人体のほぼ全ての重要な構造（上皮を除く）は胚盤葉上層から出来るとされる。中胚葉細胞は、外胚葉から細胞が「移住」して出来る。神経系は外胚葉から出来る。生命体の発生初期に、第一の機能系である神経系が外胚葉から出来る。中胚葉は、外胚葉から細胞が「移動」して出来る。その後、人体のほぼ全ての構造は、外胚葉および中胚葉から出来る。内胚葉から出来るのは上皮である。

身体の構造は、神経節を通じてZNSにより自律的に制御されている。交感神経系の本拠となるのは交感神経幹であり、脊柱に沿って存在する。

身体は最適な構造で形成されているため、ごく小さな位置異常でも、それが永続すると、長期的に身体の機能に影響を与える。このような位置異常は、まず構造（関節）に直接的影響を与え、その後、神経伝導の低下や血液供給の制限を通じて、組織（機能）にも影響を与える。

2.2.1　体節形成

発生過程から見ると、椎体は沿軸中胚葉に由来する。中胚葉の細胞クラスターの密度が高まり、体節（椎骨の源）が出来る。

胚（およそ20日目以降）では、体節形成パターン（同種の構成要素が頭尾軸に沿って並ぶ）に従って、体節が出来る。

2.2.2　硬節

硬節細胞は、内側（medial）へ移動し、索や神経管の周囲に集まり、脊柱の結合組織部分を形成する。

上皮性体節壁の**腹内側**部分の硬節細胞は、その後、脊柱を形成する主要な細胞となり、椎体、靭帯、椎間板、肋骨を形成する。

硬節は、骨膜を有する骨であり、脊椎分節ごとに分かれている。

🛈 関連した病気など

椎体の形成異常
硬節から椎体が正常に形成されない場合、いわゆる**塊椎**や**半椎**（椎体の半側だけが形成される）が生じる。塊椎（癒合椎）は患椎の可動性を制限するだけであるが、半椎は重度側弯症を生じる。

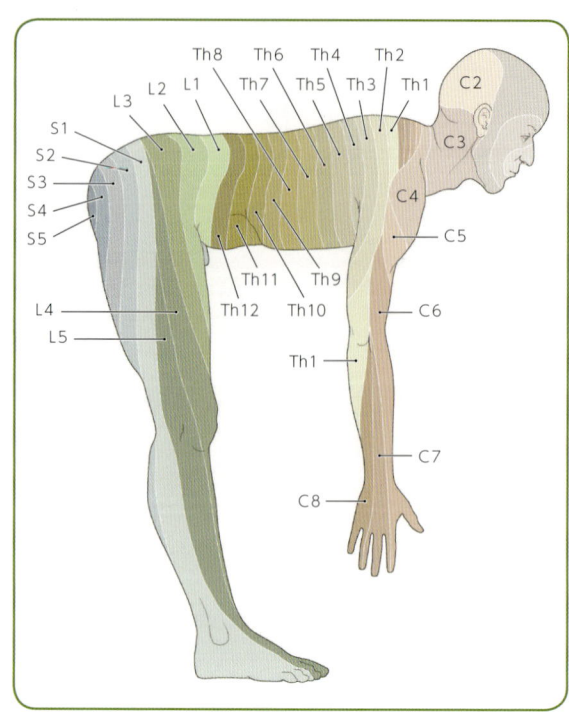

▶図2.5　皮膚分節（デルマトーム）を単純化した模式図（Mummenthalerによる）

2.2.3　皮節

皮膚の各領域は皮節に由来する。このため、皮膚は髄節（脊髄神経が属する脊椎分節）により区分される（皮膚分節（デルマトーム）▶図2.5）。皮節は、**筋節**と同様に、最初は発生場所にとどまり、皮膚の結合組織部分を形成する。

デルマトームの境界は明確ではない。隣接する髄節の神経が重複して皮膚分節（デルマトーム）を支配しており、1つの皮膚分節（デルマトーム）は3髄節の神経の支配を受ける。1つの髄節の後根が障害されると、その皮膚分節（デルマトーム）で感覚鈍麻（知覚低下）が生じる。ただし、感覚が完全に失われること（感覚脱失すなわち無感覚）はない。

2.2.4　筋節

「筋節」（Myotom, myotome）は、ギリシア語の"mys"（筋）と"tomos"（節）に起源を有する概念であり、脊椎分節およびこれに属する脊髄神経により区分される筋の分節を表す。体節の**背外側**部分、すなわち皮筋節から、体性筋、体壁（皮膚）、四肢の筋が生じる。

四肢の筋は、頸椎・腰椎・仙椎・尾椎の脊髄神経叢を通じて、複数の脊髄神経により支配されている（多髄節神経支配の運動ニューロンカラム）。このため、一つの脊髄神経の前角が障害されても、筋節の機能は完全には失われず、部分的麻痺や不全麻痺しか生じない。この原則に従えば、一つの脊髄神経の前根（前枝）が損傷されても、他の脊髄神経の支配が残る。ただし、胸椎に限り、脊髄神経の前根は、支配部位と直接つながっている。

2.2.5 ヘッド帯

内臓知覚性（viscerosensible，ラテン語の"viscera"は内臓の意）の知覚は、脊髄神経を通じて伝えられる（2.3.3を参照）。

ドギエル細胞は、脊髄神経節（p.27参照）に存在し、交感神経系（自律神経系）と体性神経系（体性＝somatic　somaは身体の意）をつなぐ（介在ニューロン）。すなわち、一方の神経系から受け取った刺激を他方の神経系へ伝える。この伝達は双方向に行われる。

脊髄でうっ血が生じると、その刺激は、ドギエル細胞を通じて、患部（髄節）の神経が支配する筋の感覚神経線維に伝わり、この筋で疼痛が生じる。ドギエル細胞を通じた伝達は、後根神経節を介してのみ行われうる。疼痛は、易刺激性の低い器官から易刺激性の高い器官へ伝達される。ただし、疼痛の伝達は、**同じ髄節**から出る神経の支配を受けるこれらの器官の間でのみ行われる（ヘッドの法則）。

ドギエル細胞は、周囲の皮膚・筋・骨膜の線維に痛覚を伝える一方、髄節から出る神経が支配する身体部位の皮膚や筋にも痛覚を伝える。

関連した病気など

小児麻痺

分かりやすい例として小児麻痺（ポリオ）がある。重症の小児麻痺では、両下肢で弛緩性麻痺が生じ、強い大腿筋痛を伴う。侵される髄節によっては、体幹筋、膀胱、直腸、横隔膜でも、麻痺および疼痛が生じることがある。疼痛は非常に強く、患者は疼痛部位の筋や皮膚に触れられることに耐えられないほどである。しかも、これらの部位では何ら病的変化が生じていない。炎症や充血を起こしている器官は脊髄のみである。易刺激性の高いのは硬膜枝（2.3.6を参照）であり、脊髄自体は感度が低い！

脊髄の充血は、自動的に椎骨骨膜に軽度の充血を生じ、これに伴う疼痛は、ドギエル細胞を通じて、この椎骨から出る神経が支配する皮膚の感覚神経線維に伝えられる。刺激を処理する脳中枢は、髄節から伝えられた内臓刺激の発生場所を厳密に特定できず、脳は、内臓の疼痛を、刺激を伝えた髄節の神経が支配する皮膚領域で発生した疼痛として（誤って）判断する。

内臓疾患では、外的刺激に対し過敏になる特定の皮膚領域が認められる（いわゆる**ヘッド帯**）。この現象は、診断時のヘッド帯検査（カルヒシュミット検査, Kalchschmidt Probe）により見つけられる。また、疼痛は、髄節の神経が支配する筋（筋節）にも伝えられる（マッケンジー帯）。例えば、心筋梗塞では左上肢で疼痛が生じる。

ヘッド帯（イギリスの神経学者ヘンリー・ヘッド卿（1861-1940）が発見）は、身体構造的に体性神経系と自律神経系が髄節を介して交差する皮膚領域と定義される。これらの皮膚領域はそれぞれ特定の内臓により区分される。

特定の内臓（内臓節, Viszerotom）により区分されるヘッド帯の範囲は、複数の**デルマトーム**を越えて広がるが、反射による限界点を有する。内臓で生じた刺激は、内臓皮膚反射を通じて、内臓と同側の疼痛帯で疼痛を発生させる（痛覚過敏帯）（▶図2.12）。例えば、腎障害では背部痛が生じ、上腹部の腹膜炎では肩痛が生じる。これらの疼痛は、内臓の刺激が皮膚に伝えられて生じる疼痛であり、「関連痛」と呼ばれる。

ヘッドが神経を通じて内臓とつながる皮膚帯の反射として記述したものを、マッケンジーは筋反射帯（いわゆる**マッケンジー帯**）として発見し記述した。

2.3 神経解剖学

神経系は、局所解剖学的に、中枢神経系（ZNS）（脳と脊髄）と、末梢神経系（PNS）（硬膜の外側にあり全身を巡る）に分けられる。

2.3.1 中枢神経系

高等生物の複雑な機能は中枢神経系により可能となる。すなわち
- 生命体（Organismus）のあらゆる情報（求心性情報）の統合
- 生命体のあらゆる運動機能の協調
- 生命体のあらゆる下位系（サブシステム）の協働の制御

中枢神経系（ZNS）は、硬膜（脳硬膜および脊髄硬膜）で覆われている。硬膜内には髄液が存在する。髄液の役割は、ZNSへの栄養供給および緩衝（振動や衝撃などの外的作用から保護）である。

2.3.2 末梢神経系

脊髄神経は、脊髄硬膜を外側へ折り返し、椎間孔を通ってその外に出る。解剖学的には、これにより中枢神

経系（ZNS）は末梢神経系（PNS）へ移行する。

これにより次の構造がPNSに属する：
- 脳神経（脳から直接出る12の脳神経）
- 脊髄神経（31対）
- 腸壁内神経（内臓の神経。例：腸の腸内神経系）
- 受容器
- 神経節（PNSのニューロンが集合したもの）
- 運動終板

末梢神経系（PNS）は、**体性神経系**（随意神経。骨格筋を支配し、感覚刺激を処理する）と**自律神経系**（不随意神経。生命機能に関わり、心臓（心拍）、消化器、腺、血管、呼吸器を制御する）に分けられる。体内で自動的に進行する制御適応過程では自律性が認められ、これらの過程は間接的影響しか受けない。

自律神経系は、機能により、交感神経系（仕事向性機構。生体の能力の向上に関わる。闘争・逃走反応を生じさせる）と、副交感神経系（栄養向性機構。再生に関わる。「沈静神経」とも言われる）に分けられる。これら2つの神経系は拮抗しながら均衡を保っている。

自律神経系は脳の視床下部により制御され、視床下部は辺縁系により制御されている。

交感神経系

交感神経系は、攻撃・恐怖・ストレス・不安・過酷な重労働などの状況で必要とされる身体的能力を高める。ただし、同時に、これらの状況に直接的に必要でないため抑制される過程もある（腸の活動など）。交感神経系に由来するニューロンは、脊髄（C8からL1-L3まで）の側角に存する。これらのニューロンは脊髄から出て、脊髄神経の前根を通り、さらに白交通枝を通って交感神経幹神経節に達する。神経節に入った後、ニューロン線維は灰白交通枝を通って再び脊髄神経に入り、脊髄神経に伴行し効果器に達する。交感神経幹神経節は、節間枝により相互につながり、交感神経幹を形成する。

副交感神経系

副交感神経系は、交感神経系と反対の作用を有し、器官の運動および分泌作用を促進する（消化など）。副交感神経系は、再生、身体の予備力の形成、休息、回復に関わる。副交感神経系は、ストレス時や活動時よりも、睡眠時に活発になる。副交感神経系に由来するニューロンは、交感神経系のニューロンが関与しない部位（脳幹など）に存する。副交感神経系に由来するニューロンは頭部および仙髄部に存する。すなわち

- **頭部**では、副交感神経系に由来するニューロンは、脳幹の脳神経核に存し、脳神経（Ⅲ：動眼神経、Ⅶ：顔面神経、Ⅸ：舌咽神経、Ⅹ：迷走神経）に沿って軸索を伸ばす。
- **仙髄部**では、副交感神経系に由来するニューロンは、S2-S4の仙髄（副交感神経核、中間帯の外側部分、後角の腹側部分）に存する。

交感神経系と副交感神経系は、解剖学的にも機能的にも密接に関連している（▶図2.6）。随意運動で心拍数と呼吸数が不随意に調整されるのもその一例である。

2.3.3　髄節と脊髄神経

髄節は、脊髄の分節である。髄節には、有対の脊髄神経があり、脊髄神経は椎間孔を通る。椎間孔には多くの神経軸索が存する。脊髄から前根および後根が出て、これらが一つになって脊髄神経となる。感覚神経線維（求心性線維）は、脊髄神経節を経て、後角に入る。運動神経線維（遠心性線維）は、前角から出る。さらに、胸椎および腰椎では、側角から自律神経線維も出る。これは遠心性線維であり、前角を通って脊髄を離れる。

灰白質である後角は、独立した「コントロールセンター」とされる。後角に情報が集められ、判別され、適切な部位へ転送される。灰白質では、介在ニューロン（感覚ニューロンと運動ニューロンの間に存するニューロン）を通じて、**多シナプス反射**（p.55参照）が生じる。介在ニューロンは、後角と前角の間の灰白質に存する。

各分節の神経の支配は、▶図2.7の通りである。

脊髄神経は、椎間孔を出てすぐに4つの神経枝に分かれる（▶図2.8）。

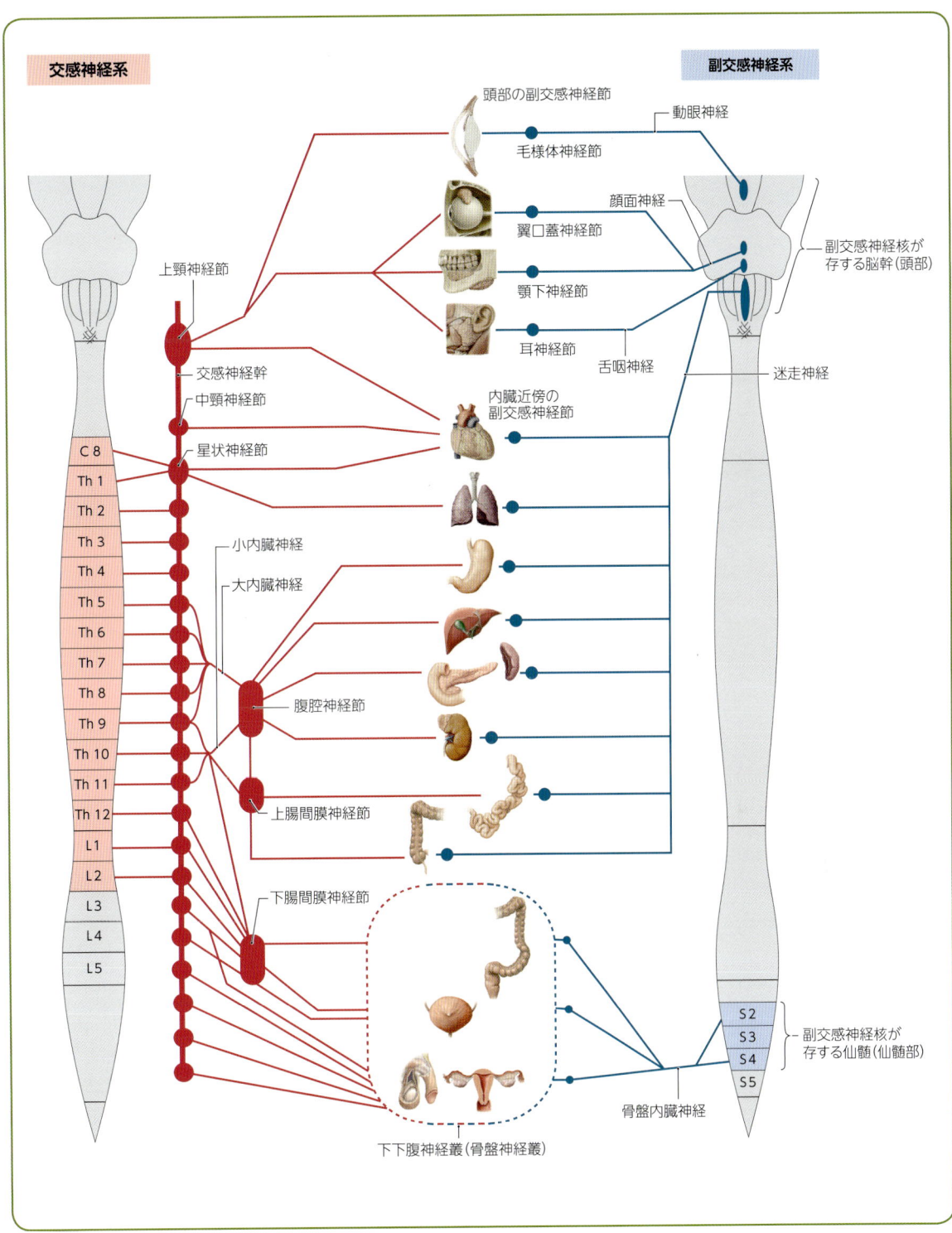

▶図2.6 交感神経系（赤）および副交感神経系（青）の全体図

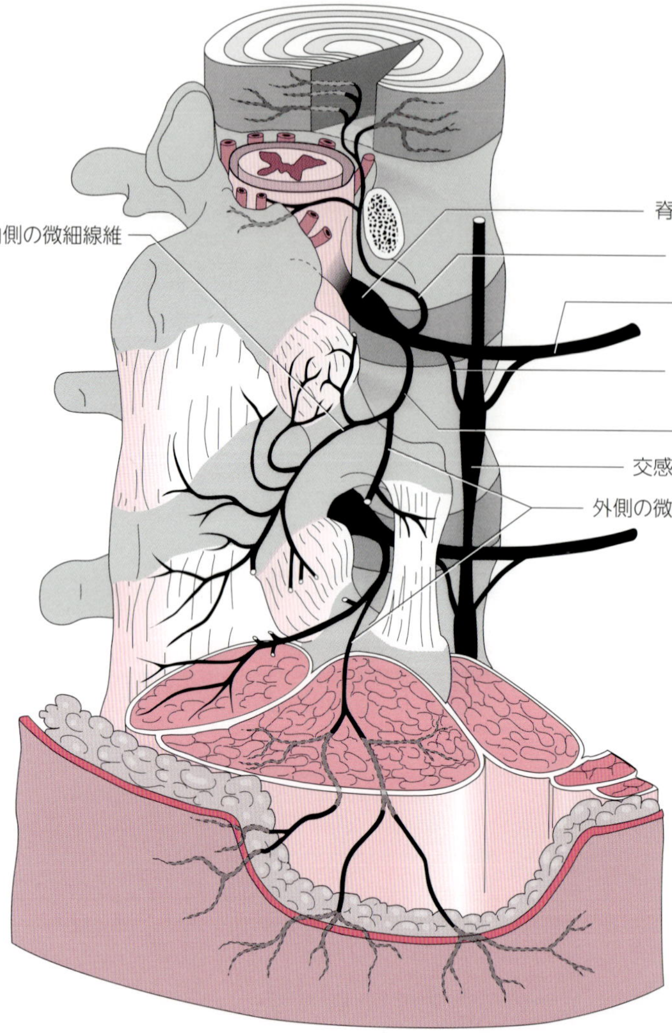

▶図2.7 運動分節の神経分布

- **後枝**：感覚神経として**皮節**（デルマトーム）や椎間関節の関節包に伸びる。側枝を通じて上下椎（1-2椎）にも伸びる。また、運動神経として固有背筋を支配する。
- **前枝**：運動神経として**筋節**へ伸びる。四肢など身体の各部で頸神経叢、腕神経叢、腰神経叢、仙骨神経叢を形成する。
- **交通枝**：自律神経として**内臓節**（ヘッド帯）へ伸びる。交感神経幹を通り体内に入る。
- **硬膜枝**（反回硬膜枝を含む。▶図2.7）：感覚神経および交感神経の神経枝である。脊柱管へ戻り、その中で分節を越えて骨膜・硬膜・硬膜外血管・後縦靭帯・椎間板の線維輪の最外層へ伸びる。

> **実践のポイント**
> 脊髄神経は分節を越えて硬膜枝や後枝を分枝する。このため、患者の背中で疼痛部位を特定することは困難である。

脊髄神経節

脊髄神経節は、脊髄神経の後根に存し、体性神経系（骨格筋神経系）に属する。ニューロン（神経細胞）や外套細胞（衛星細胞（神経節特有のグリア細胞）と同義）が皮質ゾーンに集まっている。

脊髄神経節には、主に偽単極性ニューロン（▶図2.9f）が存する。これらは双極性ニューロン（▶図2.9a-e）から発生する。すなわち、双極性ニューロンの2つの

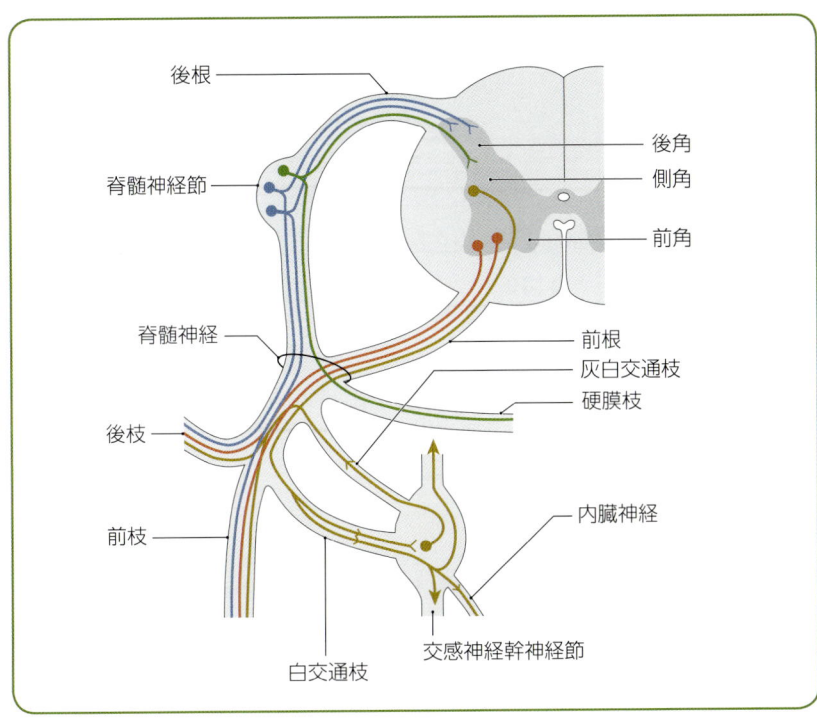

▶図2.8 髄節およびそこから出る脊髄神経の模式図

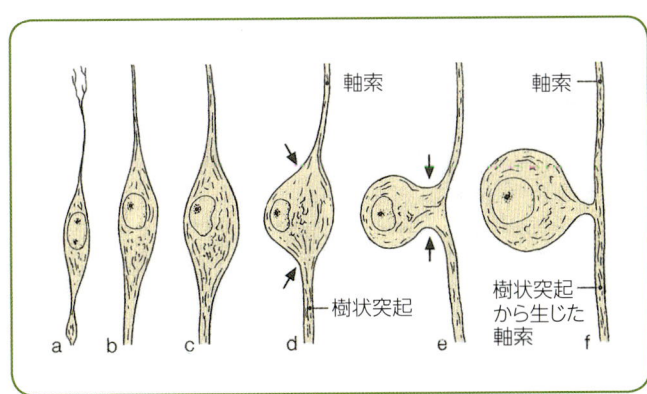

▶図2.9 脊髄神経節細胞の成長

突起（2つの細胞極（双極）から出る）のそれぞれの起点が近づき、癒合して1つの幹となる。この幹が細胞体から遠ざかり、末梢性軸索と中枢性軸索が出来る。ただし、成人では、脊髄神経節に双極性ニューロンが存する場合もある。

また、脊髄神経節には、いわゆる異型神経細胞も存在する。異型神経細胞は、細胞体や幹突起からさらに突起を出す。これらの突起は、外套細胞に入ったり、神経内膜を貫通する。

Fred W.H.Illiによれば、脊髄神経節には**ドギエル細胞（交感神経系と体性神経系をつなぐ介在ニューロン）**も存在する。交感神経系からの刺激は、ドギエル細胞を通過することで強められ、体性神経系へ伝えられる（2.2.5を参照）。

脊髄神経節細胞の機能的特徴

脊髄神経節細胞では、様々なペプチドが検出されている。例えば、タキキニン（P物質）、カルシトニン遺伝子関連ポリペプチド（CGRP）、アミノ酸（グルタミン酸など）などである。

これらのペプチドは、神経細胞体で作られ、軸索輸送され、中枢神経突起に入る。ここからペプチドは放出され、中枢神経系（ZNS）に信号を伝える。また、ペプチドは、末梢神経突起にも入り、ここで血管拡張などの**重要な生物学的機能**を開始させる（器官や腺を刺激するなど）。

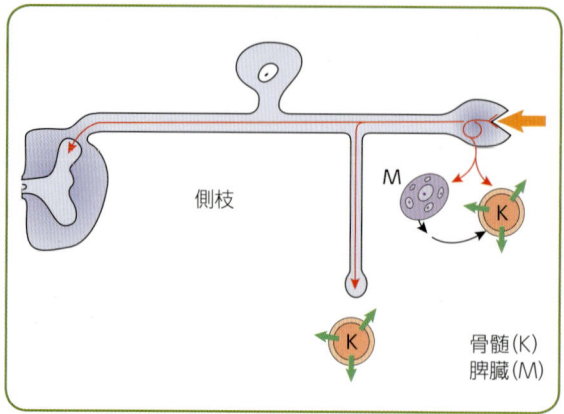

▶図2.10　一次求心性ニューロンの模式図

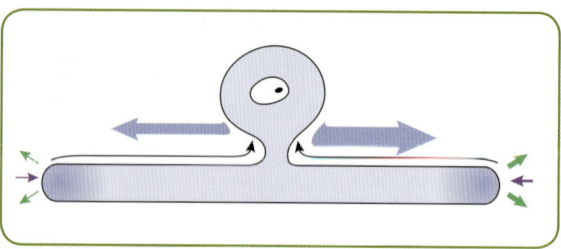

▶図2.11　軸索輸送の模式図

　脊髄神経節細胞は、一次「求心性」(感覚)ニューロンであるが、ペプチドを放出するがゆえに**局所効果器機能**をも有する (▶図2.10)。脊髄神経節細胞は、情報を脊髄や脳へ伝達するとともに、存在する場所で能動的に行動する (ペプチドを放出する)。このため、「行動する伝達者」(Neuhuber et al.[56], S.173 ff) とも呼ばれる。

　感覚ニューロン (脊髄神経節細胞) の局所効果器作用は、様々な器官 (皮膚、気道、心臓、血管、尿道) で認められる。

　感覚ニューロン (脊髄神経節細胞) が放出するペプチドは、**神経免疫相互作用**にも関与している。例えば、P物質は、成熟Tリンパ球および成熟Bリンパ球における免疫グロブリンの合成を促進する。実際、胸腺・リンパ節・骨髄・脾臓には感覚神経終末が存する。

　一次求心性ニューロン (脊髄神経節細胞) は、**炎症**にも関与している。炎症を有する組織では、感覚神経線維の側枝が発芽する。

軸索輸送

　神経における物質の流れは、細胞体から突起末端 (両側) へ向かう流れ (細胞体遠心性) と、突起末端から細胞体へ向かう流れ (細胞体求心性) に分けられる (▶図2.11)。前者によりペプチド輸送が行われ、後者により細胞体への栄養供給が行われる。また、神経支配を受ける組織および中枢神経系 (ZNS) から出る成長因子 (神経成長因子 (NGF) など) は、ニューロンに影響を与える。

　脊髄神経節細胞の末梢神経の突起が損傷すると、**節前節後の変性萎縮**が生じる。すなわち、遠位で末梢神経が切断されて生じる変性 (ワーラー変性) だけではなく、脊髄にある中枢神経突起の末端が細胞化学的・機能的に損傷する。この損傷は逆行性の軸索輸送が阻害されて生じる。これにより末梢からの神経成長因子 (NGF) が軸索の細胞体へ届かなくなる。ただし、軸索の阻害部分に神経成長因子 (NGF) を投与したり軸索が再生すれば、萎縮は後退し、中枢神経突起の末端の細胞が増殖し回復する (Benninghoff[10], S.438)。

2.3.4　神経線維の種類

　脊髄神経の神経線維には3種類あり、いずれも解剖学的に中枢神経系 (ZNS) に由来するとされる。

- 運動神経線維：筋を支配する
- 感覚神経線維：次の受容器を通じて得た情報を脳にもたらす
  - **機械受容器**：圧迫、伸長、振動
  - **温度受容器**：温度
  - **化学受容器**：化学的刺激
  - **侵害受容器**：疼痛 (組織の破壊などによる)
- 自律神経線維：身体で無意識に行われる過程 (消化、発汗、心拍など) に関わる

2.3.5　脊髄路

求心路 (感覚神経)

　脊髄上行路すなわち求心路 (主要路) には次の3つがある。

後索路は、身体内部（固有感覚や自己知覚）からの「**かすかな知覚や細やかな触覚**および**意識される深部感覚**（判別性感覚）を伝える神経路である。この神経路は、受容器から出て、後角でニューロンを切り換えることなく、延髄に直接達する。

脊髄視床路（前側索系）は、「大まかな知覚」（原始感覚）、**痛み**、**圧**、**温度**を伝える神経路である。この神経路は、後角の細胞から出て、脳の視床に達する。

脊髄小脳路は、後角の細胞から出て小脳に達する。関節・筋・腱の**位置**の情報（固有感覚情報）を伝える。

これらの情報は脳にとって重要である。これらの情報により、脳は様々な筋群および身体機能を協調させ、適切な運動シーケンスを生じさせる。

遠心路（運動神経）

脊髄下行路すなわち遠心路には次の2つがある。

錐体路（皮質脊髄路）は、大脳皮質の運動野から出て前角（の運動神経細胞）に直接入る。

錐体外路は、錐体路以外の全ての遠心路である。錐体外路も、前角に入る。

髄節の反射複合体

髄節は「管理的機能」をも有する。髄節は、灰白質（神経細胞体が存する部分）と白質（軸索（神経路）が存する部分）に分かれる。灰白質にある前角は、身体からもたらされる「膨大な情報」を処理する脳の負担を軽減するための「管理」を行う。前角は、情報の妥当性により、情報を脳に送るべきかを判断する。全ての情報が脳にとって必要ではなく、脳に送るべきものと髄節だけで「対応」しうるものがある。

損傷を回避するための情報はきわめて重要であり、迅速に処理する必要がある。例えば、熱いガス台から手を引っ込める場合、情報を脳に送り脳の処理および反応を待つのは時間がかかりすぎるため、髄節が反応する（**反射**）。刺激を受け取った髄節の運動神経および交感神経（すなわち髄節のあらゆる神経線維）が反射的に反応する。反射が生じた後、さらに脳が状況を「管理」する。状況に関する情報は、同時に髄質から脳へも送られるからである。

例えば、ある皮膚領域（デルマトーム）が受傷すると、周囲の筋は緊張し、血管は収縮する。神経支配や血液供給が低下し、この皮膚領域とつながる内臓（ヘッド帯）は最適に機能できなくなる。

髄節への刺激が長引き、反射反応が持続すると、長期的に、髄節とつながる内臓で機能障害や疾患が生じることもある。例えば椎骨の関節機能障害では、椎骨が存する分節の髄節が頻繁に刺激され、反射反応の回数が増える。

内臓反射と内臓内臓反射

内臓求心性神経と内臓遠心性神経は、いわゆる**反射弓**でつながっている（2.3.3を参照）。内臓で生じた興奮は、反射弓を通り、次の器官で反射反応が生じる。

- 内臓（内臓反射）
- 血管（血管運動反射）
- 汗腺（発汗反射）
- 立毛筋（立毛筋反射すなわち鳥肌）

例えば、血管運動反射は、血圧コントロールや各器官系への血液分配にとって重要である。これについてBenninghoffは次のように述べている（Benninghoff[10], S.454）。

「臨床では、内臓疾患により、特定の皮膚分節で血流の異常が生じ、局所的な白化や斑状チアノーゼ（青く変色する）が生じることがある。また実験では、これらの現象が髄節の脊髄反射メカニズムを基礎とすることが確かめられている。疾患を有する内臓の感覚神経線維は求心性神経枝を出し、血管を収縮させる神経線維（血管神経）は遠心性神経枝を出す。血管を収縮させる神経線維の節前ニューロンは、脊髄の中間帯に存する。」

神経への栄養供給は、神経における血管の拡張・収縮により制御されている。不適切な刺激を受けると、神経の生理的作用が変化する。反射弓の外部で生じた非生理的な刺激が神経に作用すると、それが機械的刺激であれ、その他の刺激（浮腫など）であれ、反射弓の正常な営みが阻害される。反射弓の阻害は、求心路（末梢から脊髄および脳へ向かう感覚神経）にも遠心路（脊髄・脳から末梢へ向かう運動神経）にも影響を与える。

正しい神経分布および神経回路は、生命体（人体）の正常な活動に不可欠である。「異常な刺激を受けると、直ちにまたは徐々に病的過程を引き起こしやすくなる」（Illi [40], S.32 ff）。

神経系は、自らの栄養供給だけでなく、周囲の組織の栄養供給も制御している。これは**血管運動反射**を通じて行う。血管運動反射は、脊髄の灰白質または延髄のいずれかを起源として発生する。いずれにせよ、血管運動反射では、末梢からの刺激は感覚神経線維を通じて伝えられる。延髄は脊髄よりも上位の中枢であり、刺激を脊髄から延髄へ伝えるには、刺激は強化される必要がある。

末梢からの刺激が正しく伝わらなければ、延髄も脊髄も正常に機能しない。これらが正常に機能しなければ、血管の収縮および拡張に異常が生じる。

混合性反射

混合性反射には、内臓体性反射と体性内臓反射がある。

内臓体性反射は、内臓の求心性神経線維を起点とし、脊髄の介在ニューロンを経由し、運動ニューロンが直接的に反応する。消化管疾患で見られるいわゆる筋性防御("dèfense musculaire")(防御のため腹筋が緊張する)では、緊張を有する腹筋を支配する神経は、疾患を有する器官と同じ高さの髄節から出ている(▶図2.12)。この場合、「腹膜炎における異常な腹壁の緊張亢進は、体性反射として理解すべきである。壁側腹膜には体性求心性神経支配が存するからである」(Benninghoff[10], S.455)。

体性内臓反射は、内臓が皮膚刺激に反応して生じる。皮膚の疼痛性刺激は、体性内臓反射を生じ、血管収縮神経(血管)および汗腺刺激神経(汗腺)に影響を与える。

2.3.6　硬膜枝の機能障害

硬膜枝の生理学

硬膜枝は、ごく小さな薄い神経枝である。硬膜枝は、脊髄神経(厳密には脊髄神経幹)から出て神経孔(椎間孔)を通り脊髄に戻る際、**椎体のごく近く**を走行する(▶図2.14)。

硬膜枝は脊髄に戻る際、上行枝と下行枝に分かれる。これらは2-4椎に分布する。また、硬膜枝は、硬膜および後縦靭帯で高密度の神経網を形成する。後縦靭帯の硬膜枝は、骨膜や椎間円板を支配する。

硬膜枝の運動神経線維は、脊髄の側角で起始し(脊髄を出て脊髄神経の内部に入る。2.3.3を参照)、椎間孔を通り分枝する。分枝した神経は、さらに進んで、再び硬膜枝の一部として統合され、硬膜孔を通り、脊柱管の血管に分布する。脊柱管で感覚枝が起始し、硬膜枝の一部として外側へ走行した後、脊髄神経の一部となり脊髄に入る。

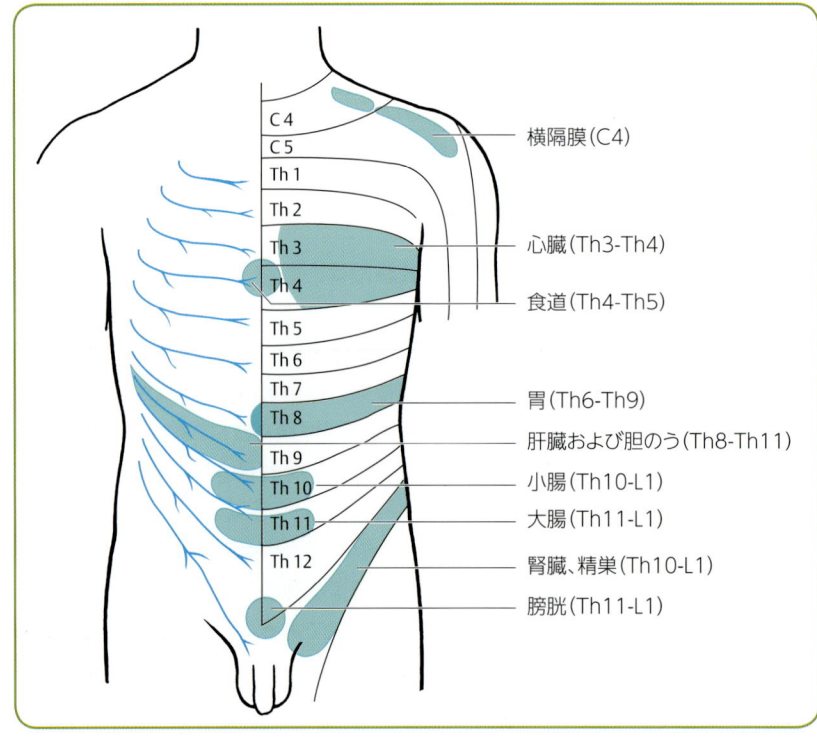

▶図2.12　ヘッド帯の模式図

このように、各髄節では、短い反射弓を通じて、神経の自給（栄養供給）が必要に応じて制御されている。これについて、Illi ([39], S.14) は次のように述べている。
「神経の自給を制御する短い反射弓の作用は、強まったり弱まったりする。血管の緊張および血流は、栄養の需要量や髄節からの刺激量に合わせて、その都度制御される。（中略）血管の幅は血管の活動に応じて変化する。したがって、反射弓の作用の加速や減速は、その都度別の刺激を原因として生じる。」

反射弓に異常が生じると、神経系の機能が阻害される。すなわち、反射弓の異常により刺激が過剰になると、長期的に神経系の均衡を維持できなくなる。また、刺激が消失すると、組織への栄養供給が低下する。

反射弓を刺激するもの

反射弓にとって適切な刺激は、既述した通りである。神経孔（椎間孔）を通り椎体に近接する神経は、機械的刺激に曝されている。この機械的刺激は、反射弓にとって不適切な刺激となりうる。したがって椎骨のサブラク

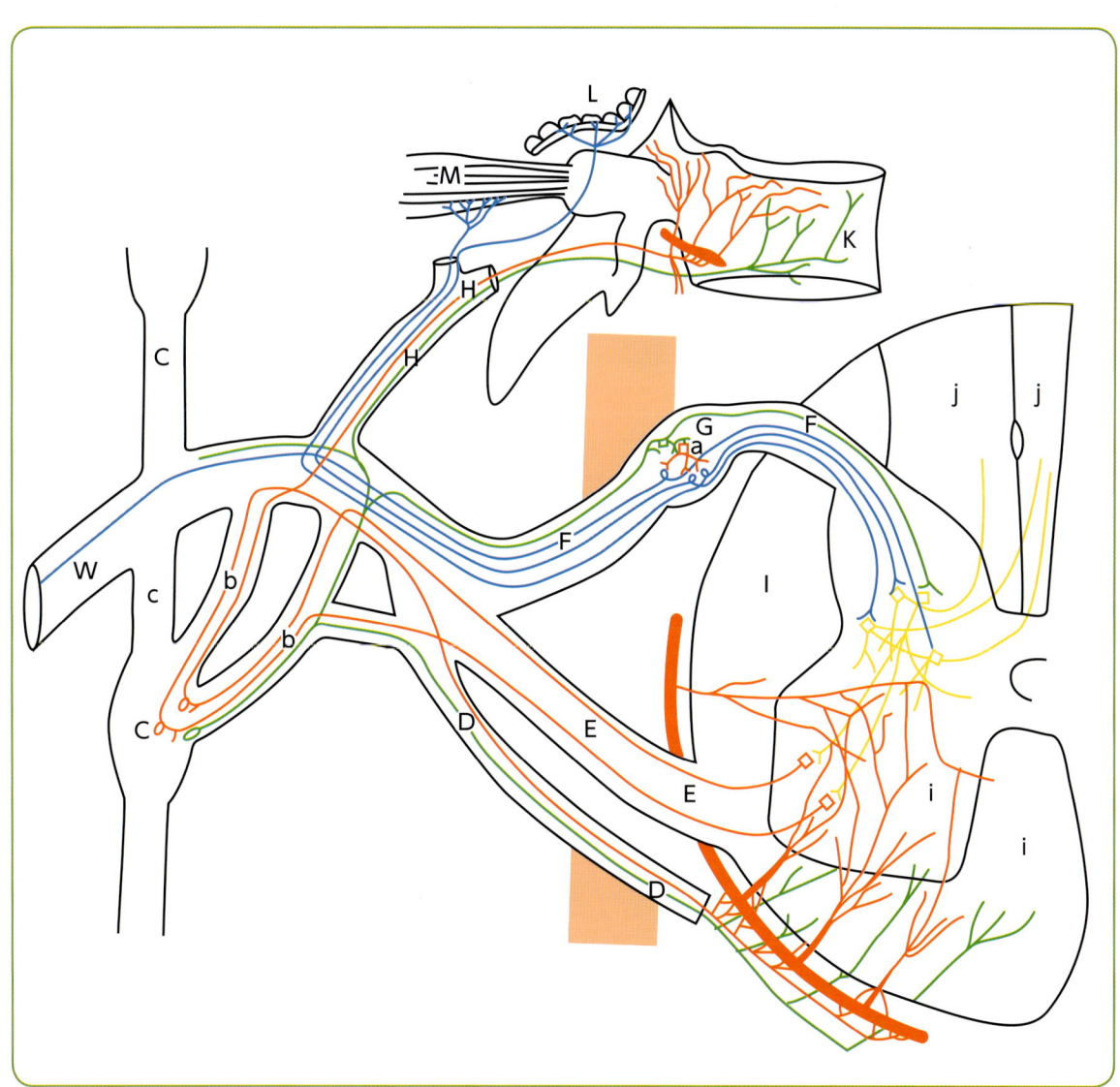

▶図2.13　椎孔の周囲の構造
青：感覚神経線維（筋や皮膚から来る）
赤：運動神経線維（反回神経や血管に分布）
緑：感覚神経線維（反回神経や椎骨膜に分布）
黄：線維束
オレンジ：骨と神経組織の解剖学的なつながり

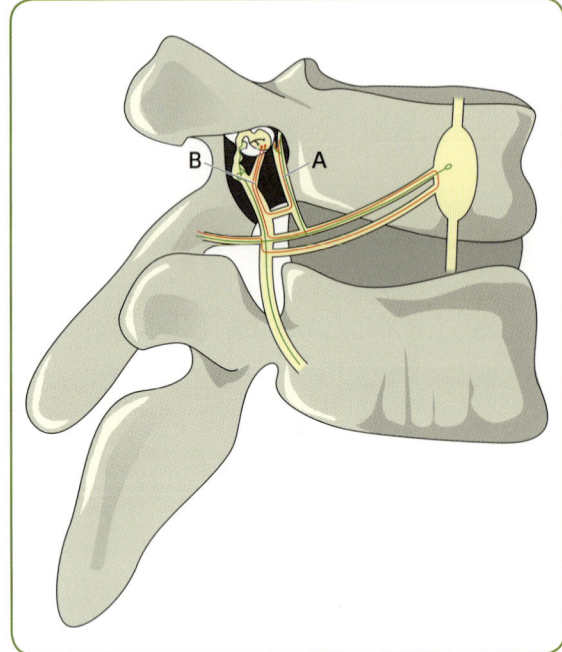

▶図2.14　反回神経および脊髄神経の走行
黄：神経鞘、黒：骨組織、
A：反回神経、B：脊髄神経

セーションは不適切な刺激が生じる原因となりうる。椎間孔の内腔は、神経や血管が通れるだけの大きさを有するが、脊柱の静力学の変化により、椎間孔の形状や内径が変化することがある（▶図2.13）。

> **実践のポイント**
>
> 椎間孔では、運動神経線維および感覚神経線維の**いずれも**が出入するため、反射弓が障害される可能性が高まる。椎間孔は両側にあり、それぞれ4本の神経線維が出入りする。反射弓が障害される可能性は、一方の側で4倍、他方の側で4倍高まる。したがって、一つの髄節で、反射弓が障害される可能性は8倍高まることになる！

椎間孔で神経が機械的刺激を受けると、様々な神経線維の反射的活動が持続的に阻害される。これにより、髄節で反射反応や栄養供給が損なわれるだけではなく、髄節の神経が支配する内臓や組織にも影響が及ぶ（▶図2.14, Illi [39]）。

また、神経孔（椎間孔）の狭小化による機械的刺激により血流が低下することが予想される。実際、一定の条件がそろえば、血流は低下する（椎間板ヘルニアなど）。その場合、神経の損傷および機能低下をもたらすだけの

高圧が動脈で生じているはずである（動脈内の生理的な圧力比から推測できる）。これについて、Illi（[39], S.11）は次のように述べている。

「サブラクセーションは、血管の開通性に異常をもたらす。これにより、広範囲で望ましくない反射が生じると考えられる。」

2.3.7　反射弓が刺激されて生じる結果

後根にある脊髄神経節の一部は椎間孔に存する。脊髄神経節は、一次求心性神経細胞の集まりであり、ドギエル細胞を通じた刺激伝導の中枢である。脊髄神経節が内的および外的刺激を受けると、一連の反射反応が生じる。

発汗反射の変化

通常、内分泌腺は、血中ホルモン濃度が低下すると、ホルモンを産生するよう刺激される。ホルモンの不足は、特定の感覚神経終末により検知され、活動電位を通じて伝えられ、脊髄の反射弓を経て運動エネルギーに変換される。これにより血管運動が変化し、ホルモン産生が低下した内分泌腺へ血液供給が増える。他方、内分泌腺の神経は、内分泌腺の細胞が、供給された血液から栄養素（ホルモン産生に必要）を吸収するよう促す。血中ホルモン濃度が低下すると、神経終末が刺激されず、神経の活動を発動させる反射が生じない。血中ホルモン濃度が正常値になると、自動的に内分泌腺の活動は低下する。

内分泌腺の過剰な活動は、反射を引き起こす刺激が強まって生じる。内分泌腺の活動が、反射弓の下位にあるからである。求心性神経線維および後根神経節細胞は、機械的刺激（またはその他の刺激）を受けて興奮する。刺激（どんな種類であれ）は、ホルモンの必要性とは無関係に、内分泌腺によるホルモン分泌を促し、その結果、内分泌障害が生じる（例：バセドゥ病）。

他方、反射弓の活動が抑制されると、内分泌腺は不活動になり、徐々に萎縮する。各器官も、これに応じた活動を行うようになる（不活動の法則）。

血管運動反射の変化

サブラクセーションによる刺激が神経系に与える重大な結果として、刺激を受けた神経の支配領域で、重度のうっ血が生じる。このうっ血は、血管運動反射を生じる感覚神経線維が強く刺激されて生じる。

血管運動刺激は、後根の脊髄神経節に存する偽単極

神経細胞に伝えられる。偽単極神経細胞の突起が過剰な刺激をドギエル細胞や介在ニューロンに伝えると、交感神経系の反射弓が閉じられる。そこからさらに、ドギエル細胞は、交感神経刺激（偽単極神経細胞から受け取った）を、一つまたは複数の体性感覚神経線維（筋や皮膚から来る）に伝える。

このように、もとは交感神経刺激であった刺激は、体性感覚神経系に伝えられる。刺激を受けた体性感覚神経系では、知覚が生じる。例えば、小児麻痺では、脊髄の充血により筋・皮膚・骨膜で疼痛が生じる（2.2.5を参照）。

神経が圧迫されて生じる疼痛は、この神経の髄節が支配する皮膚および筋の感覚神経線維に伝わる。この疼痛は、皮膚の疼痛や筋痛として知覚される（ヘッド帯やマッケンジー帯）。皮膚や筋で疾患を有さないにも関わらず、疼痛が生じる。疼痛部位は必ずしも疾患を有する場所ではない。例えば、切断後の四肢が痛むとか、「肘頭」を押すと小指が痛むといったことがある。

器官の慢性的充血により関連痛が生じることもある。器官の慢性的充血は、椎骨のサブラクセーションにより生じることがある。

充血

硬膜枝は、椎骨のサブラクセーションにより刺激される。硬膜枝が刺激されると、広範囲で様々な結果が生じる。

第一に、**局所性充血**が生じる。この場合、血管の拡張を通じて骨膜が膨張し椎間孔が狭小化する。これにより硬膜枝がさらに強く刺激される（悪循環の発生）。また、硬膜枝は脊髄への血液供給を制御しているため、脊髄でも充血が生じやすくなる。

脊髄の充血は、自動的に椎骨骨膜の軽度の充血を生じる。椎骨骨膜の充血に伴う疼痛は、ドギエル細胞を介して、椎骨に属する神経が支配する皮膚の感覚神経線維に伝えられる。

強い刺激を受けて血管運動反射が強まると、骨膜や靭帯で**重度の充血**が生じる。その結果、棘突起骨膜および椎骨周囲の筋が過敏になり、温度が上昇する。この温度上昇は、サブラクセーションの位置の特定に役立つ。

椎骨の左右の温度差は、専門的診断（Neurocalometer, Myovision, Insight Millenium などの検査機器を使用）で検出できる。これらにより温度差を厳密に測定し表示できる。

古代ギリシアのヒポクラテスは、患者の背中に泥を塗って触診したとされる。温度差があれば、充血による高温部分はより速く泥が乾燥し、患椎の位置が分かるからである。

また、脊椎分節の充血は、神経路（脳皮質から末梢へ向かう神経路、末梢から脳皮質へ向かう神経路）を刺激し、脊髄自体を損傷し、様々な反射を遮断する。一つの分節の充血が、驚くべき症候群を引き起こしうる。

> **実践のポイント**
> 興味深いことに、例えば、椎骨のサブラクセーションにより右側の椎間孔が刺激されると、右側の筋が収縮する。このような椎骨付着筋の強い収縮は、サブラクセーションを悪化させる。ただし、サブラクセーションを矯正すると、直ぐに筋の緩和が触知される。

2.3.8 関節と筋の悪循環

自由に動く関節では、筋が均衡し、関節包が伸び広がり、関節包の受容器が刺激されることもない。ところが、関節機能障害や異常な負荷が発生すると、受容器が刺激され、受容器は、後角を経由させていた情報を、反射的に前角（運動神経が存する）に切り換える。同時に、求心性神経を通じて、情報を脳幹や脳皮質に送る。

脳は、遠心性神経（運動神経線維）を通じて、前角の運動ニューロンに作用する。例えば、錘内筋線維（筋紡錘に存する筋線維。両端のみが収縮する）が収縮する。これにより筋紡錘の中央部分が伸長し、筋紡錘の感度（筋伸長に対する）が高まる。その結果、例えば安静時の筋緊張（トーヌス）が亢進する。

関節の障害が存在する限り、関節では筋緊張（トーヌス）の亢進が続く（▶図2.15）。関節の障害（関節機能障害）が解消されると、筋緊張（トーヌス）の亢進はなくなる。

2.3.9 圧迫による脊髄神経の機能障害

脊髄神経が硬膜や椎間孔から出る部位では、脊髄神経が圧迫される危険性が高い。また、これらの部位では、動脈や静脈が影響を受ける。5-10mmHgの軽い圧迫でも、静脈の血液排出は滞る。

例えば、内径2mm、断面積およそ4mm^{2}の静脈の血流を止めるには、重量0.3-0.5g、水柱センチメートルで6.6-13cmの圧力を静脈の断面に加える必要がある。

血流が止まると、血圧（それまでに流入した血液により維持される）により、血液が周囲の組織へ漏れ出る。漏れ出た血液により**浮腫**（周囲の組織のむくみ）が生じる。

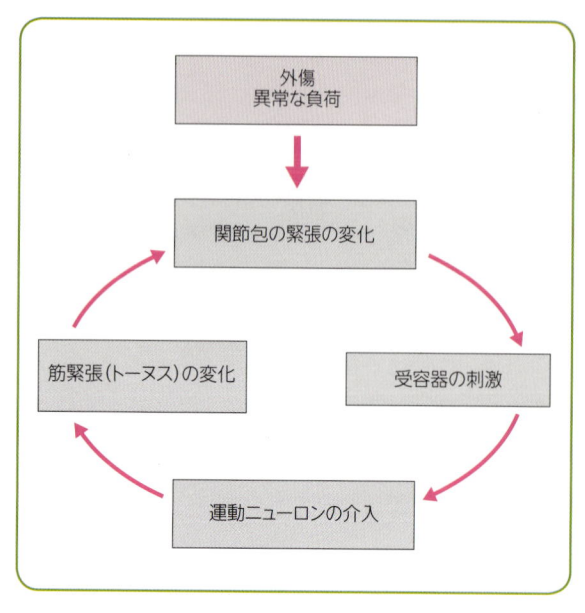

▶図 2.15　関節と筋の悪循環

実践のポイント

下肢や上肢の感覚がなくなることはよくあることである。ただし、これは、多くの人が考えるように血流が停止するからではなく（血流が停止しても四肢は変色せず温かい）、神経の「締め付け」や圧迫により神経の伝導性が低下するために生じる。神経の圧迫がなくなれば（座り方を変えるなど）、直ちに神経は正常な状態に回復する。ただし一時的に刺痛が生じることがある。刺痛は、カイロプラクティックの成果が迅速に表れた場合にも生じる。神経および血管は、関節が不適切な位置になるだけでも直ぐに圧迫されうる。

この浮腫はさらに血管および周囲の組織を圧迫する。また、血液供給が減少すると、組織に十分な栄養が供給されず、老廃物は規則的に処理されない。組織は低酸素状態に陥り、重度の疼痛が生じる。

圧迫が約120mmHgまで強まると、神経組織が破壊され、神経の情報伝達が遮断される。内径2mm、断面積およそ4mm^{2}の神経は、重量6.3g（2mm四方の硬貨に相当）の圧力が加わると、組織が破壊される (Lewandowski [47], S.36)。

2.3.10　髄膜と脊髄硬膜

中枢神経系（ZNS）を覆う膜は、硬い膜（硬膜, Pachymeninx）と、軟らかい膜（クモ膜および軟膜, Leptomeninx）に分けられる。脳および脊髄すなわち中枢神経系（ZNS）全体はこれらの膜で覆われている。ここでは、カイロプラクティックと関連する限りにおいて、脊髄を覆うこれらの膜について述べる（▶図 2.16）。

脊髄硬膜は、強く安定した外側の被膜であり、繊維の多い張りのある結合組織で出来ている。脊髄硬膜のすぐ下にはクモ膜がある。脊柱管では、硬膜は2つの層（骨膜層と髄膜層）に分かれる。これらの間には硬膜外腔があり、脂肪細胞や椎骨静脈叢（前内椎骨静脈叢、後内椎骨静脈叢）が存する。

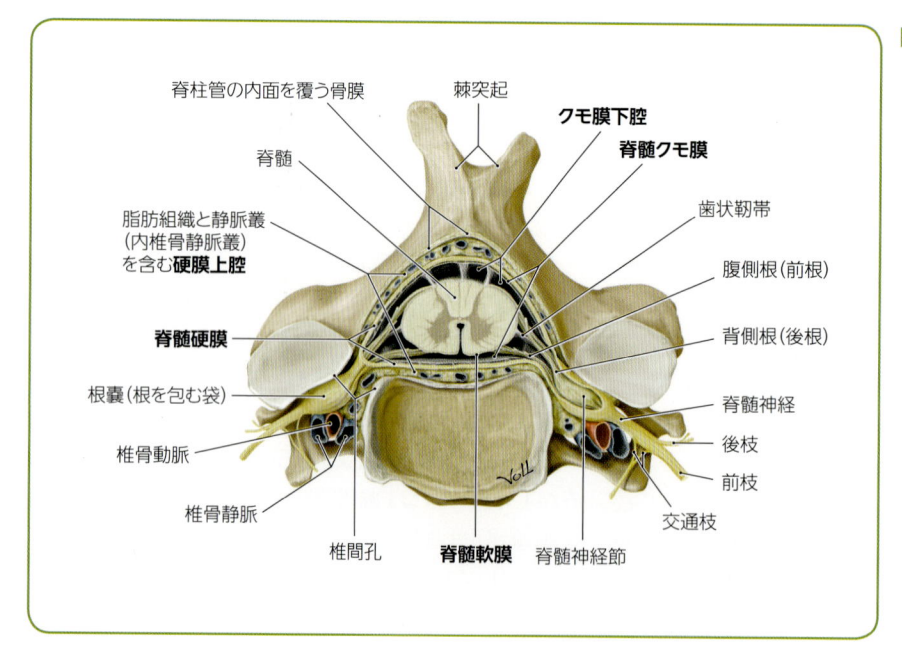

▶図 2.16　脊髄膜

> **実践のポイント**
> 腹圧が高くなると（例：咳をする、腹部を圧迫する）、椎骨静脈叢の容量が増大する。これにより、後根が刺激され、疼痛が生じる。

　脊髄硬膜は、脊髄の一部（管状の脊髄）であり、ぴんと張った状態で脊柱管（脊柱）の中に存する。脊髄硬膜は脊柱の非生理的運動に抵抗する。遠位の脊髄神経節では、脊髄硬膜は末梢神経の神経周膜および神経上膜へ移行する。

　脊髄硬膜は、わずかな骨付着部しか有さず、大後頭孔の周囲、C2およびC3の腹側、S2に付着する。背側では尾骨にのみ付着する。付着部間は**固定されていない**。脊髄硬膜は、脊柱管に沿った管であり、脊柱管とともに動く。このため、脊柱は、脊髄硬膜との間で緊張を生じることなく動くことができる。

　脊髄円錐（脊髄の下端）と連続する外終糸（または硬膜終糸）は、第2尾椎で停止する。ここで終糸は骨に固定され、前仙尾靭帯と連続してつながる（▶図2.17）。脊髄硬膜の尾側部分（▶図2.18）は、尾骨靭帯という形で**尾骨の底部**とつながる。

> **実践のポイント**
> 骨盤（尾骨を含む）と頭部関節は、硬膜を介してつながっており、密接に関連している。原則として、一方の領域で位置異常が生じると、他方の領域で代償性のサブラクセーションが生じる。このため、患者の全身の静力学を考慮して矯正を行うことが重要である。
> カイロプラクティックは特に頭部、頸椎、骨盤の三者のつながりを重視する（オステオパシーでは、これを頭蓋仙骨機能メカニズムと呼ぶ）。通常、骨盤の傾斜は、代償性の頸椎の関節機能障害を生じる。逆も同様であり、頸椎の関節機能障害は、代償性の骨盤の傾斜を生じる。

2.3.11　髄液の流れ

　髄液（脳脊髄液）は、リンパ液と同様に、組織において組織液の交換や物質の輸送を行う。また、緩衝液として力学的負荷から中枢神経系（ZNS）を守る保護機能を有する。

　髄液の流れは、心拍・呼吸・腹腔内圧・脊髄静脈系の圧力の変動（姿勢と連動する）により制御されている。**頭蓋仙骨機能メカニズム**（脊髄硬膜による頭部と仙骨

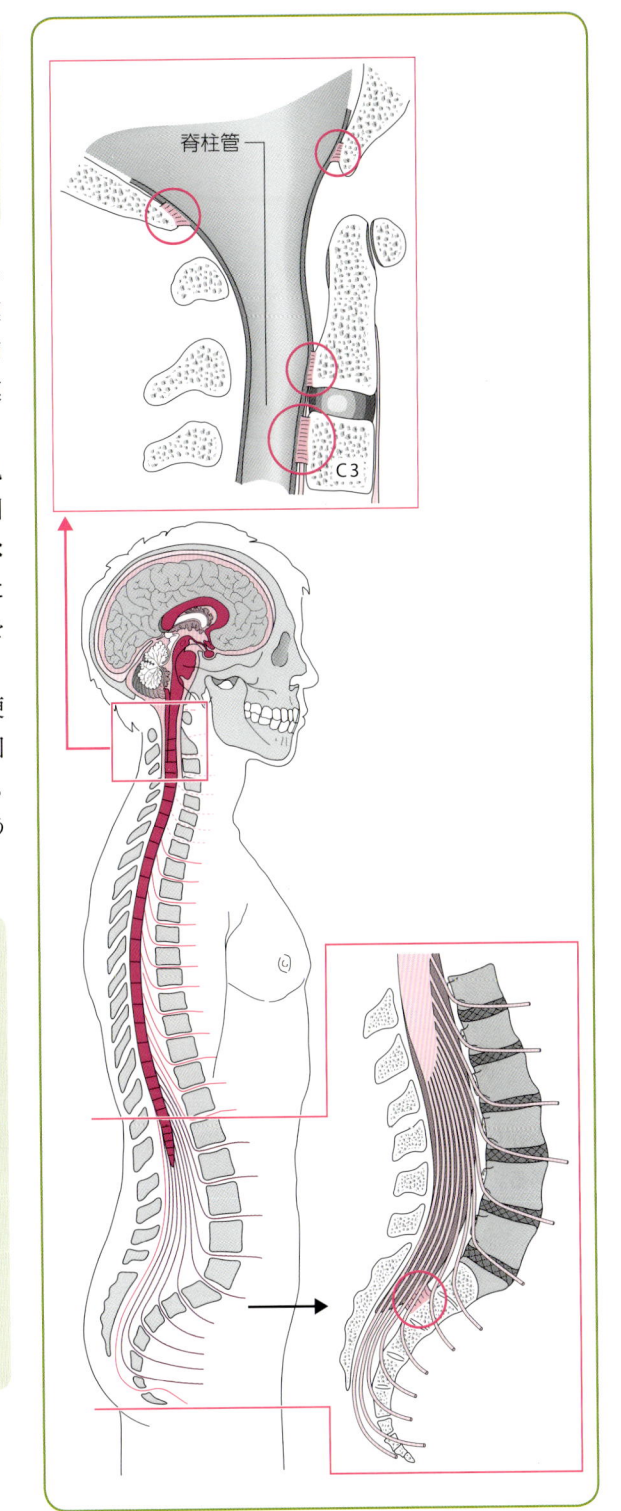

▶図2.17　頭蓋と仙骨のつながり

▶図2.18　脊髄の下端

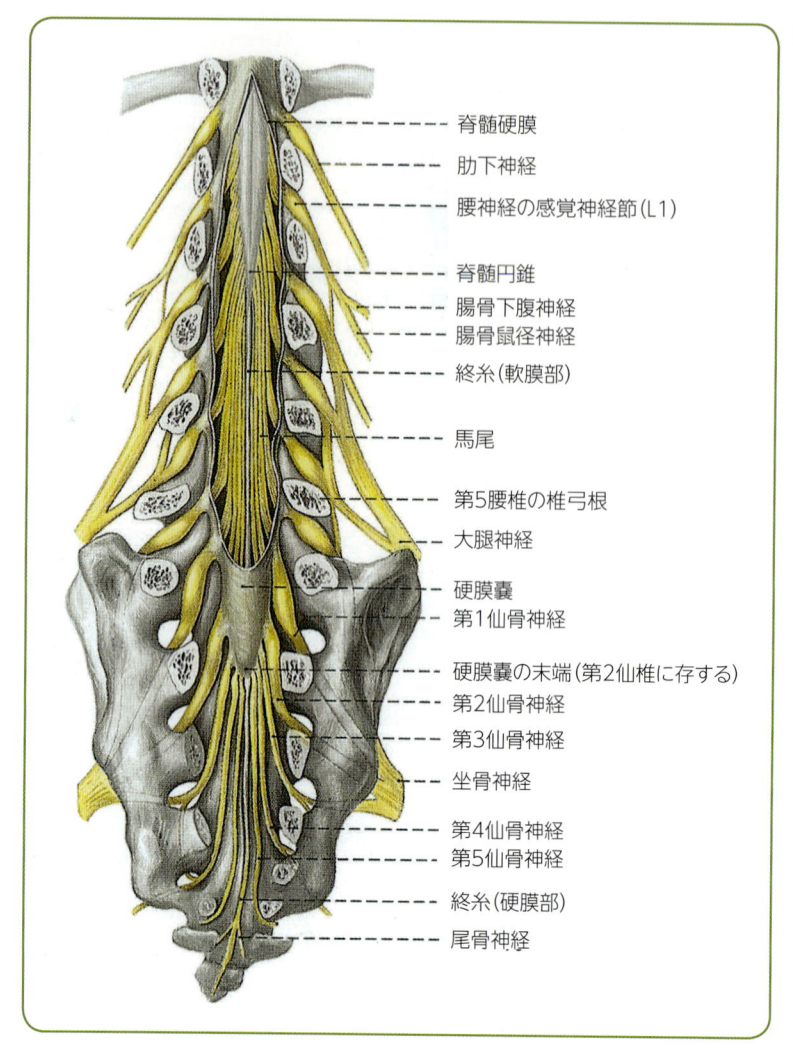

脊髄硬膜
肋下神経
腰神経の感覚神経節 (L1)
脊髄円錐
腸骨下腹神経
腸骨鼠径神経
終糸 (軟膜部)
馬尾
第5腰椎の椎弓根
大腿神経
硬膜嚢
第1仙骨神経
硬膜嚢の末端 (第2仙椎に存する)
第2仙骨神経
第3仙骨神経
坐骨神経
第4仙骨神経
第5仙骨神経
終糸 (硬膜部)
尾骨神経

のつながり) が関節機能障害を有さず機能することは重要である。

2.3.12　上下肢の神経支配

上肢の神経支配は ▶表2.3と▶表2.4、下肢の神経支配は ▶表2.5、▶表2.6、▶表2.7の通りである。

2.3.13　機械的感覚と固有感覚

後索系および前脊髄視床路 (脊髄の前外側路) は、機械的感覚および意識される固有感覚を伝達する。

皮膚の機械受容器

皮膚の機械受容器は、触覚、圧覚、振動覚などの知覚を伝える情報伝達路である。接触は外部刺激による受動的な知覚とされ、触知は能動的な知覚 (物を触ってみる) とされる。

触圧覚　メルケル細胞 (遅順応性 (Slow-Adapting)。SA型受容器) は、長く持続する刺激を伝える。刺激が続く全期間にわたり刺激を伝える。**強度受容器**である。

圧覚　ルフィニ小体 (順応がきわめて遅い遅順応性)

触覚　皮膚の無毛部に存するマイスナー小体、有毛部に存する毛包受容器 (いずれも中等度の速さで順応する速順応性 (Rapidly-Adapting)。RA型受容器)。**速度受容器**である。

振動覚　パチニ小体 (順応がきわめて速い速順応性。PC受容器)。**加速受容器**である。

▶表2.3　上肢および手の神経支配（Minkら（[52]，S.218）による）

末梢神経の支配		髄節の神経支配	
部位	関節枝	脊髄	自律神経
手根骨	尺骨神経	(C7)/C8, Th1	Th4-Th9
	正中神経	(C5)/C6/C7/C8, Th1	
	筋皮神経	(C4)/C5/C6/C7	
	橈骨神経	C5/C6/C7/C8, (Th1)	
筋	筋枝	脊髄	自律神経
短橈側手根伸筋、長橈側手根伸筋	橈骨神経	(C5)/C6/C7/(C8)	Th4-Th9
指伸筋	橈骨神経	C6/C7/C8	
尺側手根伸筋	橈骨神経	C6/C7/C8	
長母指外転筋	橈骨神経	C6/C7/C8	
短母指伸筋、長母指伸筋	橈骨神経	C6/C7/C8	
橈側手根屈筋	正中神経	C6/C7/C8	
長掌筋	正中神経	(C6)/C7/C8, (Th1)	
浅指屈筋	正中神経	(C6)/C7/C8, Th1	
深指屈筋（第1指、第2指）	正中神経	(C6)/C7/C8, Th1	
深指屈筋（第3指、第4指）	尺骨神経	(C6)/C7/C8, Th1	
尺側手根屈筋	尺骨神経	(C7)/C8, (Th1)	
皮膚の感覚性支配	皮枝	脊髄	自律神経
掌尺側	尺骨神経の掌枝	C8/Th1	Th4-Th9
掌橈側	正中神経の掌枝	C5-Th1	
橈側	橈骨神経の浅枝	C5/C6/C7/C8	
背尺側近位	内側前腕皮神経	C8/Th1	
背尺側遠位	尺骨神経の後枝	C8/Th1	
背側近位	後前腕皮神経	C5/C6/C7/C8	
背橈側遠位	橈骨神経の浅枝	C5/C6/C7/C8	
橈側近位	外側前腕皮神経	C5/C6/C7	

▶表2.4　上肢および肩の神経支配（Minkら（[52]，S.114）による）

末梢神経の支配		髄節の神経支配	
部位	関節枝	脊髄	自律神経
肩関節	腋窩神経	C5/C6	Th3-Th7
	筋皮神経	(C4)/C5/C6/C7	
	肩甲上神経	(C4)/C5/C6	
	肩甲下神経	(C4)/C5/C6/(C7)	
肩鎖関節	鎖骨下筋神経	C5/C6	
	鎖骨上神経	C3/C4	
胸鎖関節	肩甲上神経	(C4)/C5/C6	
	外側胸筋神経	C5/C6/C7	
筋	筋枝	脊髄	自律神経
僧帽筋	頸神経叢、副神経	C2/C3/C4	Th1-Th9
胸鎖乳突筋	頸神経叢	C1/C2/C3	
肩甲挙筋	肩甲背神経	C3/C4/C5	
鎖骨下筋	鎖骨下神経	C5/C6	
大菱形筋、小菱形筋	肩甲背神経	C4/C5	
棘上筋	肩甲上神経	(C4)/C5/C6	
棘下筋	肩甲上神経	(C4)/C5/C6	
肩甲下筋	肩甲下神経	C5/C6/C7	

▶表 2.4　続き

末梢神経の支配		髄節の神経支配	
三角筋	腋窩神経	C5/C6	
小円筋	腋窩神経	C5/C6	
大円筋	肩甲下神経	C5/C6/C7	
大胸筋	外側胸筋神経、内側胸筋神経	C5-Th1	
小胸筋	外側胸筋神経、内側胸筋神経	(C6)/C7/C8/Th1	Th1-Th9
前鋸筋	長胸神経	C5/C6/C7/C8	
烏口腕筋	筋皮神経	C6/C7	
上腕二頭筋	筋皮神経	C5/C6	
上腕三頭筋	橈骨神経	C6/C7/C8/Th1	
皮膚の感覚性支配	皮枝	脊髄	自律神経
頸部の内側	頸横神経	C2/C3/C4	
頸部の外側、鎖骨上部、鎖骨下部	鎖骨上神経	C3/C4	
肩の線の頭側、肩の先	鎖骨上神経	C3/C4	Th1-Th9
肩および上肢の外側	腋窩神経	C5/C6	
肩および上肢の背外側	上外側上腕皮神経	(C5)/C6/C7	
肩および上肢の腹内側	内側上腕皮神経	C8, Th1	

▶表 2.5　腰部の神経支配（Minkら（[52］, S.317）による）

末梢神経の支配		髄節の神経支配	
部位	関節枝	脊髄	自律神経
股関節	大腿神経	(L1)/L2/L3/L4	
	閉鎖神経	(L1)/L2/L3/L4	Th10-L1/L2
	仙骨神経叢	(L4)/L5, S1/S2/S3	
筋	筋枝	脊髄	自律神経
腸腰筋	腰神経叢	Th12, L1/L2/L3/(L4)	
恥骨筋	大腿神経, 閉鎖神経	L2/L3/(L4)	
縫工筋	大腿神経	L2/L3/(L4)	
大腿四頭筋	大腿神経	L2/L3/L4	
短内転筋, 長内転筋	閉鎖神経	L2/L3/L4	
薄筋	閉鎖神経	L2/L3/L4	
閉鎖筋	閉鎖神経	L3/L4	
大内転筋	閉鎖神経	(L2)/L3/L4/L5, S1	Th10-L2
中臀筋および小臀筋	上殿神経	L4/L5, S1	
大腿筋膜張筋	上殿神経	L4/L5, S1	
梨状筋	仙骨神経叢の筋枝	(L5), S1/S2	
大臀筋	下殿神経	L5, S1/S2	
大腿二頭筋	坐骨神経	L5, S1/S2/S3	
半腱様筋	坐骨神経	(L4)/L5, S1/S2	
半膜様筋	坐骨神経	(L4)/L5, S1/S2	
皮膚の感覚性支配	皮枝	脊髄	自律神経
腹部	腸骨下腹神経	(Th12), L1	
鼠径部	陰部大腿神経	L1/L2	Th10-L2
大腿の腹内側	大腿神経	L2/L3/L4	
大腿の外腹側	外側大腿皮神経	L2/L3	

▶表2.5　続き

末梢神経の支配		髄節の神経支配	
腰部の外側	腸骨下腹神経	(Th12), L1	Th10-L2
腰部の背側	上殿皮神経	L3	
臀部の遠位	下殿皮神経	L5, S1/S2	
大腿の背側	後大腿皮神経	S1/S2/S3	
大腿の外背側	外側大腿皮神経	L2/L3	

▶表2.6　膝の神経支配（Minkら（[52], S.361）による）

末梢神経の支配		髄節の神経支配	
部位	関節枝	脊髄	自律神経
膝	大腿神経	L3/L4	Th10-L3
	総腓骨神経	L5, S1/S2	
	脛骨神経	L5, S1/S2	
	閉鎖神経	L3/L4	
筋	筋枝	脊髄	自律神経
大腿四頭筋	大腿神経	L2/L3/L4	Th10-L3
半腱様筋	脛骨神経	(L4)/L5, S1/S2	
半膜様筋	脛骨神経	(L4)/L5, S1/S2	
薄筋	閉鎖神経	L2/L3/L4	
縫工筋	大腿神経	L2/L3/(L4)	
大腿二頭筋	坐骨神経	(L5), S1/S2/(S3)	
膝窩筋	脛骨神経	L4/L5, S1	
皮膚の感覚性支配	皮枝	脊髄	自律神経
腹側近位	前皮枝（大腿神経）	(L1)/L2/L3/L4	Th10-L3
腹外側	伏在神経		
背内側近位	外側腓腹皮神経	L4/L5, S1	
背内側遠位	外側腓腹皮枝	L2/L3/L4	
背側近位	皮枝（閉鎖神経）	S1/S2/S3	
	（下殿皮神経）		
背側遠位	腓腹神経	L4/L5, S1	
背外側遠位	外側腓腹皮神経	L4/L5, S1	
背外側近位	外側大腿皮神経	L2/L3	

▶表2.7　足関節および足の神経支配（Minkら（[52], S.406）による）

末梢神経の支配		髄節の神経支配	
部位	関節枝	脊髄	自律神経
距腿関節			Th10-L1/L2
脛腓靱帯結合			Th12-L1/L2
距骨下関節	腓腹神経	L4/L5, S1/S2	
距踵舟関節	脛骨神経	L4/L5, S1/S2/S3	
踵立方関節	腓骨神経	L4/L5, S1/S2	
足根間関節	伏在神経	(L1)/L2/L3/L4	
足根中足関節	指間神経	L4/L5, S1/S2/S3	
中足間関節			
MTP（中足趾節関節）、PIP（近位趾節間関節）、DIP（遠位趾節間関節）			

▶表2.7　続き

末梢神経の支配		髄節の神経支配	
筋	筋枝	脊髄	自律神経
前脛骨筋	腓骨神経	L4/L5, S1	Th10/Th11
腓腹筋	脛骨神経	S1/S2	
足底筋	脛骨神経	(L4) /L5, S1/ (S2)	
ヒラメ筋	脛骨神経	(L5), S1/S2	
腓骨筋群	腓骨神経	L4/L5, S1	
後脛骨筋	脛骨神経	(L4) /L5, S1	
長母趾屈筋	脛骨神経	L5, S1/S2	
長趾屈筋	脛骨神経	L5, S1/ (S2)	
長趾伸筋	腓骨神経	L4/L5, S1	
長母趾伸筋	腓骨神経	(L4) /L5, S1	Th12-L1/L2
短趾伸筋	腓骨神経	(L4) /L5, S1	
母趾外転筋	腓骨神経	(L4) /L5, S1	
短母趾屈筋	腓骨神経	(L4) /L5, S1	
虫様筋	腓骨神経	(L4) /L5, S1/S2	
底側骨間筋、背側骨間筋	腓骨神経	S1/S2	
小趾屈筋	腓骨神経	S1/S2	
小趾外転筋	腓骨神経	S1/S2	
母趾内転筋	腓骨神経	S1/S2	
皮膚の感覚性支配	皮枝	脊髄	自律神経
下腿の外側	外側腓腹皮神経	L4/L5, S1/S2/S3	
下腿の内側	伏在神経	(L1) /L2/L3/L4	
足背	浅腓骨神経	L4/L5, S1/S2	
第1趾と第2趾の間の背側	深腓骨神経	L4/L5, S1/S2	
踵	脛骨神経	L4/L5, S1/S2/S3	Th10-L1/L2
下腿の背外側	腓腹神経	L4/L5, S1/S2/S3	
足底外側および第2趾(半分)-第5趾	外側足底神経	L4/L5, S1/S2/S3	
足底内側および第1趾-第2趾(半分)	内側足底神経	L4/L5, S1/S2/S3	

意識される固有感覚――筋と関節の機械受容器

　意識される固有感覚は、深部感覚（筋や関節の機械受容器が知覚する）を伝える情報伝達路である。身体の自己知覚（深部感覚）は、固有感覚情報が総合されて生じる。これにより初めて、目的のある協調運動が可能となる。固有感覚は、位置・運動・力の感覚の質を伝える。

　ゴルジ腱紡錘は、**錘外筋**の一つであり、筋腱移行部に存し、牽引（筋の受動的な伸長や、筋収縮により生じる）に反応する。ゴルジ腱紡錘は、（意識される固有感覚よりも）意識されない深部感覚を伝える。

　筋紡錘の線維は、筋線維と並行に走る。このため、筋紡錘は、筋が伸長すると伸長し、筋が収縮すると弛緩する。感覚神経終末は枝分かれし、らせん状になって**錘内筋**に巻きつく（筋紡錘の一次終末）。筋紡錘の二次終末は、錘内筋線維の末端に存する。筋紡錘にとって適切な刺激は、筋の伸長である。

　筋紡錘の活動は、主観的に伸長として知覚されるのではなく、関節の位置や動きの知覚に変換され間接的に知覚される。したがって、筋紡錘は、関節の位置や動きを伝える重要な受容器である。

　関節（関節包）には、固有受容器（ゴルジ受容器、ルフィニ受容器）が組み込まれている。これらの受容器は、関節包の緊張状態を伝える。また、運動ニューロンを通

じて筋に作用する。すなわち、反射的に筋を緊張させたり（持続的な筋収縮）、一過性で筋を緊張させる（一時的な筋収縮）。

侵害受容と疼痛

侵害受容とは、組織にとって有害な刺激の情報を受容・処理・転送する皮質下の全過程である。侵害受容は、主観的であり、意識される知覚として皮質で生じる。

侵害受容器（客観的に有害な刺激として、また主観的に痛覚（脳の解釈）として、組織の損傷を伝達する）も、**自由神経終末**により、運動ニューロンを通じて筋に作用する。すなわち関節周囲の筋の緊張状態に影響を与える。

侵害受容神経の神経終末には、物質（P物質などの神経ペプチド）が蓄積されている。侵害受容器が興奮すると、神経終末からこれらの物質が放出される。ただし、神経終末から離れた軸索（刺激を受けていない）でも、同様に物質が放出される（**軸索反射**）。例えば、皮膚の傷の周囲の発赤は、軸索反射により生じる。P物質が血管に強く作用し（血管の拡張、血管透過性の亢進）、微小循環が変化する。極端な場合、神経ペプチドにより**神経性炎症**が生じることもある（椎間板ヘルニアなど）。

侵害受容器には次のものがある。

- **機械受容器**：例えば、つねられた時に反応する
- **温度受容器**：熱に反応する
- **ポリモーダル侵害受容器**：組織にとって有害なあらゆる刺激に反応する

受容器および神経にとって適切な刺激・不適切な刺激

受容器が刺激されると、受容器電位が発生する。

適切な刺激は、受容器にとって想定された刺激であり、エネルギー消費は最小となる。刺激の強さは、求心性神経線維で生じる活動電位の周波数によりコード化される。

不適切な刺激は、想定された刺激とは異なる刺激であり、受容器はこれに対応するため、より多くのエネルギーを消費する。例：網膜の光受容器を拳で叩くと（閉眼でも）小さい星が見える

2.3.14 筋と腱（筋病理学）

筋は効果器であり、神経系の指示に反応する。ただし、過剰負荷やミネラル不足に陥ると、筋内部で独立した反応が生じる。

> **実践のポイント**
>
> 治療を行う際、通常身体は自己を損傷するようなことをしないとの認識を持つべきである。生命体の内部のあらゆる反応は、自己保護のため生じる！したがって、筋の緊張があれば、その原因を見つけ解決すべきである。正しい処置がなされれば、筋の緊張は緩和する。この状態になって初めて、筋が自ら回復するのに付き添って治療を行う（マッサージ、ストレッチ）。筋の緊張が緩和しないうちに治療を行うと、身体の自己保護メカニズムを損なう恐れがある。

筋で最も多い機械受容器は、**筋紡錘細胞**である（筋の機械受容器の95％を占める）。筋紡錘細胞は、生命体（Organismus）が状況に応じて適切に筋緊張を調整し、特定の関節の位置や姿勢を維持するのを助ける。筋紡錘細胞は、常に重力に抗して活動する。筋紡錘細胞は固有感覚情報をもたらし、これにより身体は、均衡のとれた運動を細やかに正確に行い、重力の作用を中和させる。

運動制限により、筋の機能は低下し、1週間以内に筋紡錘細胞に変化が生じる。筋を動かさなければ、筋紡錘細胞は厚く短くなり、筋紡錘細胞の神経終末は退化する。これにより、筋紡錘細胞は、適切な刺激（伸長）にも過敏になる。わずかな伸長や振動であっても、「過剰な伸長」が発生したという情報が、求心性感覚神経により、脊髄の後角や脳に伝えられる。折り返し反射的に、スラストが遠心性運動神経により筋に伝えられ、さらなる伸長を防止するため筋は収縮する。筋紡錘細胞の誤った情報伝達が頻発すると、長期的に筋が過剰に刺激され、痙攣や緊張亢進が生じる。

機能障害を有さない関節では、固有機械受容器の情報伝達が盛んに行われる。脳に入る情報の90％は、機械受容器からの情報である。組織にとって有害な刺激の情報は、侵害受容器が伝える。この情報により、脳は刺激を疼痛と解釈する。固有機械受容器の侵害受容の情報量は多く、固有機械受容器が伝える刺激が大量になると、疼痛は「かき消される」。例えば、組織が実際には損傷されていなくても、運動を行うと鎮痛作用が生じる（運動を行うと脳で情報が増え、疼痛が紛れる）。

> **実践のポイント**
>
> 臨床では、患者からの聞き取りで、スポーツやストレッチを行わずにいられない患者が見つかる。これらの患者は、スポーツやストレッチを行わなければ、長い空白期間が生じ、「あちこち」が痛み、硬直してしまうと理由を語る（2.3.16を参照）。このように、患者から聞き取った既往歴には、長年の関節機能障害の徴候が表れる。非代償期になってからスポーツを行うと、さらなる組織の損傷が生じる。関節機能障害を有する状態にある組織は非生理的負荷を受けるからである。強めのスポーツを行うと脊柱症状がなくなるという説は誤りである。少なくとも、長期的には、全く逆の結果が生じる。

急性の疼痛は、さらなる組織損傷を防止するという意味をもった疼痛である。生理的運動を行える関節に比べて、機能障害を有する関節では、関節の周囲の筋の運動が少ない。このため、正常に動く関節の筋に比べて、筋紡錘細胞が脳に送る情報も少ない。侵害受容器は、刺激を受ける頻度に比例して感度が強まるため、機能障害を有する関節では疼痛に過敏になる。

また、関節機能障害により生じる非生理的負荷は、長期的に組織を損傷し、これにより脳の疼痛解釈が修正される。これに関連して、筋の**持続的収縮**が生じ、筋組織で次の変化が生じる。

1. 収縮
2. 持続的収縮。酸性環境における代謝物の変化を伴う
3. 線維弾性症に似た筋線維（筋硬症）
4. 化生（分化した組織の変質）
5. コラーゲンの多い筋線維
6. 骨化

骨棘の形成

骨棘（踵骨棘など）の形成に先立ち、必ず病的な腱骨が生じる。これらは、腱付着部の骨軟骨組織が変性した後に過剰に再生して生じる。その際、腱付着部や腱で次の病的段階（フェーズ）が認められる（Schmidt [66]）。

1. 腱組織の摩耗
2. 腱束における石灰沈着
3. 腱束の分離と出血
4. 再生期——正常な再生および過剰再生
5. 自覚症状を伴う腱障害

1. 腱組織の摩耗

過剰負荷により、腱の摩耗徴候が表れる。過剰負荷を受けている腱は、負荷に適応し再生し回復する時間や余力がない。腱が変性する病的変化を**腱障害**といい、腱付着部が変性する病的変化を筋腱障害という。また、リウマチ性の炎症性腱障害を**腱炎**という。

腱の役割は、筋が発揮する筋力を骨（効果器）にもたらすことである。腱の横断面は、筋の横断面の1％にすぎない。腱線維は、平行に重なることで厚みを有し、弾力性に乏しい（最高で約5％しか伸長しない）。腱は全体が5-10％以上伸長すると、元に戻らないか（不可逆性）、線維が断裂する。腱は腱束から成り、腱束は不均質なコラーゲンが平行に並ぶ原線維（I型コラーゲン、三重らせん）で出来ている。腱束の間には、無数の弾性線維が縦横に織り込まれている。この弾性線維があるため、筋力は骨にゆっくり作用する。これにより調和的運動が可能となる。

腱の組織代謝はわずかであり（代謝緩慢組織）、リンパ液が関与している。腱には血管が少なく、内部の腱束には血管がほとんどないからである。このため腱の変性は早い。また、腱をねじれや摩擦から守る緩衝役を担うのは、脂肪体（水分を含まない）や滑液包である。

骨（腱が起始する）と腱の間には、弾性線維軟骨層が存する。**変性摩耗**は主にこの層で生じる。腱の摩耗では、まず腱細胞（線維細胞や線維芽細胞）および原線維の基質が化学的に変化する。タンパク質や多糖類が変化し、分子が変位し、これにより基質の水分が失われる。この脱水により、腱は膨張する力を失い、脆くなる。負荷に耐える力が低下し、亀裂が生じるようになる。亀裂は瘢痕組織により「修復」される。

また、腱の質の低下は**脂肪変性**として表れる。脂肪変性は、腱の摩耗および老化と並行して生じる。また、脂肪変性は同時に血管の硬化をもたらす。

2. 腱束における石灰沈着

過剰負荷により摩耗し瘢痕変性を有する組織は、壊死する場合と同様に、pH値がアルカリ性領域を示す（アルカローシス）。周囲の組織では炎症反応が生じ、アシドーシス（pH値が酸性領域へ移行する）が進む。酸性の組織では血中のカルシウムが増えるため、「炎症部位」の周囲ではカルシウムが蓄積される。

アルカローシスが進むと、カルシウム塩とアルブミンが結合する。このため、酸性の組織で血中カルシウムが取り去られ、アルカリ性の組織へ移され、ここで血中カルシウムが増える。血中カルシウムのうち、約85％はリン酸

カルシウムであり、約15%は炭酸カルシウムである。石灰塩は組織間を移動せず、腱の中に蓄積される。

> **実践のポイント**
> 石灰塩の蓄積は、脊柱や靭帯における骨棘形成の過程でも見られる。

3. 腱束の分離と出血

腱における石灰塩の蓄積に先立ち、過剰負荷の反復により腱線維が分離する。この微小外傷は腱束の間で生じ、出血を伴う（その結果として分解産物が生じる）。これにより、さらに石灰の蓄積が促される。

また、腱束の分離は疼痛を伴う。疼痛は、自動的に疼痛回避を生じさせ、これにより腱の完全な断裂が防止される。

4. 再生期——正常な再生および過剰再生

腱の各部、線維、原線維束が損傷すると、その周囲でこれに反応して細胞が増殖する。その際、損傷部分の血管から白血球が移動してくる。また、周囲の微小血管の間葉細胞や外膜細胞で、必要に応じて新たな細胞が作られる。このようにして結合組織が作られる。これが再生期の第1段階である。

1-2日後、白血球が壊れ、新たな毛細血管が周囲の組織から発生し、損傷部分（肉芽組織）に入る。さらに、繊維芽細胞により細胞外マトリックスが再建される。失われた腱の原線維の再生が完了するまで約5週間かかる。この段階では、しばしば、さらなる不適切な負荷により、新たな外傷が生じる。このため、腱のあちこちの損傷部分の内部で、様々な段階の再生が同時進行する。

再生過程はしばしば阻害され、その結果として病的変化が生じる。その一例が踵骨棘の形成である。

もともと扁平足や外反足を有する場合、踵骨棘は、腱起始部の過剰再生として生じる。扁平足が軽減すると、足部は長くなり、これにより足部が伸ばされると、腱（足底腱膜）は持続的負荷を受ける。また足部の運動方向が変化するため、腱起始部の骨（踵骨）への圧迫が持続し、軟らかい軟骨が硬くなり、最終的に骨になる（基本的に**変形性関節症**の機序と同じ）。軟骨が吸収される一方、骨組織が次第に腱の中に入り込み、腱骨が形成され、最終的に骨棘（この場合は踵骨棘）が形成される。したがって、扁平足、横軸扁平足、外反足を有する場合、足底板を使用する必要がある。

身体が生存する限り、腱起始部は骨を形成する能力を保有する。腱起始部が非生理的刺激を受けると、外骨腫が生じる。外骨腫では、骨の構造（海綿骨状組織を含む）は牽引方向に沿って形成され、骨組織の奇形は見られない。

5. 自覚症状を伴う腱障害

上に述べた骨棘形成では、自覚症状がない場合もある（代償期）。しかし、静力学や運動方向が大きく変化すると、腱が慢性的に疼痛性刺激を受ける（腱障害）。

また、腱は多くの神経を有する。これらの神経の終末は、修復過程や石灰塩蓄積を経た後も、麻痺せず、刺激（ただし不適切な刺激。p.42参照）を受ける。

2.3.15　靭帯

靭帯は、コラーゲン（膠原質）の結合組織線維の集まりであり、骨格の可動部分を安定化する役割を担う。また、関節の可動性を生理的レベルに制限し、機能的安定性をもたらす。

靭帯には、関節内靭帯（股関節の靭帯、膝関節十字靭帯など）と、関節外靭帯がある。関節外靭帯は、関節包の中にあるか、薄い結合組織層によって隔てられている。関節外靭帯は、機能別に次のものに分けられる。

- 強化：関節包を強化する（腸骨大腿靭帯など）
- 指揮：関節を安全に動かす（橈骨輪状靭帯など）
- 抑制：関節の運動を抑制する（烏口肩峰靭帯など）

靭帯は、関節の位置を維持し、関節の運動を制限し安全性を確保する。靭帯は身体の支持系であり、筋は身体の運動系である。筋は、運動を可能にし、負荷の下で関節を安定化する。生理的に安定した関節は、**第一に**靭帯により正しく調整され、加えて**第二に**筋の支持機能を有する。

🛈 関連した病気など

靭帯の損傷
靭帯の損傷は、関節の非生理的運動（外傷により関節が正常な可動域を越える）により生じる。靭帯の損傷（伸長、捻挫、ねじれなど）の中でも特に問題なのは、亀裂を伴う損傷である。亀裂を伴う捻挫の場合、関節を生理的な位置に戻さなければ、初期の関節症を発症することがある。またもともと位置異常を有する場合、関節をくじきやすく、新たな損傷が生じる。繰り返し損傷が生じると、関節は不安定になる（ただし1回の損傷で関節が不安定になることもある）。

関節の矯正は、腫れがなくなってから行う（3.2を参照）。靭帯が亀裂を有する場合、整形外科医やスポーツ医に紹介し、適切な専門的治療を受けさせることが望ましい。

2.3.16　ストレス反応

重度の外的および内的刺激（感染症、受傷、疼痛、肉体的重労働、熱、冷え、騒音、精神的ストレスなど）を受けた際、身体の能力を高め回復させるため生じるのがストレス反応である。その際、交感神経系が活性化する（闘争・逃走反応を生じさせるため）。

また、身体が体力を高め、「危機」に耐えて生存できるようにするため、エネルギーが蓄えられる。

ストレスの諸段階
ストレス状況への適応には、次の4つの段階がある。

1. 急性期／警告反応
最初の反応は、副腎髄質から血管への**アドレナリン**の放出である。アドレナリンは、短期的に体力や抵抗力を高めるホルモンである。アドレナリンの放出は**交感神経系**が促す。また、グルカゴンの放出およびインスリン産生の抑制により、血糖値が上昇する。さらに、ホルモン感受性酵素リパーゼにより、脂肪分解が亢進する。これらが生じる状況下で、副交感神経系のあらゆる機能は不活性化または抑制される。闘争時には副交感神経系は必要とされないからである。

2. 抵抗期
ストレス状況が長く続くと、身体では、副腎髄質からコルチゾール（ステロイドホルモン）が放出される。コルチゾールは、体内に貯蔵されたエネルギーを放出する様々な過程を促進する。エネルギーの産生のため、糖（炭水化物）、脂肪（脂質）、タンパク（タンパク質）が使われる。また、副交感神経系の機能（消化、生殖、エネルギー貯蔵）および免疫系の機能が抑制される。コルチゾールは、精神的反応にも影響を与え、免疫防御を阻害する。このため感染症リスクが高まる。

3. 疲弊期
身体は、数週間または数カ月であれば、高い血中コルチゾール値を維持し、高い抵抗力を保持できる。しかし、貯蔵エネルギーが減少し続け、やがて身体的および精神的な疲弊期を迎え、抵抗力が破綻する。

4. 適応障害期
疲弊期に達しても、生命体（Organismus）は日常的機能を維持しなければならない。栄養の摂取や消化、消費された貯蔵エネルギーの回復を行わなければならない。日常生活の通常の「ストレス」には対応できる。しかし、交感神経系が器官に作用し続けると、身体を再建するための労働条件が悪化する。この状態が長く続くと、体力低下、生殖機能障害、易感染性、慢性的緊張、高血圧、肝機能障害などが生じる。

コルチゾール
ストレスが長く続くと、コルチゾールが分泌される。コルチゾールは様々な代謝プロセスに作用する。

炭水化物代謝への作用
ストレス時に、生命体は闘争・逃走の態勢を整える。しかし、多くの場合（特に精神的ストレス時）、動員されたエネルギーを活用し消費するような身体的活動を行えない。血中に放出された糖は使用されず、血糖値が上昇し続ける。

血糖値が一定レベルまで上昇すると、腎臓は糖排出を開始する。糖排出は、大量の水、電解質、ミネラルの排出を伴うため、これらが身体から失われる。身体は失われた血中ミネラルを補わなければならない。それでも、ストレスホルモンの作用により、血糖値は上昇し続ける。また、エネルギー動員過程が増え、血中の老廃物や毒素が増加する。すなわち、破壊された組織に蓄積されていた老廃物や毒素が血中に放出される。

タンパク質代謝への作用
身体の多くの組織（特に筋）は、タンパク質で出来ている。骨基質（ミネラルが蓄積）も、タンパク質で出来て

いる。タンパク質は肝臓でアミノ酸に作り変えられ、アミノ酸は糖に作り変えられる。コルチゾールが作用すると、貯蔵過程が行われなくなる。しかし、貯蔵は、生命体の様々な再建および修復の過程で必要である。

一方、エネルギー産生や血糖値上昇を促す物質が分解される。これにより、生命体の構造的統合にとって不可欠な構造（筋、骨基質）が侵され破壊される。タンパク質が破壊されると、組織が退縮し、筋の量や皮膚の厚みが減少する。また、骨基質が破壊されると、ミネラルが遊離し尿を通じて排出される一方、骨格が不安定になり受傷しやすくなる。

脂質代謝への作用

肝臓は、脂肪を使ってエネルギーを産生する。脂肪は、脂肪酸という形で、血液を通じて肝臓に運ばれる。コルチゾールの作用が持続すると、脂肪組織に常在していた脂肪酸が動員され、血中で脂肪酸が増加する。供給されたエネルギーを身体が消費できなければ、多くの脂肪酸が肝臓に供給され、肝臓はこれに圧倒される。脂肪は肝臓の内部や周囲に蓄積される。その結果、典型的な身体の脂肪比率の再編が行われる（中心性肥満。例えばクッシング病（脳下垂体が副腎皮質を過剰に刺激しコルチゾール産生が亢進して発症）で見られる）。

また、脂肪は、血液が流れる血管の内壁にも蓄積し、これを硬化させる。その結果、血管の弾力性が低下し、血圧が上昇する。脂肪肝が進むと、生存に関わる重要な肝機能が低下する。重度になると肝機能不全に陥る。

コルチゾール欠乏

コルチゾールを産生する副腎皮質が刺激を受け続けると、副腎皮質の組織が疲労し弱化する。これによりコルチゾール欠乏が表れる（アジソン病（副腎皮質機能低下症）など）。こうなると、身体にエネルギーを供給する際に必要なコルチゾールも体内で不足する。また、自然に備わる身体機能（食欲が生じる、虫に刺された後に過剰なむくみを抑える、炎症を制御する）が低下する。他にも、コルチゾール欠乏により次の症状が表れる。すなわち、慢性的疲労、体力低下、易痙攣性、精神不安定、うつ症状、情緒不安定、栄養利用の悪化、湿疹、疼痛過敏、アレルギー体質、喘息、腸の過活動などである。

疼痛（背部痛など）も、生命体にストレスをもたらす。代償期には、生命体は、長期にわたり（長くて数年）ストレス因子を受けても脊柱症候群の発症を阻止する。身体でアドレナリン、コルチゾール、エンドルフィンが供給され続け、大量のこれらの物質が病気を引き起こさない限り、代償メカニズムは機能する。しかし、代償する力が尽きると、軽度の疾患（風邪など）をきっかけに、脆弱化したメカニズムを代償できなくなり、急性疾患（慢性疲労症候群など）を発症する。

一方、ストレスホルモンの急減（休暇や、トレーニングの休止などで起こる）も、同様の状態を引き起こす。ストレスホルモンが急激に減少すると、副交感神経系が活性化する。副交感神経系は、再建、治癒、再生を促す。長いストレス期の後の最初の2週間（休養期）には、様々な症状が現れる。まさにこの時期に、「文字通り」の病気、すなわち不快感（病的な気）が生じることが多い。ただし、これは、生命体が治癒に向かう再生期でもある。したがって、効果的な休養には3週間が必要である。

3 適応と禁忌

ここでは、カイロプラクティック治療の適応および禁忌のうち、特に重要なものについて述べる。まず適応全般について述べ、次に部位別の適応について述べる。また、禁忌には、絶対禁忌と相対禁忌がある。本書で紹介するのは、やさしくおこなうカイロプラクティック治療の方法であるが、これらを行う際も、適応および禁忌に十分な注意を払う必要がある。術者は自分の限界をよく認識し、疑問があれば患者を専門医に紹介し、診断と治療を受けさせるべきである。

3.1 適応

カイロプラクティック治療の適応は、非常に多岐にわたる。これは、神経系の複雑性によるものである。したがって、ここに全てを挙げることはできない。

3.1.1 適応全般

以下、適応例の一部を挙げる。
- 身体症状：
  - 運動障害
  - 運動制限
  - 協調性の異常
  - 易痙攣性
  - 聴覚症状（難聴や耳鳴など）
  - 痛覚過敏
  - 感覚障害
- 自律神経症状：
  - 血圧の異常
  - 不整脈
  - 視覚・聴覚・味覚・嗅覚の各症状
  - 勃起障害
  - 免疫防御の低下
  - 創傷治癒の不良
  - 不妊
  - 消化器症状
- 精神症状
  - 無気力
  - うつ症状
  - KISS（頭部関節を原因とする非対称性障害）、KIDD（頭部関節を原因とする行為機能障害および認識障害）、ADS（注意欠陥障害）、ADHS（注意欠陥・多動性障害）
  - 集中力障害
  - 倦怠感
  - 行動障害

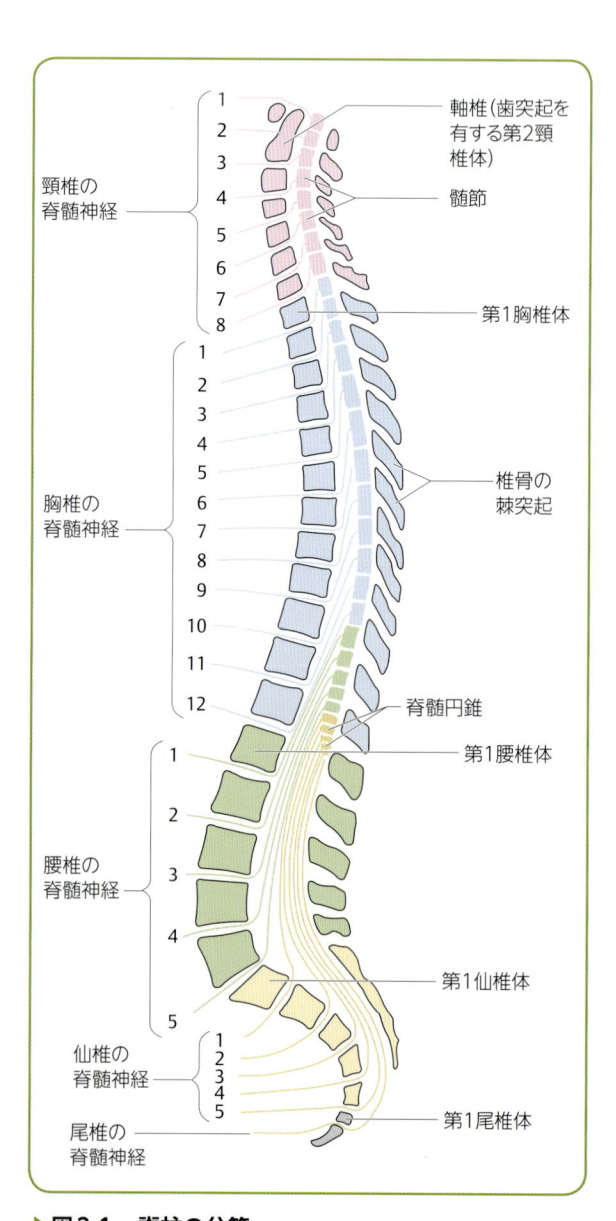

▶図3.1　脊柱の分節

3.1.2 分節別の適応

ここでは、分節別（▶図3.1）の適応（症状および疾患）を挙げる（Gramlichによる [28]）。その中には、分節から離れ他の身体部位で発症するもの（特にアレルギー疾患）もある。全てを挙げることはできないため、障害や症状を引き起こしやすい分節を挙げる。ここから分かる通り、患者が自覚していない症状は多数ある。

診断で明らかとなったサブラクセーションは治療すべきである。サブラクセーションは、異常な静力学や代償性のサブラクセーションの原因となり、短期的および長期的に様々な症状や機能的制限を生じる。L・ディーン・キルヒナーDCのモットーも、（サブラクセーションを）「見つけ、直し、様子を見よ！」（"Find it, fix it, leave it alone！"）である。

上位頸椎（C1/C2）

- 痤瘡、乾燥肌
- 動脈性（本態性）高血圧。降圧薬が効きにくい（または効かない）血圧変動を伴う
- 慢性鼻閉塞、慢性副鼻腔感染症（化膿）など
- 慢性再発性耳炎、慢性中耳炎（特に小児では抗生物質を持続投与しても回復状態を維持できない）
- 抑うつ気分、幻覚症状、重度の視覚の歪み（見慣れた環境が歪んで見える）
- 味覚障害（味がまずく感じる、金属味がする）
- 顔面非対称、顔面癒合不全（顔面の半分（骨盤のねじれ側）が下がる）
- 頭部圧迫（頭部の固定具など）による頭部の感覚障害
- 聴覚障害、耳鳴
- 多動症候群（特に小児。KISS、KIDD、ADS/ADHSなど）
- 低張性循環機能不全、失神、めまい（回転性めまい、体位性めまい）
- 免疫低下を伴う免疫調節（2.3.16を参照）
- 虫歯
- 顎関節障害、咀嚼障害、歯科疾患、上顎や下顎の歯痛（歯科で原因不明とされる）
- 集中力障害、倦怠感、疲弊、抑うつ気分（燃え尽き症候群）
- 協調性運動障害（上肢・手・下肢の運動で一貫性を欠く、意図せず物にぶつかる、歩行が不安定）
- 様々な種類の頭痛、片頭痛（特に月経性片頭痛）、群発頭痛、緊張型頭痛
- 後頭の神経痛（後頭部の疼痛）
- 月経前症候群（下位腰椎および仙腸関節を参照）
- 嗅覚障害（嗅覚の異常）
- 視覚障害、弱視、調節障害
- 治療抵抗性ブドウ膜炎、結膜炎
- 三叉神経痛、顔面の灼熱痛、非定型顔面痛
- 消化器症状

中位頸椎（C4）

- アフタ（口内炎）
- 持続性鼻炎、花粉症
- ポリープ
- 嚥下障害（球感覚）
- しゃっくり
- 耳管口蓋ひだの異常、それによる咽喉痛
- 声帯障害、発声障害、嗄声、咳衝動、乾性咳（声帯および気管上部に粘液が付着し咳で吐き出せないような感覚がある）

下位頸椎および頸胸移行部の胸椎（C6/C7, Th1-Th 3）

- 上肢帯の線維筋痛症候群（肩筋の有痛性結節）
- インピンジメント症候群
- レイノー病（指が白色になる）
- 爪の成長障害
- **二次性**の手根管症候群（手の感覚障害、刺痛、無感覚、冷え）
- 甲状腺疾患
- 肘の滑液包炎（肘頭滑液包炎）
- 肘関節の疼痛
- 上腕（三角筋）・前腕・手・指・両上肢の疼痛
- 肩関節の疼痛、肩関節周囲炎、石灰沈着性関節周囲炎（肩の石灰化）
- 肩頸部の緊張（緊張型頭痛の発症の出発点）
- テニス肘（上腕骨外側上顆炎、上腕骨内側上顆炎）
- 前腕の屈筋および伸筋の腱鞘炎

頸椎全般

- 斜頸（斜頸、項部緊張）

上位胸椎（Th3-Th5）

- 気管支炎、喘息、呼吸器症状
- 胸痛（特に女性で多い。腋窩で生じる）
- 嚥下障害の症状（複合体）
- 胆汁症、黄疸

- 帯状疱疹
- 心臓病、動悸、頻脈、不整脈
- 心筋梗塞に似た症状。左上肢の放散痛を有することもある（偽狭心症の症状。特に若年者で多い。安静時心電図でたびたび波形が正常化する）
- シンドローム
- 胸部の緊張感。しばしば胸部や上腕の腫脹、胸部結節（手術で良性と判明）を伴う

中位胸椎（Th5-Th10）
- 免疫防御の低下
- 急性および慢性の胃痛（慢性胃炎）
- アレルギー症状、じんましん、湿疹
- 動脈硬化
- 呼吸器症状
- 糖尿病
- 嚥下障害の症状（食べたものが食道を滑り落ちにくい）
- 胆汁症の症状（食後に表れる。重症化すると疝痛が生じる）
- 造血障害
- 精巣および卵巣の障害
- 肝障害
- 噴門の運動障害（噴門の機能低下）
- 神経性の胃症状、胃刺激（慢性刺激による潰瘍）
- 膵炎
- 胸焼け
- 腹部（上部および中央部）の消化器症状（膨満感、おくび、胃腸内ガス、気泡）
- 肩甲骨間の牽引痛、胸骨や上腹部の放散痛（刺痛）

下位胸椎および腰椎（Th11/Th12, L1-L5）
- 下肢の脱力および疼痛
- 夜尿症
- 膀胱症状
- 腰痛
- 坐骨神経痛
- 膝痛
- 下肢の易痙攣性
- リンパ障害
- 月経障害
- 腎症状、腎疝痛（腎結砂。結石は自然になくなるため確認されない）
- 前立腺症状
- 腸刺激（過敏性結腸）
- 不妊
- 腸閉塞、下痢

3.2 禁忌

ここでは、**全ての禁忌を挙げることはできない**。ここで挙げたもの以外にも、カイロプラクティック治療の禁忌（疾患）はある。例えば、報告を義務づけられた感染症、脳幹症候群、対まひ、動脈瘤、先天性異常などである。

医学の専門教育を受けた術者は、常識として、言うまでもない明らかな禁忌について知識を有していなければならない。

また、「**疑問があれば他所へ回す**」（"If in doubt, send them out"）は、おそらく最も重大な禁忌である。疑問を感じたり、本能的直観で危険を感じる場合、まず患者に詳細な検査を受けさせるべきである。

3.2.1 絶対禁忌

- 新鮮骨折、未治癒の骨折
- 手術の直後。特に脊柱手術（椎間板ヘルニア手術、脊椎固定術、脊椎骨折、減圧のための骨穿孔術）

> **実践のポイント**
> 通常、手術後、約6週間を措いてカイロプラクティック治療を開始する。ただし1年かかることもある。脊柱手術の場合、手術部位を治療することはできない。例：骨折した軸椎歯突起や、半椎弓切除術（片側の椎弓を切除する開窓術）の後の不安定な椎間関節

- 新鮮創
- 細菌性または無菌性の超急性炎症過程で、骨や関節の破壊を伴う。例：急性リウマチ性疾患、まれに骨結核（5.2.1を参照）
- 溶骨過程。消耗性疾患（例えば**がん**。すなわち腫瘍や転移がん）の治療部位で見られる
- 馬尾症候群を伴うヘルニア（臀部の感覚異常。膀胱出口や肛門で麻痺が生じる）

3.2.2 相対禁忌

- 進行した骨粗鬆症（肋骨骨折リスクがある）。後述の項を参照
- 新鮮ヘルニア（髄核の脱出）
- 血友病（出血しやすい、結合組織が弱い）

- 重度の血管壁の動脈硬化性変化（特に椎骨動脈）
- がんの既往歴

> **実践のポイント**
> 骨転移リスクがある場合（前立腺がん、乳がん、気管支がんなど）、3カ月以内の骨シンチグラフィ所見（病理所見を含まない）が必要である。

- 長期のコルチゾン療法
- 多重疾患（multimorbid）
- リウマチ性関節炎（慢性多発性関節炎）
- むち打ち損傷（頸椎捻挫）
- 所見と関連性のない重度の疼痛

骨減少症および骨粗鬆症（骨量減少）

骨組織は年間で約10％が作り変えられる。緻密質よりも海綿質が多く作り変えられる。力学的負荷は骨芽細胞を活性化し、骨形成を促す。一方、運動不足、エストロゲン欠乏（閉経）、カルシウムおよびマグネシウムの摂取不足は骨破壊を促す。また、ホルモン（副甲状腺ホルモン、甲状腺ホルモン、副腎皮質ホルモン、生殖腺ホルモン）も、骨が作り変えられる過程に影響を与える。

ミネラルの喪失や骨梁の減少は、骨の弾力性低下をもたらす。骨折は、海綿質が多い骨（椎体骨や大腿骨）で多く発生する。**椎体**の弾力性が低下すると、受傷しなくても、いわゆる椎体骨折（椎体の上下終板の破壊）が生じることがある。これにより椎体は変形する（楔状椎、魚椎）。一方、椎骨の棘突起および横突起では、ミネラルは喪失されない。あるいはわずかにとどまる。

カイロプラクティック治療では、棘突起および横突起が治療対象となる。このため、骨粗鬆症は、（絶対禁忌ではなく）相対禁忌とされる。

> **注意**
> 臨床では、骨粗鬆症の患者において、椎体に軸方向の圧迫（頭尾側の圧迫）を加えないことが重要である。このような圧迫は、椎体面の破壊（圧迫骨折）をもたらす危険がある。

ただし、本書で述べるテクニックには、上記のような危険なテクニックは含まれていない。本書では、回旋やスラストを脊柱軸に対し直角に加えるテクニックのみを紹介している。すなわち、椎骨の安定した部分（棘突起、横突起、椎弓板）にのみスラストを加える。

4　診断

診断は、既往歴、視診、触診（特に重要）、可動域検査、一連の重要な徴候（適応を確認する。併せて反射テストも行う）に基づき行う。さらにX線画像診断も参照する。これにより、事故や外傷の後に禁忌となる骨の損傷（骨折など）が生じていないかを確認する。臨床では、患者が既に検査結果一式（他の医療機関で行われた検査の結果）を有することがある。これらは、触診所見を補強するものであり、有益かつ重要である。

4.1　既往歴

ここでは、カイロプラクティックの観点から見て、特に重要な既往歴を挙げる。一般的な所見に加えて、これらを適切に聴取する必要がある。

- 誕生：帝王切開、鉗子分娩、吸引分娩、自然分娩（正常分娩）のいずれであったか？
- 事故：転倒（尾骨をぶつけるなど）、交通事故（むち打ち損傷）、スポーツ事故、靭帯断裂など

> **実践のポイント**
> どんな軽度の事故でも、身体に痕跡を残す。「組織は記憶している」

- 骨折：どの骨を、どの範囲で、いつ骨折したか？どんな処置を受けたか？X線画像があれば必ず確認する。
- 手術：どこで、いつ、なぜ手術したか？治癒過程と瘢痕形成を区別すること。手術記録があれば目を通し、どんな処置をしたかを確認する。X線、MRI、CTの画像があれば確認する。
- 病歴：注意を要する既存疾患、がんの既往歴、リウマチ性疾患、椎間板ヘルニアについて確認する
- 薬歴：定期的および時々服用している薬を聞き取る。これは、既存疾患の追加的情報をもたらすことが多い。患者いわく「そういえば不整脈を伴う高血圧を失念していた」

> **注意**
> コルチゾンの長期服用でクッシング症候群を発症することがある。

- 職業：職場での反復負荷の有無を確認する。また改善策を行っているかを確認する。例：パソコンのマウスを操作する手（左右）を時々変更する
- スポーツ：定期的に行っているスポーツの有無、それによる過剰負荷、一時的にスポーツを止めることの有効性
- 趣味：片側に偏った姿勢が含まれるか？例：楽器の演奏、ボーリング
- 自覚症状：自覚症状を詳細に聞き取る。既存の診断（他の医療機関による）に執着せず、自分でも診断を行う。自覚症状は数年を経て表れることが多い。このため、患者は症状と事故を関連づけない。自覚症状は5年以上を経てすなわち代償期（p.17）が終わってから表れる。
- 検出作業：検出作業を繰り返し、静力学の異常を発生させる反復的な誘因を検出する。
- 髪型：顎までの長さの髪は頚椎に悪影響を与えることが多い。頭をさっと振り顔から髪を払いのけることが習慣となるため
- 荷重テスト：体重計を2つ用意し、左右の足をそれぞれ体重計に載せて立つ。2つの体重計の数値の差異から、静力学の異常の有無が分かる。差異が5kgまでであれば正常である。

4.2　視診

患者が部屋に入ってきた時点から、肉眼的視診は始まる。これにより患者が有する異常に気付くこともある。起立の仕方、足の踏ん張り、移動の運動パターンを観察する。

また、靴を脱ぎ、力を抜き、好きなように患者を立たせる。これを前方、後方、側方から見る。

- **前方**から患者を見る際に注意すべきは、両目のライン、両耳のライン、口のライン、頭位、肩のライン、骨盤のライン、肩・骨盤の傾き（腹側か背側か）、胸部の形状、下肢軸、足の配置である。
- 足底弓（アーチ）は、**立位**（荷重時）で調べ、さらに臥位で詳細に調べる。
- **後方**から患者を見、頭位、肩のライン、骨盤のライン、下肢軸、足の配置を確認する。
- **側方**から患者を見、脊柱の後弯および前弯の増強、身体の前傾または後傾、頭位（屈曲または伸展）を判

定する。

身体の静力学を判定するには、格子（縦横に直角に交差する）や棒（天井から床まで垂直線をなす）の前に患者を立たせるとよい。

また、ドア枠のような枠の中に患者を立たせる判定装置もある（姿勢アナライザー）。この装置では、両側の枠の間に張ったワイヤーが、患者の身体線に合わせて動く。枠にはスケールが設置されており、スケールの数値を記録することで、治療成果を比較し、患者の静力学の変化を把握できる。

また、側弯を有する姿勢異常は、患者を臥位にすると見つけやすい。これにより片側の肋骨隆起が見つかる。

4.3 触診

カイロプラクティックでは、触診により主診断を行う。Coleは次のように述べている（Oeschによる引用[57]，S.58）。

「今のところ、触診が、椎骨の関節機能障害の確定診断の最善の方法である」

触診のスキルとは、感じ取り、手探りし、知覚し、感知されたものの意味を理解し解釈する能力を指す。触診には時間が必要である。また、診断を下すには、触診を詳細に確実に行う必要がある。

触診の具体的な操作は、術者の自由に委ねられている。どの指（示指、中指、環指）を用いるか、両指（両母指、両示指）を用いるか、どの手（両手、片手）を用いるかは、それぞれの術者が自分で会得する必要がある。

触診では、ごく小さな変化（腫脹、緊張の変化、組織の質・反応、温度、発汗、痛点）を見つけ、診断画像の中に読み込む必要がある。

また、触診対象の構造を三次元でイメージすることに努める。これは、関節の骨の位置を解釈し診断するためである。このような知覚訓練を徹底的に行う必要がある。問題を見つけられなければ、これを解決することはできない。

スポーツ医のDr. Hans Wilhelm Müller-Wohlfahrtは、自らの臨床経験から次のように報告している（[54]，S.70）。

「プロサッカー選手の治療を開始した1975年当時、筋肉などの軟部組織を撮影できるMRIも超音波も他の装置もなかった。私は、これは触診、すなわち組織を手で探し感じる訓練の絶好の機会だと思った。（中略）触診の確実性を高めるには、長年にわたりできるだけ多くの触覚的印象を獲得し蓄積しなければならなかった。医療技術が進歩しても、医師は画像だけを信頼することのないようにするべきであると私は考える」

> **実践のポイント**
> 触診の訓練として、A4紙の下に置いた髪の毛を触知できるか試すとよい。髪の毛を見つけるのは当然として、位置や方向を手で探り当てることを試みる必要がある。さらに紙を重ねると、難易度が高まる。

4.4 その他の検査

4.4.1 関節可動域（ROM）検査

関節の可動域制限は、解剖学的な形成異常や治癒不良の骨折を原因とするものを除き、カイロプラクティック治療の適応となる。関節の可動域制限は、ニュートラル・ゼロ・メソッドにより判定する（p.60）。

臨床では、その都度、検査を要する部位の関節可動域（ROM）を調べる。

4.4.2 各種テストと徴候

神経学的検査の知識があれば、診断の誤りを見つけたり、診断の正しさを確証することができる。また、様々なテストにより、重症度（関節機能障害や受傷）や患者の現状を、普遍的妥当性を有する形で表すことができる。さらに、禁忌の除外にも役立つ。

圧迫テスト（頸椎）

椎間板損傷（髄核の突出または脱出を伴う）が疑われる場合に行う。

患者の位置： 立位または座位

術者の位置： 患者の後方に立ち、患者の頭部を術者の胸部にもたれさせる。

操作： 術者は両手を重ねて患者の頭頂部分に置く。また両前腕を患者の側頭の近くにあて、尾側へ下げる。患者の頭部を尾側へ押し、これをゆっくり強める（第1のテスト）。

その後、患者の頭部を片側へわずかに回旋し、同方向に

側屈し（回旋および側屈はいずれも約20度にとどめる）、再び尾側へ押し、これをゆっくり強める（第2のテスト）。その後、他側でも同じテストを行う。

テスト陽性：頭部を押した際、上肢や肩頸部において、感覚鈍麻、感覚異常、完全な感覚麻痺のいずれかが表れると、頸椎の椎間板損傷が示唆される。神経支配から解釈して、患椎の高さを推測する。

ラセーグテスト（腰椎）
　L4/L5およびL5/S1の神経根を調べるテスト。（テスト陽性の場合）これらの神経根により、坐骨神経痛（伸長痛）が生じる。

患者の位置：背臥位

術者の位置：検側の下肢の側方

操作：患者は力を抜いて下肢を伸ばす。術者はこの下肢の股関節をゆっくり他動的に屈曲する。疼痛が知覚される角度（70度から90度）まで屈曲する。下肢を伸ばせない患者では、生理的な現象として筋の伸張痛が生じる。

テスト陽性：45度未満の屈曲で鋭い刺痛が生じれば、陽性である。

ブラガードテスト（腰椎）
　L4/L5およびL5/S1の神経根を調べるテスト。（テスト陽性の場合）これらの神経根により坐骨神経痛（伸長痛）が生じる。

操作：ラセーグテストと同じ操作で行う。ただし、下肢を屈曲する際、足を背屈位で維持する。

ケルニッヒ徴候（髄膜および腰椎）
　髄膜および腰椎の刺激テスト

患者の位置：背臥位

術者の位置：検側の下肢の側方

操作：患者は力を抜いて下肢を伸ばす。術者はこの下肢の股関節をゆっくり他動的に屈曲する。

テスト陽性：伸ばした下肢を持ち上げる際、膝を自動的に（疼痛を原因として）屈曲すれば、陽性である。

レルミット徴候（髄膜および頸椎）
　髄膜および頸椎の刺激テスト

患者の位置：立位または座位

術者の位置：患者の側方または前方

操作：術者は患者の頭部をゆっくり他動的に前方へ屈曲し、顎を胸部の方へ動かす。これにより頸椎が傾斜する。

テスト陽性：頭部を動かす際、上肢、体幹、下肢などで痛みの感覚（時に電撃的な感覚）が生じる。これは、脊髄膜（硬膜）が牽引されて生じる。

ブルジンスキー徴候（髄膜）
　髄膜への刺激の有無を調べるテスト

患者の位置：背臥位

術者の位置：患者の頭部の側方

操作：患者の頭部をゆっくり持ち上げる。これにより頸椎が傾斜・屈曲する。

テスト陽性：頭部を屈曲する際、膝が反射的に屈曲すれば、陽性である。

メンネルテスト（仙腸関節）
　仙腸関節の炎症による損傷（ベヒテレフ病など）や変性による損傷を調べるテスト

患者の位置：腹臥位

術者の位置：検側の下肢および仙腸関節の側方（やや尾側）

操作：術者は仙骨を通じて骨盤を固定する。患者は下肢を伸ばし、術者はこの下肢を他動的に持ち上げ、股関節をさらに伸展する。

テスト陽性：股関節を動かす際、疼痛が知覚されれば、

仙腸関節の損傷が示唆される。

パトリックテスト（股関節および仙腸関節）

4の字徴候テストともいう。股関節と仙腸関節（および腰椎）の機能を調べるテスト

患者の位置：背臥位

術者の位置：患者の側方（膝の高さ）

操作：患者は、片側の下肢の膝を約90度に屈曲し、股関節を約45度に屈曲し、下腿の遠位（腓骨部分）を他側の下肢の膝の上に置く。その際、足が膝の上に来るようにする。さらに、患者は、屈曲した下肢を外側へ降ろす。術者は、対側で骨盤を固定し、外側へ降ろされた下肢を背側へ（臥床面の方へ）押す。
上から見下ろすと、患者の両下肢は数字の4の形になるため、「4の字徴候」ともいう。屈曲した下肢の膝は、少なくとも臥床面（想定上の面）から約20cmの高さまで降ろせるはずである。

テスト陽性：膝が臥床面から20cm以上離れている場合や、テスト中に疼痛が生じる場合、陽性である。

アダムステスト（前屈テスト）

患者の位置：立位

術者の位置：患者の後方に立つ

操作：解剖学的な下肢長差がある場合、適切な厚さの足底板を、下肢長が短い方の足の下に置いて調整する。患者は、下肢を伸ばした状態で、股関節を屈曲させゆっくり前屈する。患者が前屈する間、術者は非対称性を観察する。すなわち、片側の肋骨隆起（肋骨が高く突き出る）、肩甲骨の突出、腰部隆起（片側の腰部筋が著しく発達して生じる隆起）の有無に注意する。

デクライン・ハングテスト（椎骨動脈）

ドクレイン・ハングテスト（De Kleyn-Hängprobe）ともいう。椎骨動脈の血流を調べるテストである。

患者の位置：患者は、台の上に背臥位になり、台の端（頭側）から頭部を突き出して維持する。

術者の位置：患者の頭側で、患者の頭部を支持する。

操作：患者は眼を開けたままで術者の観察を受ける。術者は、**ゆっくり**頸部を最大に後傾させ、頭部を最大に回旋および側屈する。この位置を約30秒維持する。このテストは両側で順次行う（ただし先にテストした側で重度の症状が生じない場合）。

テスト陽性：終了肢位で悪心、めまい、眼振などが生じれば（これらは直ぐに回復する）、頸椎や頭部関節の関節機能障害が示唆される。
椎骨動脈の血流が止まると、15-30秒以内に**重大**な症状、すなわち悪心、眼振、めまい、振戦、失神などが生じる。テストでこれらの重大な反応が発生する場合、頸椎の治療を**行ってはならない**。また、治療を検討する前に、まず椎骨動脈の脳までの血行を検査画像で確認すべきである。

関連した病気など

ワレンベルグ症候群
椎骨動脈（椎骨動脈枝。後下小脳動脈など）の閉塞により、延髄の背外側で梗塞（脳卒中の一種）が生じる。これによる症状は様々である。というのも、梗塞で血流が低下する血管が存する範囲（自律神経系の脳神経核や、小脳の運動神経）により症状が異なるからである。

キブラー皮膚テスト

各皮膚分節の皮膚の状態を調べるテスト

操作：まず、大きく開いた指で皮膚を固定し、皮下組織のしわをなくす。すなわち、母指を広げ皮膚を固定する。さらに、母指を内転し（つかみ運動）母指を隣の指へ近づける。これにより、皮膚を引っ張り、しわをなくす。
次に、指で皮膚をさらに大きく引っ張る。すなわち、両母指を表皮上に平らに置き（指が表皮と平行になる）、隣の指に向かって押し動かす。これにより生じる皮膚の運動（しわが寄ったり広がったりする動き）から、皮膚の構造的状態を判定する。

> **実践のポイント**
> このテストは疼痛緩和にも使える。すなわち、疼痛のある皮膚領域で行うと、疼痛が和らぐ。

瞳孔の比較

本来、左右の瞳孔は同じ大きさを有する。大きさが異なる場合、頭蓋内に高圧部分があることが示唆される。また、本来、左右の瞳孔は同時に光に反応する（瞳孔の対光反応）。

4.4.3 反射

ここでは、幾つかの反射について簡単に述べる。

単シナプス反射　反射弓が最も短い反射。単シナプス反射の反射弓では、脊髄神経節（感覚ニューロン）の興奮が、運動ニューロン（脊髄の前角の細胞体）へ直接飛び移る。ニューロン3個につき1個の結合点（シナプス）しかないため、反射時間がきわめて速い。

多シナプス反射　感覚ニューロンと運動ニューロンが脊髄の介在ニューロン（1個または複数）によりつながることで生じる反射。非固有反射や筋固有反射の多くは多シナプス反射である。

固有反射　固有反射の反射弓は、筋紡錘から始まり、脊髄神経節細胞を介して、前角細胞へ達し（単シナプス）、再び元の筋へ戻る。固有反射は高速であり（約10-20ミリ秒）、疲労しにくい。

非固有反射　非固有反射では、受容器と効果器が別の器官である。例えば、皮膚の非固有反射では、反射弓は、皮膚から始まり、脊髄神経節細胞、介在ニューロン、前角細胞へ達し、さらに前角細胞から多シナプスを経て筋へ達する。非固有反射はやや疲労しやすく、速度はやや遅い（約30-80ミリ秒）。

反射は、診断時に神経学的損傷の可能性を排除したり、（椎間板損傷などにより）反射弓が阻害されている脊椎分節を見つけるのに役立つ（▶表4.1）。

▶表4.1　反射および関連する分節

反射	分節の高位
上腕二頭筋反射	C5/6
上腕三頭筋反射	C7/8
腹部皮膚反射	Th6-Th12
精巣挙筋反射	L1/L2
内転筋反射	L2-L4
膝蓋腱反射	L3/L4
アキレス腱反射	S1/S2
足底反射	S1/S2
肛門反射	S3-S5

> **実践のポイント**
> 反射テストでは、患者はできるだけ被検筋に注意を向けないようにする。患者の注意をそらすには、例えば、他の運動を行わせこれに注意を向けさせる（例：下肢の反射テストで**イエンドラシック操作**を行う）。
> イエンドラシック操作では、患者は両手の指を組み、指を組んだまま両手を反対側に引っ張る。

上腕二頭筋反射

患者の位置：座位で力をぬき、検側の上肢を曲げ、手を大腿に置く（手で大腿を押す）。

操作：患者の肘を屈曲し、上腕二頭筋腱の反射を調べる。術者は、腱の上に指を置き、ハンマーで指を叩く。またはハンマーで直接腱を叩く。

上腕三頭筋反射

操作：患者の肘を屈曲し、肘を叩くことで間接的に上腕三頭筋腱を叩く。これにより、肘がわずかに伸展する（伸びる）。

腹部皮膚反射

操作：木製の棒（または指の爪）で腹部の皮膚を外側から内側へ横方向にさっとなでる。これにより同側の腹筋が収縮する。

精巣挙筋反射

操作：大腿の内側をさっとなでると、精巣が上方に引っ張られる。

内転筋反射

患者の位置：座位で力をぬき、両下肢を広げて座る。または背臥位で、片側の下肢を曲げ、外側へ外転する。

操作：大腿の内側の近位の端を叩くと、股関節が内転する。

膝蓋腱反射

患者の位置：座位または臥位で、両下肢を交差する。

操作：膝蓋腱の遠位部を叩く。これにより、大腿四頭筋が反射的に緊張し、膝関節がわずかに伸びる（伸展）。

アキレス腱反射

患者の位置：台の上に腹臥位になり、台の端から両足を突き出す。

操作：緊張を緩和させたアキレス腱を叩くと、足関節が底屈する。

足底反射

操作：成人では、足の外側縁（腓側）をなでると、生理的反応により足趾が屈曲する。
一方、新生児、乳児、また錐体路の病変を有する成人では、母趾が背屈し、他の足趾は外転する（p.74のバビンスキー反射を参照）。

肛門反射

患者の位置：側臥位で、両下肢を曲げる。

操作：木製の棒で肛門の周囲の皮膚をさっとなで、肛門の反射的収縮を観察する。
筋反射が弱い場合、目で確認できるほどの四肢の運動は生じない。わずかな筋収縮は、観察より触知の方が容易である。

4.5 X線診断

X線画像は、外傷が骨格に与える影響を確認するために撮影される。また、X線画像は、骨折、裂傷、転移がん、腫瘍、変位などの確定診断の手段として信頼性が高い。したがって、治療**前**にX線検査を必ず行わなければならないケースは多い。

X線画像の判定および診断を行うのは、**放射線学の専門医**すなわち放射線医である。放射線医はX線画像の撮影も行う。放射線医が注目するのは、破壊、変形、病変、異常、脱臼などを有する構造であり、**サブラクセーション**を有する機能的組織体ではない。

三次元の構造を二次元のX線画像によって理解するのは難しい。例えば、滑らかな白い面の上に一枚の白い紙を置いて撮影した場合、撮影画像によって白い面と白い紙のわずかな相違（ミリ単位）を識別することはほぼ不可能である。一方、白い面を指でなぞると、その上に置かれた白い紙を容易に感知できる。このように、物を細やかに良好に診断するには、目よりも指の方が優れている場合が多い。

とはいえ、患者がX線画像を所有している場合、必ず**既にあるX線画像**に目を通すべきである。X線画像によってのみ、患者が位置異常を有していた期間を推定できる。また、X線画像があれば、身体が既存の位置異常（側弯症、脊椎骨棘、脊椎すべり症など）にどのように対応し、どのような策を講じて来たかを推測できる。

X線検査は被曝を伴うため、本当に必要な場合にのみ行うべきである。カイロプラクティック治療の開始前にその都度X線検査を行うのは、たとえ正統医学（EBM）・財政・法律などの観点から必要性が認められたとしても、被曝の副作用を考慮すれば有益ではない。

禁忌の可能性を排除するため初回治療の前にX線検査を行うのはよいとしても、**経過観察のためのX線検査**をいつ行うべきかという問題もある。初回以降の治療でどれだけの時間的間隔でX線検査を行うべきかについては、指針とすべき情報がない。

また、被曝による発がんの閾値がないことを知っておくべきである。原理的には、X線量子を照射された時点から、発がんは開始しうる。確かに発がんの可能性はきわめて低い。細胞は修復メカニズムを有するからである。とはいえ、被曝はリスクを伴うことに変わりはない。

ただし、触診による診断に疑問があれば、万全を期すため、画像検査（X線検査、MRI、CT）に頼らざるをえない。

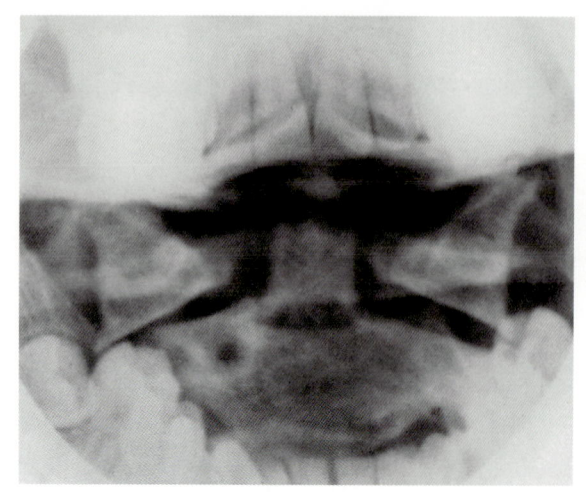

▶図4.1　頸椎のX線画像

「運動器系のどのような変化に対してどのような手術が行われたのか」といった疑問に対する明確な答えは、手術記録よりも検査画像から得られることが多い。

カイロプラクティックで行うべきX線検査についての議論は、本書の主題の埒外にある。興味のある読者は、専門文献を参照されたい。ここでは、具体例として、まず頸椎のX線画像を示す(▶図4.1)。この画像では、明らかな環椎の側方変位および回旋が認められる。これは、臨床像では、「硬直性」の関節機能障害である。ちなみに、この画像の症例は、その後カイロプラクティック治療により治癒した。

また、明らかな禁忌のX線画像を示す(▶図4.2)。幾つかの大きな影は、腰椎の造骨性転移巣である。転移がんに完全に侵された椎骨(象牙椎)が認められる。

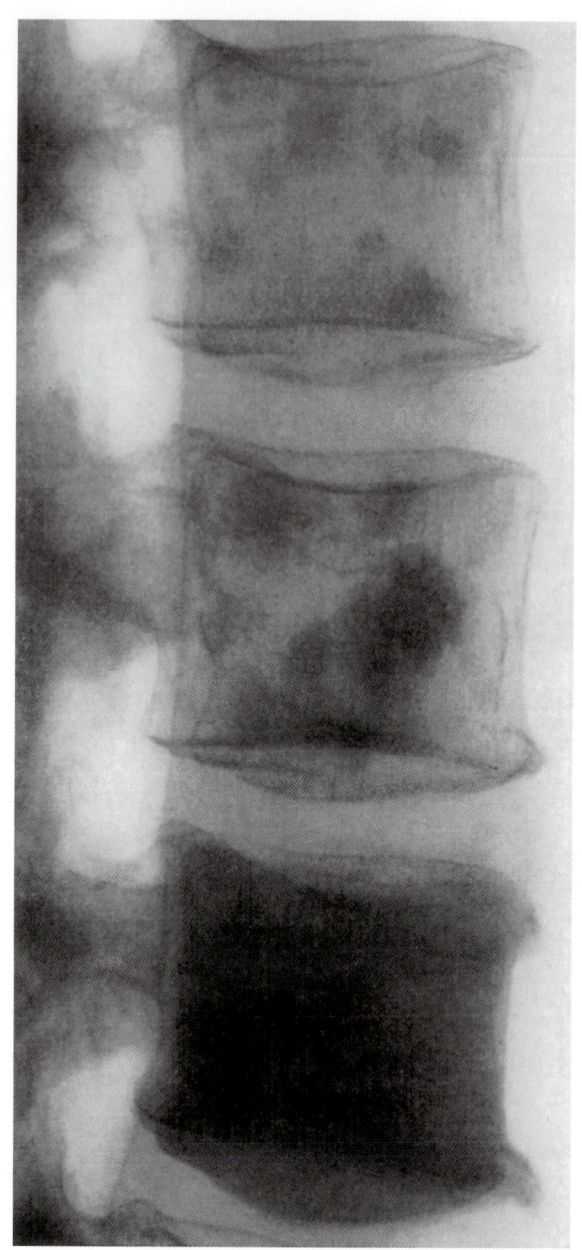

▶図4.2　腰椎の骨転移のX線画像

5 カイロプラクティック治療の総論

本章では、カイロプラクティック治療の全般的な重要事項について述べる。これらは、本書の第2部（実践）で紹介するテクニックの基礎となるものであり、日常の診療における患者との関係に有益である。総論では、分かりやすい例および推奨される具体的な処置（当然ながら個々の患者の必要性に合わせて行う）を提示することに重点を置いている。また、成人の治療に加えて、小児や若年者の治療（診察、テスト、適応を含む）についても述べる。

5.1　テクニックの基礎

本書の第2部（実践）では、得られた触診所見に対して行うべきテクニックを具体例により解説するが、ここでは、言葉とイメージにより可能な限り詳細にテクニックを記述する。テクニックを習得するには、実践的講習を受けられたい。書物は、個人の実践的な指導や訓練を行うことはできないが、これを補うことはできる。

テクニックを実践する際、人間を「手」で扱っていることを**常に**意識するべきである。手の接触（コンタクト）は言外に多くを患者に伝える。どのように触れ扱うかにより安全性が伝わる。また、テクニックを実践する際の話し方（静かに低い声でゆっくり話す）は、患者に落ち着きを与える。

患者を正しい位置に動かす際は、生理的な動かし方で行うよう常に注意する。患者が何らかの疼痛を有することに気づいたら、まず開始点に戻り、代替テクニックを選択する。あるいは患部（関節機能障害）に近い痛みのない領域を治療する。

他動的運動の最終可動域（弾性バリア）に達したら、そこで止まって待つのではなく、できるだけ迅速にスラストを加える。そうしなければ、患者は不随意に緊張する。患者が緊張していることに気づいたら、スラストを**加えてはならない**。

> **実践のポイント**
> 患者と対立する治療を行ってはならない！必ず患者の緊張を緩和し、リラックスした状態にする。多くの患者は、自分でリラックスした状態になり緊張を緩和することが難しい。

治療を行う際、患者の注意を治療からそらすため、会話することが望ましい。会話の流れに合わせて問いかけをし、四肢のいずれか（治療部位ではない）を動かすように促すと、患者はリラックスし、自動的に治療部位の緊張も緩和される（患者の注意が他の部位に向けられるため）。

また、治療部位（分節）を軽やかに（遊ぶように）動かす（手前から向こうへ動かす、最終可動域の方へ動かしては戻す）と、患者はリラックスし自由に動けるようになる。このような状態になってから、スラストを加えたり、テクニックを行うべきである。

テクニックを行う際、術者は自分のエルゴダイナミックにも注意を払い、テクニックを行うことによって自分の身体を傷めないようにする。

5.1.1　関節の可動域

治療では、次の関節可動域が重要である。
- 中間位
- 自動的可動域
- 他動的可動域
- 弾性バリア
- 傍生理学的（paraphysiological）可動域
- 解剖学的限界

例えば、示指の可動域は次の操作で確認できる。
1. 示指を伸ばし**中間位**にする。
2. 示指を伸筋により自動的に背屈する（**自動的可動域**）。
3. さらに、補助具を使って、弾性バリアを感じるまで、示指の背屈を強める。このポジションが**他動的可動域**の最終可動域（可動性）である。

弾性バリアは、熟練したカイロプラクターが感じ解釈しうるものである。これを触診できれば、関節機能障害の有無が分かる。弾性バリアは、各関節の靭帯および腱により形成される。カイロプラクティックでは、他動的可動域の最終可動域、すなわち弾性バリアにおいて、短いカイロプラクティック特有のスラストを（高速で、加速させな

がら、ただし力を込めず、小さな振幅で）加える。

一方、関節を**解剖学的限界**を越えて動かすと、関節の統合性が破壊され、靱帯、腱、関節包が損傷される。

弾性バリアと解剖学的限界の間の領域は、まだ正常な関節可動域内にあり、**傍生理学的可動域**と呼ばれる。

適切なアジャストメント──スラスト

優れたカイロプラクターは、関節が他動的運動の最終可動域すなわち弾性バリアに到達したことを感知できるものである。最終可動域に達するまでどれだけ関節を動かせばよいかを示す数値的基準はない。関節の可動性が大きい人も小さい人もいるため、個別に探索するしかない。

弾性バリアに到達したら、止まって待機してはいけない。そこは最終可動域だからである。

弾性バリアで長く待機すると、すぐに患者は違和感を感じ、無意識に保護しようとして緊張を強める。この緊張は、やさしく行うカイロプラクティック治療にとって悪影響となる。

術者は、患者の緊張を知覚したら、関節が他動的運動の最終域に到達したことに気づき、関節を中間位に戻す必要がある。関節が中間位に来ると、患者の緊張は緩和する。

> **実践のポイント**
> 緊張した状態で無理に関節を矯正しようとするよりも、患者が緊張を緩和する姿勢（位置）に戻すことが望ましい。

術者は、関節が弾性バリア（最終可動域）に到達したことを認識したら、瞬間的高速スラスト（加速され、小さい振幅（＝動かす距離・深さ）の、短いスラスト。ただし**反動をつけてはならない**）を加え、すぐに最終可動域の前の領域に戻す。この場合のスラストは、痙攣や震えに似ている。

スラストはアジャストメントの方向にのみ加えることが重要である。その際、**絶対に**反動をつけてはならない（少し手前に戻してからスラストを加えると反動がつく）。また、スラストは、組織（Gewebe, tissue）が弛緩した時点で加える。

患者はできるだけ**完全に緊張が緩和した状態**になる必要がある。筋の緊張は、関節を強く圧迫するため、避けるべきである。患者の注意をそらせたり運動を通じて気を散らせると、スラストを加える瞬間に患者は緊張を緩和した状態になることができる。

重要なのは、**「強引に行ってはいけない、賢く行うこと」**（"Work smarter, not harder" これはキルヒナーの口癖でもある）である。

関節を動かす距離は、わずか数ミリである。傍生理学的可動域内で関節を動かし、決して解剖学的限界を越えてはならない。関節を大きな力および振幅で動かすと、重要な構造を損傷する危険が高まる。

物理的法則では、力は、質量（動くもの）に加速度を掛けたものと等しい。力＝質量×加速度（$F = m \times a$）

力と加速度（一方または両方）が過大になると、損傷が生じやすい。小さい力で期待通りの治療効果を得るには、加速度を高める必要がある。このため高速スラストを加えるのである。高速はむしろ安全である。というのも、関節は滑液に覆われ滑るように動くからであり、高速スラストにより、質量（関節）は目標地点まで一度で動く。

物理的背景を理解するため、2つの例を挙げておく。

- 半開きのドアが閉まらないうちに、細かい歯の鍵を鍵穴に入れるには、あらかじめ鍵を鍵穴に挿しておき、ドアが閉まると、素早く鍵を押し、奥（最終点）まで達したらすぐに抜き取る。カイロプラクティック・アジャストメントはこれに似ている。

- 2枚のガラスを重ね、その間に油または水を数滴垂らす。当初は、2枚のガラスは吸着力で張り付き、押しても動かない。しかし、吸着力を上回る加速された力を加えると、2枚のガラスは可動範囲内で滑るように動く。その後、この動きを外的な力で止めると、2枚のガラスは再び張り付く。これらを再び動かそうとすると、動き続けていた時よりも大きな力が必要となる。

Willi Schmidt（[66], S.157）は、関節のアジャストメントについて次のように述べている。

「重度の関節症的変化や禁忌とされるものを有さない場合、カイロプラクティックのテクニックを受けた患者が自覚する感覚異常はごくわずかであると考えられる。というのも、生理的な関節可動域内でテクニックを行うからである。もちろん、関節の可動性が自然な限界に到達した時点で、適切なアジャストメントを開始する。アジャストメント、すなわちスラストは、関節の力学的な「中間地帯」で行うが、関節の可動性の限界にぶつかることで、侵襲的な「力」が生じる」

> **実践のポイント**
> 徒手医学では、3Kの法則（Hans-Peter Bischoffによる）、すなわち「小さな力で、最短の道で、短時間で」が提唱されている。

矯正音——クラック音

関節運動により矯正音（**キャビテーション**）が生じる理由については多くの仮説がある。最も有力なのは、関節の圧迫が低下するためという説である。関節は、一対の関節骨、関節包、その中にある滑液から成る。滑液中にはガスが溶けている。関節腔が広がると関節包が伸び、滑液からガスが放出され、関節面の間の無気腔を満たす。これにより、矯正音（キャビテーション）が生じるとされる。この説が有力であるのは、関節運動の直後に同じ関節を動かしても音が生じないからである。再び滑液中にガスが溶けるまで約20分かかる。音が生じる現象は指や膝（しゃがむ動作）でよく起こる。

その他に、こうした音は、高速の運動の際に靭帯を原因として生じるとされる。ただし腱（単独または靭帯とともに）を原因として生じるともされる。これらはいずれも**無害である**。

実際、矯正音を伴う関節運動は、関節生理学にとってプラスの効果がある。滑液の軟骨表面への栄養供給を促進するからである。

したがって、「指の音」は関節の摩耗を強め、ひいては痛風やリウマチなどを発症するというのは誤りである。これは、雑音を嫌う人々が言い始めたことである。とはいえ、**無意味な音**を定期的に頻発させるのはよくない。生活における他のものと同様に、度が過ぎると毒となるからである。クラック音を鳴らす癖は、長い目で見ると、過剰な関節運動を行うことになる。

5.1.2 四肢の治療

サブラクセーションは、機能障害を有する個々の関節に存する。様々な種類のサブラクセーションがあり、これらに対処できる単一の矯正法を一冊の本で記述することは困難である。

テクニックを実践する際、術者は、指先の感覚、共感する能力、論理的な知識を有しているかを問われる。型通りの方法で関節を矯正することはできない。また、位置異常の詳細な位置を触診するためには能力、訓練、経験が必要である。位置異常の位置を正確に診断できて初めて、これに対する**特別なアジャストメント**を行うことができる。これはカイロプラクティックで最も重要なことである。カイロプラクティックは、単なるモビリゼーションではなく、関節を矯正するものである。

> **実践のポイント**
> カイロプラクティックの方法（アプローチ）は論理的である。すなわち上方変位は下方に戻し、右変位は左に戻す。また、四肢の関節は左右一対であるため、これらの触診は左右を同時に比較しながら行う。

診察（触診）では、必ずしも疼痛部位に原因があるわけではないことに注意すべきである。例えば、足の外側部の疼痛の原因は、膝の腓骨頭の位置異常や、仙腸関節の機能障害である場合がある。また、テニス肘の原因は、二頭筋腱の位置異常や、頸椎または肋骨の関節機能障害である場合がある（これらの異常により橈骨頭が不安定になる）。

これらの因果関係はいずれも、機能的組織体（全身）の静力学を考慮すれば理解できるものである。

ニュートラル・ゼロ・メソッド

ニュートラル・ゼロ・メソッドは、関節可動域（ROM）（4.4.1を参照）を計測し記録する方法である。両上肢を下垂した直立位を開始肢位とし、関節が自由に動ける可動域を角度で記録する。すなわち

- 開始肢位（生理的開始肢位を0度とする）は常に中央値であり、「3」で表す。
- 同一軸をめぐる2つの反対の運動方向（開始肢位の左右）を設定する。
- 生理的開始肢位になれない場合、これに最も近い肢位を開始肢位とし、0度（中央値）の代わりにその角度を記録する。

モビリゼーション

多くの関節では、関節機能障害の矯正を補助するものとして、軟部組織の治療が必要である。特に、筋により安定化される関節（肩関節や股関節）で必要となる。

カイロプラクティックでは、モビリゼーションにおいても、高速のカイロプラクティック・アジャストメント（p.59）を加える。ただし、この場合、関節と軟部組織を動かすため、より大きな力と振幅が必要になる。

まず、関節を**粘弾性運動**の最終可動域まで動かす。粘弾性運動とは、モビリゼーションを必要する筋（構造）による過剰な運動である。次に、筋を事前に軽く伸ばす。その際、筋を粘弾性運動の最終可動域でしばらく維持する（この域を越えて伸ばさない）。その後、やや強めのカイロプラクティック・アジャストメントを加える。

このスラストを同方向へ3回加える。スラストの合間に、筋の緊張を緩和させ、筋を伸ばす。さらに、少し待ち、再びカイロプラクティック・アジャストメントを加える。

適応期——支持構造の適応

身体が安定した静力学を回復するまでの時間は、患者により異なる。予後の予測では、次の要因を考慮する。

- 患者の年齢
- 位置異常や静力学異常を有していた期間
- 患者の治癒力および適応力
- 患者の結合組織の可動性の傾向（可動性亢進または可動性減少）
- 患者のコンプライアンス

大まかな予後予測は、初期所見と初回の経過観察の所見を比較すれば可能である。

適応期の長さ（時間）は患者により異なる。多くは1年を要する（1週間以内というケースもある）。また、多くの場合、良好な静力学的安定性を回復することができる。良好な静力学を持続できるようになるには、平均で約3カ月かかる。

適応期には、定期的にカイロプラクティックによる診察や治療を行う。これらは、正常な安定した身体の静力学を回復するまで続ける。

5.1.3　手の位置とグリップテクニック

テクニックの実践では、コンタクト・ハンドの正しい位置は重要である。ここでは、手の位置およびこれを用いた処置について簡単に述べる。

コンタクト・ハンドにおけるコンタクト部位

コンタクト・ハンドのコンタクト部位は、▶図5.1の通りである。

1. 豆状骨。例：腹臥位の胸椎の回旋の矯正
2. 小指球。例：ダブル・ラミナ・コンタクトで指の末節骨を接触させる
3. 第5中手指節関節。例：腹臥位の前方変位の矯正
4. 指の末節骨。例：ダブル・ラミナ・コンタクト
5. 遠位指節間関節。例：座位の環椎の回旋の矯正、第1中足骨や第4中足骨の背側サブラクセーションの矯正
6. 中節骨。例：環椎の側方変位の矯正、第3中足骨の背側サブラクセーションの矯正
7. 近位指節間関節。例：座位の頸椎の側方変位の矯正（コンタクト部位は横突起）
8. 第2中手指節関節。例：背臥位の環椎の側方変位の矯正、肩鎖関節の治療

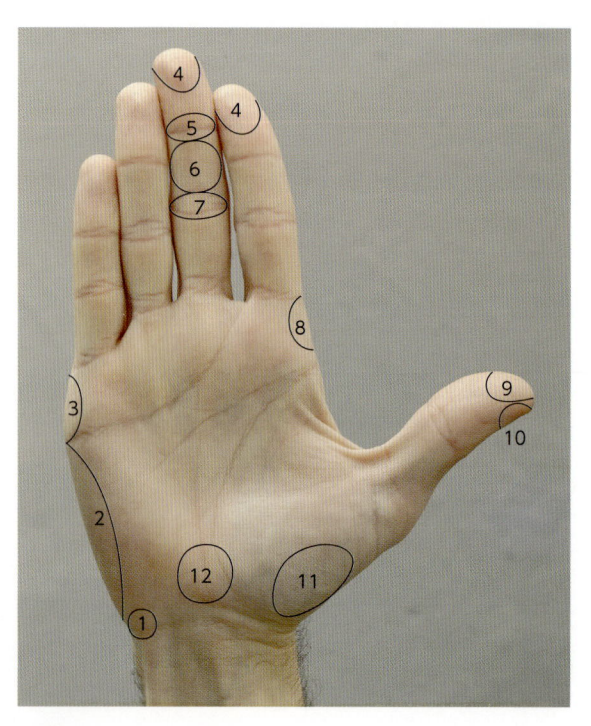

▶図5.1

9. 母指の末節骨。例：腹臥位の腰椎の回旋の矯正
10. 母指の外側縁。例：腹臥位および側臥位の肋骨テクニック、腹臥位の腰椎の側屈の矯正
11. 母指球。例：顎関節の治療
12. 手根骨。例：胸鎖関節の治療

尺屈の手：コンタクト・ハンド（指を閉じる）を尺屈にする（▶図5.2）。この手の位置で、例えば、頸椎（環椎）、ゴルフ肘の内側、肩鎖関節などに接触する。

示指の橈側部分（示指の中手指節関節および／または遠位指節間関節）をコンタクト部位に接触させ、スラストを加える。

Cグリップ

操作：母指と示指でC字のグリップを作る（▶図5.3）。このグリップは、何かをつかんで行うテクニックで用いる（例：膝蓋骨・脛骨・踝のテクニック）。

豆状骨コンタクト（ハイ・アーチ）

操作：豆状骨コンタクトの手の形は、次のようにして作る。すなわち、コンタクト・ハンドを背屈および橈屈する。その際、指を約90度に屈曲する。豆状骨を突き出しコンタクト部位に接触させる。手を固定するため、小指の遠位指節間関節を患者の身体にあてる（▶図5.4）。

中手指節関節を伸ばすことで、手の中央が盛り上がり、高角が出来る（ハイ・アーチ）。

リコイル・テクニック

操作：患関節を他動的に動かし最終可動域に達したら、カイロプラクティック・アジャストメントを加える（きわめて高速な短いスラストを小さい振幅で加える）（▶図5.5）。スラストを加えたら直ぐに、ばねが跳ね返るように、コンタクト・ハンドを元の位置に戻す。

胸椎や腰椎にスラストを加える場合、肘を素早く伸展すると同時に上腕を内転してスラストを加える。その後、肘を受動的に屈曲する。

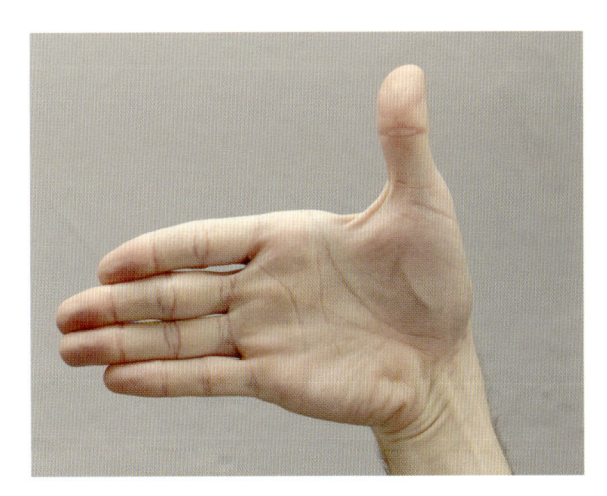

▶図5.2

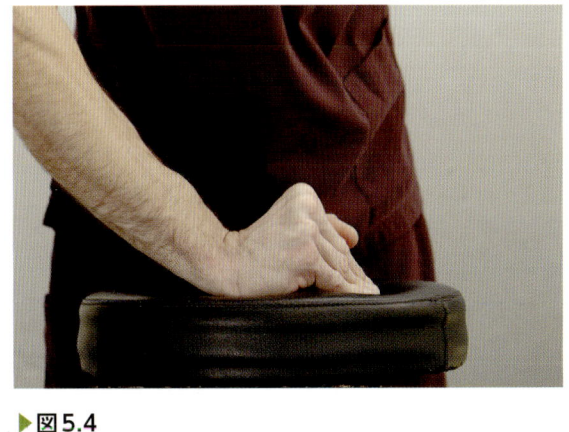

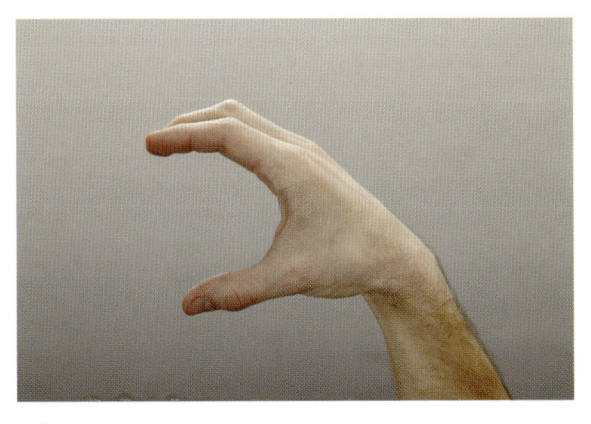

▶図5.3

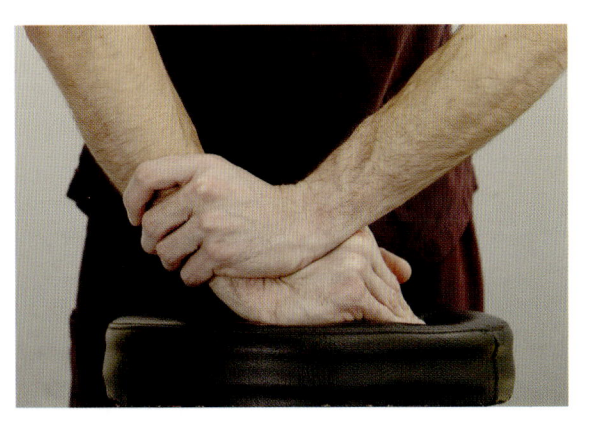

▶図5.4

▶図5.5

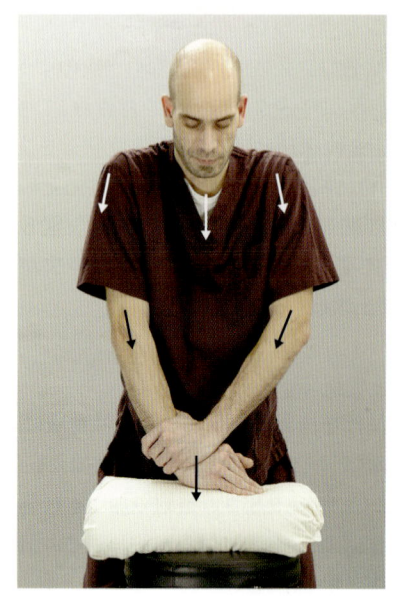

▶図5.6

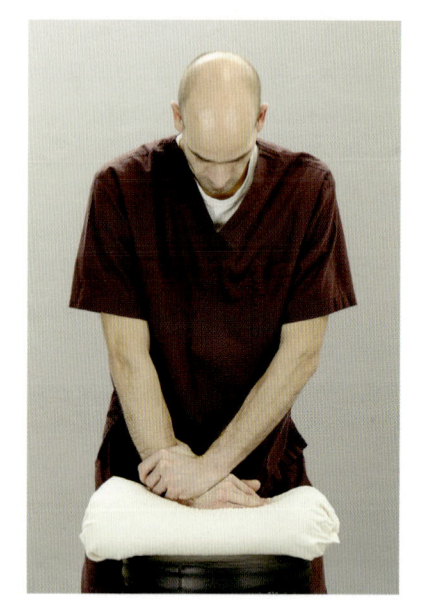

▶図5.7

ショルダー・ドロップ

操作：開始肢位として、両上肢を伸ばした立位で、軽く肩を挙上し、患者の方へわずかに前屈する（▶**図5.6**）。さらに前屈すると同時に肩を自動的に下降し、上肢で短いスラストを加える（▶**図5.7**）。

リコイル・テクニックおよびショルダー・ドロップの併用

操作：リコイル・テクニックとショルダー・ドロップは併用できる。すなわち、ショルダー・ドロップの前屈を行いながら、素早くリコイル・テクニックを行う。前屈にあたり肘を受動的に屈曲する。前屈しながら両肘を伸展すると同時に、両肩を自動的に下降する。スラストの後、両上肢および両肩の緊張を緩める。

5.2 カイロプラクティック治療の対象となる炎症性疾患および変性疾患

5.2.1 炎症

ここでは、炎症を例として、正統医学（EBM）とカイロプラクティックの方法（アプローチ）を比較する。

炎症は、身体が外的および内的な有害刺激に対応する策として生じる。炎症の機能は、有害な刺激の除去、その拡大の防止、必要に応じた損傷の**修復**である。

炎症の定義には、次の5つの要因が含まれる。

1. 発赤（rubor）
2. 発熱（calor）
3. 腫脹（tumor）
4. 疼痛（dolor）
5. 機能喪失（Functio laesa）

炎症は、物理的刺激（圧力、摩擦など）、化学的刺激（酵素、酸など）、生物学的刺激（病原体など）、あるいは自己免疫反応（リウマチ性疾患）を通じて発生する。

正統医学は、関節の炎症（物理的刺激による）を、鎮痛薬や抗炎症薬（コルチゾンなどのステロイド性抗炎症薬、ジクロフェナクやイブプロフェンなどの非ステロイド性抗炎症薬）を用いて、対症療法的に有効かつ迅速に治療する。

ただし、薬剤投与は修復を妨げ、治癒過程を阻害し、さらに症状が再発し慢性化することもある。これらの多くは、正統医学のさらなる薬剤投与による「治療」で生じる。医療行政において、正統医学の役割は、症状に応じた治療を完全に行うことである。正統医学は、人間を就労可能な状態にしこれを維持するという任務を課されている。

カイロプラクティックの観点から見ると、このような正統医学の処置は賢明とはいえない。身体が問題を解決し治癒するのを助けないからである。それは、最終的に、治癒過程を困難にし、症状を慢性化させ、関節症的変化を悪化させる。

> **注意**
> ただし、正統医学が本領を発揮すべき炎症もある。すなわち、細菌性感染、これによる化膿性感染（関節を覆う皮膚の損傷で発生）、リウマチ性疾患、骨折などを原因とする炎症である（3.2を参照）。

身体は炎症反応によってさらなる損傷を回避すると仮定すると、疼痛は重要な意味を持つ。すなわち、疼痛がシグナルとなり、疼痛部位をさらに酷使して損傷することを避ける。

超急性期の**重度の炎症**で、炎症部位に対しカイロプラクティックの手技を行うことは禁忌である。（3.2を参照）この場合、位置異常のある部位の隣接関節だけを治療する。例えば、重度の上腕骨外側上顆炎（テニス肘）では、手関節、肩、肋骨、顎関節、頸椎、胸椎を優先的に治療する。これにより静力学が改善し、数日から1週間以内に炎症が後退する。炎症が後退した後に、炎症を有していた関節を治療すればよい。

ただし、多くの場合は単なる**炎症性過程**であり、炎症の全5徴候がそろっていない。例えば、肘で、疼痛および可動性制限「のみ」があり、発熱、腫脹、発赤がない場合、肘関節（橈骨頭）を直接治療してもよい。原因（位置異常や関節機能障害）を矯正すると直ぐに、患者は関節の変化を感じる。

位置異常により、関節で物理的刺激が恒常的に反復して発生すると、炎症性過程が生じる。原因を見つけ矯正すれば、症状が変化する。身体は治癒過程を始め持続し完了する。治癒過程の長さ（時間）は個人により異なるが、通常は数日から1週間である。

ドイツでは、医師やハイルプラクティカー（薬物療法の有資格者）が、治癒過程（健康を回復する道）を促進する物質を投与する補助的治療を行っている。ただし、これらを行う前に、まず原因を矯正する必要がある。

例えば、ドアに指を何度も（日に数回）はさむと、指は痛くなり、腫れ、赤くなり、熱を帯び、動きにくくなる。この場合、最善の解決策は、ドアの不具合を直し、指を安静にし治癒させることである。

自覚症状を抱えハイルプラクティカーやカイロプラクターを受診する患者の多くは、すでに正統医学の治療（抗炎症薬など）を受けている場合が多い。これはしばしば好都合である。というのも、患関節の炎症がなくなっているか慢性状態に移行しているため、患関節を直接治療できるからである。

ただし、術者および患者のいずれもが注意すべきこととして、一つの炎症原因を治療した後、新たな**炎症反応**が生じ、短期間で悪化する場合がある。これは、治癒過程の再活性化によるものと考えられる。これは疼痛を伴うこともあるため、患者への**事前説明**をしておくべきである。

この新たな炎症過程が生じると、治癒に長い時間を要することになる。

5.2.2 関節症

関節症（年相応以上の関節の変性摩耗）は、国民病といえるほど多く見られる。ドイツ連邦統計局、ドイツ老人問題センター、ロベルト・コッホ研究所の共同発表によれば、2008年には男性の14％、女性の22％が関節症を患っている（Böhm et al. [57]）。これには次のような背景がある。

関節機能障害を対症療法（鎮痛薬や抗炎症薬）のみで治療し、原因（位置異常）を矯正しなければ、関節および軟骨表面で非生理的な過剰負荷が生じる危険がある。薬物療法により自覚症状がなくなった患者は、関節を無制限に使う。

さらに、このような状態で、患者（特に人生の前半期の年齢にある若い患者）はしばしばスポーツを推奨される。関節を定期的に動かすと、滑液（「関節の潤滑油」と言われる）が良好に産生され、関節が「硬化」しない。確かに一時的に関節の可動性は良くなる。しかし、モビリゼーションや運動を休止すると直ぐに、患関節は痛みを有するようになる。そこで、患者は、定期的なモビリゼーションやさらなる運動を行い、関節の可動性を維持しようとする。さらに悪いことに、肥満（脂肪症や過体重）およびこれによる関節の負荷増大により、回復不能の損傷が生じる場合もある。

ある時点から、滑液産生による軟骨損傷の代償が不可能となり、関節症性の疼痛が持続するようになる。これは高齢患者で多く見られる。

この状態になると、正統医学はヒアルロン酸の関節内注射を行う。しかし、これには関節損傷や関節膿症（pyarthrosis）の危険がある。ヒアルロン酸は、グリコサミノグリカンの一種であり、水と結合しやすいため、一時的に関節の「潤滑」を良好にする。

医師やカイロプラクターは、既存の関節症を後退させ治癒させることはできない。しかし、**原因である関節の位置異常**は矯正されるべきである。関節を矯正位置で維持すると、関節のアライメントが改善し、軟骨表面で適切な負荷および緩和が生じる。これにより、軟骨の栄

養状態が改善し、さらなる損傷が生じない。周囲の靭帯および軟骨が関節を矯正位置で固定すれば、体操やスポーツが可能となるため、これらを行うべきである。

関節は、**生理的**に動かす必要がある。これにより、適切に栄養供給され、正常な可動性を維持できる。そして、関節症を初期状態で維持し、年相応または負荷相応の変性にとどめることができる。

このように関節を治療すれば、人工関節置換手術は不要になるか、少なくとも予防手術（将来の症状の再発を防ぐ）に変更できる。ただし、関節破壊が進み、身体的能力を回復するには人工関節置換手術が避けられない場合もある。その場合でも、関節の位置や骨長に細心の注意を払うべきである。一方、アメリカ・カイロプラクティックは、初期関節症を予防し進行を防止することができるため、関節症の**予防策**となる。

5.2.3 脊柱側弯症

脊柱側弯症では、脊柱が弯曲する。この弯曲は、脊柱が長軸から側方偏位し、回転（回旋）し、捻れる（上下の椎骨が逆方向に動く）ことで生じる。

脊柱側弯症の重症度は、コブ角で判定する。コブ角10度以上の脊柱側弯症は世界人口の約1.1%、コブ角20度以上は同約0.5%とされる。女児の発症率は男児の4倍である。よく見られるのはコブ角10度未満の脊柱側弯症である。

側弯の形状には次の2つがある。
- S字側弯
- 二重側弯

原因が明らかな脊柱側弯症は、発達形成異常、遺伝、姿勢、外傷、手術、特定の疾患により発症する。一方、正統医学（EBM）によると、脊柱側弯症の85-90%は特発性（原因不明）とされる。

カイロプラクティックの観点から見ると、脊柱側弯症は、（幼児期の）関節機能障害パターン（骨盤、脊柱、頭部関節）、後天的原因、機能的性質が、身体の静力学に影響を与えて発症する。発症パターンは、「関節機能障害の発生→関節機能障害パターン（側弯的な不良姿勢）→機能性側弯症」である（Gramlich [28] による）。

人体において生体力学的に最も弱い部位は仙腸関節である。したがって、通常、脊柱の関節機能障害はまず仙腸関節で発生する。骨盤（左右対称）が滑り動いて傾斜し、**外見上**の下肢長差が生じる。その結果、身体の半身（まず左右半身、さらに上下半身）の間でポテンシャル・エネルギーの相違が生じる。身体はこの相違をなくそうとする自然的性質を有する。そこで、まず仙腸関節で関節機能障害が生じ、次に隣接部（対側）で関節機能障害（対抗性の関節機能障害）が生じる。対抗性の関節機能障害は、まず下位腰椎で生じる。

遠位部では、（上下半身の）ポテンシャル・エネルギーの相違をなくそうとして、C1およびC2で関節機能障害が生じる。これは脊柱全体に影響を与える。エネルギーを均一化しようとする作用が反復的に生じ、これにより、脊柱側弯症では、単一の弯曲だけでなく、これに対抗する弯曲も形成される。これらの弯曲の間には中立的な結節点が存する（これは必ずしも中間点（左右の）ではない。ここでは関節機能障害は生じない）。機能性側弯症（均衡性を有する）の場合、外後頭隆起（後部）から地面に下ろした垂線が両足の中央を通る。

数学および生物物理の観点から観察すると、脊柱側弯症の弯曲は安定性を有する。個々の椎体が関与してカーブの緊張を保持するからである。他方、これゆえに椎体の捻れ（回旋滑り）は慢性化する。

個々の椎体への作用力（緊張）の発生原因は2つある。

1. 関節機能障害が生じると、脊柱の静力学（個々の椎骨および脊柱全体が形成する静力学）が変化する。このため、純粋に生体力学的・静力学的な力（地球の重力場、引力）が働き、脊柱の緊張の配分を正常（正常生理学（orthophysiologisch）から見て正常な状態）に戻そうとする。
2. 脊柱の関節機能障害パターンは、筋（人体のアクチュエータ）に、特殊な変化（バイオサイバネィクスによる変化）をもたらし、これにより骨格筋（姿勢や運動に関わる筋）の筋緊張が変化する。

脊柱の側弯化の原動力（モーター）は、脊柱の関節機能障害パターンの形成である。脊柱の側弯化の過程では、側弯化の力が個々の椎骨に作用する。ただし、同時に、バイオサイバネティクスにより、側弯化に対抗する力を生じるポテンシャル・エネルギーも発生する。というのも、脊柱の側弯化は受容できるものではなく、したがって代償されないからである。側弯化は、いわば生命に矛盾するものであり、正常な機能条件を逸脱している。側弯化の力が、対抗する力（バイオサイバネティクスによる）を上回ると、側弯症の均衡性が失われ、側弯症は悪化する。他方、二つの力が拮抗すると、側弯症は進行せず、非均衡な側弯症から均衡性を有する側弯症へ移行する。

ただし、さらなる過剰負荷（急性または慢性の過剰負荷）が生じると、脊柱の非代償の状態は悪化し、側弯化

の力は増大し、均衡が失われ、側弯症は悪化の方向へ傾く。この状態は、脊柱全体が新たな均衡状態に移行するまで続く。

このような側弯化の過程（悪化と回復）を繰り返す患者もあるが、1回で終わる患者もある。幸いにも後者の方が多い（多くの患者の側弯化は軽度である）。

側弯症では、視診で、次の異常が確認される。
- 胸部変形および片側の肋骨隆起
- 肩および骨盤の変位（腹側または背側）
- 体軸の偏向
- 肩および骨盤の傾斜（頭側または尾側）
- 頭位の異常

また、臨床検査で、アダムステスト（p.54）を行う。このテストで、患者は立位で前屈する。

重症度を確認するため、X線検査を行うこともある。ただし、X線検査は、それに見合う治療効果を有さないこともあるため（特に軽度側弯症）、重症度の判定だけを目的としたX線検査（被曝を伴う）は避けるべきである。

多くの場合、時間が経過すると、負荷が生じ、身体の静力学は悪化する（特に小児期から静力学異常や関節機能障害パターンを有する場合）。そのため、成人であっても、側弯的な不良姿勢の原因の早期発見および矯正はきわめて重要である。

5.3 治療の随伴現象および副作用

脊柱の治療後、患者には様々な反応が生じる。望ましい反応は、生命体（Organismus）が治療に反応していること、また反応する能力を有することである。一方、他の治療法と同様に、カイロプラクティックにも副作用がある。

厳密な意味での**副作用**は望ましくないものであるが、ごくまれである。2004年のCagnieらの研究（BergmannとPeterson [11]）によれば、治療後まれに発生する重度損傷として、頸椎治療での脳血管の損傷、胸椎治療での肋骨骨折、腰椎治療での馬尾損傷がある。著者らによれば、最も頻度が高いのは肋骨骨折である。

患者が経験する**随伴現象**として、筋痛に似た筋の引きつりがある。これは、治療後1-3日間に治療部位に限らず発生する。原因として、関節可動域の拡大、神経支配の変化、治癒期の開始が考えられる。というのも、矯正後、構造（関節）の動きが変化し、血管や神経の分布も変化するため、身体はこれに適応しなければならないからである。

頸椎の矯正後、頭部の血流が変化し、一時的に頭部圧迫、頭痛、昏迷（短時間）が生じることがある。

Cagnieの研究（2004）では、脊柱治療の軽度の副作用について報告されている（BergmannとPeterson [11]）。術者および療法士（カイロプラクター、オステオパス、理学療法士）51名から患者465名の質問票を収集し分析したところ、少なくとも患者の60.9%が治療後にマイナスの随伴現象を感じたと回答した（Byfield [22]）。その内訳は次の通りであった。
- 頭痛（19.84%）
- 硬直感（19.46%）
- 自覚症状の一時的な悪化（15.18%）
- 不快な放散痛（12.08%）
- 疲労や倦怠感（12.06%）
- 筋スパズム（5.84%）
- めまい感（4.28%）
- 悪心（2.72%）

ただし、この研究は、様々な徒手療法による脊柱治療の副作用の報告であり、カイロプラクティックだけを対象としたものではないことに注意すべきである。

統計的に見て、頸椎マニピュレーションによる**脳卒中**は、他の専門家による治療（家庭医による治療、マッサージ、理学療法、オステオパシー、整形外科など）と比べて、カイロプラクティックで特に多いわけではない。

さらに詳しく言えば、頸椎マニピュレーションによる脳卒中は、椎骨動脈および脳底動脈（の解離）と関連している。この脳卒中は比較的まれであり、脳卒中1000件あたり1.3件である。1999年にHaldeman、Kohlbeck、McGregorが英語圏の国々で椎骨動脈解離367件の記録を調べたところ、発症のきっかけは次の通りであった。
- 自然発症160件（44%）
- 治療後115件（31%）
- 軽度外傷後58件（16%）
- 重度外傷後37件（10%）

上述の専門家による治療を受けるのは、後に脳卒中を発症することになる患者や、過去に脳卒中を発症した患者が多い。このため、これらの治療後の脳卒中の発生率は高くなる。ただし、後に脳卒中を発症した患者は、治療を受けた日の夜に「腹臥位」で睡眠したり、治療直後に後方駐車（頸部を強く回旋する）を行っていたとされる。とはいえ、これらの「落ち度」の責任は、直前に治療を行った者にある。

> **実践のポイント**
> 治療を行う前に、治療のリスクおよび副作用を患者に説明すべきである。また、カイロプラクティック治療を受けることに対する患者の同意を、文書により明確化し記録すべきである。

統計的に見て、カイロプラクティックに関連する重大な合併症の発生率には幅がある（40万件に1件〜580万件の1件）。致死性の合併症の確率は、150万件に1件である。1995年のDabbsとLaurettiの報告（BergmannとPeterson [11]）によれば、頸椎治療による脳卒中の発生率は、200万件に1件であった。

デンマークで1978年から1988年まで行われた10年研究（BergmannとPeterson [11]）によれば、統計上、カイロプラクティックによる椎骨動脈解離の発生率は30万件に1件であった。この10年研究中、カイロプラクティック治療後の脳卒中は5件報告され、そのうち死亡に至ったのは1件であった。

アメリカでは、カイロプラクターによる治療は、年間約2億7000万件行われている。

鎮痛薬の副作用や合併症の統計を見ると（深く考えずに鎮痛薬を使用している患者は多い）、鎮痛薬の望ましくない作用のリスクは、カイロプラクティック治療のそれよりも有意に高い。統計によれば、アメリカでは、非ステロイド性抗炎症薬の副作用の発生率は0.4％である。また、胃腸出血による致死性の副作用は推計で0.04％である（BergmannとPeterson [11]）。これに対し、カイロプラクティックの合併症の発生率は、最も頻度の高い合併症（致死性ではない）でも40万件に1件、すなわち0.0000025％である。

人間を治療する際には必ずリスクが伴う。治療を職業とする人はこのことを自覚すべきである。ただし、正しい操作を踏めば、リスクは最小化できる。その場合には予想されるリスクよりも治療を優先する（禁忌を有する場合を除く）。

5.4 治療の頻度

過剰治療やこれによる関節の「擦り減り」は起こらないのか？本書で述べる通り、正常な関節可動域内で矯正すれば、関節を過剰に動かすことはない。アジャストメントによる関節の「擦り減り」を恐れるのであれば、通常の関節運動でも関節が擦り減ると考えなくてはならない。

関節を過剰に動かすのは、関節機能障害を代償するため関節がより多く（過剰に）動かなければならない場合である（未治療の関節機能障害など）。この場合、患関節（関節機能障害を有し、非生理的な負荷を有する）だけを矯正すれば、過剰治療にはならない。矯正後、関節は生理的負荷を受けるようになり、周囲の機能的組織体の中で安定化する。例えば、頻繁に肩を脱臼しても、何度矯正すべきかという疑問は生じないだろう。

> **実践のポイント**
> カイロプラクティックの目標は、関節を生理的な位置に戻し、静力学を安定化することである！サブラクセーションを有する関節を生理的な位置に戻すだけであれば、過剰治療にはならない。

例えば、ドアに指を挟んだら、ノブを回しドアを開けるのが普通である（バールでこじ開けるのではなく）。しかし、指の感覚麻痺が生じることもある。また、痛みを和らげる場合には、患部と別の部位で圧迫、マッサージ、ストレッチ、安静、放射線、超音波、衝撃波、温熱療法、寒冷療法、軟膏塗布などを行う。一方、ドアの角が削られ必要な空間が確保されていることもある。しばらく指をドアに挟むと、この状態に慣れてくる。ただし、完全に慣れるには時間が必要である（適応）。しばらくすると、指の痛みがなくなる（引っ張るなど刺激しない限り）。さらに、指を動かさずにいると、指の状態は落ち着き、感覚が鈍くなる。その後、ドアを開けると、指はズキズキし、不快な反応が生じる。だが同時に、血流が改善し回復するのも感じられる。数日後、再びドアに指を挟むと、新たに指の痛みが生じる。この場合も、ノブを回してドアを開けるのが普通である。ドアを開ける行為の繰り返しになるが、必要であるからこれを行うのである。指をドアに挟んだら、ドアを開けること（繰り返しになろうとも）に議論の余地はない。ドアを開けるのが当然だからである。

これと同様に、関節の脱臼の矯正に議論の余地はない。同じく、カイロプラクターにとって、サブラクセーションや関節機能障害の矯正は当然のことである。

5.5 治療計画と経過観察

術者は、患者の症状に合わせて治療計画を決定する。例えば、急性症状の患者では、当日または翌日の治療を計画する。このように、患者の症状や治癒過程はそれぞれ異なるため、決まった形式の治療計画があるわけではない。

ここでは、カイロプラクティックで行われる治療計画お

および経過観察の**具体例**について述べる。「通常」(治療計画と適合する)の患者の例として、骨盤の傾斜により左右一対の代償性サブラクセーション(まず中位胸椎で発生し、さらに下位および上位頸椎で発生)が生じたケースを取り上げる。

- 初回治療から約4-7日以内に経過観察を行うのが望ましい。経過観察で、患者の自覚症状およびその変化を考える。また、患者と話し合い、患者に説明を行う。
重要な構造は、頭部関節(環椎後頭関節、環軸関節)と骨盤であり、これらを生理的な位置に戻し安定化する必要がある。脊柱の頭側および尾側の端にあるこれらの部位を矯正すると、静力学により、これらの間に存する構造のアライメントも改善される。頭部関節、骨盤、両者の間の構造は機能的組織体を成している。
- 頭部関節および骨盤のいずれかに関節機能障害を有する場合、数週間の間隔をあけ、関節機能障害を有する<u>全</u>ての関節(「四肢関節」も含む)の経過観察および矯正を行う。経過観察および矯正は、頭部関節および骨盤が安定化し1週間経っても矯正位で維持されるようになるまで行う。
- この状態になると(平均で3回までの治療により可能)、1か月の間隔をあけて経過観察および矯正を行う。ただし患者の症状が再発した場合は除く。症状が再発したら、直ぐに前回の経過観察の後の様子について問診する。
- 1カ月経っても頭部関節および骨盤が矯正位で維持され、患者の自覚症状が消失していれば、2-3カ月の間隔をあけて最後の経過観察を行う。
- 最後の経過観察で、適応が良好であり静力学が安定化していることを確認する。また予防策を提示する。すなわち良好な静力学の維持のため、3-6か月に1回の経過観察を推奨する。症状が**再発しないうちに**経過観察を行い、これを予防することが望ましい。

5.6 併用療法

ここでは、カイロプラクティック治療と併せて行うべき治療法について述べる。

5.6.1 寒冷療法

組織を冷やすと、刺激された状態が沈静化し、神経のシグナルが減少する。寒冷療法では、組織が収縮し空間的余地が不足するため、当初、疼痛や刺激が強まる。このため患者は寒冷療法を好まない。

寒冷療法では、5-10度の温度(冷たいというより涼しいと感じる程度)で約15分間冷やす。これにより、炎症や腫脹が沈静化し、(神経や受容器で)刺激が減少する。寒冷療法を行った**後**、患者の自覚症状は軽減する。筋は冷やされると痙攣し、反射的に血流が改善する。これにより筋の温度が上がる。その結果、筋の緊張が緩和し、疼痛が軽減する。また、栄養状態が改善し、治癒過程が促進される。

通常、神経や受容器が刺激状態にある場合、温熱療法は**避ける**べきある。ただし、次に述べる通り、例外もある。

5.6.2 温熱療法

温熱療法の適応は痛風である。痛風では、一時的に尿酸(尿酸塩)が結晶化する。ここでは、Willi Schmidt([66], S.158f.)に従って、その基本的メカニズムについて述べる。

ただし、**痛風**の病態生理学的過程(尿酸結晶が関節(特に母趾中足趾節関節)に沈着し関節を損傷する)を述べるのではなく、実践に役立つ例を示す。痛風の病態生理学、経過、治療については専門書を参照されたい。

タンパク質の過剰摂取(プリン体の多い食事)により、大量の溶解尿酸(プリン体の代謝物)が組織を循環する。一方、強い身体的運動を行うと発汗する。発汗には冷却作用がある。発汗により冷却された組織を循環する尿酸は、一時的な温度の急上昇を通じて沈殿する。これにより体液がゾルからゲルへ変化する。また、発汗による局所の「温度低下」は、表層の組織だけでなく、深部の筋にも影響を与える。筋に尿酸塩の塊が沈殿すると、筋作用が反射的に抑制され、運動が停止する。

このような状態は、夏のドライブ(窓を開け風が入れる)で、発汗した皮膚で見られる。その日の夜、突然、

露出していた部位（頸部、項部、上肢）で強い痛み（牽引痛、刺痛）が生じる。

このような場合、**温熱療法**を行い、その後に**運動療法**を行うと速やかに改善する。尿酸結晶が、非晶質状態に戻り、洗い流されるからである。

以上のことを理解せず、原因を関節機能障害（分節）のみと考えるのは誤りである。とはいえ、重度の反射的な筋抑制（多くは片側のみで生じる）は、頸椎の捻れを生じ、これによる脊髄神経根の力学的圧迫をもたらす。髄節障害は神経痛を通じて明らかとなる。神経痛は、その原因を解決することにより、二次的に解消される。

新鮮例のうちに治療（温熱療法、運動療法、誘導療法：刺激により毒素を排出する）を行わず、疼痛による運動の抑止が長引き、定期的に再発を繰り返すと、局所の癒着が進み、関節が強直し、硬直が強まる。

残念ながら、多くの患者は、症状が自然に治まると考え、受診する頃には「新鮮例」ではなくなる。このため、症状が慢性化し、原因が見失われる。

カイロプラクティック治療で満足できる成果が得られない場合、体液医学や理学療法を併用して治療すべきである。

5.7　患者への助言

患者の身体の静力学を改善するため、次のような助言を行う。
- 1日に体重1kgあたり30mlの水分を摂取する。
- 治療後は、可能な限り、自覚的に全ての運動を軸に沿って真直ぐ行う。
- **腹臥位で睡眠しないこと**。平らな枕を用いて背臥位で眠ることが望ましい。側臥位で眠る場合、適切な枕を選ぶ（肩と頸部の間の部分を支える。第1肋骨から頭頂までカバーできる大きさのもの）。また、側臥位では手や上肢で身体を支えないこと。
- 身体を斜めに曲げない。
- 座位で両下肢を組まない。またズボンの後ろポケットに財布などの物を入れたまま座らない。
- 電話の受話器を頭部と肩の間で挟んで固定しない。
- 長時間、長椅子に斜めに寝そべらない。またそのまま眠り込まない。
- 正しく乗車する。すなわち、シートに座ったら、両下肢を外側および内側に小さく動かし位置を調整する。その際、両手で身体を支える。
- 正しく起立する。すなわち、背臥位から側臥位になり、両下肢をベッドの側方から出す。次に、下側の上肢で上体を押し上げるとともに、両足を床につけ座位になる。その後、両下肢に均等に重量をかけ起立する。
- 起立時は、両下肢に均等に重量をかける。一方の下肢に重量をかけ、立脚と遊脚にしない。
- 重量をできるだけ身体の中心で保ち、両側を均等に配分する。
- 後方駐車する際、頸部を強く回旋しない。シート上で臀部を動かし、上体全体を回旋する。頸部だけを回旋しない。
- 靴やズボンは座って着用する。
- 栄養バランスのよい食事を心がける。各自の体型に合わせて調整する。

また、**治療後**の助言として、次のような助言を行う。この時期に、関節を最大可動域まで動かすテストを行うべきではない。

矯正直後は、最も不安定な時期である（支持構造が新たな位置に適応しようとしているため）。最初は、関節は古い位置（関節機能障害に適応していた位置）に戻ろうとする傾向を有する。
- 水分を多めに摂取する。
- 治療直後はスポーツを控える。あるいは支持構造の適応期が終了するまで行わない。
- 無目的なストレッチや激しい身体的運動を避ける。
- スポーツを好む患者は、継続的にウォーキングや水泳（背泳ぎ）を行うとよい。ウォーキングは、矯正されたアライメントを促進し、筋による関節の安定化を強める作用がある。
- 「綿でくるむ」ような過剰な慎重さは不要である。ただし、動きや姿勢を意識することは必要である。
- 治療後に最も重要なことは、古い習慣や姿勢を自覚し変更することである。必要であれば、居間や仕事場で配置変更を行う。例：真直ぐな姿勢でパソコンの画面やテレビを見るようにする

例えば、骨折の直後に、スポーツや筋トレをしようとする人はいないだろう。骨折後に最初になすべきは、骨を正しい位置に戻すことである。次に、ギプスや副子で固定し、安静にして骨を安定化する。治癒期が終わり、骨の安定性が回復すれば、ギプスや副子を外す。その後、筋トレ（安静期に萎縮した筋の増強）や適切な理学療法を行う。

確かに、一時的には、身体的活動を休止する必要がある。しかし、身体は動かさなければさびつく。身体の静

力学が安定すれば、患者は自主的なエクササイズを行うべきである。その際、アイソメトリック・エクササイズを行うとよい。

5.7.1 頸椎のアイソメトリック・エクササイズ

アイソメトリック（等尺運動）とは、筋の長さを変えず（関節を動かさず）筋を緊張させることである。頸椎のアイソメトリック・エクササイズでは、両上肢で頭部を様々な方向に押すと同時に、これに抵抗して頭部を真直ぐな位置で維持する。上肢および手で頭部を押す方向は、▶表5.1の通りである。

5.7.2 背部伸筋トレーニング

本書は筋トレの教本ではなく、筋トレは理学療法に属するので、ここでは、背部伸筋のトレーニングについて述べるにとどめる。

> **注意**
> 筋トレでは、必ず拮抗筋（反対の運動を起こす筋）のトレーニングも行う。

背部伸筋の筋トレ
操作： 腹臥位になり、両下肢を伸ばして持ち上げる。両上肢は頭側へ伸ばす。この時、下肢も上肢も、臥床面からほとんど離れない程度に持ち上げる。一方、頭部は腹側に向けて維持する。このトレーニングでは凹背が生じないよう注意する。

上肢および下肢を約30秒間持ち上げる（▶図5.8）。その後、少し休み、再び持ち上げる。これを5回繰り返す。このトレーニングはできれば日に3回行う。できるだけ時間をかけて楽しんで行うこと。

また、上肢および下肢を十字状に持ち上げる。すなわち、左下肢と右上肢を同時に持ち上げ（▶図5.9）、次に右下肢と左上肢を同時に持ち上げる。

> **実践のポイント**
> 背部伸筋のトレーニングでは、拮抗筋である腹筋のトレーニングも行う。

5.7.3 持久力トレーニング

日常生活で主に必要な筋は、持久性運動を行う筋（赤筋）である。したがって、持久力を必要とするスポーツを**楽しんで**行うとよい。また関節を保護して行えるスポーツがよい（水泳など）。ただし、どうしてもやりたいスポーツがあれば、やるべきである（アメフトなど）。ただし、その場合、損傷を受けやすく、カイロプラクターを受診する可能性が高くなることを自覚すべきである。治療後、支持構造が適応し、静力学が改善し安定化したら、運動を行うべきである。

生きる上で楽しみは必要である。また苦しまずに動けることは、人間にとって基本的な必要条件の一つである。動くことは生きること、生きることは動くことである（ホメオスタシス＝生体恒常性）。

「病気になったら、まず背骨（脊柱）を見よ。原因はそこにある」（ヒポクラテス）

▶表5.1　頸椎のアイソメトリック・エクササイズ

頭部　押す方向：	上肢および手　押す方向：	
外側・右	外側・左	
外側・左	内側・右	
腹側	背側	
背側	腹側	
左回旋	右回旋	
右回旋	左回旋	

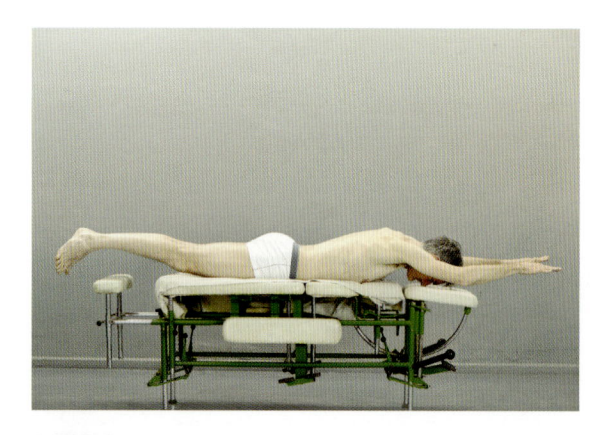

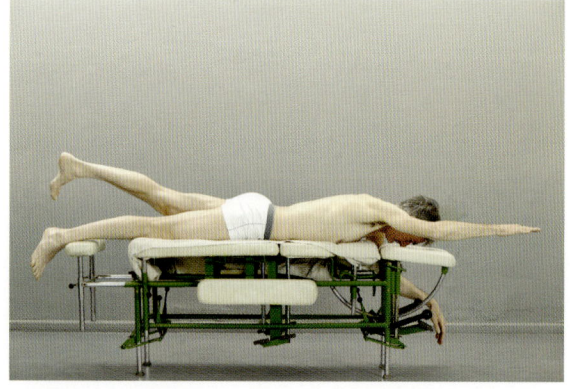

▶図5.8

▶図5.9

5.8 新生児、乳児、小児、若年者のためのカイロプラクティック

　成長期には、身体の静力学の検査を早期に開始することが望ましい。検査の結果、位置異常や関節機能障害がなければ、何もしなくてよい。小児の関節機能障害を未治療のまま放置すると、様々な異常や発達の遅れが生じる。誕生時に関節機能障害があれば、速やかに治療することが望ましい。これにより、協調的な成長および生理的な発達が促進される。

　例えば、木の新芽の成長方向を人工的に曲げても、新芽は太陽に向かって斜めに伸びる。木が成長してしまえば、曲がりは目立たなくなるが、矯正はできない。新芽の段階で直せば、成長後に「真直ぐにする」処置や経過観察により曲がりをなくす必要はない。

　小児の頸椎は、軸方向の圧迫に耐えられるように出来ている（正常分娩で強く押されるため）。一方、軸方向の牽引にはある程度しか耐えられない。分娩時に合併症が発生したり、帝王切開を行うと、胎児は頭部を牽引されて誕生する（吸引分娩や鉗子分娩）。胎児や母体が危険な状態になれば、これらの処置を取らざるを得ない。とはいえ、これらの事故（出生時外傷）を経験した新生児は、カイロプラクターを受診すべきである。カイロプラクティックは、予想される関節機能障害に対処し、起こるであろう症状を**未然に**防ぐことができる。

5.8.1 診察

　新生児や乳児の診察では、正確に繊細に触診する必要がある。その際、くつろいだ雰囲気で、小児と遊びながら診察を行う。できれば、母親の膝上に座ったり、肩におんぶされた状態で診察するとよい。

　新生児および乳児では、次のポイントを観察し調べる。
- 頭部関節および頸椎領域
  - 顔面の血流
  - 頭部の形状（丸いか、片側で平坦や変形を有するか）
  - 後頭部の中央または片側で髪が抜けている部分があるか
  - 頭部を自由に動かせるか
  - しゃっくりの頻度
  - 左右の乳房から均等に母乳を飲んでいるか
  - 原因不明の泣きが多いか
  - ハングテストの結果
  - 口呼吸をしているか
  - 中耳炎の頻度
  - 斜視を有するか
  - KISSやKIDDを有するか、年長の小児ではADSやADHSを有するか
  - 知的障害を有するか
- 胸椎および腰椎領域
  - 腹部の軟らかさ
  - 消化および排便（頻度）
  - ミルクを飲んだ後のげっぷの頻度、溢乳はあるか
- 仙腸関節領域
  - 両下肢長は同じか
- 全身状態
  - 足の形状（内転足など）
  - 反射は正常か
  - 運動障害はあるか
  - 泣き叫ぶことが多いか

　これらのポイントを確認すれば、小児の全身状態を概ね把握できる。診断を下すには触診が必要である。この場合の触診も、小児と遊びながら注意をそらせて行う。

> **実践のポイント**
> 多くの小児を診察することで、カイロプラクターの技能は向上する。小児はじっとせず、身体各部の構造が非常に小さいからである。小児の触診には、スピードとともに正確さが求められる！

5.8.2 各種のテストと反射

> **実践のポイント**
> テストを行う前にその都度、テストの内容（小児に対して何を行うか）を親に説明する。

ディジャネットによるハングテスト

　ディジャネット[24]によるハングテストは、生後6か月までの新生児に行う。出生前の数週間、胎児の頭部は母体の骨盤の中に入っている（これが正常な状態である）。新生児は、「逆さ」にされることにそれほど違和感がない。むしろ、親が、新生児を逆さにすることに驚く。通常、ハングテストで、新生児は苦しんで嫌がることはない。

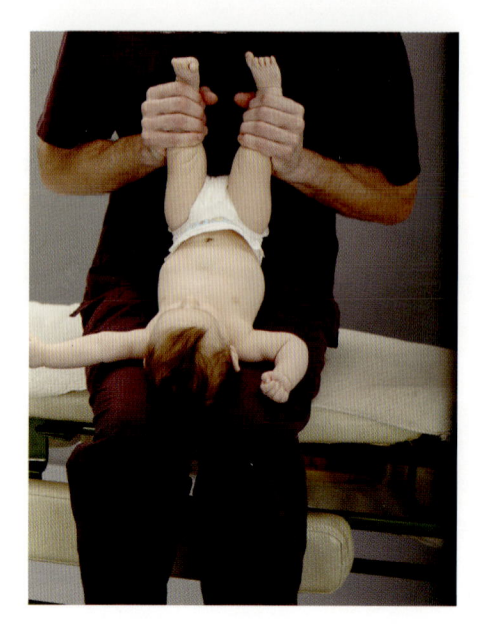

▶図5.10

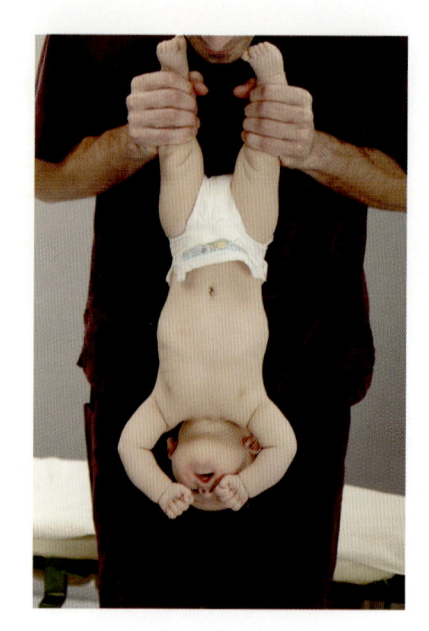

▶図5.11

禁忌：出血性疾患、水頭症、股関節不安定症、神経性疾患（てんかんなど）

操作：術者は台の端に座り、大腿の上で新生児を背臥位にする。新生児の頭部を膝（の軟らかい部分）に置く。新生児の両下肢（の同じ高さ）を握り（ピストル・グリップ）、新生児を高く持ち上げ（両下肢を左右対称になるように）、台から立ち上がる（▶図5.10）。新生児の頭部が下向きになり、逆さづりになる（▶図5.11）。

新生児をわずかに動かすと、反応が生じる。その際、新生児の顔の向きを調整し、母親の姿や窓からの太陽光が目に入らないようにする。

テスト結果およびその原因（Williams 2005, Byfield [22] (p.331) の引用による）

- 頭部が一方向に回旋する。原因：C1-C2の関節機能障害
- 頭部が側屈する。原因：後頭－後頭顆の関節機能障害、頸椎－椎間関節の関節機能障害（KISSのI型を示唆する）
- 頸椎が過伸展位になる。原因：両側の後頭顆の圧迫（KISSのII型を示唆する）
- 頸椎が屈曲位になる。原因：頭蓋や脳硬膜の圧迫
- 上体が側屈する。原因：胸椎や肋骨の関節機能障害、上体の筋膜の縮み捻れ
- 下肢長差がある。原因：仙腸関節の靭帯の損傷

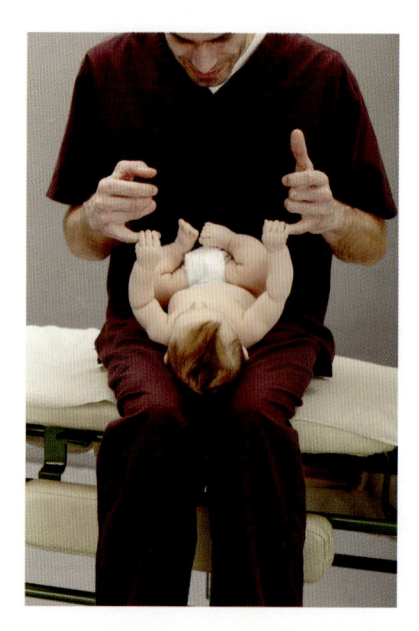

▶図5.12

手足の把握反射（ロビンソン反射）

操作：術者が指を新生児の手掌（または母趾球）に置くと、新生児の手指（または足趾）が自動的に強く屈曲し、術者の指を握ろうとする。発生生物学の観点から見ると、新生児が母親にしがみつくことには重要な意味がある。これと同様に、把握反射で見られる握り運動は非常に強く、新生児は全身の重量をかけて術者の指をつかもうとする（▶図5.12）。

> **実践のポイント**
> 両側を同じ強さの力で押し、把握反射の左右比較を行う。

手の把握反射は生後9か月まで、足の把握反射は1歳の終りまで、検査可能である。

探索反射

操作： 新生児の口角にやさしく触れると、新生児は触れられた方へ頭部を回旋する。これは、乳頭（乳首）を探す発生学的な動きである。生後3カ月が経過すると、探索反射はなくなる。

吸引反射

操作： 新生児の口蓋にやさしく触れると、新生児は吸引を始める。

バビンスキー反射

操作： バビンスキー反射は、新生児や乳児で生じる生理的反射である。足の外側縁を強くなでると、反射的に、母趾が背屈すると同時に他の足趾は外転する。
成人では、足底の外側をなでると、生理的反射により、全足趾が屈曲する（p.56の足底反射を参照）。

成人のバビンスキー反射陽性： 成人で乳児と同じ反応が生じる場合、これは病的反応であり、錐体路の損傷（脳梗塞、脳卒中、神経病変など）を示唆する。また、髄鞘の損傷を示唆する場合もある。髄鞘の損傷は、脱髄疾患（多発性硬化症（MS）など）で生じる。脱髄疾患は、バビンスキー反射陽性を特徴とする。

5.8.3　適応

頭部関節を原因とする非対称性障害（KISS）

KISSはトーヌス非対称性症候群（TAS）とも呼ばれる。KISSは疾患ではなく制御障害である。頭部関節（環椎後頭関節、環軸関節）は、固有感覚の空間知覚で重要な役割を有する。すなわち頭部関節で頭位（身体との関係における頭部の位置）が知覚される。また、頭部関節が障害されると、椎骨動脈の血液供給領域で血流が悪化する（p.86）。

頭部関節の一部は脊柱に属する。この部分は運動器系および平衡器官系の一部であり、自律神経中枢とつながる。すなわち脳（自律神経系の脳神経核）と直接つながる。さらに、この部分は、緊張緩和時に眠りを誘発する。

主症状：
- 顔色が悪い。目の下にくまができる
- 脊柱がたわむ
- 顔面または頭部の非対称性
- 斜頸
- 静止姿勢の異常
- 四肢の使用の偏り

考えられる原因：
- 胎児期の骨盤位
- 子宮が狭く、胎児期に苦しい体位を強いられた
- 出生時体重が4000g以上
- クリステレル胎児圧出法（晩出期に上腹部や子宮底部を圧迫する方法）
- 長時間の難産（鉗子分娩、吸引分娩）
- 出生後に頭部だけを持って新生児を持ち上げた
- 帝王切開（緊急帝王切開を含む）
- 斜位（胎位異常）
- 短時間の分娩
- 臀位
- 後方後頭位
- 転倒して頭部や背部をぶつけた
- 双胎分娩

組織が軟らかい時期に、これらを原因とする外傷を受けると、位置異常が生じ、新生児は強制姿勢となる。強制姿勢は、痛みの表れであり、痛みを回避しようとして生じる。

国民の約8％がKISSを有すると推計される。Dr.L.E.Koch [45] によれば、治療を受けているのは、治療が必要な人の10％とされるが、実際には1％に満たない。また、Kochによれば、小児科医の2人に1人がKISSを知らない。また、通説として、KISSは自然に治り跡形なく治癒すると言われる。実際、一定の時間が経過すると、KISSは消失するように見える（自然治癒または理学療法）。しかし、小児は、関節機能障害（疼痛を伴う）を代償する方法を学習したにすぎない。

疼痛の原因となる姿勢を早急に解消しようとして早期に歩行を学習する小児がいる一方、協調性や平衡感覚

の異常により歩行の学習が遅れる小児もいる。また、明らかな症状として斜頸がある。

このように小児期の初期に障害の刻印を受けると、既存の障害を有した状態で成人期を迎えることになる。この障害は神経系および運動器系の疾患となって表れる。

頭部関節を原因とする行為機能障害および認識障害 (KIDD)

KIDDは、短縮してKID（頭部関節を原因とする機能障害）とも呼ばれる。**行為機能障害**（Dyspraxie）とは、感覚および運動の能力を有するにも関わらず、学習した運動の遂行に「不器用さ」がある状態とされる。これは、生涯にわたる協調性障害であり、運動（粗大運動、微細運動）の発達障害である。また、**認識障害**（Dysgnosie）は、学習に必要な知覚（認識）の障害である。KIDDやKIDは、未治療のKISSから生じるとされる。

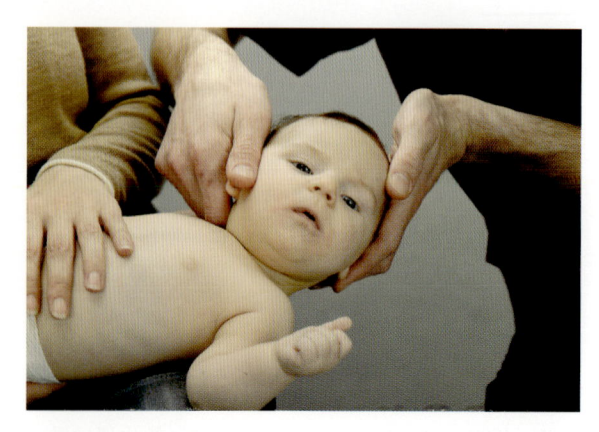

▶図5.13

主症状：
- 睡眠障害（入眠障害、中途覚醒）
- 情緒障害（欲求不満、短気、焦燥、攻撃性）
- 空間認識の障害（高所恐怖など）
- 社会的統合の障害
- 姿勢障害（歩行、姿勢、つまずきやすい、転倒しやすい、「運動嫌い」）
- 歯科的矯正を必要とする異常（不正咬合、交差咬合、過蓋咬合）
- 頭痛や片頭痛
- 注意集中や学習の困難（ADSやADHSと類似の特徴を有する）
  - そわそわしている、落着きがない
  - 多動
  - 低運動性
- 協調性障害を伴う運動障害
  - 粗大運動（バランスを保つ、自転車に乗るなど）
  - 微細運動（絵を描く、手作業をする、字を書くなど）
- 口呼吸（アデノイドの肥大やポリープ）
- 読み書き困難
- 発話や言語の発達の遅れ
- 自律神経障害（夜尿症など）

その他にも行動障害を有する場合、問題の回避策を講じ、これを学習させる必要がある。

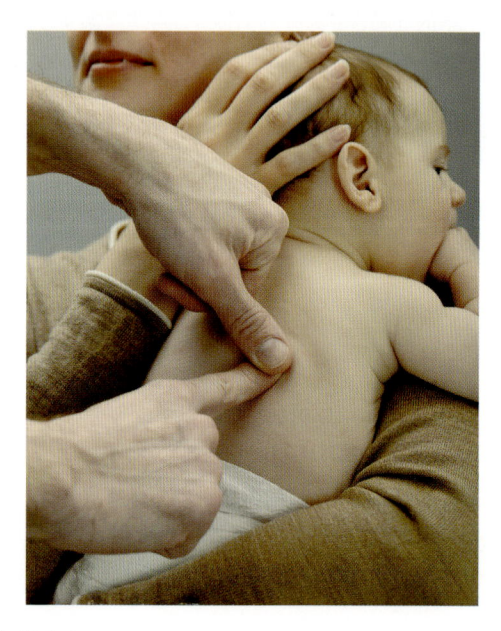

▶図5.14

> **実践のポイント**
> KISSおよびKIDの診断については、正統医学（EBM）で様々な立場があり、統一された見解がない。

5.8.4　カイロプラクティック治療

小児および若年者のためのカイロプラクティック治療（関節機能障害の矯正）は、成人のそれと原理的に同じである。ただし、小児や若年者では、より小さく厳密なコンタクトを行う（示指や母指の指先や末節骨）。また、**きわめて小さいカイロプラクティック・アジャストメント**を加える（▶図5.13、▶図5.14）。

> **実践のポイント**
> スラストを加えた後、小児は痛みを訴えたり泣いたりすることが多い（短時間で止む）。これは、瞬間的運動に対する驚愕反応であり、治療が痛みをもたらすからではない。

主要な治療部位は、頭部関節およびその他の脊柱部分である。小児の骨盤はまだ主に軟骨で構成されているため、矯正は不要である。歩行できるようになると骨盤が骨化するため、一人歩きできる小児では骨盤の関節機能障害を矯正することもある。

本書は小児のカイロプラクティックの教本ではないが、カイロプラクティックは小児の成長に寄り添うことが重要であるという立場に立つ。

小児が暴れたり衝動的に動くと、気づかぬうちに多くの「事故」が発生する。これらは身体により代償されるため、症状として表れない。小児の組織は新鮮で弾力性があるため、高い予備力を有する。ただし、この予備力は成長とともに低下する。このため、成人になると、障害を抱えた機能的組織体である身体では、運動器系や神経系で問題が発生する。

小児および若年者の長所は、支持構造の適応が速く、機能的組織体および静力学が速やかに安定化することである。新生児では、1-2回の治療でこれらが得られる。

成長期の患者は、支持構造が適応し静力学が安定化した後も、半年に1回、予防のための経過観察を受けることが望ましい（障害が発生しなくても）。

小児は活動的であり、けがをし痛みが生じても親に言わない（色々なことを禁止されるため）。このため、関節機能障害が静力学に悪影響を与え、症状となって表れる前に、予防的矯正を行う必要がある。

… … …

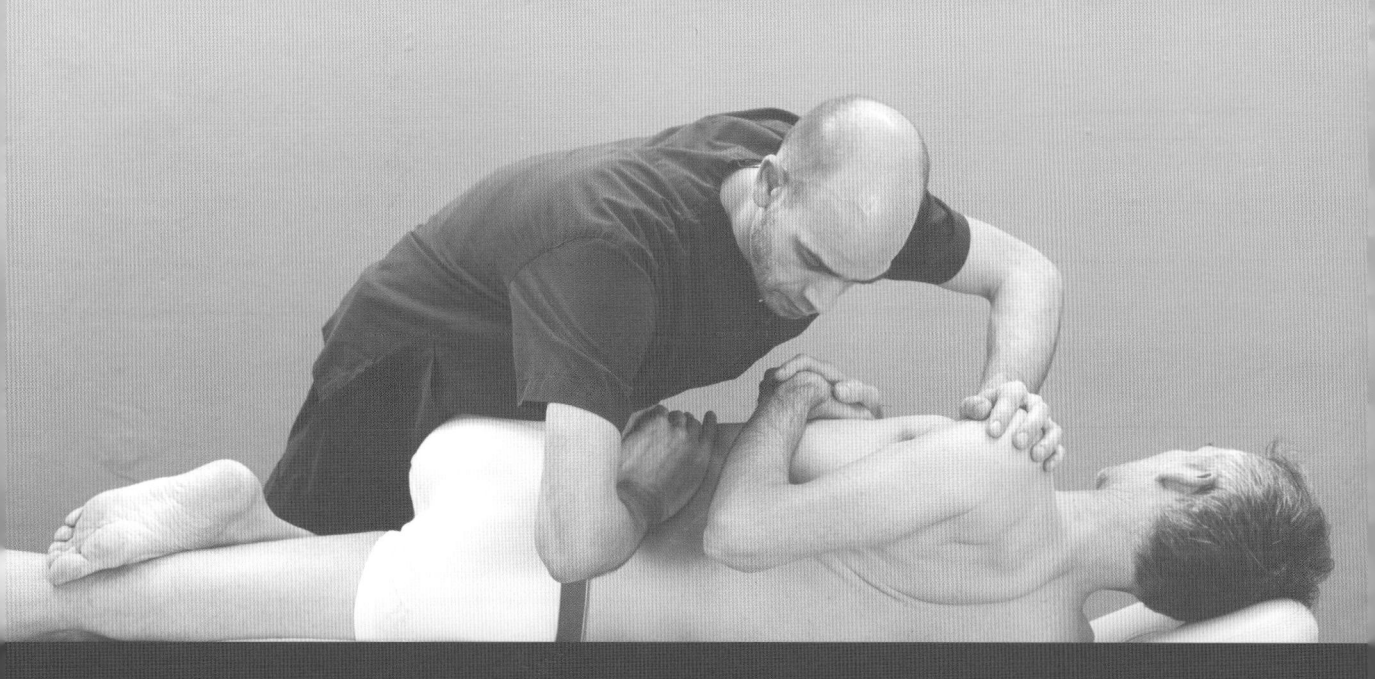

第2部
実践

6 脊柱 82
7 骨盤 133
8 上肢 150
9 頭部と顎関節 183
10 下肢 195

6 脊柱

脊柱は、アメリカ・カイロプラクティックの中心的出発点である。ここでは、脊柱の解剖学的構造について簡単に述べた後、カイロプラクティックの観点から基本的な脊柱障害 (特に頸椎障害) について詳しく述べる。さらに、頸椎、胸椎、腰椎のテクニックについて詳しく述べる。それぞれのテクニックの基本的な操作を例とともに解説する。

6.1 はじめに

脊柱は、身体が広い可動域で動くことを可能にし、神経系が損傷されないようにする。脊柱は脊髄およびそれから出る神経を保護している。脊柱は、神経系とともに**バイオサイバネティクスのシステム**を形成し、生命体 (Organismus) を統治制御する様々な過程に関与する。例えば、赤色脊髄を通じて造血に関与する。また、脊柱に付着する無数の筋・腱・靭帯 (機械受容器を有する) を通じて、空間適応機能や平衡機能を有する。様々な筋、骨 (肋骨、骨盤、頭骨)、器官は、脊柱とつながることで固定されている。

6.1.1 脊柱の解剖学

脊柱の詳細な解剖学については、解剖学のアトラスや教科書を参照されたい。再確認する意味で、重要な構造を ▶図6.1 に示した。このトポグラフィで、それぞれの位置を確認されたい。

脊柱は、次の26の構造で構成される軸骨格 (垂直軸) である。

- 7椎の頸椎 (C1-C7)
- 12椎の胸椎 (Th1-Th12)
- 5椎の腰椎 (L1-L5)
- 仙骨 (S1-S5) (5椎が癒合)
- 尾骨 (3-5椎が癒合)

椎体および椎間板は、支柱の役割を有し、軸方向の力を受け、上体の重量を支える。

椎間板は、衝撃を和らげる一方、他の8つの脊柱靭帯とともに関節 (椎骨) を正しい位置 (機能的組織体の中での正しい位置) で保持する。脊柱の各分節の可動性は、背側部分の椎間関節により決まる。また、一つ一つの椎間板 (髄核および線維輪) も各分節の可動性を制限する。側方から見た脊柱の形状は、胎児期から7歳までに、全体的後弯から二重S字 (2つの後弯および2つの

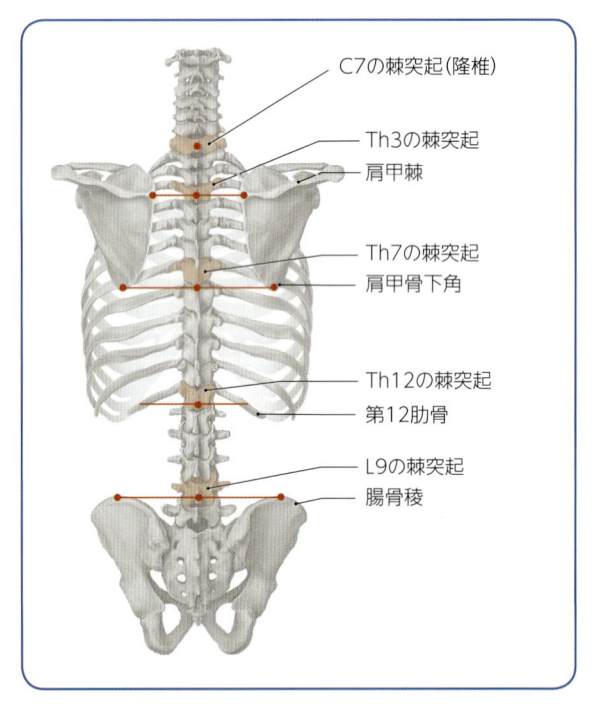

▶図6.1　脊柱のトポグラフィ

前弯) へ発達する。

椎骨

椎骨 (頸椎、胸椎、腰椎) の形状を ▶表6.1、▶表6.2、▶表6.3にまとめた。

椎体　椎体は海綿骨で出来ている。椎体の後外側にある椎弓は、緻密骨で出来ており構造的に強い。椎体の上下板 (軟骨板) は、上方および下方で椎間板と接する面である。

椎弓　椎弓は左右に2つある。上下の椎弓に囲まれてで

▶表6.1　頸椎の形状 (Aumüller et al. [7])

椎体	棘突起	横突起	関節突起
● 小さく平らである ● 輪郭：長方形 ● 上板の側方に**鉤状突起**（骨が矢状方向に張り出す）がある ● 下板は凹面である	● 先端が二分している。やや短い ● C7（まれにC4やTh1）の棘突起は特に長い	● 横突孔（椎骨動脈が通る）がある ● 前結節（肋骨遺残）があるこれが腹側の終点である ● 背側の先端に後結節がある ● 前結節と後結節の間の椎間孔から頸神経が出る	● 関節面は平らである ● 後方へ45度傾いている

▶表6.2　胸椎の形状 (Aumüller et al. [7])

椎体	棘突起	横突起	関節突起
● 背側より腹側が狭い（→胸椎後弯） ● 背面は腹側へへこんでいる ● 背外側に**上肋骨窩**と**下肋骨窩**（肋骨頭の関節窩*）がある	● 長い ● 方向：斜め下方 ● 棘突起が瓦状に重なる→脊柱管の胸椎部分は骨で覆われる→胸椎の背屈が制限される	● 方向：斜め背外側 ● Th1からTh10に**横突肋骨窩**（肋骨結節と関節をなす窩）がある ● 背側の先端に後結節がある ● 椎間孔から頸胸神経が出る	● 関節面は前額面上にある ● 上関節突起の方向：背側　下関節突起の方向：腹側

* Th1の椎体には、第1肋骨の上下肋骨窩および第2肋骨の上肋骨窩のみが存する。Th10の椎体には、第10肋骨の上肋骨窩のみが存する。Th11およびTh12の椎体にはそれぞれ第11肋骨および第12肋骨の上下肋骨窩が存する。

▶表6.3　腰椎の形状 (Aumüller et al. [7])

椎体	棘突起	横突起	関節突起
● 特に大きい ● 輪郭：豆の形 ● 矢状径より横径が大きい	● 方向：真直ぐ後方（→脊柱管の腰椎部分は結合組織のみで覆われるため腰椎穿刺を行いやすい）	● 肋骨突起（肋骨遺残）と同義 ● やや長い ● 肋骨突起の背側に**副突起**（横突起の一部）がある	● 上関節突起の背面に乳頭突起がある ● 関節面はほぼ矢状面にある（例外としてTh5の関節面はほぼ前額面にある）

きる孔が椎間孔である。椎弓は次の2つの部分に分かれる。

- 前方の部分：椎弓根
- 後方の部分：椎弓板

横突起　横突起は、各分節（頸椎、胸椎、腰椎）により異なる特徴を有する。

- 頸椎：椎骨動脈が横突起および肋骨遺残部を走行し、さらに横突孔を通る。
- 胸椎：胸椎では、横突起がはっきり認められる。肋骨と関節をなす。
- 腰椎：腰椎では、痕跡として副突起が存するだけである。（頸椎や胸椎の横突起にコンタクトするテクニックは、腰椎では乳頭突起にコンタクトして行う。乳頭突起は分かりやすいため）

棘突起　棘突起は、椎弓から背側に突出する突起である。棘突起も、各分節により異なる特徴を有する。

- 頸椎：二分している。
- 胸椎：斜め下方へ下がる。かなり長い。
- 腰椎：強固に出来ている。

椎間関節（ファセット）の関節面　椎間関節（関節突起間関節または「滑走関節」ともいう）は、平面関節であり、関節面と平行にのみ動くことができる（▶図6.2）。
- 頸椎：水平面であらゆる方向へ大きく動くことができる。

関節面は、水平面に対し（上前方から下後方へ）傾斜している。傾斜の角度は30度（第3頸椎）から50度（第7頸椎）まで幅がある。他の頸椎と比べて、第2頸椎と第3頸椎の間で回旋がかなり制限されている。

これら2椎の関節面は後方へ45度傾斜しているからである。
- 胸椎：前額面にあり、やや凸状に曲がる
- 腰椎：小さい前方部分は前額面で剪断力を受ける。後方部分は、矢状面で回旋および側屈が制限される。

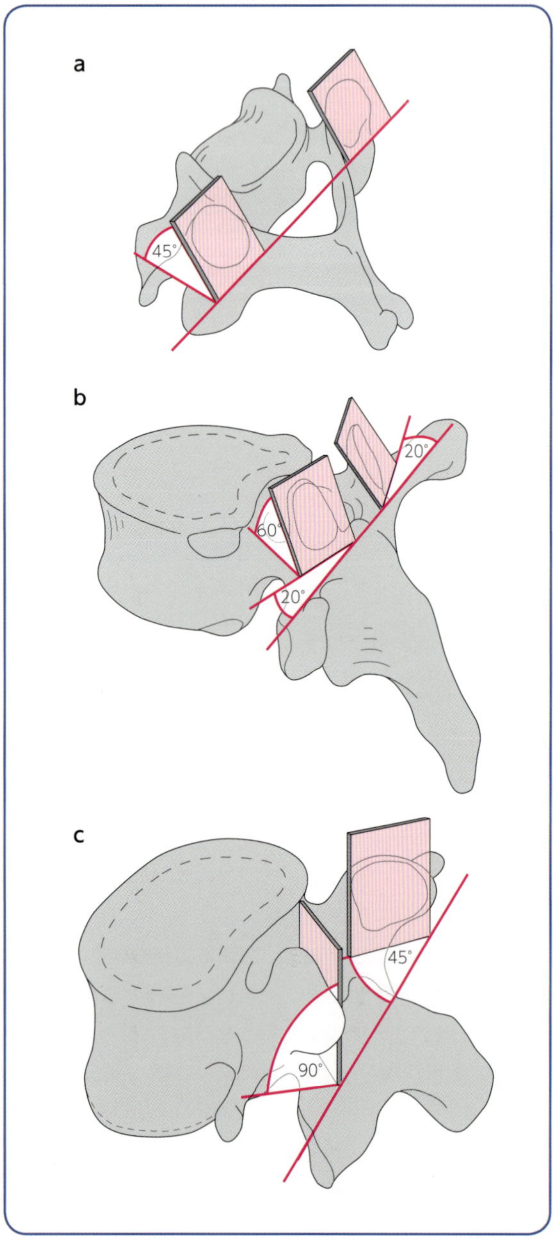

各分節の椎間関節は、腹側方向の力を受けとめ、椎間板を強い剪断力から守る。椎間関節が椎骨の運動方向を決定する一方、脊柱靭帯や椎間板は椎骨の可動性を制限する。Gramlich [29] (S.15) は、脊柱の静力学について次のように述べている。

「安定した脊柱の構造原理は、4つの橋脚を有する「つり橋」のそれと似ている」

脊柱の靭帯

前縦靭帯　椎骨の腹側面に付着し、椎間板を越えて複数の椎体を連結する。前縦靭帯は環椎の前結節から第1仙椎にかけて存在する。

後縦靭帯　椎体の後方に付着する。椎間板が存する部分で、靭帯の幅が広がり、椎間板と結合する。後縦靭帯は後頭骨から仙骨管にかけて存在する。

黄色靭帯　椎間関節に存する椎弓間をつなぐ。

横突間靭帯　横突起間に存する。

棘間靭帯　隣接する2つの棘突起をつなぐ。

項靭帯　棘突起の先端に付着する。外後頭隆起から第7頸椎にかけて存する。ここから途切れることなく胸椎に入る。胸椎に入ると棘上靭帯と呼ばれる。

棘上靭帯　棘突起の先端に付着する。第7頸椎から仙骨にかけて存在する。仙骨に入ると後仙尾靭帯となる。

後仙尾靭帯　浅後仙尾靭帯と深後仙尾靭帯の2つに分類される。仙骨の背側と尾骨をつなぐ。

椎体および椎弓に存する靭帯を▶図6.3に示した。

▶図6.2　椎間関節の位置
a.頸椎、b.胸椎、c.腰椎

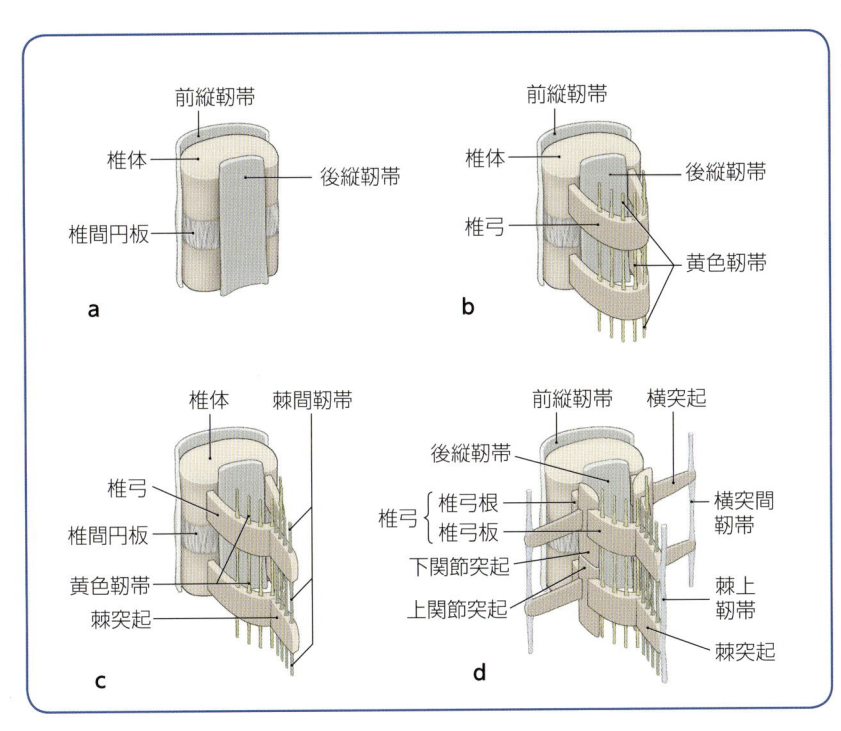

▶図6.3　椎体および椎弓に存する靱帯

椎間板

椎間板は、「緩衝」の役割を有する。椎間板には、線維輪という軟骨があり、中心部の核（ゼリー状で水分を多く含む）を取り囲んでいる。椎間板は、上下板（軟骨板）を通じて椎体と融合している。このため、椎間板が椎体から「滑り」離れることはない。

ゼリー状の核（髄核。発生学的には脊索から生じる）は、膨隆したり（**突出**）、押し出される（**脱出**）ことがある。突出（protrusion）は可逆的であるが、脱出（prolaps）は非可逆的である（線維輪軟骨が引き裂かれるため）。突出や脱出により、内側で脊髄が圧迫され、背外側で脊髄神経根が圧迫されることがある。突出および脱出はいずれも同程度の疼痛をもたらすとされる。

神経学者のBärtschi-Rochaixによれば、神経学的診断だけでは脱出の可能性を確定も排除もできない（Cramer [23], S.14）。椎間板を明確に描出できるのは画像診断のみである。ただし、椎間板の変位により必ず疼痛が生じるとは限らない。またアジャストメント後に疼痛が消失しても、X線所見で椎間板ヘルニアに変化がない場合もある（Cramer [23], S.14）。

椎間板は、主に硝子軟骨終板（椎間板の上下板）を通じた拡散により栄養供給を受ける。すなわち椎体への血液供給を通じて栄養供給を受ける。供給された栄養分は、それが不足する場所へ移動する。また老廃物は椎間板から椎体へ移動し、そこから血液を通じて運び出される。負荷と緩和が交互に発生することで（ポンプ作用）、体液や代謝物は速やかに交換される。これにより、乾いたスポンジに水が浸み込むように、水分が補給される（**コックス・テクニック**）。

緩和が長く続くと（例えばL3で800N未満の圧力が10-15分以上）、椎間板に水分が補給される。このような状態は臥位（圧力はわずか約250N）で生じる（NachemsonとElströmによる [55]）。

> **実践のポイント**
>
> 乳児の椎間板にはまだ血管が存在する。小児が歩き始め、椎間板が恒常的に圧迫されるようになると、血管はすぐに萎縮する。したがって、成長期の幼児を急いで歩かせないことが重要である（特に歩行器を使わない）。身体が成長し準備が整えば、小児は一人歩きを始める。

ただし、椎間関節で機能障害が生じ、反射的な筋の緊張により椎骨の可動性が持続的に低下すると、椎間板への栄養供給が悪化する。極端な場合、椎間板が壊死し、髄核の脱出が促される。

6.1.2 臨床的側面

脊柱の可動域は、▶表6.4および▶図6.4に示した通りである。

臨床：

脊柱の可動性の臨床所見は、▶図6.5に示した方法により得られる。

また脊柱疾患の概念を▶表6.5にまとめた。

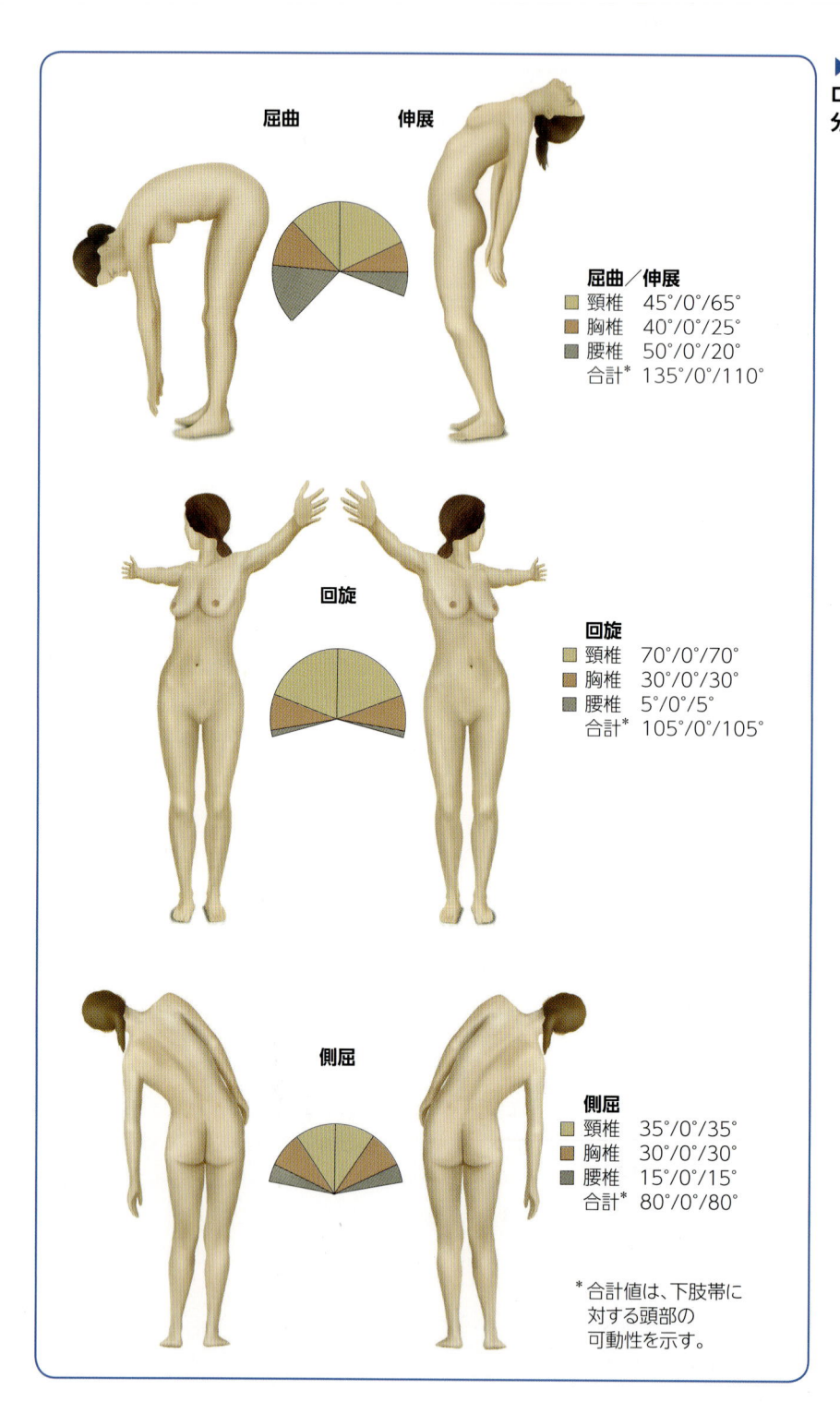

▶図6.4 ニュートラル・ゼロ・メソッドによる脊柱の各分節の運動シーケンス

屈曲　伸展

屈曲／伸展
- 頸椎　45°/0°/65°
- 胸椎　40°/0°/25°
- 腰椎　50°/0°/20°
- 合計*　135°/0°/110°

回旋

回旋
- 頸椎　70°/0°/70°
- 胸椎　30°/0°/30°
- 腰椎　5°/0°/5°
- 合計*　105°/0°/105°

側屈

側屈
- 頸椎　35°/0°/35°
- 胸椎　30°/0°/30°
- 腰椎　15°/0°/15°
- 合計*　80°/0°/80°

* 合計値は、下肢帯に対する頭部の可動性を示す。

▶表6.4 ニュートラル・ゼロ・メソッドによる脊柱の可動域（ROM）

	頸椎	胸椎	腰椎	合計
屈曲／伸展	40/0/70°	35/0/25°	50/0/30°	125/0/125°
回旋	70/0/70°	40/0/40°	10/0/10°	120/0/120°
側屈	35/0/35°	20/0/20°	20/0/20°	75/0/75°
うつむき／あおむき	90/0/90°	90/0/90°	90/0/90°	90/0/90°

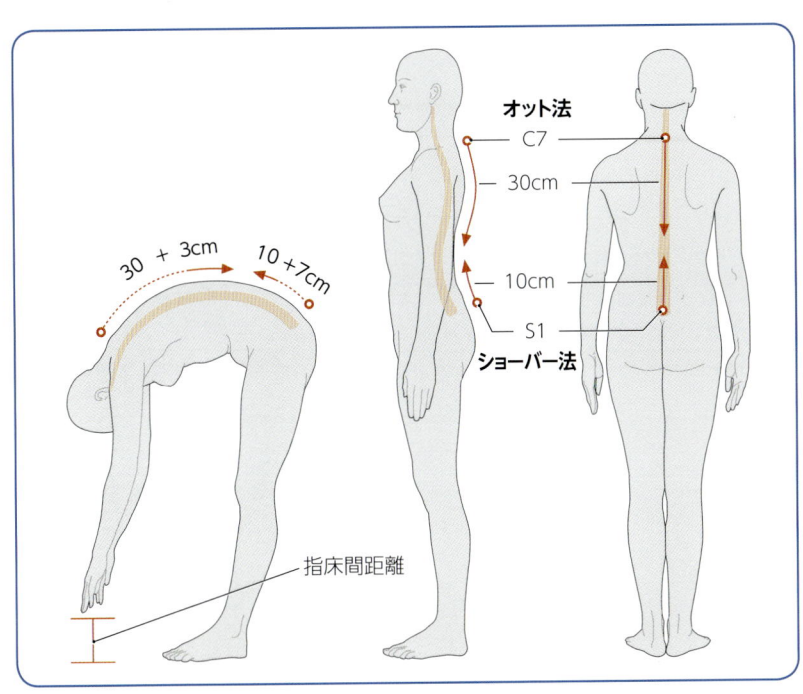

▶図6.5 脊柱の可動性

▶表6.5 脊柱疾患の概念

概念	説明
関節強直	関節の硬化。関節内部の病的過程により生じる
外骨腫	変性による骨端の腫瘍
楔状椎	骨粗鬆症（p.53）により生じる。椎体の前端で椎体の上板が破壊される
バーストラップ病（キッシングスパイン）	重度の前弯により生じる棘突起接触症
ベヒテレフ病	強直性脊椎炎。慢性リウマチ性炎症により椎骨が硬化する
フォレスティエ病	椎体の骨が増殖する（骨増殖症）。脊柱全体が硬化する
パジェット病	変形性骨炎。仙骨および脊柱で生じることが多い
ペルテス病	血行障害による大腿骨頭の壊死
ショイエルマン病	若年者における脊柱の成長障害。椎体の上下板に亀裂が生じる（シュモール軟骨結節）。重度の胸椎後弯症として表れる（若年性変形性背骨軟骨症）
レックリングハウゼン病	常染色体優性遺伝により遺伝する神経線維腫症。皮膚や神経系が侵される。神経線維腫（神経鞘腫）は、シュワン細胞で生じる腫瘍である
脊椎骨軟骨症	椎体および椎間板の変性摩耗。脊椎骨棘を伴う
後方脊椎すべり症	椎骨が後方へ滑る
蝶椎	先天性の椎体形成異常
脊椎関節症	椎間関節の退行性変化

▶表6.5　続き

概念	説明
脊椎骨棘	変性による骨の増殖。椎間関節の近くの骨端で見られる
脊椎分離症	椎骨（多くはL5、まれにL4）の上関節突起と下関節突起の間で椎弓に亀裂が生じる。椎骨の両側で発生することが多い
脊椎すべり症	椎骨が前方へ滑る。疲労骨折により生じる
変形性脊椎症	脊柱の変性変化による脊椎症。X線画像で異常が認められる

6.1.3　頸椎の病理

脊柱の上位（頸椎）は、生命体（Organismus）の様々な機能的プロセスが投影される領域であり、病的変化も投影される。ここでは、頸椎の次の側面について考察する（Schmidt [66] による）。

- 身体の動力学（Dynamik）を反映する頸椎の静力学
- 頸椎の神経の特性
- 頸椎の血管の特性
- 頸椎の力学（Mechanik）

身体の動力学を反映する頸椎の静力学

AP像（前方から後方へ見た像）で、脊柱は身体の中心線（垂直線）をなす。矢状面（側方から見た面）で、頸椎前弯と胸椎後弯は均衡を保ち、これにより重量は重力（鉛直線）に従って左右対称に分配される。

正常な脊柱の弯曲は、脊柱周囲の筋の緊張（Tonus）により形成される。頸椎前弯は腰椎前弯と呼応し頸椎と腰椎では類似の変化が生じる。頸椎で過前弯が生じると、腰椎で類似の前弯増強が確認される。また、頸椎が垂直化し弯曲が減少すると、腰椎前弯も減少する。

歩行では、絶えず静力学が動力学に適合する。流れるように柔軟で弾力的な歩行は、筋が錐体路だけでなく脊髄小脳路（微妙な力の加減に関わる）を通じて制御されることで可能となる。また、運動の後（どんなに激しい運動を行った後でも）、身体の各部は、「自ずと」それぞれの開始位置、すなわち中間位に戻る。

しかし、システム（身体）に属する一つの肢の運動能力に問題が生じると、この肢と協調して働くあらゆる部位（運動の構成要素）が運動終了時に中間位に戻れなくなる。この状態は問題の原因が解決するまで続く。原因が解決しなければ、代償として全身の静力学がこの状態に適応する。代償性の強制姿勢は、一定期間であれば、損傷を生じることなく維持することができる。

通常、脊柱と骨盤、また脊柱と上肢帯は90度の交差軸をなす。代償性の全身の静力学の適応で、これら交差軸の角度が変化すると、生命体は非生理的な力学的負荷に対し安定化を試み始める。脊柱（特に頸椎）では骨の構造的な変化が生じる。X線画像では、椎体骨縁で脊椎症性の突起が見られ、鉤状突起で隆起が認められる。これらの病的変化を改善するには、正常な静力学のコンセプトを持ち、各構造で生理的な負荷および運動を回復しなければならない。

そのためには、長時間の反復的な運動（職場で頻繁に行う動きなど）を考慮する必要がある。労働により骨や結合組織の変化が生じることがあるためである。これらの変化は、重要な機能的要素（脊髄神経、自律神経、椎骨動脈など）が空間的に圧迫されて初めて気づかされる。

頸椎の病変の原因を明らかにすることは重要である。どんな損傷も、程度の差はあれ、全身の骨格の運動が静力学に投影されて生じる。

頸椎の神経の特性

脳（大脳、中脳、小脳）とつながる求心路および遠心路を構成する神経は、頸部を走行する際、頸部に適応しなければならない。頭部関節（環椎後頭関節、環軸関節）では、しばしば神経の通り道が狭い。頭部関節の運動神経路および感覚神経路は、頸部を走行する脊髄だけでなく、延髄（橋とともに後脳を形成する）の近くにも存在する。脳幹と脊髄の融合部はかなり上位にあり、あらゆる頭部の運動は頸部に対抗して行われる。

頭部関節は、髄液（液性の外被）で支えられており、生理的可動域内で動く限り、問題は生じない。しかし、後頭骨—環椎—軸椎領域で変位や病的段差が生じると、脊髄（横断面）で圧迫性挫傷が生じるだけでなく、脳底部が引っ張られ大後頭孔からずれて移動する。これにより不快で痛みを伴う反応が生じる。

頭部関節の静力学の異常を示す徴候として、まず大後頭神経（主要な感覚神経）が刺激される。この刺激が続くと、大後頭神経の走行領域で多くの痛覚過敏点が生じ、触診で後頭の頭皮全体の圧痛が認められる。また、

患者が頭部の回旋制限に気づく場合もある。

脊髄硬膜は、脊柱の非生理的運動に抵抗するが、椎弓板（正常な椎弓板は同軸上で上下に重なる）の変位に抵抗し続けることはできない。他方で、脊髄硬膜は、脊髄（横断面）を圧迫し、この部位を走行する神経（生命に関わる神経）をも圧迫する。

脊髄神経と自律神経
身体の他の部位と同様に、頚椎にも脊髄神経と自律神経が存し、これらは固有の機能を有する。椎間孔から出る脊髄神経（頚神経）は8本あり（C1やC8と略記する）、椎間孔を出た後につながり、2つの神経叢を形成する。すなわち、C1-C4の頚神経は頚神経叢を形成し、C5-C8の頚神経は腕神経叢を形成する。

上頚神経節 (C2/C3) は、最も上方にある頚神経節である。喉頭を支配し、一部は心臓をも支配する。内頚動脈神経は、上頚神経節の神経枝であり、頚神経叢とともに、内頚動脈の周囲を走行する。また頚静脈神経（舌咽神経（IX）および迷走神経（X）の節後線維）と並んで走行する。最後は深錐体神経となる。一方、外頚動脈神経は、唾液腺および口腔粘膜を支配する。喉頭咽頭枝は、さらに進んで咽頭神経叢につながる。また、上頚心臓神経は、節前および節後線維を通じて心臓神経叢に達する。上頚神経節の交感神経線維は、頭部・顔面・頚部の皮膚を支配する。遠位部では、汗腺神経が顔面を、分泌神経が口腔・鼻腔・頬・喉頭・甲状腺・副甲状腺を、血管運動神経が頚動脈およびその分枝を、その他の神経線維が瞳孔散大筋を支配する。

中頚神経節は、上頚神経節とほぼ同じ領域を支配するが、特徴的な点として心臓神経叢につながる神経枝を有する。中頚神経節は、一つの神経節として存在するのではなく、複数の小さな神経節細胞グループに分かれて存在する。あるいは中頚神経節が全く存在しない場合もある。

下頚神経節は、しばしば第1胸神経節と融合し、**頚胸神経節すなわち星状神経節**になる（Th2- Th7からの神経線維も含まれる）。下頚神経節は、頚部、上肢、心臓、肺に分布する。下頚神経節の交感神経線維は、鎖骨下動脈の血管枝およびその分枝（上肢）を支配し、甲状腺と副甲状腺をも支配する。また心臓神経叢につながる枝を有する。

心臓神経叢 心臓神経叢を通じた自律神経支配は、重要な**心臓**の制御回路である。交感神経系は、プラス作用（心機能を高める作用）を有する。
- 変時作用——心拍数
- 変力作用——心収縮
- 変伝導作用——興奮の伝導
- 変閾値作用——興奮性

節後交感神経線維は、交感神経幹を出て心臓神経叢に達する。同様に、頚椎および上位胸椎から出た交感神経枝も、心臓神経叢に達する。
- 上頚心臓神経：上頚神経節から出る
- 中頚心臓神経：中頚神経節から出る
- 下頚心臓神経：下頚神経節から出る
- 胸心臓神経枝：第2胸神経節、第3胸神経節、第4胸神経節から出る

> **注意**
> 血圧や心拍を調整する薬を処方されている患者には、カイロプラクティック治療を行う前に、心機能の異常に注意すべきことを説明する。また、異常が生じた場合、主治医（心臓医）による処方の見直しが必要になることもある。

血圧の上昇（収縮期血圧のみの上昇が多い）は、身体の関節機能障害（頚椎）への適応を示唆する。すなわち、圧迫された椎骨動脈の血液供給を改善しようとして、血圧が上昇する。椎骨動脈の血行は、デクライン・ハングテスト（p.57）や画像診断により調べることができる。

横隔神経 横隔神経（頚神経叢から出る）にも注意が必要である。横隔神経は、運動神経線維と感覚神経線維を有する。運動神経線維は横隔膜を支配し、感覚神経線維は心膜、壁側胸膜、壁側腹膜、臓側腹膜（肝臓や胆のう）を支配する。横隔神経は、**C4**（時にC3やC5）の頚神経の前枝から出て、腹側で前斜角筋を走行する。さらに縦隔強膜と心膜（の間）に沿って走行し、横隔膜を支配する。さらに、横隔神経は、横隔膜腱中心を貫通し、尾側へ走行する。横隔腹枝となってさらに進み、肝臓、胃、腎臓に達し、これらを感覚神経線維により支配する。

> **実践のポイント**
> 有対の神経の両方が刺激されることはまれである（その場合、生命にかかわる呼吸障害が生じる）。ただし、例えば、C4の関節機能障害で、片側の神経が圧迫され、これにより横隔膜の片側の位置が上昇し、横隔膜が痙攣し、吸気が妨げられる場合もある。

確かに、横隔膜の運動（Exkursion）が妨げられ、これにより肺底の換気が低下し（横隔膜の頸部部分の運動が減るため）、胸膜や肺で問題が生じることは多い。また、縦隔（心臓、肺、胸腺などが存在する）が狭まると、縦隔を走行する神経が圧迫される。

関連した病気など

しゃっくり
頻発するしゃっくりは、横隔神経の狭窄や刺激を示唆する場合がある（特に乳児や小児）。

ホルネル症候群
三大徴候として、眼瞼下垂（上眼瞼の下垂や、瞼板筋（平滑筋）麻痺による瞼裂狭小）、縮瞳（瞳孔散大筋麻痺による瞳孔の縮小）、軽度の眼球陥凹（眼球の陥没）が表れる。ホルネル症候群の原因は、上頸神経節の交感神経のスラストの異常とされる。上頸神経節は、毛様体神経節やその他の交感神経幹（星状神経節（すなわち頸胸神経節）や中頸神経節）とつながっている。手や腋窩の**多汗**（異常な発汗）は、星状神経節の神経支配の亢進を示唆する。

斜角筋症候群
後方の斜角筋間隙の狭小化（斜角筋の異常肥厚による）や、頸肋が腹側へ大きく伸びることにより、腕神経叢や鎖骨下動脈が狭窄される。臨床症状として、神経学的障害（患側の肩や上肢で疼痛や感覚障害が生じる）や血行障害が表れる。

頸肋
頸肋（C7から出る）がやや長い場合、腕神経叢の下位の神経根（C8およびTh1）や鎖骨下動脈（鋭角をなして走行する）は、迂回して上肢に到達しなければならない。この場合、これらの神経根や鎖骨下動脈は、（頭位を維持した状態で）下垂した上肢に牽引され、頸肋にぶつかり圧迫され、その結果として上肢の血行障害や上肢内側の感覚障害が生じることがある。これらの障害は胸郭出口症候群とも呼ばれる。

頸椎の血管の特性

椎骨動脈の分布

椎骨動脈は、右鎖骨下動脈および左鎖骨下動脈から起始する最大の動脈である。椎骨動脈は有対であり、横突孔を通りC6からC1まで走行する。軸椎（C2）までは直線的に走行する。また頸椎の脊髄神経節のごく近くを走行する。軸椎と環椎の間で、動脈は弓状になる（環椎の動脈ループ）。すなわち動脈は環椎の横突孔に達するため外側へ走行する。その後、環椎の後弓の溝（椎骨動脈溝）へ向かう（外側から中央へ戻る）。環椎後頭膜および硬膜を巡った後、椎骨動脈は大後頭孔を通り頭蓋腔に入る。

有対の椎骨動脈は、斜台で不対の**脳底動脈**と統合される前に、有対の**後脊髄動脈**および不対の**前脊髄動脈**を出す。有対の後脊髄動脈は、脊髄の両側を走行し後根（感覚神経が入る）に入る。不対の前脊髄動脈は、脊髄の前面を走行する。いずれの脊髄動脈も、軸椎環椎領域から馬尾（腰椎）まで走行する、脊髄の主要な動脈である（▶図6.6）。

有対の椎骨動脈は頭蓋に入り（▶図6.7）、不対の脳底動脈と統合される。その後、脳底動脈は分岐し、有対の後大脳動脈になる。左右の後大脳動脈は、後交通動脈を介して、それぞれ同側の中大脳動脈とつながる。内頸動脈も中大脳動脈に入る。

大脳動脈輪は、脳底の下垂体漏斗の周囲において動脈が形成する完全な輪である。内頸動脈は、脳底動脈（椎骨動脈とつながる）とつながり、また前大脳動脈、中大脳動脈、さらに後交通動脈および前交通動脈を介して後大脳動脈とつながる（▶図6.8）。

> **実践のポイント**
> 大脳動脈輪では、ある動脈の血流不足が他の動脈の血流により代償されることもある。ただし、この代償は後大脳動脈から開始する！

- 脳底動脈の手前で椎骨動脈から分岐する動脈
  - 後脊髄動脈
  - 後下小脳動脈
  - 前脊髄動脈
- 大脳動脈輪の**手前**で脳底動脈から分岐する動脈
  - 前下小脳動脈
  - 橋枝
  - 上小脳動脈
- 血液供給の領域
  - 頸椎の椎間関節

6.1 はじめに

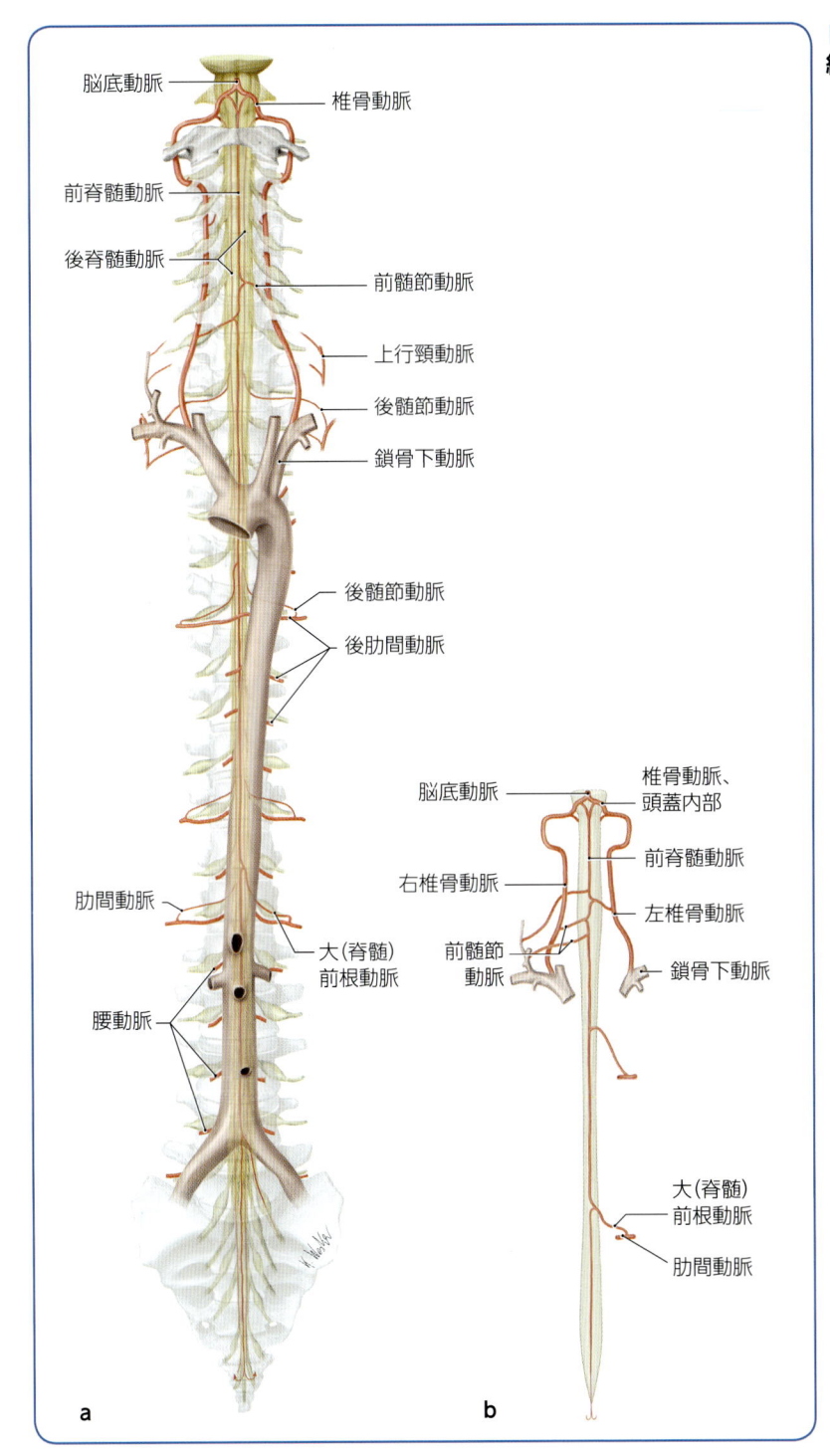

▶図6.6 脊髄における動脈血供給

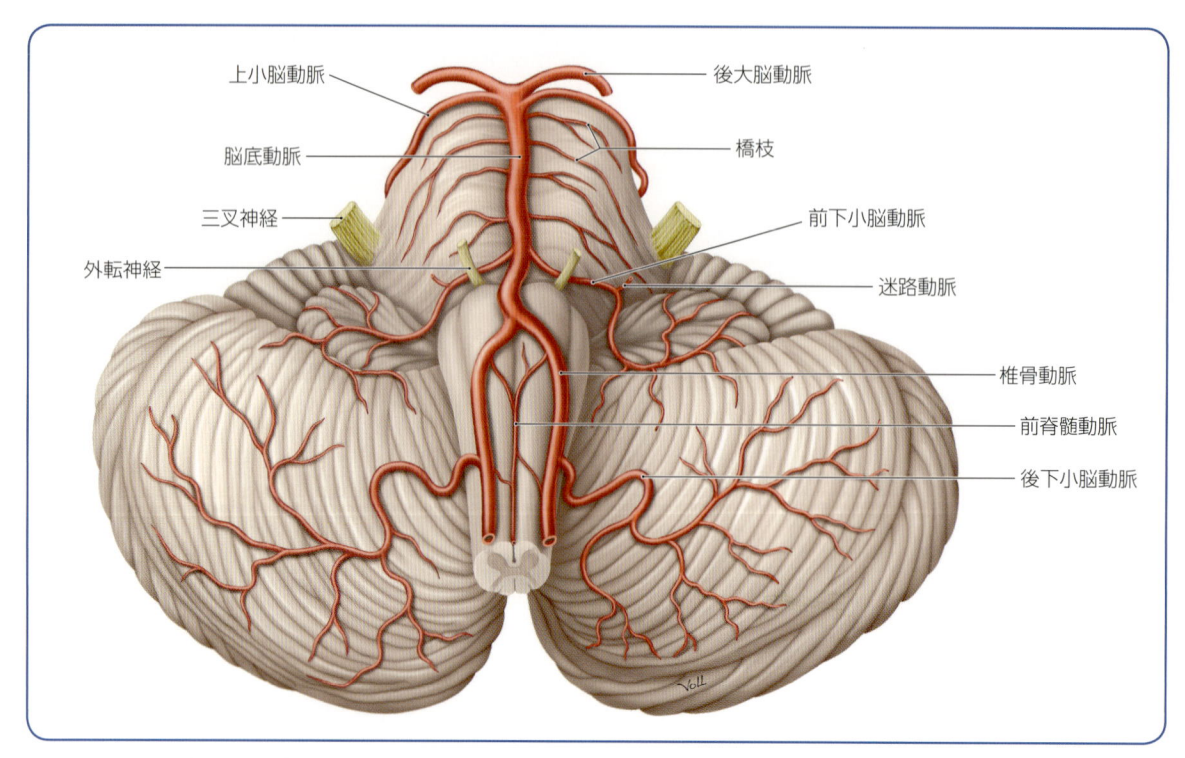

▶図6.7　前頭後頭に広がる椎骨動脈およびその他の動脈

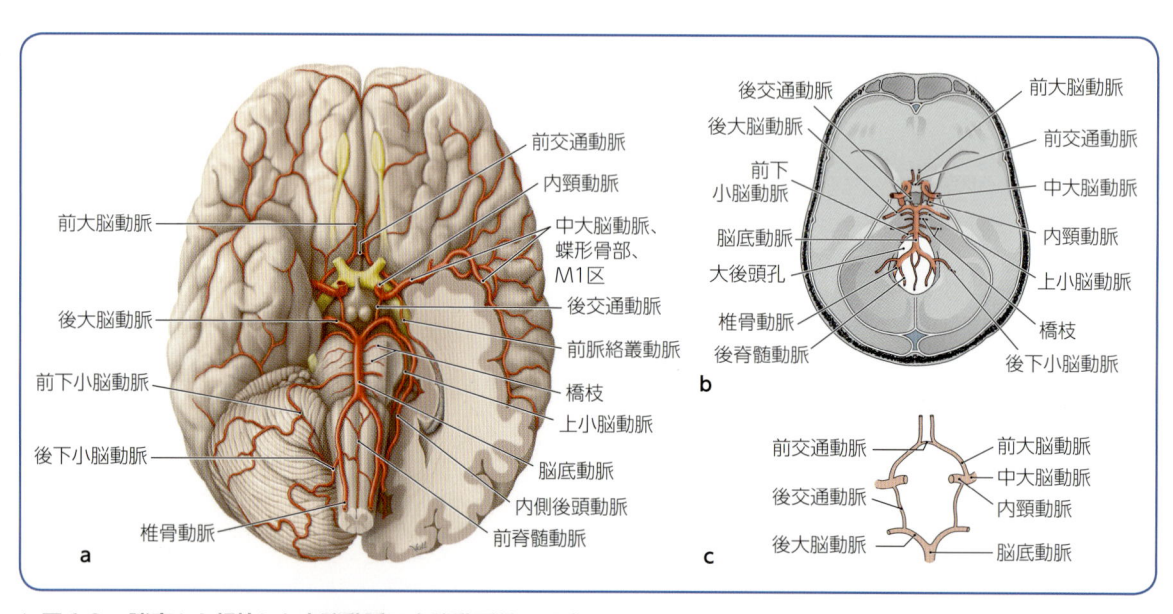

▶図6.8　脳底から起始した大脳動脈は大脳動脈輪を形成する

> **実践のポイント**
> 椎骨動脈の狭窄により、複数の頸椎で関節包-靱帯（片側）への血液供給が低下することがある。

- 脊髄（後脊髄動脈と前脊髄動脈が走行する）
- 延髄
- 小脳
- 橋
- 内耳と平衡器官

> **注意**
> 頸椎の動的運動（dynamische Exkursion）によって、動脈が狭窄され、上記の器官で機能低下が生じていないか注意する必要がある。

頸椎の構成要素（椎間関節、椎体、椎間板、椎骨動脈、脊髄神経節）の病的変化は、その隣接部で刺激として知覚され、遅かれ早かれ、これに関連した反応が生じる。小さな変化は、身体が代償するため無症状である。多くの場合、症状が表れる時には臨床像は進行している。一定期間は、病変が再生し臨床像を改善することができるが、ある時点から、臨床像は改善しなくなり、さらなる損傷を制限できるだけとなる。

上位頸椎の椎骨動脈が力学的に圧迫されると、脊髄への血液供給が阻害され、「窮乏地域」（Schmidt [66]、S.149）が発生する。ただし、その原因が頸椎にあると気づくことはまれである。

椎骨動脈が圧迫されないことは、頸部および頭部への血液供給だけでなく、脊髄への血液供給にとっても重要である。

関連した病気など

椎骨動脈の狭窄

椎骨動脈の狭窄により、「椎骨性」のめまい、難聴、耳鳴りが生じることがある。脳底動脈や前下小脳動脈からは迷路動脈（長く太い動脈）が起始し、主に内耳に血液を供給しているからである。

脊髄への血液供給

脊髄（馬尾まで）に血液供給する主な動脈は、椎骨動脈、後脊髄動脈、前脊髄動脈である。これらは鎖骨下動脈から起始する。また、これらは、各部（脊髄神経節、神経根、脊髄、脊髄の膜）で、神経脊髄動脈を出す。

すなわち

- 胸椎では、上位2椎（Th1とTh2）の椎間孔に、肋間動脈の脊髄枝が存する。これらは肋頸動脈から起始する。肋頸動脈は鎖骨下動脈から起始する。
  下位9椎（Th4-Th12）の椎間孔には、胸大動脈から出た肋間動脈の脊髄枝が存する。
- 腰椎には、腰動脈（4対）の背枝の脊髄枝（4つ）が存する。腰動脈は腹大動脈から起始する。
- 仙椎（および馬尾）には、腸腰動脈および外側仙骨動脈（いずれも内腸骨動脈から起始）が血液供給する。

また、脊髄の動脈は、分布領域により次の3種類に分かれる（▶図6.9）。

- 前根動脈、後根動脈：脊髄神経節、前根、後根に血液供給する。
- 神経根軟膜動脈：脊髄の白質（外周部）に血液供給する。さらに分岐し、軟膜で脈管網を形成する。
- 前神経根髄質動脈、後神経根髄質動脈：これらは真の意味での脊髄動脈であり、脊髄の灰白質および白質に血液供給する。

これらの動脈は、各分節の脊髄神経の硬膜枝の支配を受ける。硬膜枝は、脊髄の血管運動神経中枢にもつながっている（2.3.6参照）。

血液供給の阻害

ここでは、Willi Schmidt [66] に従い、血液供給の病理について述べる。すなわち、血液を供給する構造（血管、その他の構造）に影響を与える病変について述べる。

椎間関節の関節面の関節症性病変または脊椎症性病変

椎間関節の関節面で硝子軟骨が失われると、関節症性病変が生じる。すなわち、非生理的な作業負荷が続き、これに反応して骨縁に骨が蓄積する。この外骨腫により関節面の径が広がり、関節面が椎骨動脈に直接触れる。椎骨動脈は、安静時に、空間的条件に合わせて曲がり、障害物（関節面の病的な骨縁の隆起）を迂回する。しかし、作業負荷時にもこの位置を維持すると、椎骨動脈は骨縁の隆起と摩擦を起こす。椎骨動脈の摩擦点は硬くなり、胼胝のようになる。この部分では、血管壁の弾力性は低下し、石灰蓄積が進み、動脈硬化が生じやすくなる。

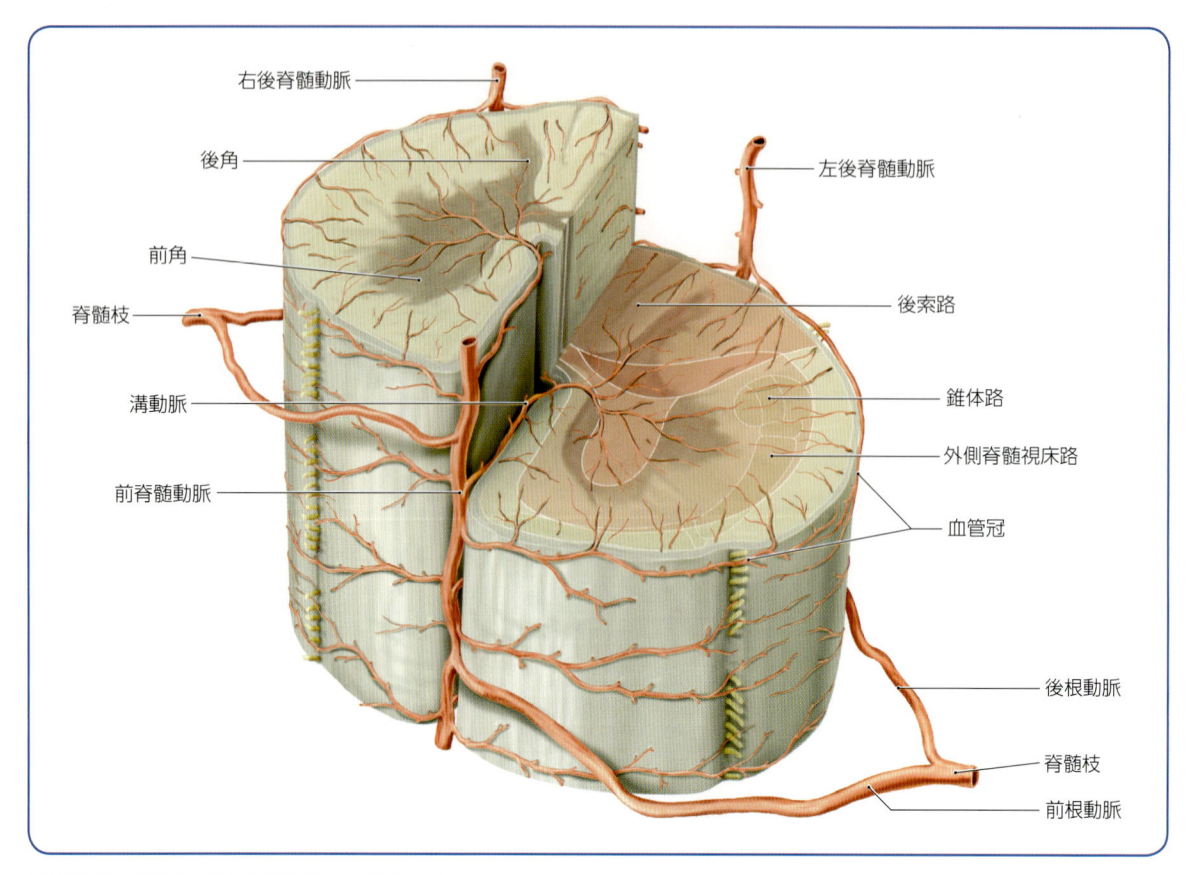

▶図6.9　脊髄への血液供給を示す断面図

鉤状突起の脊椎関節症性骨棘は、骨縁の隆起という形で生じ、椎間孔に入り込むことがある。これにより、椎間孔に存する脊髄神経や脊髄神経節が圧迫され、あわせて椎骨動脈も圧迫され、正常な位置から押し出される。ただし、椎骨動脈への力学的圧迫は、外側に存する外骨腫隆起によってのみ生じる。すなわち、椎間孔は、背外側に存する外骨種隆起（口唇形状の隆起。鉤椎脊椎症により生じる）により狭小化する。この病的骨棘は、頸椎の椎体上板の骨縁で生じ、椎間関節の関節面で生じる病変と同様に、職業やスポーツによる過剰負荷で椎間板が摩耗している所へ、骨が慢性の力学的刺激を受け、これに反応して生じる。

　病的な骨縁隆起による椎骨動脈の空間的圧迫の確定診断は、X線画像のAP像によってのみ可能である。

　椎骨動脈が圧迫されると、力学的な血行障害が生じる。また、椎骨動脈を支配する椎骨動脈神経（椎骨動脈の周囲で椎骨動脈神経叢を形成）が力学的に損傷され、機能性痙性の血行障害が生じる。これにより、病的異変は、患部にとどまらず、椎骨動脈の分布する領域全

実践のポイント

これらの椎骨や椎間関節の病変は、必ずしもカイロプラクティック治療の禁忌ではない。慎重に適切なアジャストメントを行えば、関節症性病変を有する関節骨の治療は可能であり、動脈の回避行動を改善し維持できる場合もある。

効果的なアジャストメントは、関節包および靭帯の緊張を緩和する。これにより、椎間関節の関節面および骨縁隆起（負荷に反応して形成される）への圧迫は、許容しうる程度まで低下する。その結果、外骨腫の増殖が止まる可能性がある。さらに、わずかではあるが病変が後退する場合もある（患者の年齢による）。

体に広がる。

椎骨動脈の血管壁の硬化は、カイロプラクターにとってリスクである。一般に、動脈硬化はカイロプラクティック治療の禁忌とされる。「石灰化」した血管は、弾力性がなく脆い。血管が断裂した場合、速やかに止血し、生

命維持の処置を行うのは外科医のみである（Schmidt（［66］, S.153)。

病理学的に、椎骨動脈では早期に高頻度で動脈硬化が生じる事実はよく知られている。椎骨動脈は危険に曝され、強い捻れ負荷を受ける位置にあり、特に動脈硬化が生じやすい。石灰が蓄積すると、血管壁の緊張は失われる。通常、鎖骨動脈の分岐部や、環椎の動脈ループで、重度の動脈硬化が群発する。また、動脈の全走行（起始から停止まで）が硬化病変に侵される場合もある。硬化病変と関節症性病変が合併し動的運動が制限される場合もある。

一見すると、頸椎の運動制限は生理学的に有益に見える。頸椎の運動制限は、血管（動脈硬化を有し、過大な運動により危険に曝される）にとって「必要悪」であり、ある種の保護メカニズムとなる。

> **注意**
> 病変を有する椎骨動脈にとって、頸椎の突発的な牽引は特に危険である（本書では牽引を用いるテクニックを紹介していない）。ただし、幾つか例外もある。その一つが後頭の側屈のテクニックである。このテクニックでは、スラストを加える際、頸椎の凸側を牽引する。

転倒して頭部を打った場合（単に頭部をぶつける場合でも）、加速された力が頸椎に作用する。この力は、カイロプラクティック治療のテクニック（本書で記述する）で用いる力よりはるかに強い。

術者は、リスク（特に高齢患者）を意識しなければならない。必要であれば、事前に画像診断を行い、血管病変の重症度を確認する。

頸椎の力学

頸椎は、脊柱で最もよく動く部位である。これには3つの要因が考えられる。

1. 椎間板。椎間板の性質は脊柱の高位により異なり、頸椎の椎間板は胸椎や腰椎のそれよりも強靭に出来ている。
2. 頸椎の椎間関節は斜めに変位しやすい
3. 特異な構造を有する上下の頭部関節（環椎後頭関節および環軸椎関節）

例えば、頭部のうなずき運動（肯定を表す動き）では、後頭顆（環椎の上関節面の上に存する）が前後に動く。この運動は、**上方の頭部関節**（環椎後頭関節）により行われる。この関節は、後頭顆の凹部分と、環椎の上関節面（カップ状の凸面）が接合して出来ている（▶図6.10）。（この後頭骨と環椎の間での、外方への運動はわずかである。）その際、関節の対側が開き（15-20度）、回旋は生じない。

一方、頭部を横に振る運動（否定を表す動き）は、回旋であり、**下方の頭部関節**（環軸関節）により行われる。この関節は、環椎の下関節面（凹面）、軸椎の上関節面、軸椎歯突起（前関節面と後関節面を有する）から出来ている（▶図6.11）。

環椎の前弓は、軸椎歯突起の前関節面と接合する。軸椎歯突起の後関節面は、環椎横靭帯に対抗して動く。環椎横靭帯は、環椎の両側の外側塊の間でぴんと張り、

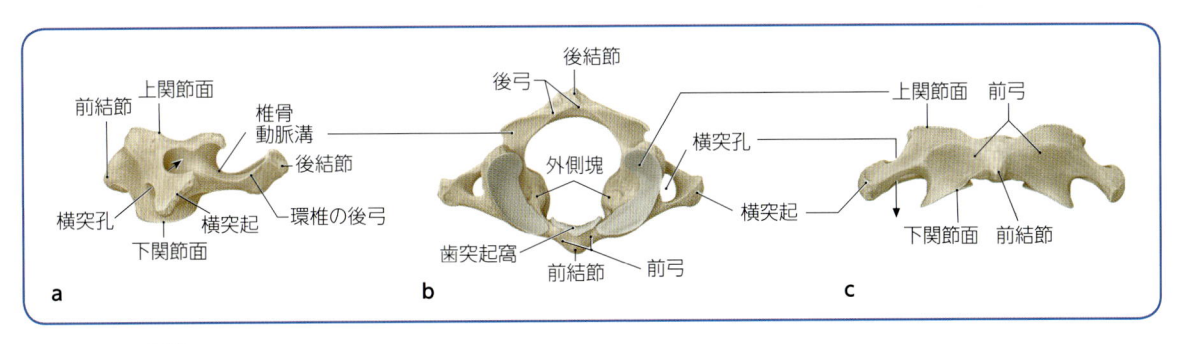

▶図6.10 環椎

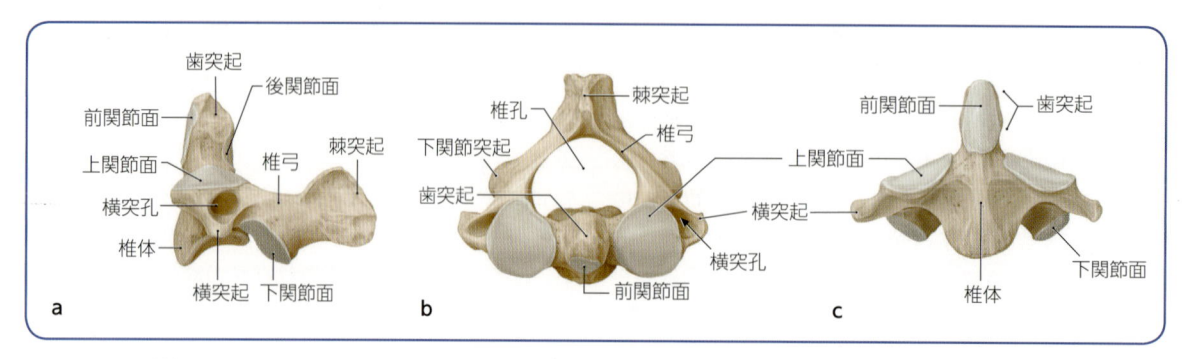

▶図6.11　軸椎

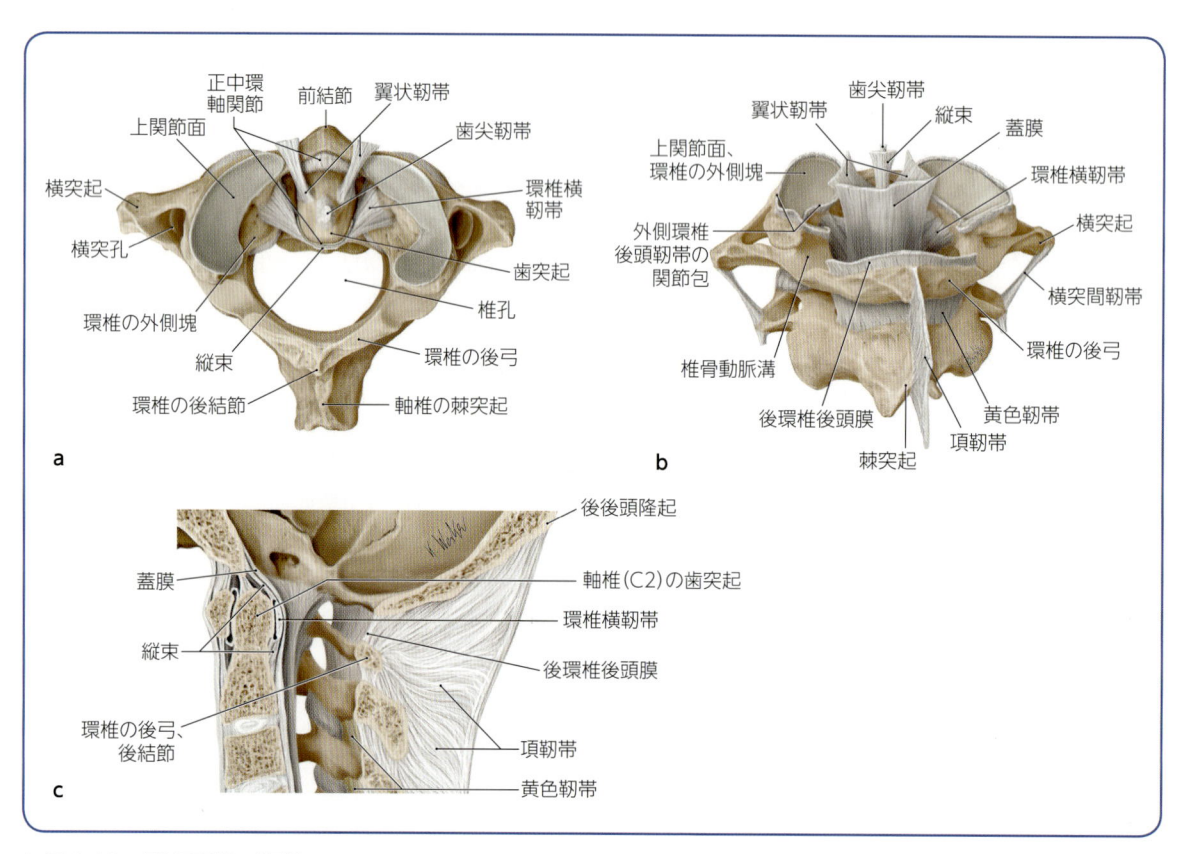

▶図6.12　頭部関節の靭帯

軸椎歯突起の後方でこれを通り過ぎるようにして存在する。これにより、頭部を動かした時に歯突起が脊髄腔に入り込むのを防ぐ（▶図6.12）。

頭部の回旋運動では、頭蓋が環椎とともに軸椎歯突起を軸として回旋する（このため第2頸椎は軸椎と呼ばれる）。同時に、環椎と軸椎の関節面の側方部分（弧の形をなし上下に重なる）が滑り離れる。軸椎の上関節面は平らではなく隆起している（前額軸の中央が隆起している）。このため、環椎が回旋すると、環椎の関節面の位置は低下する。すなわち斜めになった軸椎の関節面の位置まで低下する。これにより頭部の位置は2-3mm下がる。

頭部の回旋は、ねじの回旋によく似ている。頭部を開始肢位に戻すには、環椎の下関節面（端が張り出している）を、軸椎の上関節面（「鞍のように中央が隆起している」Schmidt [66], S.155）へ、ねじを回すようにして戻

以上の頭部の運動モデルから、頭部の回旋により頭部の位置がわずかに下がる原因は、環椎の下関節面が軸椎の上関節面上で位置を変更するためであると分かる。

頭部関節には椎間板が**存在しない**。また、頸椎（C3-7）に特徴的な鉤状突起も存在しない。

全身の他の関節と同様に、頭部関節と頸椎の関節でも、関節骨間に半月版のような薄い膜がある（Emmendingerによる、Schmidt[66]）。

この軟らかだが強靭な、関節円板のような膜は、緩衝の役割を有し、感覚神経が分布し、関節面の動きを滑らかにする。特に環椎の関節の膜は脂肪組織を多く含む。重要な機械的要素と考えられるこの膜の水分減少は病変の前段階であり、その後椎間関節の関節症が生じる。特に、うなずき運動や回旋の際、頸椎できしむような摩擦音が聞かれる場合、その原因は、軟骨化した関節の膜の残留物であると考えられる。

頭部関節と比べて、他の頸椎の可動域（個々の椎骨により異なる）はかなり小さい。ただし、一つの分節の運動は、隣接する分節の関与（運動の方向により関与の仕方は異なる）をも含む総体であり（脊柱の各分節は全体として機能的組織体をなす）、頸部全体の可動域（運動の半径）はかなり大きくなる。

C3-C7の椎間関節は約45度傾いており（上から見るとほぼ直線上にある）、頸椎の屈曲と側屈を同時に行った場合にのみ、回旋に似た運動が生じる。C3-C7の領域では、椎骨が鉤状突起を有し、逆にした鞍のように重なり、椎骨の側方では極めて窮屈な動きを強いられる。

6.2 頸椎テクニック

頸椎のテクニックでは、他の部位のテクニックに比べて、術者が患者に同調する能力がいっそう重要である。術者と患者の間には特別な信頼関係が必要である。緊張が緩和すれば、患者は頭部を「捻じ曲げない」。術者は、**最適なタイミング**の感覚を習得しなければならない。すなわち、患者の頭部が弛緩した瞬間に、間髪入れずスラストを加える必要がある。

その際、術者は、患者の注意をそらせるための小さな工夫を行う。患者の注意が集中しなければ、緊張が緩和し、治療が容易になる。

術者は、物ではなく人間を治療していることを自覚しなければならない。したがって、術者と患者は、言語および非言語のコミュニケーションを行う。術者は、全ての治療行為を患者に説明しなければならない。触診の際も、何をなし何を発見したかを患者に説明する。

術者が両手で頭部を支え動かす仕方から、患者は術者の熟練度を細やかに感じ取る。患者はグリップの安定感（手が震えていない、冷汗がにじんでいない）を感じると、信頼感を持ち、緊張を緩和させることができる。

術者は患者に痛みについて尋ねるとよい。これは非言語でも可能である。痛みがあれば、患者は顔をしかめ、呼吸が変化する。また、筋が短く痙攣したり、筋全体が緊張を帯びる。したがって、常に、注意深く観察し、感覚し、感じ取ることが必要である。そのためには、患者にコンタクトし、意思疎通を取りながら、治療を進める必要がある。

示指でスラストを加える際、他の指を揃えて閉じると、コンタクト・ハンドが安定し安全性が高まる。

頸椎のX線解剖図を▶図**6.13**に示した。

> **実践のポイント**
> 治療で患椎を他動的運動の最終可動域まで動かす際、以上の関節の力学を理解しておく必要がある。
> アジャストメントの原則に従えば、関節力学の要件を満たし、容易に適切に（やさしく）、患関節（関節機能障害を有する）を生理的な位置に動かすことができる。

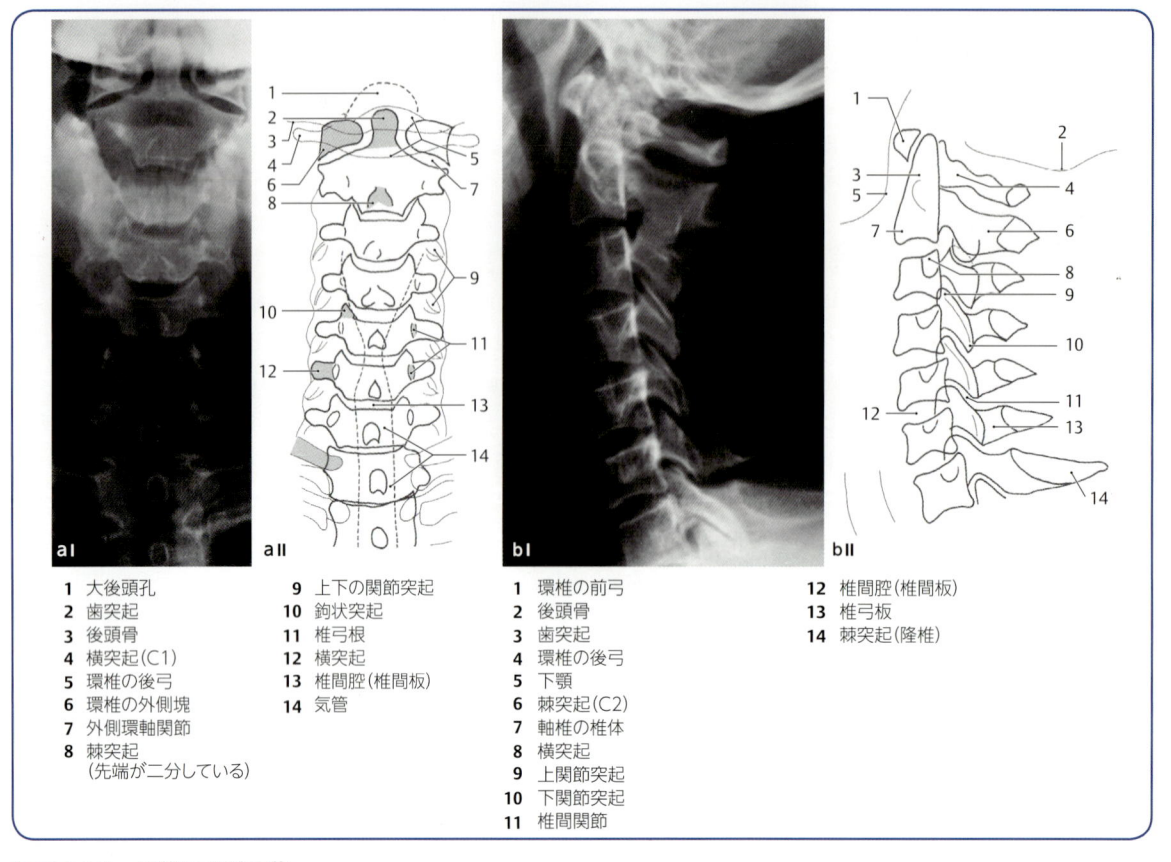

aI / aII		bI / bII	
1 大後頭孔	9 上下の関節突起	1 環椎の前弓	12 椎間腔(椎間板)
2 歯突起	10 鈎状突起	2 後頭骨	13 椎弓板
3 後頭骨	11 椎弓根	3 歯突起	14 棘突起(隆椎)
4 横突起(C1)	12 横突起	4 環椎の後弓	
5 環椎の後弓	13 椎間腔(椎間板)	5 下顎	
6 環椎の外側塊	14 気管	6 棘突起(C2)	
7 外側環軸関節		7 軸椎の椎体	
8 棘突起(先端が二分している)		8 横突起	
		9 上関節突起	
		10 下関節突起	
		11 椎間関節	

▶図6.13　頸椎のX線画像

6.2.1　頸椎の回旋

ここでは、頸椎の椎骨が回旋変位している場合のテクニックについて述べる。これらは背臥位または直立姿勢(座位、立位)で行う。

> **実践のポイント**
> これらのテクニックは、座位や立位で行うことが多い。肥満の患者は、座位や立位で行う方がよい。肩が大きく下がり、頭部が他動的運動の最終可動域まで動くからである。この緩和した姿勢自体が、基本的な治療となる場合もある。

頸椎の回旋(臥位)

C2-C5の右回旋変位

触診：横突起が右後方へ、棘突起が上下椎の棘突起に比べて左へ変位している

患者の位置：背臥位

術者の位置：患者の頭側

コンタクト・ハンド：右手

固定手：左手を平らに広げ患者の頭部を支える。この手だけで患者の頭部を安全に支え動かす。

コンタクト部位：右示指の近位指節間(PIP)関節を、後方変位した横突起に置く(▶図6.14)。

> **実践のポイント**
> このグリップでは、ほぼ後方から(quasi von dorsal)、右示指の近位指節間(PIP)関節を、後方変位した横突起にあてる(栓抜きを瓶の口にあてるように)。

スラストの方向：両手を同時に動かし、頭部を大きく左へ回旋する。コンタクト部位のみに接触してスラストを加えること。

6.2 頸椎テクニック

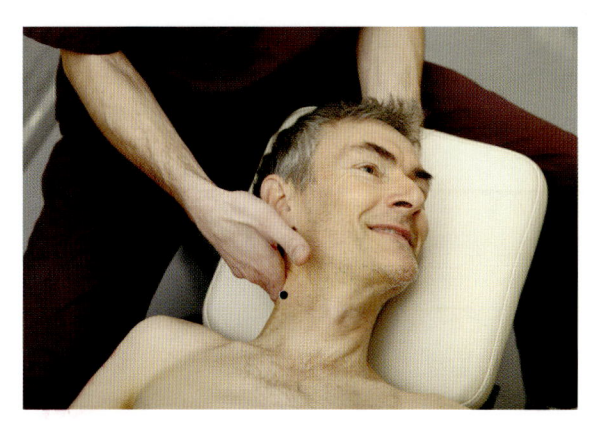

▶図6.14

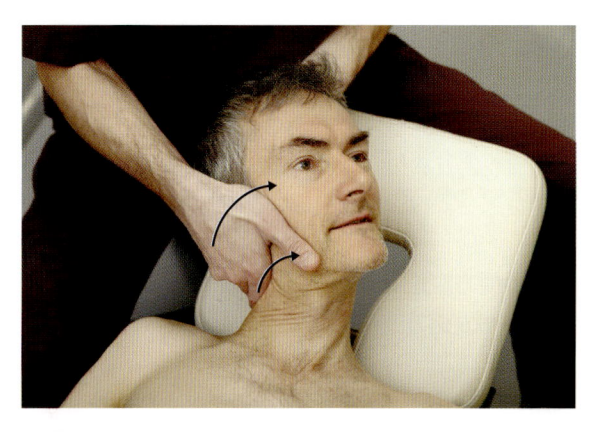

▶図6.15

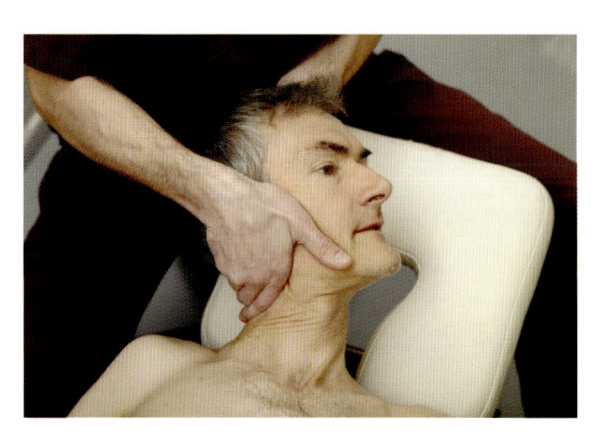

▶図6.16

操作：左手で頭部を左へ約45度回旋する。左手のみで患者の頭部を快適に感じる程度に支え、安全に動かす。その際、左手の指を患者の後頭へ向ける。

　頭部を回旋しながら、快適に感じる程度に、後方から右示指のPIP関節でコンタクトする。その際、右示指のPIP関節を横突起の下方に固定する。残りの指（第3指から第5指）を用いて安定させながら頭部を動かす。

　回旋位になった頭部を、両手で持ち上げ右へ傾ける（右側屈および傾斜）。その際、他動的運動の最終可動域まで傾ける。

　次に、右手の中に患者の耳を置き、頭部を左へ回旋する。その際、他動的運動の最終可動域まで回旋する（▶図6.15）。最終可動域（弾性バリア）に達したら、両手で短いカイロプラクティック・アジャストメントを加え、さらにわずかに頭部を左へ回旋する。その際、右示指で後方変位した横突起にしっかりコンタクトし、横突起を前方へ動かす（▶図6.16）。

> **実践のポイント**
> 術者は、右手を患者の耳に置くのではなく、生理的に不快でないように患者の頭部を受けとめ、右へ傾ける。患者の耳（右手の中にある）が臥床面につくまで傾ける。

頸椎の回旋（座位）

C2-C5の右回旋変位
患者が有する可動性によってはC7まで含む

触診：横突起が右後方へ、棘突起が他の棘突起からずれ左へ変位している

患者の位置：座位または立位（できれば座位）

術者の位置：患者の右前方（患者から見て左前方）に立つ。患者と対面して立つ

コンタクト・ハンド：右手

固定手：右手を平らに広げ、患者の頭部を支える。患者の耳が母指と他の指の間に来るようにする（ただし耳を折り曲げない）。指先を後頭の下方（すなわち後方）へ向ける。

コンタクト部位：後方から、左中指の遠位指節間（DIP）関節および末節骨で、右後方に変位した横突起にコンタクトする（▶図6.17）。

スラストの方向：頭部および頸部をさらに回旋し、後方変位した横突起を前方へ動かす。すなわち、術者の身体中心へ向かって動かす。患者の座高が低い場合は術者の右胸部へ向かって、患者の座高が高い場合は術者の右肩鎖関節へ向かって動かす。

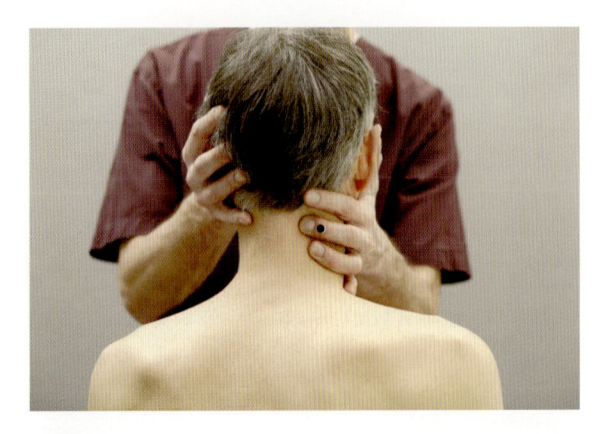

▶図6.17

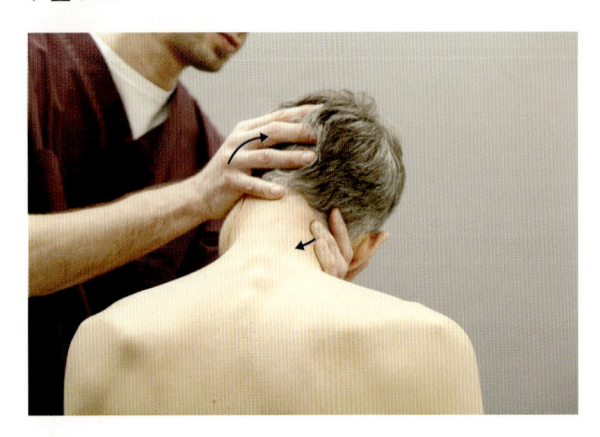

▶図6.18

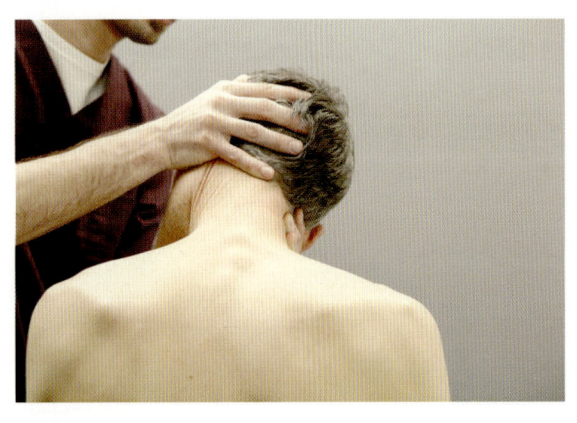

▶図6.19

曲・軽く左回旋する。その際、アジャストメントを必要とする頸椎の**他動的運動**の最終可動域まで動かす（▶図6.18）。術者は患者に「適度に力を抜く」よう指示する。患者は、頭部が術者の両手で安全に支えられているのを感じ取る。

患者が力を抜いた瞬間、術者は短いカイロプラクティック・アジャストメントを加える。その際、左手（左中指の末節骨）でさらなる回旋を促す（すなわち横突起を前方へ動かす）と同時に、右手で頭部をさらにわずかに回旋することにより、スラストを加える（▶図6.19）。ただし、このスラストは左中指のDIP関節だけを通じて生じさせる。右手はもっぱら頭部を動かすだけにとどめる。

6.2.2　頸椎の側方変位

頸椎の側方変位（Translation）は、ストレート・サブラクセーションまたは「引出し」とも呼ばれる。

頸椎の側方変位（臥位）
C2-C5の左側方変位

触診：横突起が左後方へ、棘突起が上下椎の棘突起と比べて左へ変位している

患者の位置：背臥位

術者の位置：患者の頭側

コンタクト・ハンド：左手

固定手：右手を平らに広げ患者の頭部を支える。この手だけで患者の頭部を安全に支え動かす。

コンタクト部位：左示指の中手指節関節**および**近位指節間関節を、左後方に変位した横突起**および**左側方に変位した棘突起に置く（▶図6.20）。

スラストの方向：両手をハサミのように同時に動かす。原則として、左手で（横突起および棘突起を）患者の右肩鎖関節の方向へ動かすと同時に、右手で頭部を患者の左肩鎖関節の方向へ動かす。

操作：術者は両手（平らに広げる）で患者の頭部を前傾・右側屈・右回旋する。すなわち頭部を前方に傾ける一方、患者から見て右へ頭部を回旋し傾ける。出来るだけ患者の近くに立つと、頭部を動かしやすい。さらに、患者の右頬を左手掌（厳密には母指球から示指まで）に置き、左中指の末節骨を、右後方に変位した横突起に「固定」する。

術者は、患者の頭部を軽く右側屈・最大に前方屈

6.2 頸椎テクニック

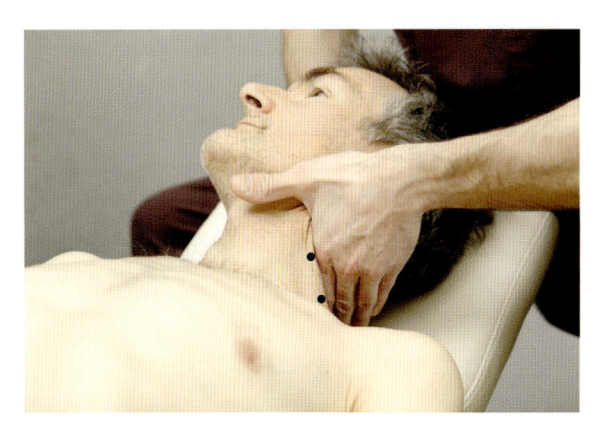

▶図6.20

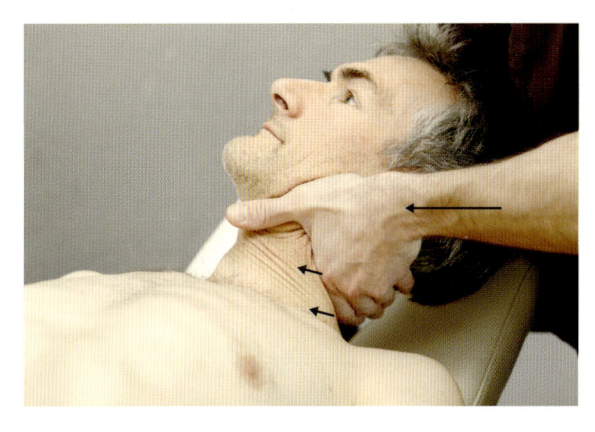

▶図6.21

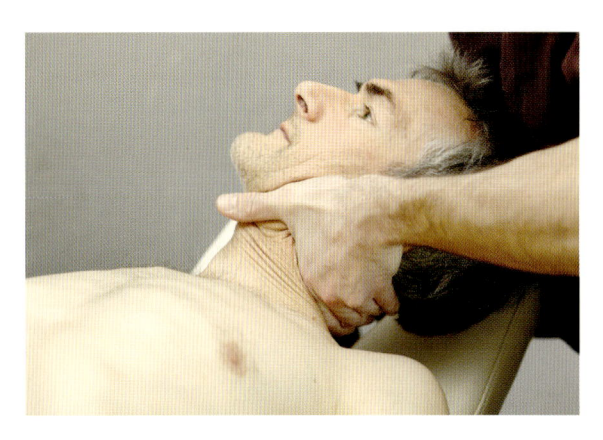

▶図6.22

操作：術者は、平らに広げた右手で患者の頭部を受けとめ、頭部を右へ約45度回旋する。これにより左示指のコンタクト（左へ変位した椎骨へのコンタクト）が良好になる。その際、左手の他の指（揃えて閉じる）で左示指を支える。

左手を、最大に尺屈し、指を真直ぐ伸ばし（▶図5.2）、前腕と手（指ではなく）が直線をなすようにする。コンタクト・ハンド（左手）の指および手掌を尺側（すなわち臥床面の方向）へ向ける。固定手（右手）の指を尾側へ向け、指先を患者の頸部にあてる。

> **実践のポイント**
> この手の位置により、示指を通じて、さらに両手のコンタクト部位を通じて、力の伝達が最適化される。術者は、手関節を何度も使用するため、これを保護する必要がある。

術者は、回旋位になった頭部を、患者の左肩に向かって側屈する。その際、術者の臍（の移動）に合わせて、患者の頭部を動かす。このようにして動かし、患者の耳が術者の左手に接したら、頭部を持ち上げる。その際、他動的運動の最終可動域まで持ち上げる。

スラストを加える前に、患者の頭部を右へ約45度回旋し、左へ傾け（患者が有する可動性に合わせて）、術者の左手に接したら、頭部を持ち上げる。

術者は、コンタクト・ハンドとともに前腕（左前腕）を、患者の右肩鎖関節に向かって伸ばす（▶図6.21）。そして、示指の近位指節間関節を左棘突起に、示指の中手指節関節を後方変位した横突起にあてる。これら2つの部位に同じの強さでコンタクトする。このコンタクトは、タンスの引出しの2つの把手を押すように行う。引出しは、両側で同じ強さで真直ぐ押すと滑らかに動く。このため頸椎の側方変位は「引出し」とも呼ばれる。術者は、正常な他動的運動の最終可動域に達すると、患者の緊張が完全に緩和し、患者の頭部の力が抜け、枕の上に落ちるのを感じる。

その後、両手をハサミのように同時に動かし、短いカイロプラクティック・アジャストメントを生じさせる。その際、両手をそれぞれ対側の患者の肩鎖関節に向かって動かす（▶図6.22）。

頸椎の側方変位（座位）

C2-C5の右側方変位
患者が有する可動性によってはC7まで含む

触診：横突起が右後方へ、棘突起が他の棘突起と比べて右へ変位している

患者の位置：座位または立位（できれば座位）

術者の位置：患者の右前方で、患者の近くに立つ。患者と対面して立つ

コンタクト・ハンド：左手

固定手：右手を平らに広げ、患者の頭部を支える。手を患者の耳に置く。または患者の耳が母指と他の指の間に来るようにする。指先を上方へ向ける。

コンタクト部位：左中指のDIP関節を変位した棘突起に、左中指のPIP関節を、変位した横突起にあてる（▶図6.23）。

スラストの方向：真直ぐなスラストを、術者の身体中心へ向かって加える。患者の座高が低い場合は術者の右胸部へ向かって、患者の座高が高い場合は術者の右肩鎖関節へ向かってスラストを加える。

操作：術者は、患者の頭部を左回旋（約45度）・軽く傾斜（約10-20度）し、その後、右側屈する。治療を必要とする頸椎の**他動的運動**の最終可動域まで右側屈する。

他動的運動の最終可動域に達し、患者の緊張が緩和したら、短いカイロプラクティック・アジャストメントを椎体に向かって真直ぐに加える。術者は患者の近くに立ち、左手で、患者の胸鎖乳突筋へ向かって、短い**真直ぐ**なスラストのみを加える（▶図6.24）。

その際、2つのコンタクト部位（棘突起、横突起）へのスラストが同じ強さになるようにする（タンスの引出しの2つの把手を押すように）。同時に、右手で、頭部をさらに右側屈する。

6.2.3 環椎テクニック

環椎（C1）は特殊な形状の椎骨であり（リング状になっている、椎体を有さない、棘突起の痕跡としての後結節を有する）、椎間板を有さない。ギリシア神話に出てくる天を支える巨人アトラスにちなんで環椎（Atlas）と呼ばれる。環椎では、あらゆる方向（前方（真正面）を除く）の関節機能障害が生じうる。環椎の関節機能障害は、軸椎歯突起が環椎の運動を妨げることで生じる。したがって、正確な触診およびスラスト方向が重要である。

環椎の触診は苦労を要することもある。環椎が正しい位置にある場合、側方から乳様突起に触れ、そこからわずかに尾側へ、さらに前方へ進むと、環椎の横突起に到達できる。

> **注意**
> 環椎の触診では、軸椎（C2）の上で何かが急速に滑り落ちる動きに注意する。

触診：
- **側方変位**の触診では、乳様突起および横突起の左右差を触診する。
- **回旋変位**の触診では、左右の横突起を後方から触診する。
- **サブラクセーション**は、回旋変位と側方変位（平行移動）が混合して生じることが多い。
  - 同側の側方変位および回旋変位によるサブラクセーションは、1つのテクニックで矯正できる。
  - 対側の側方変位および回旋変位によるサブラクセーション（まれである）は、2つのテクニックを用いて矯正する。例えば、左回旋変位に加えて、左横突起の後方変位および棘突起の右方変位が生じ、その結果、環椎の右側方変位を有する場合、まず左回旋変位だけを治療し（p.100）、次に右側方変位を治療する（p.99）。

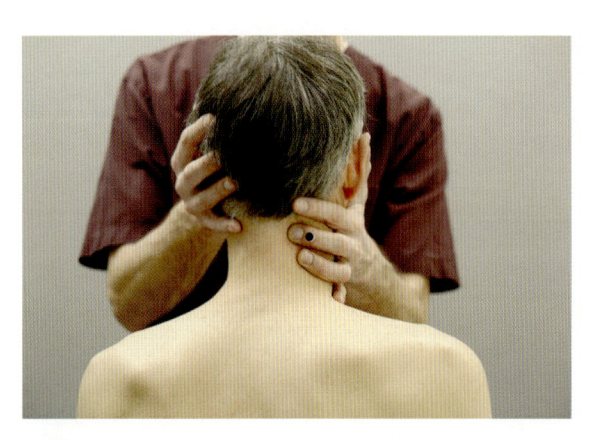

▶図6.23

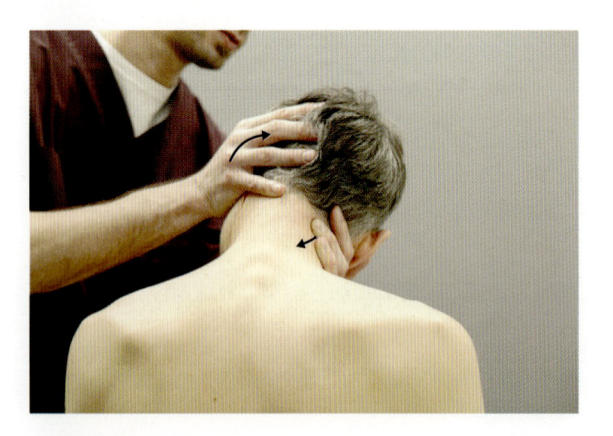

▶図6.24

6.2 頸椎テクニック

環椎の側方変位（臥位）
C1の右側方変位

触診：横突起および後結節（棘突起の痕跡）が右方に変位し、横突起が右側方へ（右乳様突起の近くまで）変位する

患者の位置：背臥位

術者の位置：患者の頭側

コンタクト・ハンド：右手

固定手：左手を平らに広げ患者の頭部を支える。この手だけで患者の頭部を安全に支え動かす。

コンタクト部位：右示指の中手指節関節で、右側方に変位した横突起にコンタクトする（▶図6.25）。

スラストの方向：後頭の下方を通って真直ぐ左耳垂へ向かってスラストを加える。両手をハサミのように動かす。右手でスラストを加えると同時に、左手で患者の頭部を患者の右肩へ向かって側屈する。

操作：術者は、左手で患者の頭部を保持し、頭部をわずかに持ち上げ可動性を改善する。右示指の中手指節関節で、右側から、環椎の右横突起にコンタクトする。これは、右示指を皮膚上で右乳様突起から下方へ滑り動かすことによって可能である。

次に、術者は両手で患者の頭部を持ち、患者の頭部が自分の臍の前に来るようにし、頭部を右側屈する（患者の肩へ向かって曲げる）。すなわち、術者は、自分の腹部の前にある患者の頭部とともに、身体を動かす。この時、頭部が回旋しないようにし、鼻を真直ぐ前方へ（天井の方向へ）向けるよう注意する。

他動的運動の最終可動域に達したら、ハサミのように両手を動かし、スラストを加える。その際、患者の耳を手掌の中に置かない。コンタクト・ハンドとともに前腕（右前腕）を、患者の左耳垂へ向かって伸ばす。その際、手を最大に尺屈し、伸ばした指を臥床面の方へ向ける（▶図6.26）。このアジャストメントでは母指を使わないため、母指を離れた位置に置く。その際、患者の目にあたらないようにする。

術者は、左手で頭部をさらに右側屈する（患者の肩へ向かって曲げる）と同時に、右示指のコンタクトにより

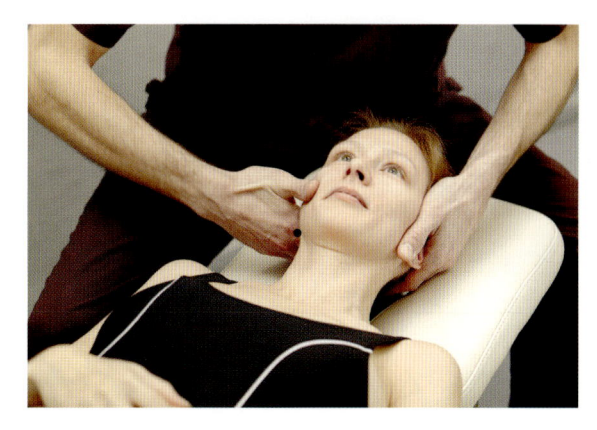

▶図6.25

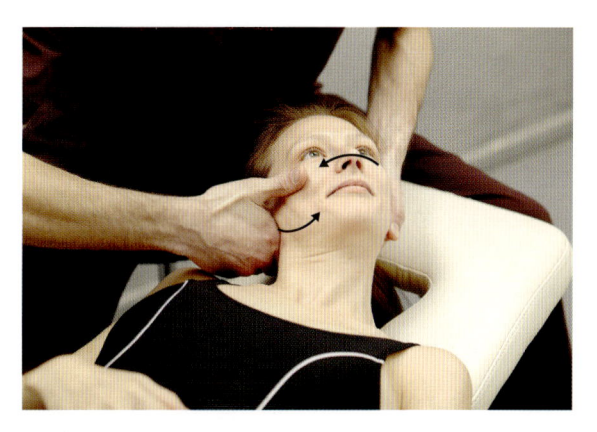

▶図6.26

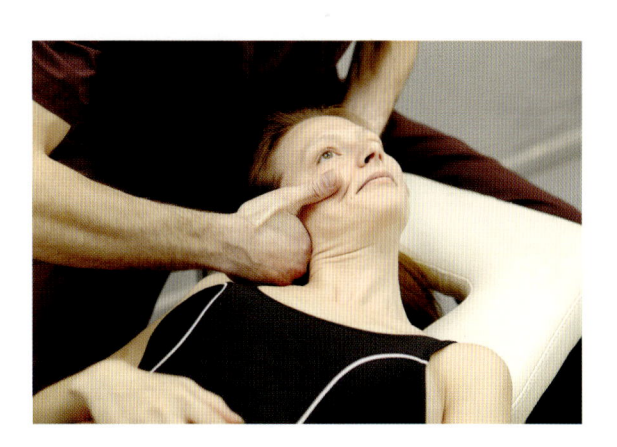

▶図6.27

後頭下方から左耳垂へ向かって真直ぐスラストを加える。（▶図6.27）。

注意点として、頭部を右側屈すると、左耳垂が上方へ動く。同様に、右手でスラストを加えると、これとともに上方に向かうスラストも生じると考えられる。

> **実践のポイント**
> 原則として、環椎の側方変位（座位）の操作は、先述の「頸椎の側方変位（座位）」の操作と同じである。ただしスラストの方向だけが異なる（これに伴い、他動的運動の最終可動域まで動かす際の「調整」もわずかに異なる）。言うまでもなくコンタクト部位も異なる。

環椎の側方変位（座位）
C1の左方変位のサブラクセーション

触診： 乳様突起を基準として、横突起および後結節（棘突起の痕跡）のいずれもが左へ変位する

患者の位置： 座位または立位（できれば座位）

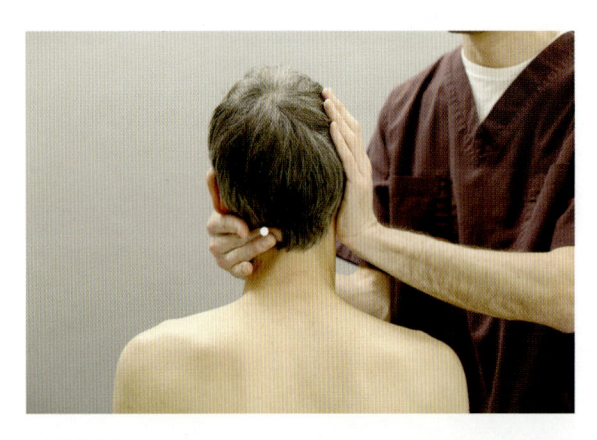

▶図6.28

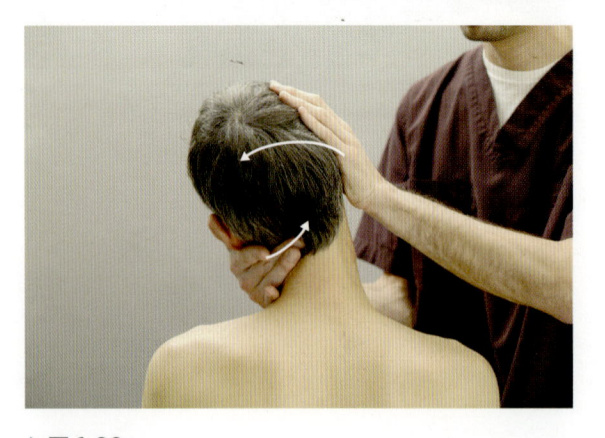

▶図6.29

術者の位置： 患者の左前方（患者から見て右前方）で、患者の近くに立ち、身体を患者の方へ向ける。

コンタクト・ハンド： 右手

固定手： 左手を平らに広げ、患者の頭部を支える。手掌を患者の耳の上に置く（ただし耳を折り曲げない）。指先を上方へ向ける。

コンタクト部位： 側方から、右中指の中節骨で、左横突起にコンタクトする。中指を強化するため、後方から環指を中指に置く（▶図6.28）。

スラストの方向： 後頭の下方を真直ぐ通って、右耳垂へ向かって

操作： 術者は、両手（平らに広げる）で、患者の頭部を左側屈位にする（左へ傾ける）。その際、右手を背屈位・軽く回外位にする。出来るだけ患者の近くに立つと、患者の頭部を動かしやすい。また右前腕を直角に曲げるとよい。右肘を自分の胸部の右外側にあて固定すると、患者の頭部を動かしやすい。患者の頭部を他動的運動の最終可動域まで動かし、患者が完全にリラックスした状態において、短いカイロプラクティック・アジャストメントを加える（▶図6.29）。

スラストは、両手を同時に動かし加える。左手で頭部をさらに側屈位にし、右手で患者の右耳垂へ向かって真直ぐスラストを加える。その際、術者は右上肢を内側へ回旋するとよい。

術者は、患者の頭部をさらに側屈位にすると、耳垂がさらに上方へ動くことに注意する。この動きを追跡しながら、スラストを加える必要がある。

環椎の同側の回旋および側方変位
C1の右回旋変位および右側方変位

触診： 右横突起が後方へ、すなわち左横突起と比べて後方へ変位している。また、左右の乳様突起と比べて、左右の横突起が大きく右へ変位している。後結節（棘突起の痕跡）が左へ変位し、後結節全体が右へ側方変位している。

患者の位置： 背臥位

術者の位置： 患者の頭側

コンタクト・ハンド：右手

固定手：左手を平らに広げ、患者の頭部を支える。この手だけで患者の頭部を安全に支え動かす。

コンタクト部位：右示指の中手指節関節で、右横突起の外側にコンタクトする（▶図6.30）。

マニピュレーションの方向：後頭の下方を通って真直ぐ左へマニピュレーションを行う。両手をハサミのように動かす。右手でマニピュレーションを行うと同時に、左手で患者の頭部をさらに側屈位にする（右肩の方へ傾ける）。

操作：回旋の程度（どれだけ回旋するか）は様々であり、アジャストメントを行う際に考慮する必要がある。まず左手（平らにする）で頭部を受けとめ、頭部を回旋する。その際、左右の横突起が同じ高さになる（1つの面で水平に並ぶ）まで、頭部を回旋する。例えば、環椎を20度回旋するには、頭部を左へ20度回旋する必要がある。その際、鼻も左へ20度動く。

この後の操作は、原則として「環椎の側方変位」の操作と同じである。すなわち、術者は、側方から、右示指の中手指節関節で、後方変位した右横突起にコンタクトする。上肢および手の位置は、「環椎の側方変位」（p.99）と同じである。

術者は、患者の頭部を自分の臍の前に置き、患者の頭部を右肩の方へ動かし、右側屈し、他動的運動の最終可動域まで動かす（▶図6.31）。

さらに、両手を同時に動かしスラストを行う。左手で患者の頭部をさらに側屈位にし、右示指の中手指節関節で右横突起を左へ動かす（▶図6.32）。スラストは後頭の下方を通って真直ぐ左へ加える。その際、患者の頭部をさらに側屈位にするとスラストの方向が変化することに注意する。すなわち、頭部を他動的運動の最終可動域まで側屈すると、スラストの方向はより上方へ変化する。

環椎の回旋（臥位）
C1の左回旋変位

> **実践のポイント**
>
> 環椎（C1）の回旋サブラクセーションは比較的まれである。場合によっては、回旋サブラクセーションとともに、C1が対側へ側方変位することもある。環椎が右側方変位している場合、まず左回旋変位だけを治療し（ここで述べる方法で）、その後、右側方変位を治療する（p.99）。

ここでは、回旋変位だけを矯正するテクニックと、「混合テクニック」（回旋変位と側方変位の混合をテクニック）を区別するため、前者だけを記述する。まず回旋変位だけを矯正した後、（必要に応じて）側方変位だけを矯正するテクニック（p.99）を用いて環椎の側方変位を矯正する。

触診：左横突起が後方へ、すなわち右横突起と比べて

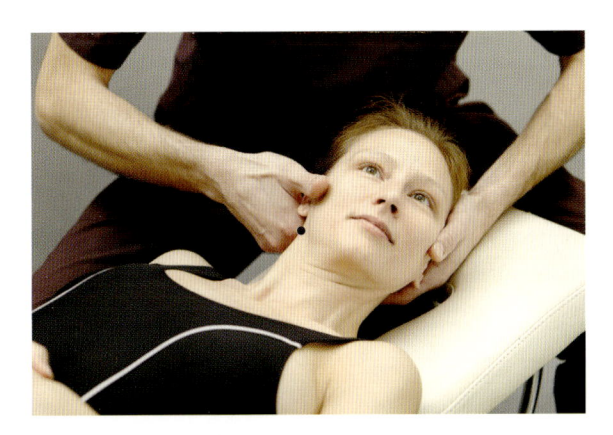

▶図6.30

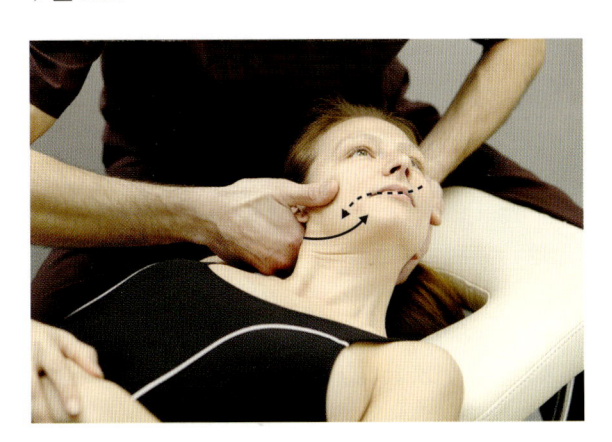

▶図6.31

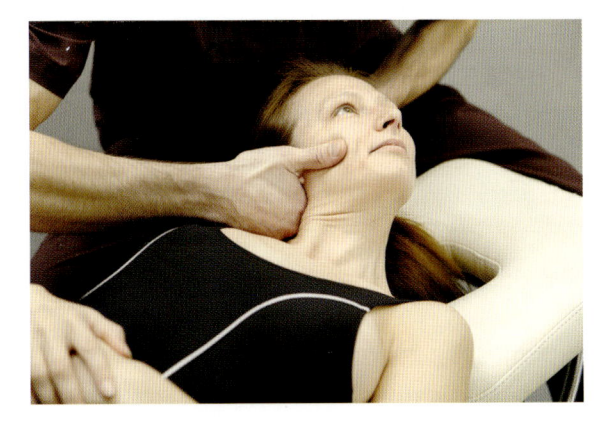

▶図6.32

後方へ変位している。また、左右の乳様突起と比べて、左右の横突起が大きく右へ側方変位している。後結節（棘突起の痕跡）が右へ側方変位している。

患者の位置： 背臥位

術者の位置： 患者の頭側

コンタクト・ハンド： 左手

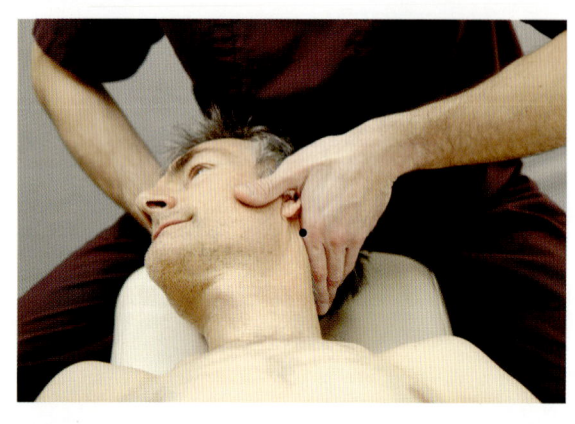

▶図6.33

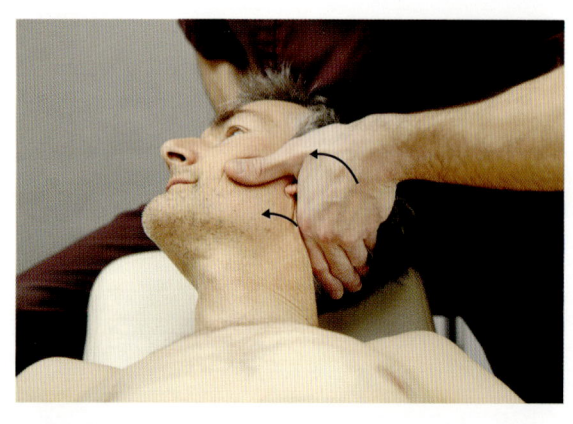

▶図6.34

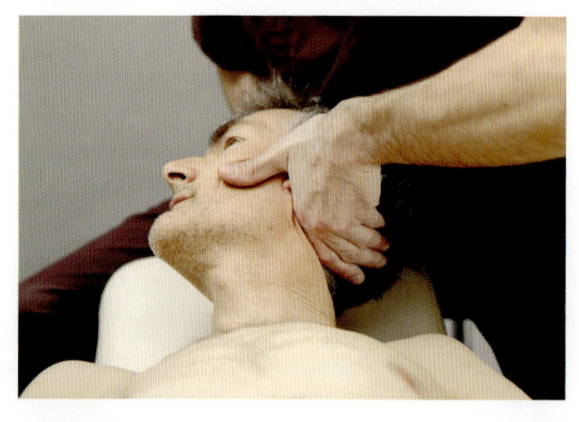

▶図6.35

固定手： 右手を平らに広げ、患者の頭部を支える。この手だけで患者の頭部を安全に支え動かす。

コンタクト部位： 左示指の中手指節関節の外側部で、**後方**から（側方からではない。「混合テクニック」や、側方変位だけを矯正するテクニックと同じ）、左横突起にコンタクトする（▶図6.33）。

スラストの方向： 頭部をさらに回旋しながら、左手の中手指節関節で、後頭の下方を通って真直ぐ右へ（ほぼ患者の右目の方向）スラストを加える。

操作： 術者は、平らに広げた右手で、患者の頭部を受けとめ安全に支える。その際、患者の耳が母指と示指の指の間の角に来るようにする。頭部を右へ回旋することで、**後方**から左示指の中手指節関節で左横突起にしっかりコンタクトできる。

さらに、右回旋位の頭部を、患者の左肩の方へ傾け側屈する。術者は、患者の頭部を左へ動かしながら、この動きに自分の両手および全身を従わせる。その際、患者の頭部を、術者の身体の中心、すなわち臍の前に置くようにする（▶図6.34）。

頭部を他動的運動の最終可動域まで動かしたら、両手を同時に動かし（ハサミのように動かす）、スラストを行う。右手で患者の頭部をさらに側屈位にし（左肩の方へ動かす）、左手で患者の頭部をさらに右回旋する。すなわち、左示指の中手指節関節でカイロプラクティック・アジャストメント（ほぼ患者の右目の方向へ）を加え、C1をさらに右回旋する。

このスラストは、左示指の中手指節関節で、後方から、左後方に変位した横突起に加える。これにより、横突起は前方へわずかに回旋する（▶図6.35）。

環椎の回旋（座位）
C1の右回旋変位

触診： 右横突起が後方へ、後結節（棘突起の痕跡）が左へ変位している。ただし、乳様突起を基準として、横突起は側方へ変位していない。

患者の位置： 座位または立位（できれば座位）

術者の位置： 患者の右前方（患者から見て左前方）で、患者の近くで、身体を患者の方へ向ける。

合、術者は、患者の近くに立ち、右膝を治療台（患者が座っている位置の近く）につけ、上体を患者の方へねじる。また、左上肢をほぼ直角に曲げ、左肘を自分の胸部の左外側にあて固定する。

さらに、術者は、患者の頭部を最大前屈位にする。その際、左手を背屈し、左中指を屈曲し、その上に環指を重ねる。また左示指で患者の頭部を支え位置を調整する。環椎が他動的運動の最終可動域に達すると、患者の頭部は正面でさらに前方へ下がる。

この瞬間に、短いスラストを加える。その際、術者は、左上腕を後方に動かすと同時に左手を尺屈・軽く回外する。これにより、左中指の末節骨を患者の右顎角の方向へごく敏速で（短く）動かす。**同時に**、右手で患者の頭部をさらに回旋する（▶図6.37）。

6.2.4　後頭部の側屈

術者は、患者が既往歴を語る様子を観察していて、後頭部（環椎の上方にある）の位置異常に気づく場合がある。すなわち、常に頭部が片側へ下がり（斜めに傾く）、頭部を真直ぐにするよう促されても側屈したままになる。

後頭部の位置異常は、両耳のライン、両目のライン、両眉のライン、口のラインにより判定できる。

後頭部の位置異常により、頭痛、耳鳴、めまい、集中力障害などの症状が表れる。

後頭部の側屈

頭部が左側屈し、左耳・左目の位置が下方に下がる。

患者の位置：背臥位

術者の位置：患者の頭側

コンタクト・ハンド：右手および左手

コンタクト部位：右手の豆状骨（小指球を含む）で、側頭骨の頭側にある鱗状縫合（耳の上部3分の1の後方の、後頭部の「くぼみ」）にコンタクトする。また、左手で患者の顎をつかみ、左前腕に患者の頭部を載せ、左前腕だけで患者の頭部を安全に動かす。患者の頭部を左へ約90度回旋する（▶図6.38）。

スラストの方向：左上肢で上方牽引し、患者の頸椎伸長する。スラストが上方と同時に前方へ向かい、これによ

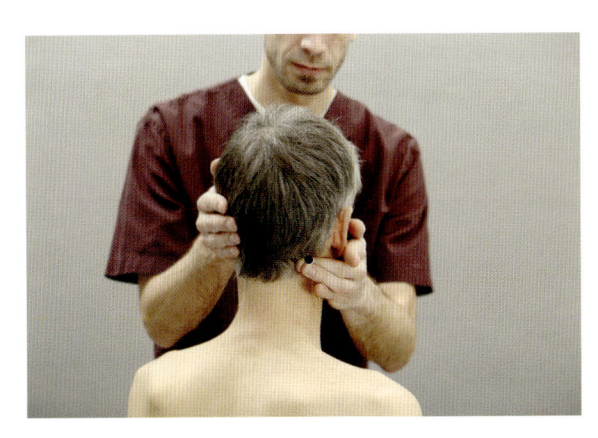

▶図6.36

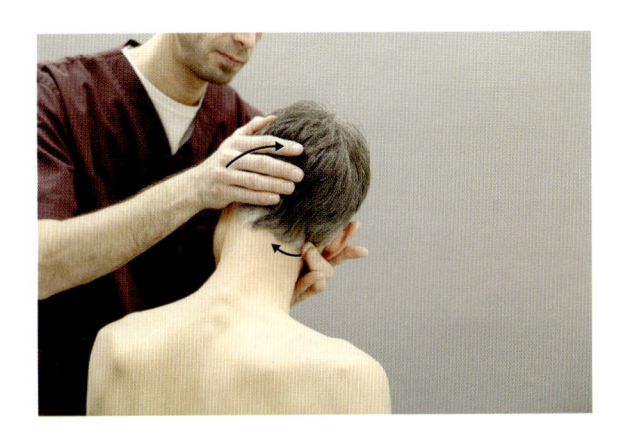

▶図6.37

コンタクト・ハンド：左手

固定手：右手を平らに広げ、患者の頭部を支える。その際、患者の耳が母指（外側に広げる）と他の指の間に来るようにする。指先を後頭の下方部分（すなわち後方）へ向ける。

コンタクト部位：左中指の遠位指節間（DIP）関節および末節骨で、後方から、後方変位した右横突起にコンタクトする。中指を強化するため、後方から環指を中指の上に置く。左示指で患者の頭部を支え位置を調整する（▶図6.36）。

スラストの方向：頭部と頸部をさらに左回旋し、後方変位した横突起を**前方**へ（ほぼ患者の右顎角の方向）動かす。

操作：術者は、両手（平らに広げる）で、患者の頭部を最大の左回旋位にする。その際、術者は身体を右へ（患者から見て左へ）動かす。患者が治療台に座っている場

り頭部が右側屈位になる。右手で、患者の左乳様突起の方向へ、スラストを加える。その際、頭部が球のように「転がり」、これにより環椎の上方で後頭部が左へ動き、下がっていた左耳の位置が上方に移動するイメージを持つこと。

操作：テクニックを開始する前に、患者に歯と口を閉じる（ただし上下の歯の間に舌を**挟まない**）よう指示する。

両手で患者の頭部を持ち上げる。左手を下方へ移動させ患者の顎をつかむ。患者の頭部を左へ最大で約90度回旋する。左前腕に患者の頭部を載せ、左前腕で頭部を安全に動かし移動させる。その際、右手を使わない。患者の頭部を左回旋する際、術者は身体を患者の右側へ動かす。これにより患者の頭部が左へ移動し、術者の臍の横に来る。この位置で頭部を維持する。

耳の上部3分の1後方の側頭骨には、後頭部へ向かって縦走する「くぼみ」、すなわち鱗状縫合がある。術者は、右手の豆状骨を、この鱗状縫合（乳様突起の頭側）に置く。その際、右手の小指球および指を患者の右目の方へ向ける。右手で耳を覆うが、耳を折り曲げてはならない。また、右前腕を患者の左耳の方へ向ける（▶図6.39）。

術者は、患者の頭部を持ち上げ、(後頭骨−環椎間の軸に沿って)さらに右側屈位にする。その際、左手で少し牽引する（患者が苦痛を感じない程度に）。さらに、両上肢（両肩を含む）を閉じ、上体（両上肢を含む）を動かし、自動的に正しい方向にスラストを加える。その際、上体を前方・斜め右へ傾ける（▶図6.40）。

他動的運動の最終域まで頭部を側屈し、スラストを加

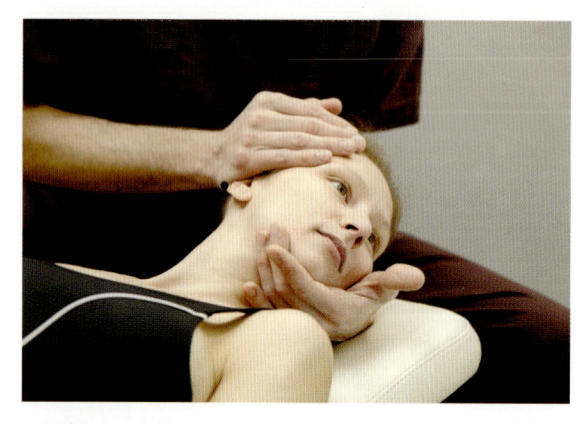

▶図6.38

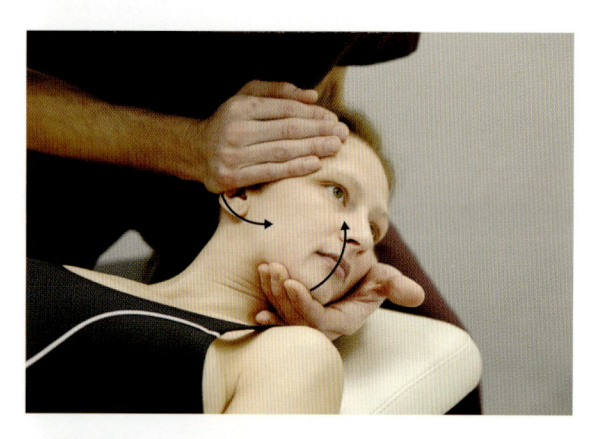

▶図6.39

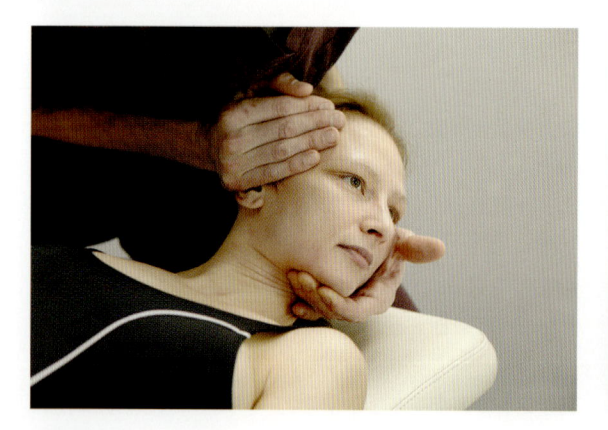

▶図6.40

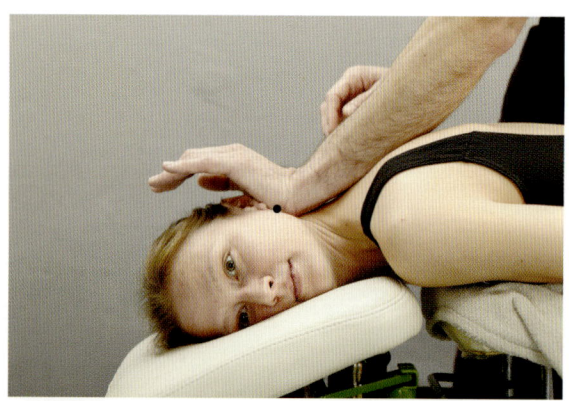

▶図6.41

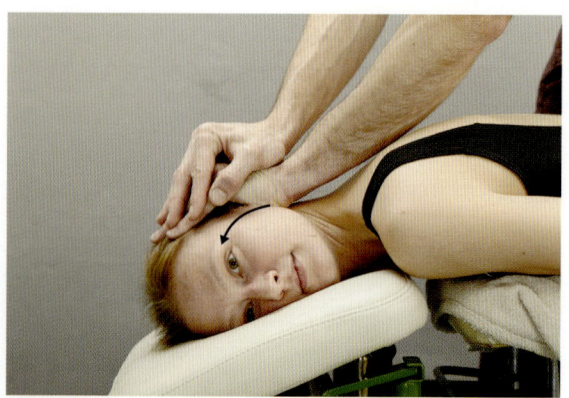

▶図6.42

6.2 頸椎テクニック

える。これにより、環椎の上方で頭部が「球」のように回旋する。

> **注意**
> スラストを加える際、決して頭部を左へ回旋してはならない。

左手で、頸椎を伸長しながら、頭部を後方・上方（前上方）へ牽引し、さらに側屈位にする。同時に、右手の豆状骨で、患者の左耳の方向へ、すなわち下方次いで後上方へスラストを加える。

後頭部の側屈（変法）

頭部が左側屈し、左耳の位置が下方にある。

患者の位置：腹臥位。頭部を左へ回旋し、右耳を臥床面につける。その際、頭部（斜め下方に変位）は前方屈曲位になる。

術者の位置：患者の右側

コンタクト・ハンド：左手。左手を強化するため、右手を後方から左手に置く。右手で左手背（手首近く）を握り、安定した状態でスラストを加えられるようにする。

コンタクト部位：左手の豆状骨で、患者の耳の後方の側頭骨にある鱗状縫合の下方（耳の上部3分の1後方の後頭部の外側の「くぼみ」）にコンタクトする。左手の小指球および指を、ラムダ縫合に沿って、ほぼ後頭骨の上縁の方向へ向ける。▶図6.41）。

スラストの方向：上方へ、やや前方へ

操作：左手をコンタクト部位に置き、まず前方へ、次に上方へ押す。他動的運動の最終域を感知するまで押す。
　他動的運動の最終域を感知した瞬間、短いカイロプラクティック・アジャストメントを上方・やや斜め前方へ加える。その際、環椎の上方で頭部が「球」のように回旋し、右側屈することをイメージする（▶図6.42）。

環椎の側方変位および後頭部の側屈

頭部の左側屈により左耳の位置が下がり、**環椎（C1）が右側方変位**する。

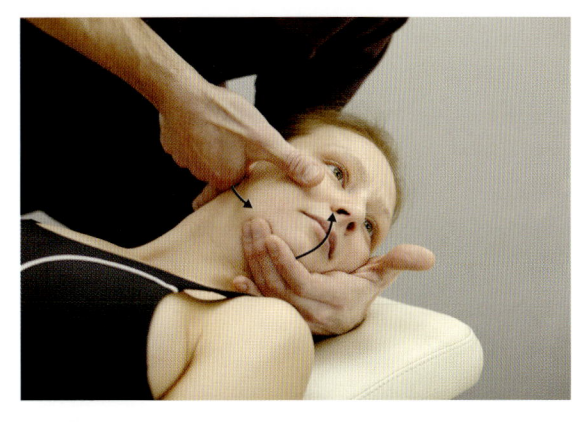

▶図6.43

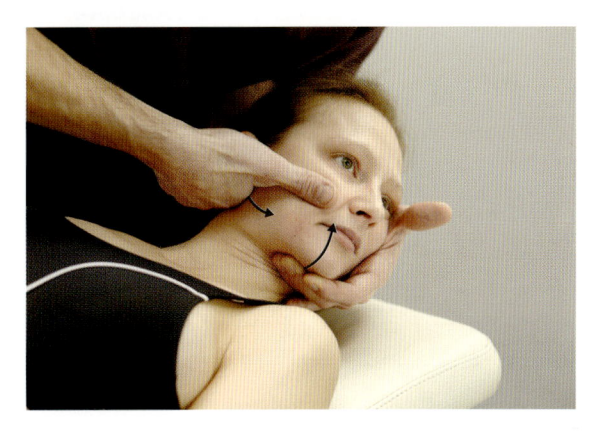

▶図6.44

触診：このサブラクセーションの触診はやや複雑である。触診で、上方の基準点（乳様突起）は環椎に対し正常な位置にある。しかし、軸椎と比べて、環椎は大きく右へ変位している。さらにC3（場合によってはC4も）がC2と一直線上にある（かつ頭部が側屈している）場合、環椎と後頭部の混合サブラクセーションが生じる。

患者の位置：背臥位

術者の位置：患者の頭側

コンタクト・ハンド：右手および左手

コンタクト部位：右手の豆状骨で、右側方変位したC1の横突起にコンタクトする。あるいは、代替コンタクトとして、右示指の中手指節関節の外側部で、環椎の横突起にコンタクトする。左手で顎をつかむ。左前腕に患者の頭部を載せ、左前腕だけで頭部を安全に動かす。患者の頭部を左へ約90度回旋する（▶図6.43）。

スラストの方向：左上肢を上方へ引き、患者の胸椎を伸長する。スラストが上方と同時に前方へ向かう。これにより頭部が右側屈位になる。同時に、右手で、環椎の横突起に、外側から、患者の左耳垂の方向へ、スラストを加える。その際、頭部が球のように「転がり」、これにより軸椎（C2）の上方で後頭部と環椎が同時に左へ動くイメージを持つこと。

操作：このテクニックの操作は、先述の「後頭部の側屈」の操作（p.107）と同じである。ただし、ここでは、右手（豆状骨または第2中手指節関節）で、（鱗状縫合ではなく）環椎の横突起にコンタクトする（▶図6.44）。

6.2.5　斜頸

　斜頸は、原因不明の胸鎖乳突筋の異常（痙攣）によって発症するとされる。胸鎖乳突筋は、頸神経（頸神経叢、C1-C3）に加えて副神経（第XI脳神経）の支配を受ける。

　斜頸の症状は、視診で確認できる。斜頸では、頭部が患側へ側屈・前屈し、健側へ回旋する（例：頭部が右前方へ傾き、左回旋する）。患者は、頭部を回旋して正常な位置に戻すことはできない。正常な位置に戻そうとして回旋すると強い痛みが生じる。患者は変位した方向へのみ頭部を動かすことができる。

> **実践のポイント**
> 斜頸では、筋のテクニックを行い、サブラクセーションをアジャストメントしない。頸椎のカイロプラクティック治療を行うとしても、筋のテクニックと同時に**行ってはならない**。早くても数日経ってから行う。

胸鎖乳突筋

右胸鎖乳突筋のテクニックは、頭部を右へ側屈できるが、左へ動かせず真直ぐにできない患者に対して行う。

準備：枕またはロール状のものが必要である。ロール状の枕を患者の項部の下に置き、頭部が後傾し、後頭部が直に臥床面につかない状態にする。これにより、重力が頭部に作用し、頸椎を軽く牽引することができる。

患者の位置：背臥位

術者の位置：患者の頭側

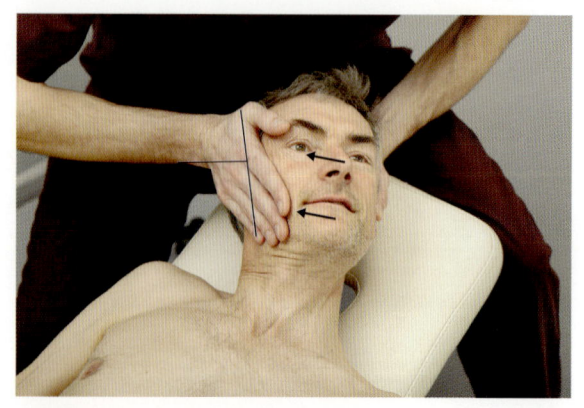

▶図6.45

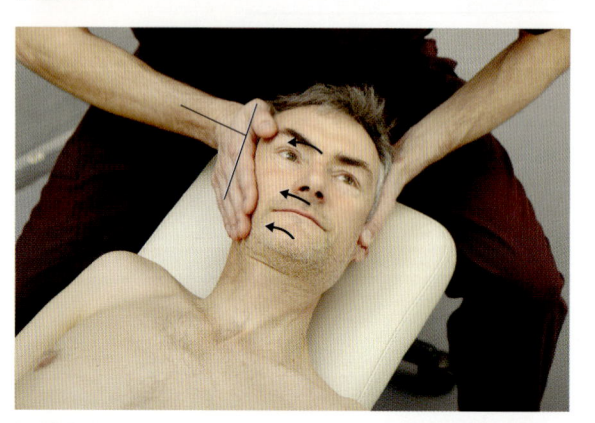

▶図6.46

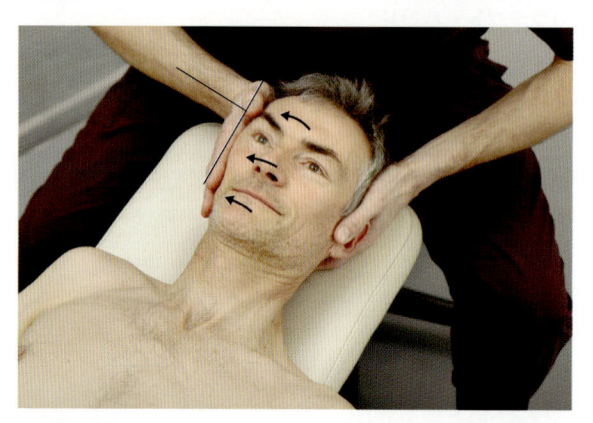

▶図6.47

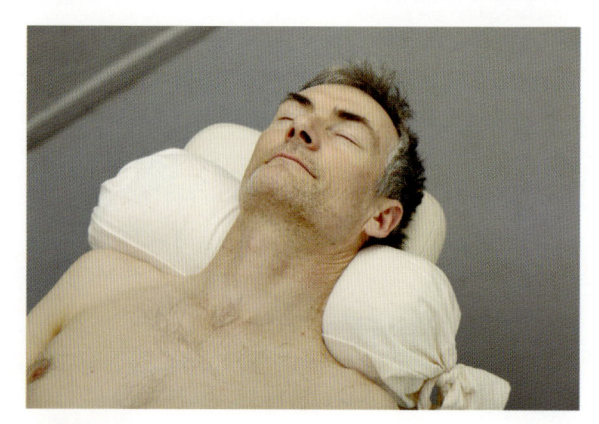

▶図6.48

コンタクト・ハンド：右手

コンタクト部位：患者の顔面の右半分

操作：術者は、右手を平らに広げ、患者の頭部の右側面に置き、頭部を固定する。続いて、患者に頭部を右へ動かすよう指示する。術者は、頭部が動かないよう対抗して頭部を押す。これにより**アイソメトリックの筋緊張**だけが生じる。患者は、この緊張による圧迫を約10秒維持した後、短く緊張を緩和する。短い休止（約5秒）の後、緊張を再開する。この間ずっと、術者は、患者が頭部を右へ動かすのを阻止する。この過程を3回繰り返す（▶図6.45）。

次に、患者は頭部を右へ動かすのを終了し、完全に緊張を緩和する。術者は、両手で患者の頭部を受けとめ、ゆっくり慎重に左へ約1cm動かす。患者は完全に受動的状態でこの動きにまかせること。頭部を左へ動かして疼痛が生じたら、頭部を少し右へ戻す（疼痛がなくなる位置まで）（▶図6.46）。

さらに、先の操作でアイソメトリックの筋緊張をさらに3回行った後、再度、術者は患者の頭部を左へ動かす。以上の操作を、患者が頭部を左へ（約30度）傾けられる（または少なくとも頭部を真直ぐにできる）ようになるまで繰り返す（▶図6.47）。

その後、患者は、5-10分間、枕（ロール状）の上で、頭部の緊張を緩和する。その際、重力の作用で頭部が軽く牽引される（▶図6.48）。その後、患者は自分で、ゆっくり、かつ慎重に頭部の回旋を試みる。頭部回旋能力の回復に伴い、一時的に筋痛が生じるが、これは正常な反応である。

6.2.6　舌骨のモビリゼーション

舌骨はフックの形状をしており、喉頭の上方に位置する。舌骨には、舌骨上筋と舌骨下筋が付着している。これらの筋は、嚥下で重要な役目を果たし、また口腔底を形成している。

舌骨の可動性制限により、頻繁な咳払いの症状が表れる。これは、舌骨が関与する嚥下過程が妨げられて生じる。

こういった場合、きわめて簡単だが効果的なテクニックがある。これは、患者が自分で行うこともできる。

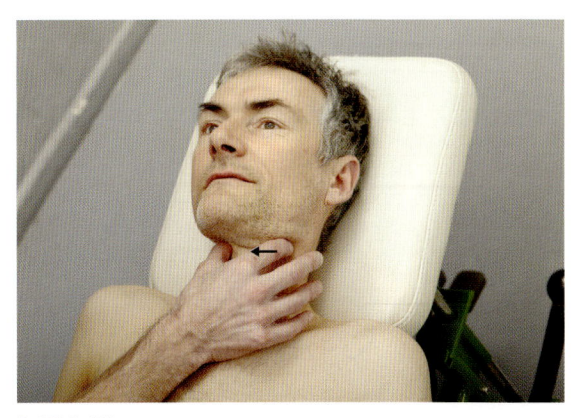

▶図6.49

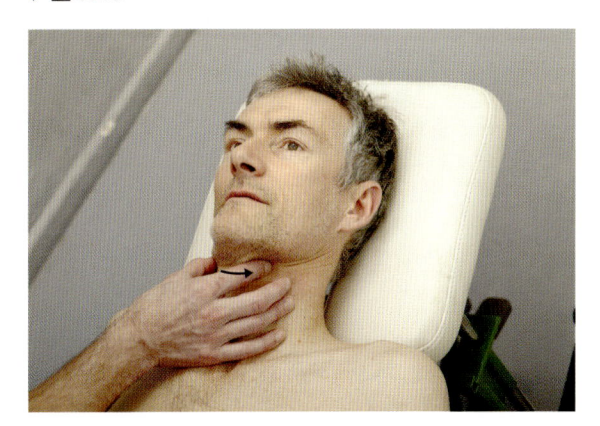

▶図6.50

舌骨のモビリゼーション

操作：術者は、母指と示指でCグリップ（p.65）を作り、**ゆるく**舌骨をつかむ。テクニックを行う間、患者は口を少し開け、緊張を緩和し息を吐く（嚥下は行わない）。出来れば、患者は低い声で「アー」と言うとよい。術者は、約30秒、舌骨を左右へ交互に動かし続ける。その際、力を込めず迅速に舌骨を動かす（▶図6.49、▶図6.50）。

6.3　胸椎テクニック

上位胸椎は、頸椎と密接な機能的関連を有する。このため、上位胸椎の位置異常は、頸椎の可動性制限をもたらす場合がある。さらに肋骨にも注意する必要がある。

胸椎の治療を行う際、術者は必ず**自分のエルゴダイナミック**を考慮すること。すなわち

- 治療台の高さを、上肢を下垂した状態で、指先がちょうど腹臥位の患者の背中に触れられる高さにする。
- 出来るだけ幅の狭い治療台が適している。というの

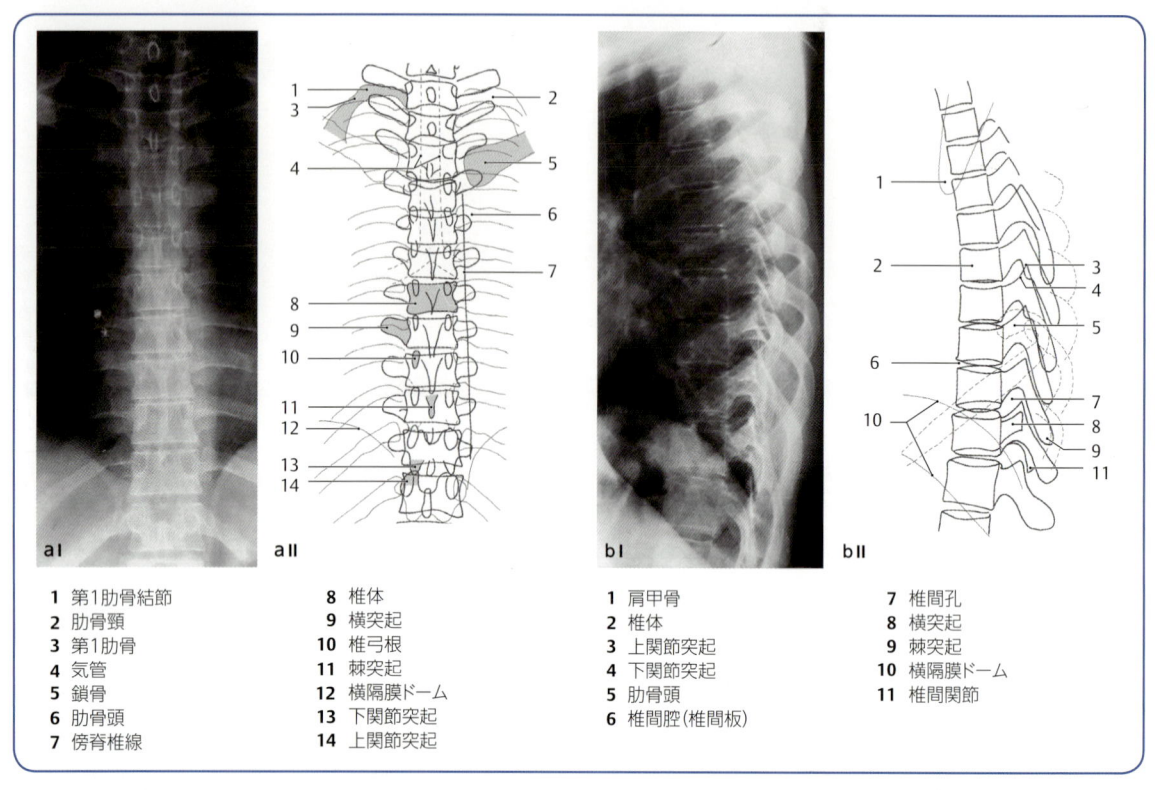

1 第1肋骨結節	8 椎体	1 肩甲骨	7 椎間孔
2 肋骨頸	9 横突起	2 椎体	8 横突起
3 第1肋骨	10 椎弓根	3 上関節突起	9 棘突起
4 気管	11 棘突起	4 下関節突起	10 横隔膜ドーム
5 鎖骨	12 横隔膜ドーム	5 肋骨頭	11 椎間関節
6 肋骨頭	13 下関節突起	6 椎間腔(椎間板)	
7 傍脊椎線	14 上関節突起		

▶図6.51　胸椎のX線画像

も、患者の近くに立つことができ、術者と患者の双方にとって適切な位置でスラストを加えやすくなるからである。

- 術者は、下肢を軽く曲げ、両足を肩幅に開いて立つとよい（合気道の立位）。
- 腹臥位の患者にテクニックを行う際、術者は「顎が出た」状態になることが多い。このため、術者は、長い鎖を振子のように首からぶら下げ、この振子が治療部位の上に来るというイメージを持つとよい。

胸椎のX線解剖図を▶図6.51に示した。

6.3.1　頸胸椎移行部

頸胸椎移行部の回旋
C6-Th1の右回旋変位

触診：棘突起が他の棘突起と比べて左へ変位し、（触診は困難だが）横突起が右後方へ変位している。

患者の位置：腹臥位になり、頭部を少し前方へ傾ける。すなわち、治療台のヘッドピースをやや前方へ下げる。

これにより患椎の触診が容易になる。

術者の位置：患者の右側（肩の高さ）

コンタクト・ハンドおよびコンタクト部位：左示指の中手指節関節の内側で、左方変位した棘突起にコンタクトする。右手を平らに広げ、患者の頭部（側頭部の高さ）にコンタクトする。

患椎が上方に位置するほど（C6より上方。理論上はC1にも存在しうる）、頭部の側屈が強く、反対に、患椎部が下方に位置するほど（Th1。場合によってはTh4まで）、頭部の回旋が強い。

スラストの方向：両手で、ハサミのように反対方向へスラストを加える。原則として、手と反対側の肩先へ向かってスラストを加える。
- 右手：左肩鎖関節の方向へ加え、回旋と側屈を促す
- 左手：右肩鎖関節の方向へ加え、回旋と側屈を促す

操作：術者は、左手を、患椎の棘突起の左外側の僧帽筋の上にやさしく置く。左示指の中手指節関節が棘突起の先端の高さに来るようにする。また、右手で患者の頭

6.3 胸椎テクニック

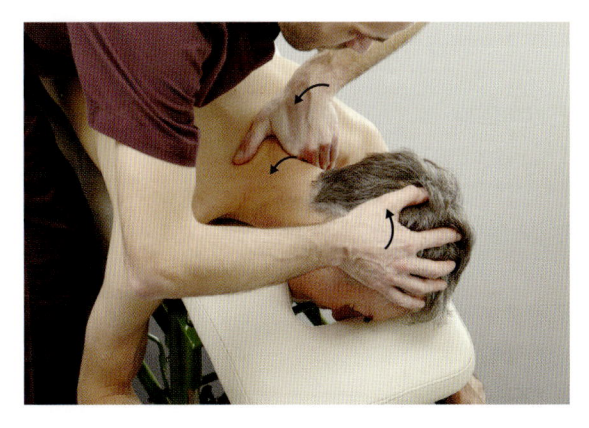

▶図6.52

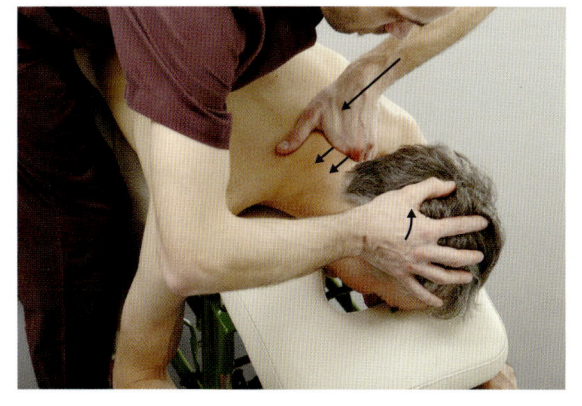

▶図6.54

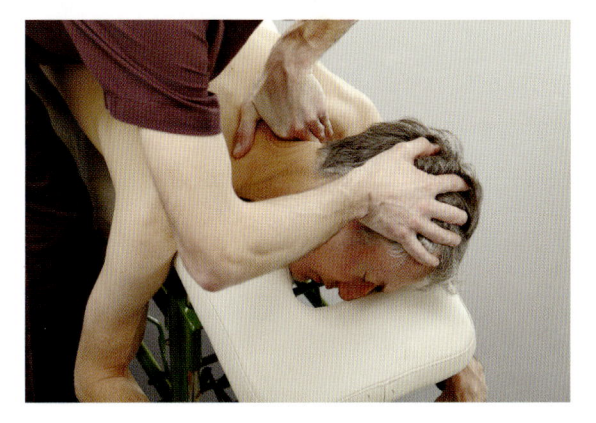

▶図6.53

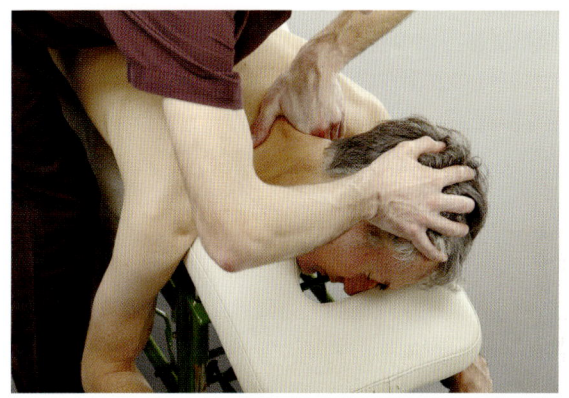

▶図6.55

部を回旋して傾ける。これにより、左示指の中手指節関節が、棘突起の先端に達する（▶図6.52）。

患椎が正常な運動の最終可動域に達したら直ぐに、両手を同時にハサミのように動かしスラストを加える。左示指の中手指節関節で、左外方変位した棘突起に、患者の右胸鎖関節（右鎖骨）へ向かってスラストを加える。**同時に**、右手で、患者の頭部を、敏速で短く右回旋し、また左肩に向かって左側屈する（▶図6.53）。

頸胸椎移行部の側方変位
C6-Th1 の左側方変位

触診： 棘突起が他の棘突起と比べて左へ変位し、（触診は困難だが）横突起が左後方へ変位している。

患者の位置： 腹臥位になり、頭部を少し前方へ傾ける。すなわち、治療台のヘッドピースをやや前方へ下げる。これにより患椎の触診が容易になる。

術者の位置： 患者の右側（肩の高さ）

コンタクト・ハンドおよびコンタクト部位： 左示指の中手指節関節の内側で、左方変位した棘突起にコンタクトする**とともに**、左示指の近位指節間（PIP）関節で、後方変位した横突起に後方からコンタクトする。右手を平らに広げ、患者の頭部（右側頭部の高さ）にコンタクトする。

患椎が上方に位置するほど（C6より上方。理論上はC1にも存在しうる）、頭部の側屈が強く、反対に、患椎が下方に位置するほど（Th1。場合によってはTh4まで）、頭部の回旋が強い。

スラストの方向： 両手を動かし、ハサミのように反対方向へスラストを加える。原則として、手と反対側の肩先へ向かってスラストを加える。
- 右手：左肩鎖関節の方向へ加え、回旋と側屈を促す
- 左手：右肩鎖関節の方向へ加え、回旋と側屈を促す

操作： 術者は、左手を、患椎の棘突起の左外側の僧帽筋の上にやさしく置く。左示指の中手指節関節が棘突起の先端の高さに来るようにする。また、右手で患者の頭部を回旋して傾ける。これにより、左示指の中手指節関

節が、棘突起の先端に達する。また、左示指の近位指節間 (PIP) 関節を、後方から、左後方変位した横突起に置く (▶図6.54)。

　患椎が正常な運動の最終可動域に達したら直ぐに、両手を同時にハサミのように動かし、短いカイロプラクティク・アジャストメントを加える。左示指の中手指節関節およびPIPで、左方変位した棘突起および後方変位した横突起に、同等の強さで、患者の右胸鎖関節 (右鎖骨) の方向へ、**真直ぐ**なスラストを加える。**同時に**、右手で、患者の頭部を、高速で短く**真直ぐ**に左肩へ向かって左側屈する (▶図6.55)。

頸胸椎移行部の側方変位 (変法)
C6-Th1 の左側方変位

　前項で述べた「頸胸椎移行部の側方変位」のテクニック (p.113) は、最も簡単で、患者にとって最もやさしいテクニックである。ただし、患椎の位置的問題から、術者が位置を変更しなければならない場合がある。

　操作は同じだが、術者の位置が異なる。術者は、▶図6.56および▶図6.57に示した変法の位置で、先述の操作でテクニックを行う。

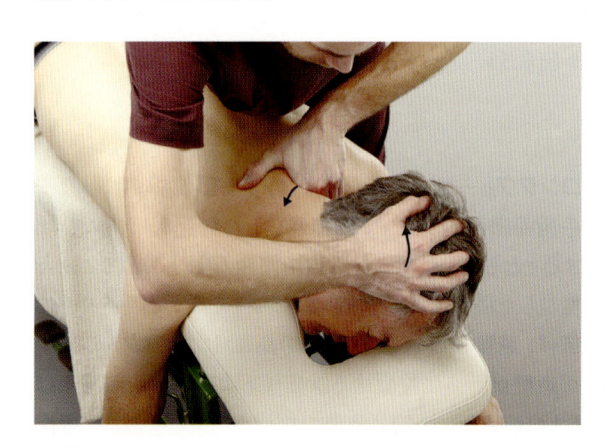

▶図6.56

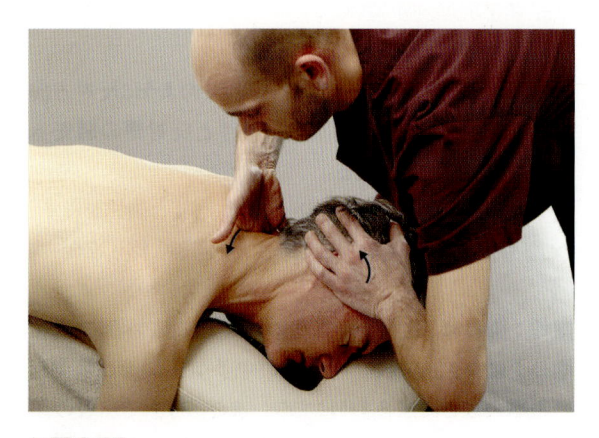

▶図6.57

6.3.2　胸椎の回旋

胸椎の回旋
Th2-Th12の右回旋変位

触診：横突起が右後方へ、棘突起が左へ変位している

患者の位置：腹臥位になり、頭部を右へ回旋する。頭部の回旋により、横突起がいっそう後方へ動き、治療しやすくなる。

術者の位置：患者の左側 (患椎の高さ)

コンタクト・ハンド：左手 (患者の頭部に近い方)・指・前腕を、脊柱とほぼ平行にし、下方へ向ける。

固定手：右手の力を抜いて対側 (脊柱を挟んで) に置き、左手が良好な角度を維持しスラストを加える際に滑らないように支える。左前腕と同様に、右前腕も脊柱と平行に向ける。

コンタクト部位：左手の豆状骨で、右後方へ変位した横突起にコンタクトする。コンタクトを安定させるため、事前に、左手を皮膚の上で内側へねじり、これとともに皮膚を動かし、皮膚の弛みを取り除く (▶図6.58)。

スラストの方向：患椎に対して90度 (治療台に対して90度ではない)

操作：患者が呼吸するままに任せる。吸気で、コンタクト・ハンド (左手) をコンタクト部位に置いたまま、力を抜いて置いた右手とともに、患椎の呼吸運動に従わせる。呼気で、左手を、患椎の呼吸運動に従って動かす。患椎の抵抗の強まりを感知する (患椎が他動的運動の最終可動域に達する) まで、患椎の呼吸運動に従う (▶図6.59)。

　患椎が他動的運動の最終可動域に達した瞬間、短いカイロプラクティック・アジャストメントを加える。スラストは、一つの運動の流れの中で間髪をいれずに加える。スラストを加えた後、すぐに左手の力をゆるめる。

胸椎の回旋 (変法)
Th2-Th12の右回旋変位

　前項の「胸椎の回旋」とほぼ同じ。以下の点だけが異なる。

6.3 胸椎テクニック

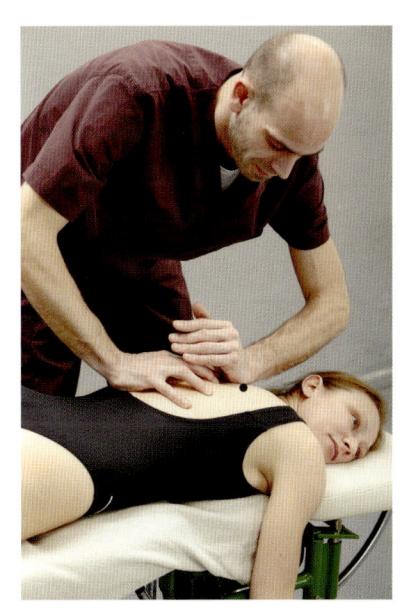

▶図6.58

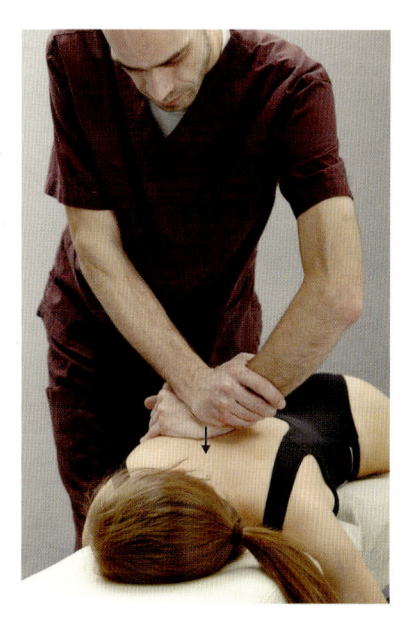

▶図6.60

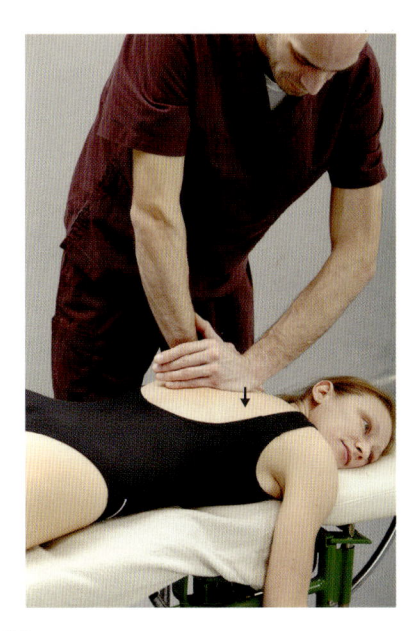

▶図6.59

術者の位置：患者の右側（患椎より上方）。上体を患者の足先の方へ回旋する。

コンタクト・ハンド：右手（患者の頭部に近い方）・指・前腕を、脊柱と90度をなして、外方へ向ける。

コンタクト部位：右手の豆状骨で、右後方へ変位した横突起にコンタクトする。

胸椎の回旋（変法）
Th2-Th12の右回旋変位

前項の「胸椎の回旋」とほぼ同じ。以下の点だけが異なる。

術者の位置：患者の右側（患椎より下方）。上体を患者の頭頂の方へ回旋する。

コンタクト・ハンド：左手（患者の頭部から遠い方）・指・前腕を、脊柱と90度をなして、外方へ向ける（▶図6.60）。

コンタクト部位：左手の豆状骨で、右後方へ変位した横突起にコンタクトする。

上位胸椎の回旋
Th1-Th4の右回旋変位

前項の「胸椎の回旋」とほぼ同じ。以下の点だけが異なる。

術者の位置：患者の頭側

コンタクト・ハンド：左手と右手のいずれでも可。右手（および指）を、脊柱と90度をなして、右外方へ向ける。あるいは、左手（および指）を、脊柱と平行に、下方へ向ける。

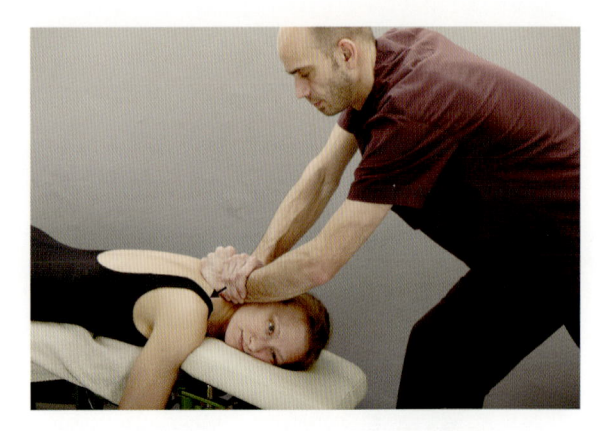

▶図6.61

コンタクト部位：豆状骨で、右後方へ変位した横突起にコンタクトする（▶図6.61）。

固定手：コンタクト・ハンドでない手の豆状骨（豆状骨より上方の前腕部分を真直ぐ伸長する）を、コンタクト・ハンドの手背（または手首）の上に置く。

　術者は、この位置で、脊柱に対し90度にスラストを加える。このテクニックは、特に重度の胸椎後弯を有する患者に有効である。

胸椎の回旋（座位）
Th5-Th12の右回旋変位

患者の位置：患者は、イス（背もたれのない）または治療台に座り、右手を左肩に置く。

術者の位置：患者の後方に座る。または立つ。

コンタクト・ハンド：右手の豆状骨

コンタクト部位：右手の豆状骨で、右後方へ変位した横突起にコンタクトする（▶図6.62）。

スラストの方向：前方へ（患者の上体を左回旋する）、やや左へ

操作：術者は、左手で患者の右肩をつかみ、患者の上体を左回旋し、やや前方に屈曲する。右手を最大背屈し、右手の豆状骨で、右後方へ変位した横突起にコンタクトする。右前腕とコンタクト部位が直角をなすようにする（▶図6.63）。

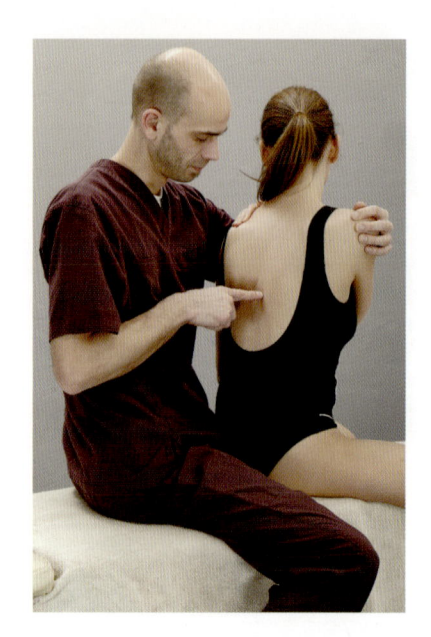

▶図6.62

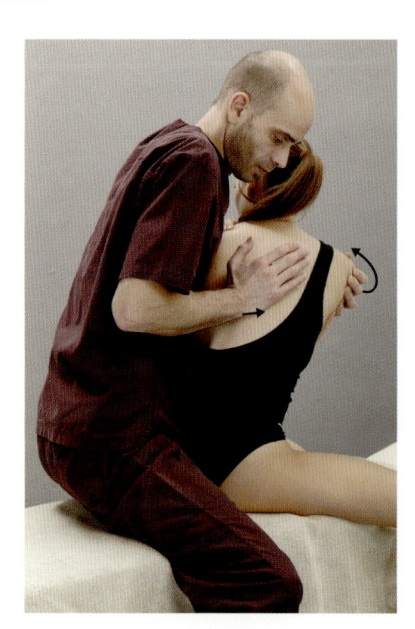

▶図6.63

右上肢で患者を押し、胸椎をやや前弯位にする。胸椎が他動的運動の最終可動域に達したら、カイロプラクティック・アジャストメントを前方・やや左へ（患者の上体の左回旋に合わせて）加える。

6.3.3 胸椎の側屈

胸椎が傾いている場合、次のテクニックを行う。

胸椎の側屈
Th2-Th12の右側屈

触診：胸椎の椎骨が右側屈し、これにより棘突起先端が上下の棘突起と比べて**左**へ変位している。横突起は後方へ変位して**いない**が、左横突起が上方に、右横突起が下方に変位している。

患者の位置：腹臥位になり、頭部を左へ回旋する。頭部の回旋により、棘突起がいっそう右へ回旋し、矯正方向へ動かしやすくなる。

術者の位置：患者の左側

コンタクト・ハンド：左手（患者の頭部に近い方）および指を、脊柱とほぼ平行にし、下方へ向ける。

固定手：コンタクト・ハンド（左手）を強化するため、右手で左手首を握る。スラストを加える際、右手を添えてスラストを強化する。

コンタクト部位：左手の豆状骨で、棘突起先端の左下方の外側部分にコンタクトする。コンタクトを安定させるため、事前に、左手を皮膚の上で内側へねじり、これとともに皮膚を動かし、皮膚の弛みを取り除く（▶図6.64）。

スラストの方向：患椎に対して90度（治療台に対して90度ではない）。

操作：患者が呼吸するままに任せる。吸気で、左手をコンタクト部位に置いたまま、力を抜いて置いた右手とともに、患椎の呼吸運動に従う。呼気で、左手を、患椎の呼吸運動に従って動かす。患椎の抵抗の強まりを感知する（患椎が他動的運動の最終可動域に達する）まで、患椎の呼吸運動に従う。

患椎が他動的運動の最終可動域に達した瞬間、短いカイロプラクティック・アジャストメントを加える。スラストは、一つの運動の流れの中で間髪をいれずに加える。スラストを加えた後、すぐに左手の力をゆるめる（リコイル・テクニック）。

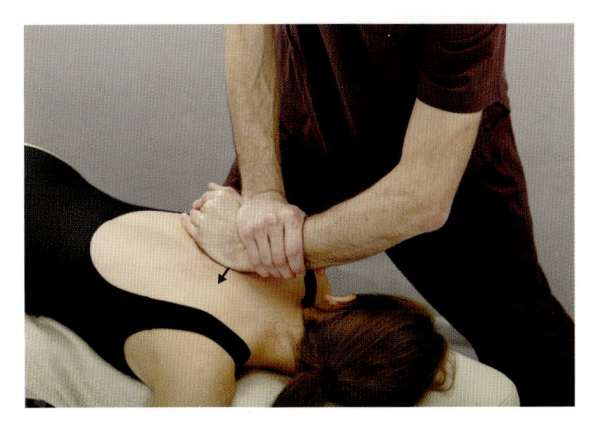

▶図6.64

胸椎側屈のためのトルク・テクニック（ねじりテクニック）
Th2-Th12の左側屈

触診：胸椎の椎骨が左へ傾き、これにより棘突起先端が上下の棘突起と比べて**右**へ変位している。横突起は後方へ変位して**いない**が、左横突起が下方へ、右横突起が上方へ変位している。

患者の位置：腹臥位になり、頭部を正面で下方へ向ける。

術者の位置：患者の左側または右側。ここでは患者の**右側**。

コンタクト・ハンド：2種類ある。
- コンタクト・ハンドⅠ：右手（および指）を、脊柱とほぼ平行にし、下方へ向ける（ハイ・アーチ）。
- コンタクト・ハンドⅡ：左手（および指）を、脊柱とほぼ平行にし、上方へ向ける（ハイ・アーチ）。

コンタクト部位：2種類ある。
- コンタクト部位Ⅰ：右手の豆状骨で、横突起の右（上方）部分にコンタクトする（▶図6.65）。
- コンタクト部位Ⅱ：左手の豆状骨で、横突起の左（下方）部分にコンタクトする。コンタクトを安定させるため、事前に、左手を皮膚の上で内側へねじり、これとともに皮膚を動かし、皮膚の弛みを取り除く。

スラストの方向：2種類ある。
- スラストの方向Ⅰ：右手で、斜め下方・前方へ（ほぼ患者の右上前腸骨棘の方向）スラストを加える。
- スラストの方向Ⅱ：左手で、斜め上方・前方へ（ほぼ患者の左鎖骨の方向）スラストを加える。

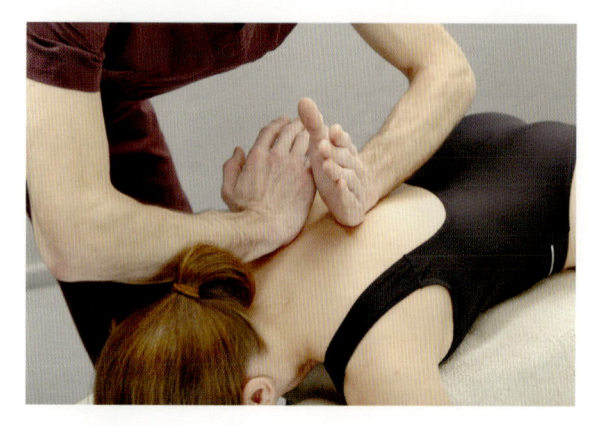

▶図6.65

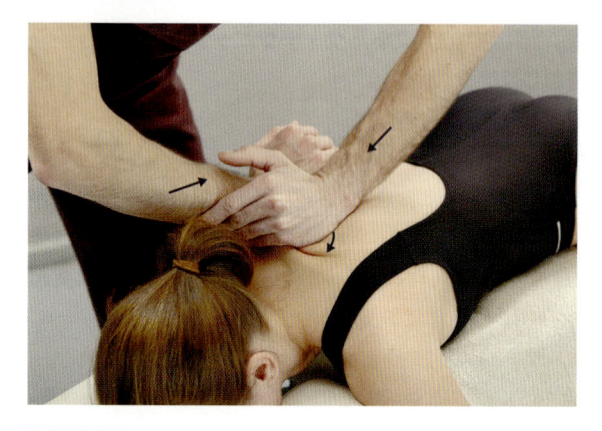

▶図6.66

操作：両手を皮膚の上（横突起より手前の位置）に置き、内側へねじる。患者の呼気とともに両手が前方へ動き、両手の豆状骨がさらに内側へねじれ、これにより豆状骨が横突起にしっかりとコンタクトすることができる（▶図6.66）。

患椎が他動的運動の最終可動域に達した瞬間、スラストを上述の2方向（スラストの方向IおよびII）へ同時に加える。

6.3.4 胸椎の前方変位

胸椎の椎骨の前方変位では、棘突起が前方へ傾き、前下方（AI：anterior-inferior）に変位する。胸椎の前方変位により、胸部の狭小化や肋間神経痛などの症状が表れる。

触診：視診で、患者（腹臥位）の背中の胸椎後弯部分に、浅い前弯性のくぼみ、いわゆる「ポテンジャー・ソーサー」（Pottenge-Saucer）（皿のようなくぼみ）が見られる。また、触診で、他の棘突起よりも短い棘突起が触知される。この棘突起が解剖学的に短い構造を有するのかを確認するため、直接、棘突起先端を前方へ押す。これにより圧痛が生じれば、椎骨（棘突起が属する）が前下方へ変位していると判断できる。この圧痛は、棘突起（下方へ曲がって成長）が押し合うことで発生する。この棘突起の異常は、触診するまで気づかれないことが多い（前方変位した胸椎の椎骨は沈黙のうちに苦しむ。"they suffer in silence"）。胸椎の前方変位の主な徴候は、胸部の狭小化である。複数の胸椎で前方変位が生じることもある。

術者は、胸椎の前方変位を見つけたら、この胸椎の一椎下の胸椎の棘突起を押してみる。圧痛が生じれば、一椎下の胸椎も前方変位している。このようにして、圧痛が生じない棘突起にたどりつくまで、下方へ向かって一つ一つの胸椎を調べる。圧痛が生じない棘突起にたどりついたら、この棘突起に対してテクニックを行う。これにより、この棘突起の上方にある棘突起の位置を後方へ戻す。

以下、胸椎の前方変位を矯正する2つのテクニックについて述べる。

胸椎の前方変位（座位）
胸椎全体（主にTh2-Th9）の前方変位

患者の位置：患者は、治療台の上で、両下肢を伸ばして座位になる。この座位で、「猫背」になり、上体を前屈し、胸椎の後弯を増大させる。同様に頸部も前屈する。

さらに、患者は両手を肩に置く。すなわち、術者が患者の左側に立つ場合、患者はまず左手を右肩に置き、次に右手を左肩に置く（左上肢の上に右上肢を重ねる）。あるいは、術者が患者の右側に立つ場合、患者はまず右手を左肩に置き、次に左手を右肩に置く。患者がこのように両手を肩に置いた後、術者は患者の肘をつかむ。これにより、術者は、適切な姿勢でスラストを加えることができ、自分の胸骨が痛むのを避けることができる。

まれに下位胸椎（Th9より下方）の前方変位を有する場合、患者は両下肢を曲げて座位になる。これにより、腰椎の前弯が平らになり、術者が下位胸椎にコンタクトしやすくなる。

術者の位置：術者は、患者の右側または左側のいずれかに立つ。ここでは、患者の**左側**に立つ場合の操作を述べる。右側に立つ場合は、左右を変更して同様の操作で行う。

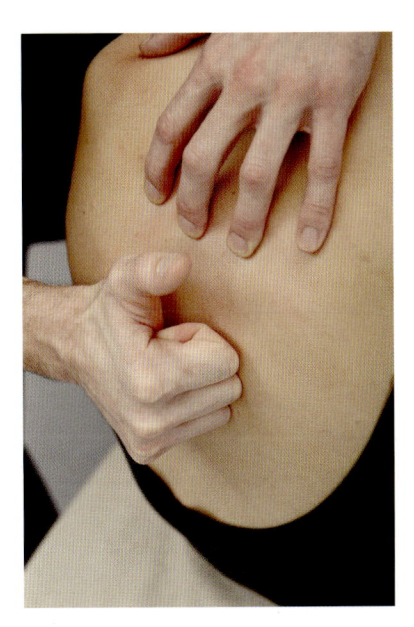

▶図6.67

コンタクト・ハンド1：右手で固く拳を握る。母指を示指から外側へ離す。これにより母指球と示指の間に「溝」が出来る。このテクニックでは母指を使わないため、母指を離れた位置に置く（▶図6.67）。

コンタクト・ハンド2：左手を大きく広げ、患者の肘と前腕（患者の胸骨上に置かれている）をつかむ。

コンタクト部位：右手で拳をつくり、そこに出来た「溝」の中に、**圧痛のない**棘突起を置く。圧痛のない第1番目の棘突起が示指の高さに来るようにし、圧痛のある第1番目の棘突起（最も頭側に位置する）は、拳の上方に来るようにする。棘突起にコンタクトする際（特にスラストを加える際）、棘突起を押してはならない。というのも、棘突起は既に前方へ変位しているからである。棘突起を押すと、患者に重度の痛みが生じる恐れがある。

> **実践のポイント**
> 必ず皮膚の動きに注意すること！ 拳を離す際、皮膚が頭側へ動くことで、拳が滑り動き、これにより拳が前方変位した棘突起にぶつかる恐れがある。このため、皮膚を出来るだけ頭側へ動かしてから、コンタクトする必要がある。
> 前方変位した棘突起に誤ってコンタクトすると、強い痛みが患者に生じる。この状態で決してスラストを加えてはならず、まずコンタクト部位を修正する。

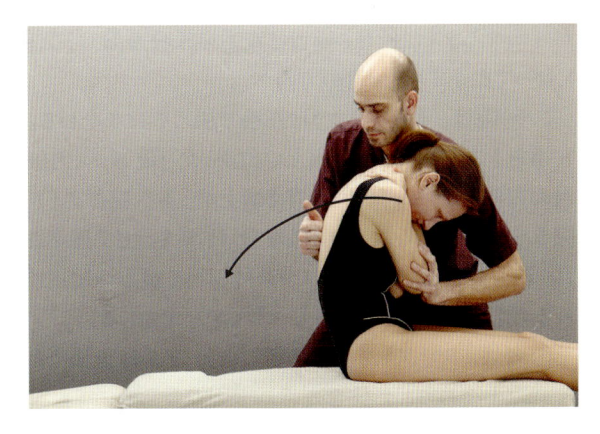

▶図6.68

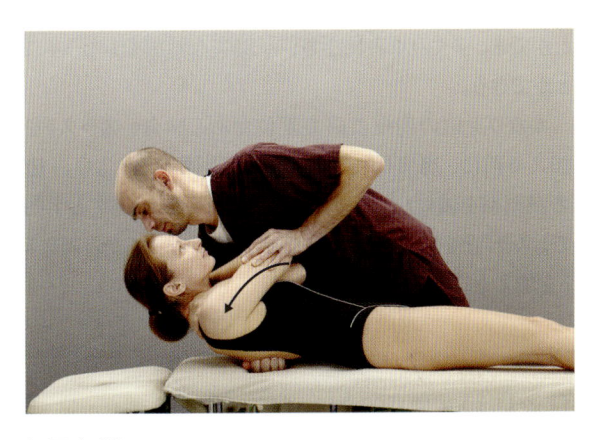

▶図6.69

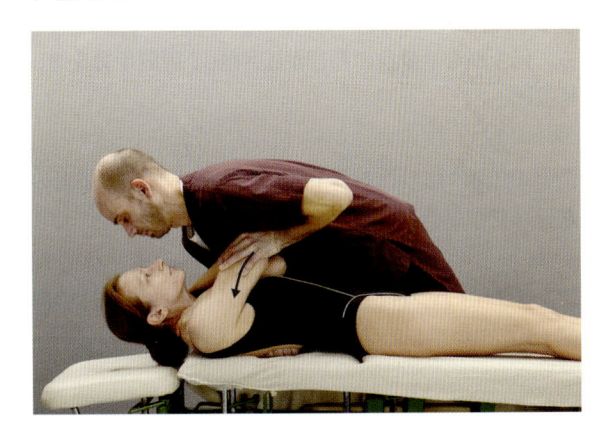

▶図6.70

操作：術者は患者に、頭部を出来るだけ前方へ傾け胸部の位置で維持し、テクニックを行う間この状態を維持するよう指示する。また、患者は両下肢の力を抜いて伸ばす（▶図6.68）。

次に、患者は、上体を後方へ傾け、治療台の上で臥位になる。その際、術者は右手の拳をコンタクトしたままにする。患者は、拳の上で、上体をわずかに揺する。しばしば、これだけで、前方変位した棘突起は後方へ「跳ね返る」ように動く。棘突起が後方へ戻らない場合、患者

が呼吸するままに任せ、術者は左手を呼吸運動（呼気）に従って動かす（治療台の方向へ）。

スラストは、弧を描くように左手で加える。すなわち、左手を上方（右手の拳の真上の位置）から後方へ（治療台の方向）動かす。簡潔に言えば上から下へ動かす（▶図6.69）。正常な位置にある椎骨は、拳を通じて固定され、前方変位した椎骨は、スラストによって後方へ矯正される（前方変位の椎骨が後方へ動く余地が生じる）。

術者は、スラストを加える際、自分の上体を使うとよい。すなわち、上体を左手へ寄りかからせる（▶図6.70）。これにより、コンタクトを制御し安定させることができ、またスラストを加える際、より多くの重量をかけることができ、多くの患者に小さいが確実な効果をもたらすことができる。

かなり上位の胸椎に前方変位がある場合、スラストを加える前に、患者はゆっくり頭部を後傾するとよい。患者が頭部を後傾している間に（最終可動域に達する手前で）スラストを加える。頭部を後傾してしまってからスラストを加えるのではない。

胸椎の前方変位（臥位）
Th2-Th11の前方変位

患者の位置： 腹臥位になり、顔面を正面で下方へ向ける。両上肢を治療台の側部から下垂し、両肩甲骨を離して広げる。

術者の位置： 患者の右側または左側。ここでは、患者の**左側**に立つ場合の操作を述べる。

コンタクト・ハンド1： 左手（患者の頭部に近い方）の側部（小指の中手指節関節の高さ）

コンタクト・ハンド2： 右母指と右示指で左手首をつかみ、他の指は左手の側部に並べて置く。右手掌を、左手の第2中手骨に沿って置く。主要なスラストは、右手掌（小指球の高さ）で、左示指の中手指節関節に加える。その際、コンタクト部位（左小指の中手指節関節がコンタクトしている）の方向へスラストを加える。

スラストの方向： スラストを加える態勢に入れば、スラストを斜め上方へ加える（約35度）。

コンタクト部位： 圧痛のない第1番目の棘突起（圧痛のある棘突起の下方に存する棘突起）にコンタクトする（厳

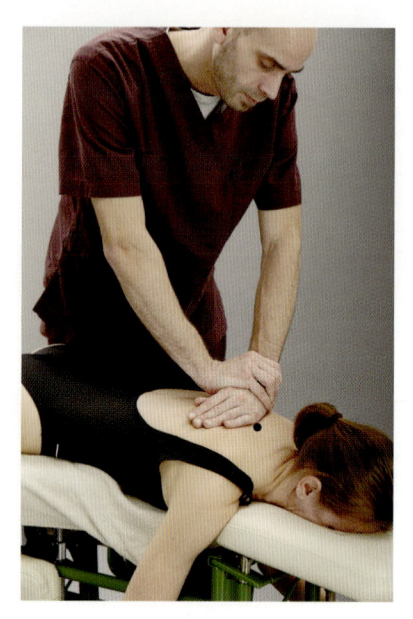

▶図6.71

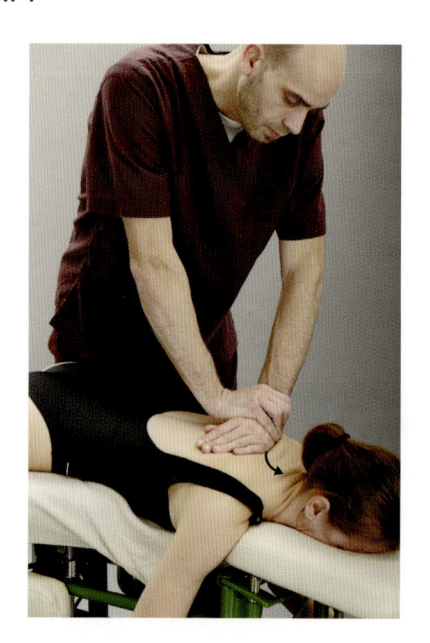

▶図6.72

密にはこの棘突起の先端の下部）。ここでも、皮膚の動きに注意する。すなわち、術者は、事前に皮膚を出来るだけ上方へ引き、皮膚が上方へ動くのを避ける。これにより、スラストを加える際、手が上方へずれ、前方変位した棘突起に触れるのを防ぐ（▶図6.71）。

操作： 患者が呼吸するままに任せる。呼気で、術者は、前方へ、椎骨に対して90度に押す。

患椎が最終可動域に達したら、両手で、すばやいカイロプラクティック・アジャストメントを、斜め上方へ（約35度）、棘突起先端の下部に加える（▶図6.72）。

6.3　胸椎テクニック

スラストの衝撃で、前下方へ変位した棘突起が、後上方へ動く。これに伴い、キャビテーション（矯正音）が発生することが多い。

> **実践のポイント**
> 胸椎の複数の椎骨の前方変位では、治療を複数回行なわねばならない。例えば、同時に3つ以上の棘突起が前方変位している場合などである。矯正直後に、後方へ真直ぐ動かした棘突起に、前方のスラストを加えてはならない。棘突起が再び前方変位する恐れがあるからである。このため、適応期（約3日）の終了後に、次の椎骨の矯正を行う。すなわち、先に矯正した棘突起の上部に存する棘突起（前方変位）を、上述の操作で後方へ動かして矯正する。

6.3.5　胸椎の後方変位

胸椎の椎骨の後方変位では、棘突起が後方へ傾き、後上方（PS：posterior-superior）に変位する。胸椎の後方変位により、胸部の狭小化や圧痛などの症状が表れる。

触診： 触診で、他の棘突起に比べて後方へ変位し**かつ**圧痛のある棘突起が見つかる。ただし、この棘突起が解剖学的に長い構造を有することが判明すれば、治療は不要である。

ダブル・トランスバース（横突起）・テクニック
胸椎・腰椎の後方変位

患者の位置： 腹臥位になり、顔面を正面で前方へ向ける。両上肢を治療台の側部から下垂し、両肩甲骨を離して広げる。

術者の位置： 患者の右側または左側。ここでは、患者の**左側**に立つ場合の操作を述べる。

コンタクト・ハンド： 左手または右手。ここでは左手をコンタクト・ハンドとする。

コンタクト部位：（ここでは右手の）示指および中指の末節骨で、患椎の左右の横突起（＝トランスバース・プロセス）にコンタクトする。その際、横突起の外側（次項の「ダブル・ラミナ・テクニック」のコンタクト部位よりも外側）にコンタクトする。

> **注意**
> 横突起から大きく外側へずれて肋骨頭にコンタクトしないようにする。

スラストの方向： 前方へ、患椎に対して約90度に

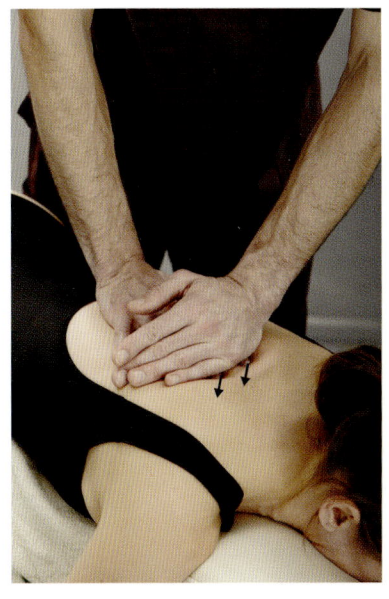

▶図6.73

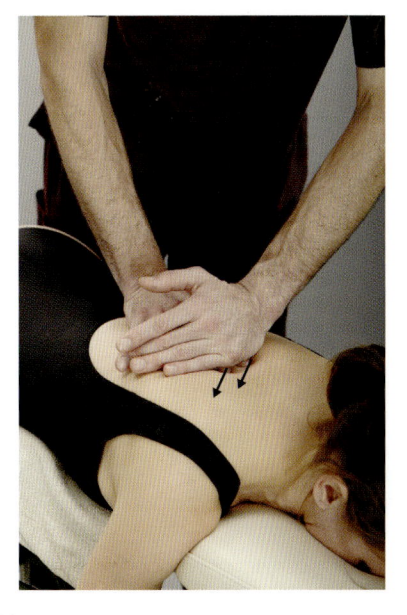

▶図6.74

操作：患者が呼吸するままにまかせる。術者は、手を患椎の呼吸運動に従わせ、呼気でスラストを加える態勢に入る（▶図6.73）。

患椎が他動的運動の最終可動域に達したら、両手で、同時に、短いカイロプラクティック・アジャストメントを、前方へ、患椎に対して90度に加える。

ダブル・ラミナ・テクニック
胸椎・腰椎の後方変位

患者の位置：腹臥位になり、顔面を正面で下方へ向ける。両上肢を治療台の側部から下垂し、両肩甲骨を離して広げる。

術者の位置：患者の右側または左側。ここでは、患者の**左側**に立つ場合の操作を述べる。

コンタクト・ハンド1：右手。示指と中指（または中指と環指。術者の指の構造的長さによる）の末節骨で、棘突起の左右に存する椎弓板（＝ラミナ）にコンタクトする。

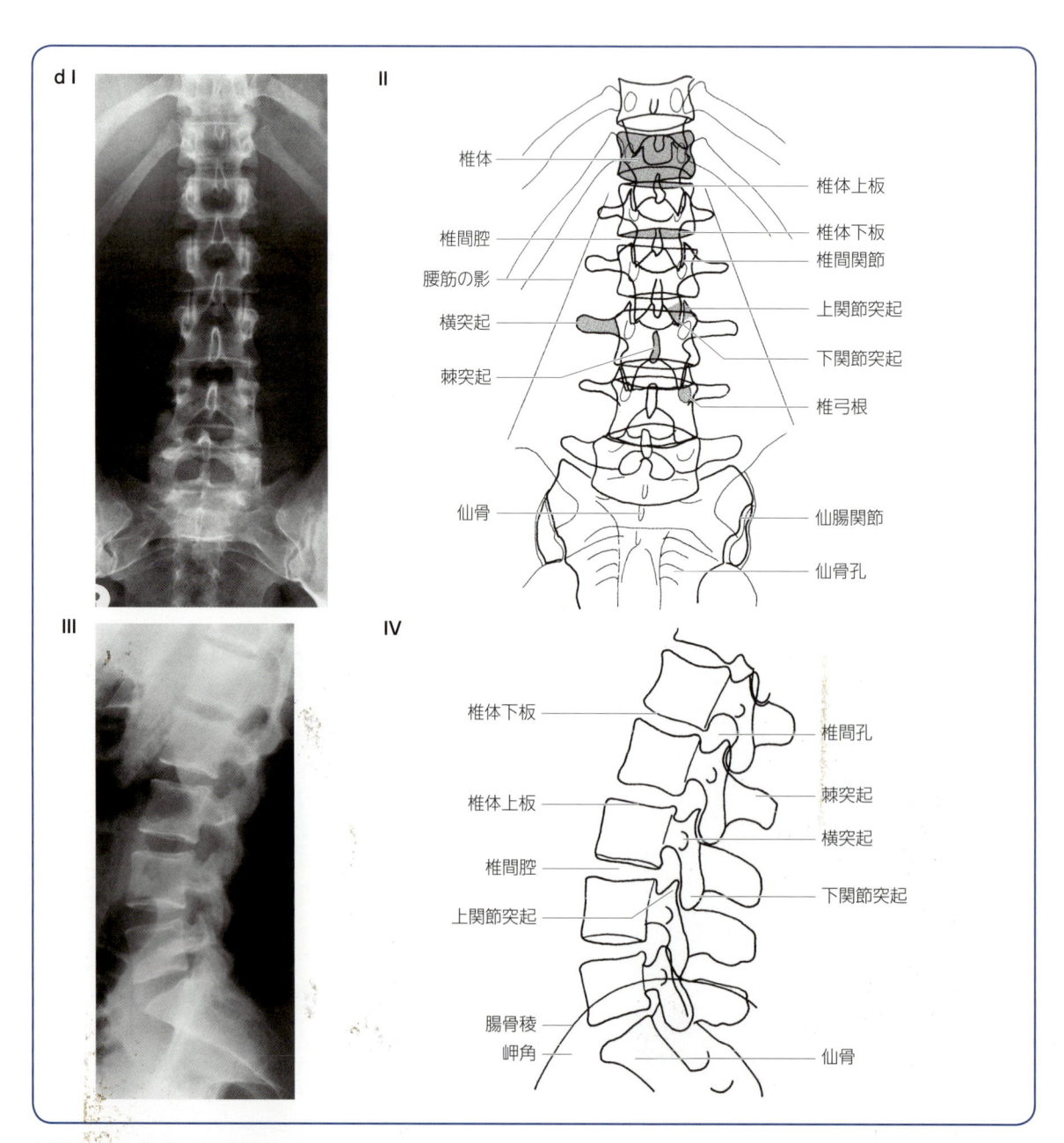

▶図6.75　腰椎のX線画像

コンタクト・ハンド2：左手の側部を、右手の指先（手背側）に置く

スラストの方向：前方・やや下方へ、患椎に対して約80度に

コンタクト部位：右手の2指の末節骨で、患椎の左右の椎弓板（ラミナ）にコンタクトする。その際に注意すべきは、胸椎の棘突起は構造的に下方へ曲がっているため、椎弓板（ラミナ）が棘突起先端よりも上方に存することである。

操作：「ダブル・トランスバース・テクニック」の操作と同じ (p.121)

6.4　腰椎テクニック

通常、腰椎では、回旋変位だけが見られ、側屈はまれである。また、後方変位は非常にまれである。これは、前述のダブル・トランスバース・テクニック (p.121) により矯正できる。多くの患者では、横突起の触診が難しいため、棘突起を手がかりとする。

腰椎のX線解剖図を▶図6.75に示した。

> **実践のポイント**
> 腰椎のテクニックを記述するにあたり、分かりやすくするため、胸椎と同様に、腰椎でも「横突起」という語を使う。本来、胸椎における横突起は、腰椎における肋骨突起（腰椎に特徴的）に相当する。

腰椎の変位により、腰痛、ファセットシンドローム、坐骨神経痛、下肢の感覚異常、血行障害（静脈瘤）、消化器症状、不妊、勃起障害などの症状が表れる。

関連した病気など

ファセットシンドローム（椎間関節症候群）

ファセット（椎間関節）が慢性的に刺激されると、偽根性痛が生じる。これは、退行変性が進んだ腰椎で起こる。腰椎は、高い可動性を有するがゆえに、常に静力学的な負荷がかかり、変性が生じやすい。腰椎の変性は、静力学の異常に加えて、過剰な運動（片側に偏った運動の反復）や過体重によっても悪化する。ファセットシンドロームによる疼痛が偽根性痛と呼ばれるのは、それが根性痛と似ているからである。ファセットに存する神経は、近隣の脊髄神経の神経根から直接出る側枝である。

これらの神経が刺激されると、隣接の脊髄神経の支配域と同じ領域（デルマトーム）で、放射痛が生じる。多くの場合、この放射痛は、それほど広範に広がらず、強い疼痛ではない。また、感覚障害（無感覚、痺れ）や運動障害も生じない。

静力学の異常（腰椎の関節機能障害。腰椎自体を原因とするものと、他の関節（仙腸関節、頸椎、足関節）の代償として生じるものがある）により、ファセットは恒常的に過剰負荷を受ける。腰椎症状は、負荷をかけても（腰椎が過伸展し、過前弯や側屈が生じる）、安静にしても（立位・座位・臥位などで長時間安静にする）、悪化する。負荷と安静のいずれもが、腰椎のファセットに過剰負荷をもたらす。長期安静により、ファセットの関節面では栄養供給が不足し、また反射弓が刺激され過剰な筋緊張が生じファセットが圧迫される。軽度の運動やストレッチは、一時的に腰椎症状を和らげる（痙攣した筋が伸ばされる）。しかし、問題の解決には、原因である位置異常を見つけ矯正する必要がある。

腰痛

腰痛（腰椎領域の疼痛）は突然発生し、持続する。その後、腰椎の可動性も制限される。腰痛は、腰椎の退行変性が進んで発生することが多いが、本来、機能的性格を有し、腰椎の機能的異常が退行変性を促す。腰椎から出る脊髄神経（場合によっては坐骨神経 (L5およびS1) の神経根）が突然圧迫され、腰痛が発生する。下肢の放射痛を伴うこともあり、坐骨神経痛とも呼ばれる。腰痛は、腰椎が不適切な過剰負荷を受けたり、事故をきっかけに発生することが多い。

機械的刺激も、腰痛の発症に関与する。腰椎が機械的刺激を受けると、反射弓を通じて、しばしば背筋が痙攣し緊張する。背筋の緊張は、刺激された腰椎を動かさないようにする（さらなる損傷の防止）一方、片側の背筋を緊張させて疼痛回避姿勢を生じさせる（この姿勢を通じて身体は椎間孔の拡張を試みる）。また、機械的刺激により浮腫が生じることもある。この場合、寒冷療法を行うとよい。浮腫が生じると空間が狭まり、腰椎が動きにくくなる。

鑑別診断

ファセットシンドロームや腰痛は、腰椎の変位以外の原因によっても生じるため、これらの原因の有無を明らかにする必要がある。腰椎の変位以外の原因として次のものがある。
- 脊椎すべり症
- 椎間板ヘルニア
- 骨折（腰椎、仙骨、大腿）
- 腫瘍、転移がん
- 股関節症、股関節の大腿骨頭壊死

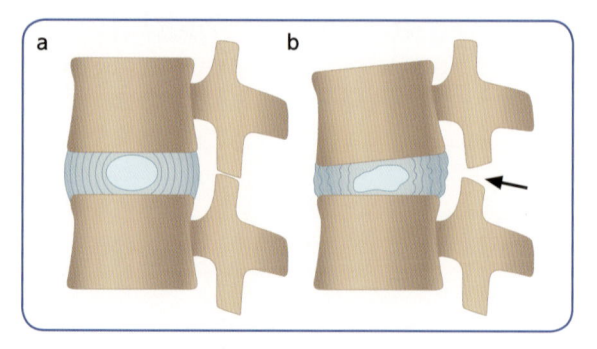

▶図6.76　脊柱の退行変性の病態生理学
a. 健康な椎間円板。張りと弾力性がある。椎間関節の適合性が良好である
b. 押しつぶされた椎間円板。椎間関節の位置異常が生じる

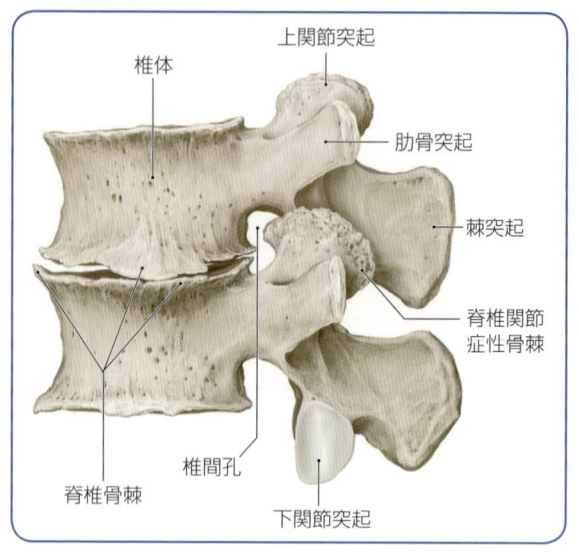

▶図6.77　L3-L4の退行変性

　30歳以上になると、代謝率の低下とともに、髄核のゼリー状物質の保水機能も低下する。
- 髄核の膨張圧が低下すると、線維輪の緊張が失われ、腰椎の損傷リスクが高まる。というのも、線維輪が運動を減速できなくなるからである（緩やかな運動ではなく、突発的な運動が生じる）。このような線維輪は、たるんだ牽引ロープに例えうる。
- これにより、腰椎の可動性が制御されず、椎体の非生理的な滑り運動が可能となる。
- これは、小さい椎間関節に、異常な負荷をもたらす（▶図6.76）。
- また、緩衝機能が低下し、軸方向の衝撃が和らげられない。

　椎体の滑り運動を通じて、椎間関節が異常な負荷を受けると、**骨棘**の形成が促される（椎体に生じる骨棘を脊椎骨棘といい、椎間関節に生じる骨棘を脊椎関節症性骨棘という。▶図6.77）。
　この骨棘の形成は、X線画像で確認でき、**脊椎症**（Spondylose）と呼ばれる。椎体の軟骨板が過剰負荷を受け摩耗すると、脊椎関節症を発症する。骨棘が背側へ向かって過剰に形成されると、腰部脊柱管狭窄症を発症する。
　過剰負荷が持続すると、線維輪で小さな裂傷が生じる。初期の裂傷では、髄核が**突出**（protrusion）する（椎間板の膨隆）。線維輪が完全に断裂すると、髄核が**脱出**（prolaps）する。

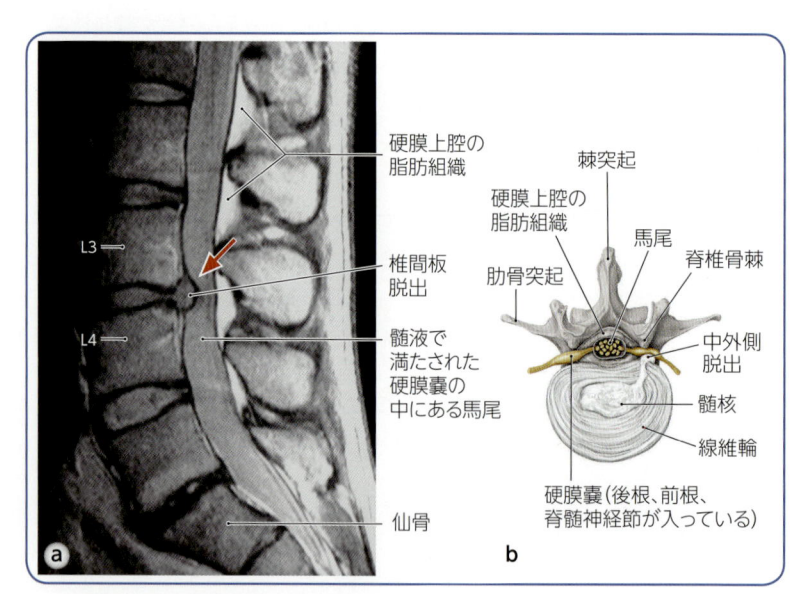

▶図6.78　腰椎の椎間板脱出
a. L3-L4の背内側脱出のT2-MRI画像（このタイプの脱出は通常のX線検査で診断できない）
b. 後外方脱出。椎間孔を通る脊髄神経が圧迫される

椎間板の病変は、次の2つの領域で発生しやすい。

頸胸椎移行部

骨盤が傾斜すると、バランスを取るため、頸胸椎移行部で代償が生じる。加えて、もともと頸胸椎移行部は、低可動性の胸椎の椎体よりも高い可動性を有する。このため、20歳以上になると、頸胸椎移行部で、早期の椎間板病変が見られることがある。

腰仙椎移行部

骨盤が傾斜すると、仙骨と腰椎の間の椎間板は過剰負荷を受ける。このため、これらの椎間板では、早くから退行変性が進む。

線維輪軟骨の前方には、前縦靱帯が付着し、髄核の前方への脱出を防いでいる。他方、後縦靱帯は、前縦靱帯よりも弱く、髄核の脱出を防ぐことができない。このため、髄核は後内方 (dorsomedial) へ脱出することが多い。例えば、▶図6.78aは、L3-L4の髄核の脱出を示しているが、このMRT画像では、L5-S1の椎間板には既に髄核が存しない。すなわち、髄核は明瞭に写らず、椎間板の下板は不規則な形状を呈している（脊椎関節症）。L5の椎体下面は、明瞭に写っているが、これは、異常な負荷により、この部位に水分や脂肪が蓄積しているためである。

椎間板病変で最も多いのは、後外方 (dorsolateral) への脱出である。これは、後外方には縦靱帯（線維輪軟骨の脱出を防ぐ）がないからである。後外方への脱出は、神経学的症状を伴うことが多い。というのも、脱出した髄核が椎間孔に入り込み、脊髄神経を圧迫するからである。椎間孔では、脊髄神経が髄核を避ける余地がなく、圧迫された脊髄神経は椎間関節に押し付けられる（▶図6.78b）。

6.4.1 腰椎の回旋

ここでは、腰椎の回旋変位を矯正するテクニックを述べる。これらのテクニックは、患者を臥位、座位、膝立ち位にして行う。

腰椎の回旋（腹臥位）
L3の左回旋

触診：L3の棘突起が、上下椎の棘突起と比べて右へ変位している。これにより、横突起が、上椎の棘突起先端の左外側で、触診される（左後方変位）。触診されなくて

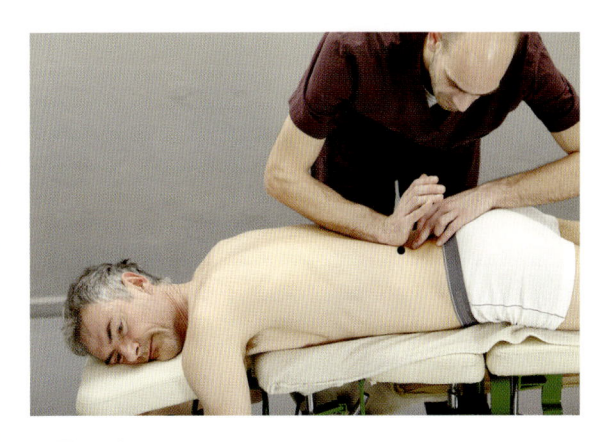

▶図6.79

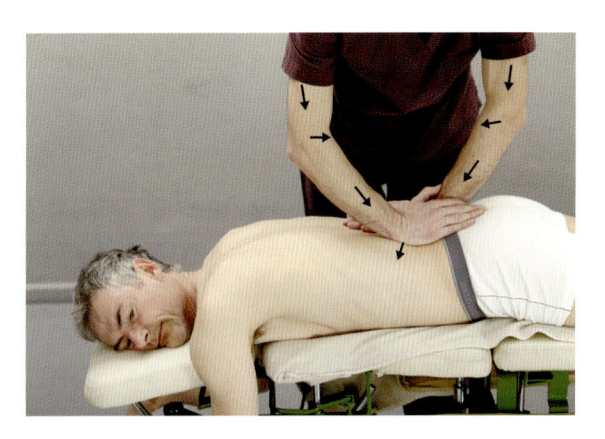

▶図6.80

も、横突起は左外側に存する。

患者の位置：腹臥位になり、頭部を左へ回旋し、右耳を臥床面につける。

術者の位置：患者の右側

コンタクト・ハンド：右手（患者の頭部に近い方）をL1-L3に、左手（患者の頭部から遠い方）をL4-L5に置く。

固定手：コンタクト・ハンドではない手

コンタクト部位：豆状骨で、横突起にコンタクトする（▶図6.79）。

スラストの方向：患椎に対して100度に、前方・やや上方へ。特に腰椎の過前弯を有する場合、注意が必要である。

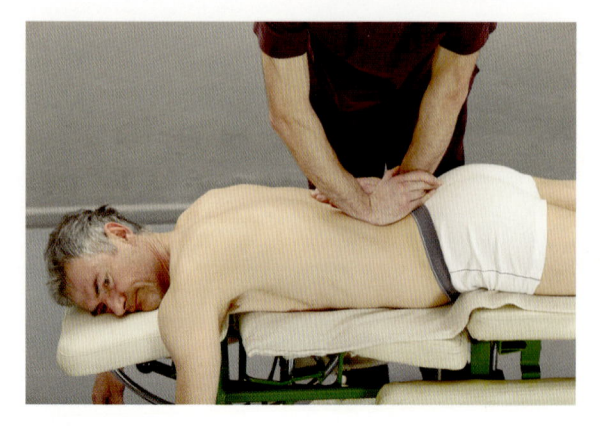

▶図6.81

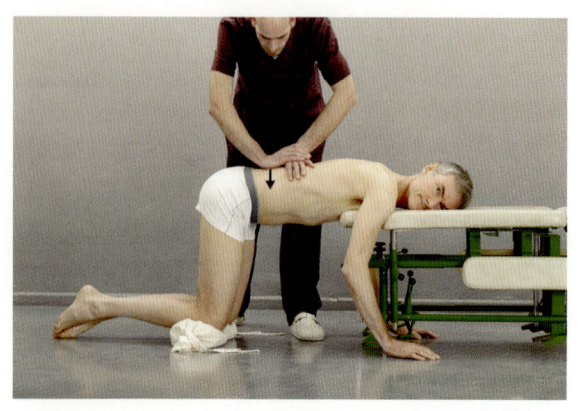

▶図6.82

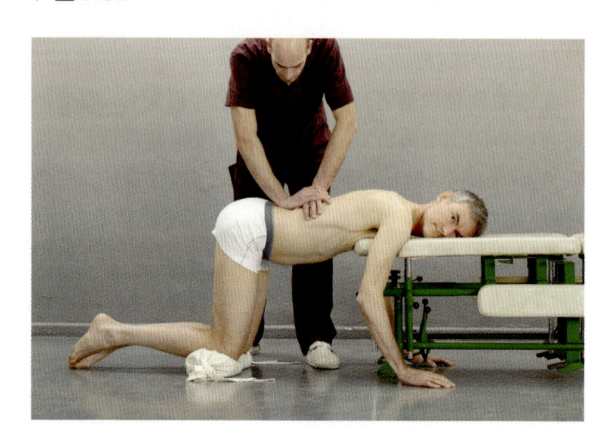

▶図6.83

操作：L3の左回旋（横突起の左後方変位）を有する場合、患者は頭部を左へ回旋する（右耳を臥床面につける）。これにより、左後方変位した横突起は、さらにわずかに後方へ動き、術者はコンタクトしやすくなる。

　術者は、右手の豆状骨で、L3の左横突起にコンタクトする。その際、右手をハイ・アーチにする。右前腕を、L3に対して出来るだけ垂直にする（スラストの方向）。他方、コンタクト・ハンド（右手）を安定させるため、左手を平らに広げ、脊柱を挟んで対側に置く。その際、左手の指を頭方向へ向ける。このように平らに広げた左手でコンタクトし、腰椎を前方へ動かし（患者が心地よく感じる程度に）、腰椎の前弯を促す（▶図6.80）。

　ただし、スラストは、コンタクト・ハンドだけを用いて、腰椎が他動的運動の最終可動域に達した瞬間、腰椎に対して約100度に、前方・やや上方へ加える。

ソラシック・ブレイクアウェイ
腰椎の左回旋または右回旋

　腰椎の左回旋または右回旋を矯正するテクニックでは、特殊な治療台、すなわち治療台の面の一部分（腹部部分や胸部部分）を弾力的に下げられる治療台が役立つ。アメリカでは、この機能（ソラシック・ブレイクアウェイ（Thoracic-Breakaway）という）を有する治療台を用いることが多い。この機能は、妊婦や肥満患者の治療で重要となる。

　患者の体重に合わせて治療台の面（腹部部分）の位置を低下させることで、治療台から受ける抵抗を調整できる（▶図6.81）。術者は、治療台の面（腹部部分）を、適切な高さで固定するとよい。

ニー・チェスト・ポスチュア

腰椎（L1-L5）の右回旋（理論上は胸椎の右回旋の矯正

も可能）

触診：腹臥位が困難な患者は、膝立ち位（膝下に枕を置く）になり、上体をイス（背もたれのない）または治療台（高さを下げる）に置く。大腿を床に対して垂直に立て、大腿と上体が約90度をなすようにする。

　このテクニックは、「腰椎の回旋（腹臥位）」のテクニック（p.125）とほぼ同じである。術者の位置、コンタクト・ハンド、スラストの方向、コンタクト部位は同じであるため、ここでは省略する。

操作：患者は、力を抜いて緊張を緩和する。「宙に浮いた」状態の腰椎は前弯位になる。「腰椎の回旋（腹臥位）」のテクニック（p.125）と同様に、腰椎を他動的運動の最終可動域まで動かす（▶図6.82）。

　この瞬間に、ごく高速のスラストだけを加える。大きな振幅を用いない。スラストを加えたら、手を深部（スラストの方向）で止めず、ばねが跳ね返るように、すぐに元の位置に戻す。（リコイル・テクニック。▶図6.83）。

6.4 腰椎テクニック

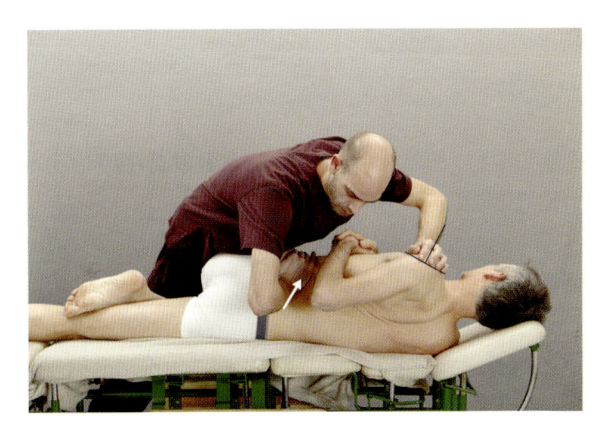

▶図6.84

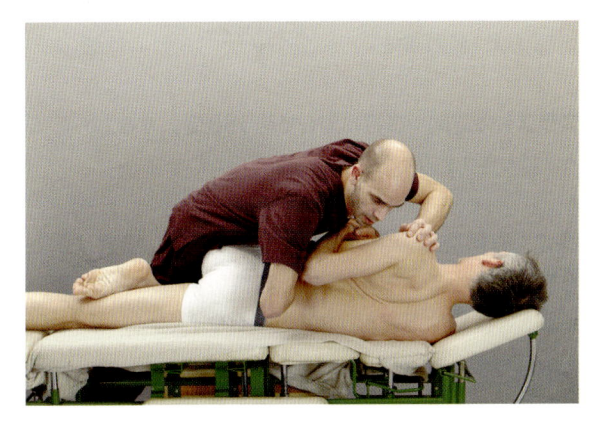

▶図6.85

腰椎の回旋（側臥位）
L1-L5の左回旋

触診： 棘突起が右へ、横突起が左後方へ変位している。

患者の位置： 右側臥位になり、右下肢を真直ぐ伸ばす。左下肢を最大屈曲する。左膝を治療台の側部から突き出し、身体を前方へ回転できるようにしておく。術者は、患者の右肩（右上肢）を慎重に前へ引き出し、患者の上体を回転させる。患者は両手をそろえて左胸部に置く。また、治療台のヘッドピースの位置を高くし（または枕を置く）、頭部を支える。

術者の位置： 患者の左側

コンタクト・ハンド： 右手

固定手： 左手を患者の左肩に置く。

コンタクト部位： 右手の豆状骨で、左後方変位の肋骨突起（横突起）にコンタクトする。

スラストの方向： 患椎に対して約90度に、前方へ。すなわち、腰椎の前弯を促しながら、L1ではやや上方へ、L3では真直ぐ前方へ、L5ではやや下方へ

操作： 術者は、患者の左側（骨盤の高さ）に立つ。術者は、患者の身体を固定するため、患者の屈曲した左膝を、自分の両下肢と治療台の間に挟んで固定する。これにより、患者の身体が治療台の上で回転するのを防ぐ。

術者は上体を前方へ曲げ、患者の右上腕をつかみ、慎重に右肩を前方へ引き出し、治療台の側部まで約10cmの位置まで動かす。その際、患者は両手を自分の左の下位肋骨弓のあたりに置く。

術者は、コンタクトにあたり、右手を最大背屈する。これにより右手（ハイ・アーチにする）の豆状骨で横突起にコンタクトしやすくなる。また右前腕を真直ぐスラストの方向へ向ける（患椎に対して90度）。コンタクトする際、術者は上体を曲げ、患者の上に身を乗り出す。このため、治療台の高さは低い方がよい（▶図6.84）。

腰椎を他動的運動の最終可動域まで動かすため、術者は、患者の上肢帯を固定し、患者の腰椎を前方へ「揺する」。その際、術者は自分の上体を左へ回旋し、さらに前方へ曲げる。

腰椎が他動的運動の最終可動域に達したら、高速のカイロプラクティック・アジャストメントを、腰椎を「揺する」方向と同じ方向へ、すなわち前方へ加える（▶図6.85）。

腰椎の回旋（座位）
L1-L5の左回旋

触診： 棘突起が右へ、横突起が左後方へ変位している。

患者の位置： 患者は、イス（背もたれのない）または治療台に座り、左手を右肩に置く。

術者の位置： 患者の後方に座るまたは立つ。

コンタクト・ハンド： 左手の豆状骨

コンタクト部位： 左手の豆状骨で、左後方へ変位した横突起にコンタクトする。

スラストの方向： 前方へ、右回旋を促すためやや右側へ

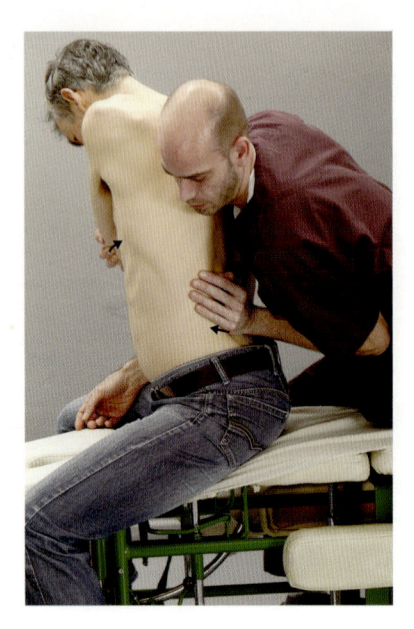

▶図6.86

操作：術者は、右手で、患者の左肘をつかみ、患者の上体を右回旋し、やや前方に屈曲する。また、左手を最大背屈し、左手の豆状骨で、左後方変位の横突起にコンタクトする。左前腕がコンタクト部位（横突起）と直角をなすようにする。

術者は、左上肢を使って押し、患者の腰椎を軽く前弯させる（▶図6.86）。腰椎が他動的運動の最終可動域に達したら、カイロプラクティック・アジャストメントを、前方・やや右側・やや上方へ加える。

6.4.2 腰椎の側屈

腰椎の側屈サブラクセーションを見つけるには、高度な触診技能が必要である。大きく右へ変位した腰椎の棘突起は、容易に触診できる。すなわち、棘突起の下端が、矢状面（上下方向の面）を脱し、外方へ変位する。左右の横突起は、触診不能な場合が多いが、一方が上方へ、他方が下方へ変位する。

腰椎の回旋と同様に、腰椎の側屈は、発見さえできれば、矯正法は多くある。ここでは、L3の右側屈を例にして、腰椎の側屈の矯正法について述べる。

触診：棘突起が**左**外方へ変位し、左横突起が上方へ、右横突起が下方へ変位している。これにより腰椎の右側屈が生じる。

腰椎の側屈（腹臥位）
L3の右側屈

患者の位置：腹臥位。その際、治療台の面（腹部部分）の位置を低くする。頭部を右へ回旋する。

術者の位置：患者の左側

コンタクト・ハンド：左手（患者の頭部に近い方）の母指。右手の豆状骨を、この左母指の爪の上に置く。

コンタクト部位：左母指の側部（橈側）で、右横突起の下部にコンタクトする。

スラストの方向：患椎に対して約150度。すなわち前方へ、はっきり上方へ

操作：右横突起の下方変位を有する場合、患者は頭部を右へ回旋する。これにより、右横突起がわずかに後方へ動き、術者は下方からコンタクトしやすくなる。

> **実践のポイント**
> 肋骨突起（横突起）が、同椎の棘突起より上方（かつ当然ながら外側）に存する場合、いずれの突起も触診が困難であるため、コンタクトには注意が必要である。

術者は、左母指で、L3の右横突起にコンタクトする。**下方**から、出来るだけ外側にコンタクトする。その際、左母指を、斜め外側・下方へ（腸骨稜の方向）向ける。さらに左母指を「内側へ回旋」し（手を回内する）、前方へ押す。これにより、皮膚の弛みをなくし、**深部**で横突起にコンタクトする。左母指の側部（橈側）および指先だけを、横突起の下部に置く（▶図6.87）。

右手をCグリップにし、左手背をつかむ。右手の豆状骨を、左母指の爪の側部（尺側）に置き、左母指のコンタクトを安定させる。左前腕をL3に対してほぼ垂直にし、右前腕をスラストの方向（患者の胸骨の方向）へ向ける（▶図6.88）。

患者が呼吸するままにまかせる。呼気で、術者は、自分の体重を前方へ移動させる。これにより自動的に両手で腰椎を前方へ押し、腰椎の前弯を促す。両手で前方へ押す動きは、このテクニックにおいて非常に重要である。これにより、左母指の指先を下方から横突起に密着させる。

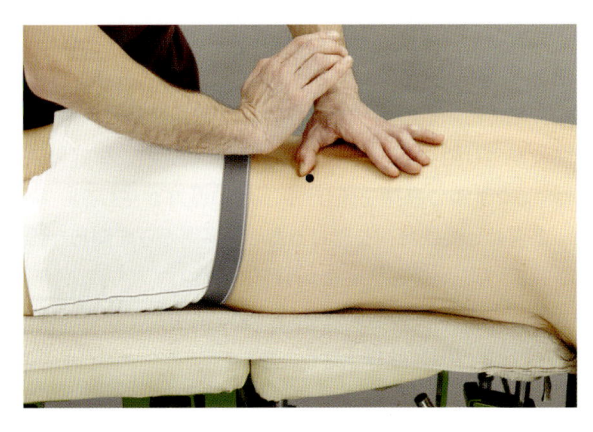

6.4 腰椎テクニック

▶図6.86

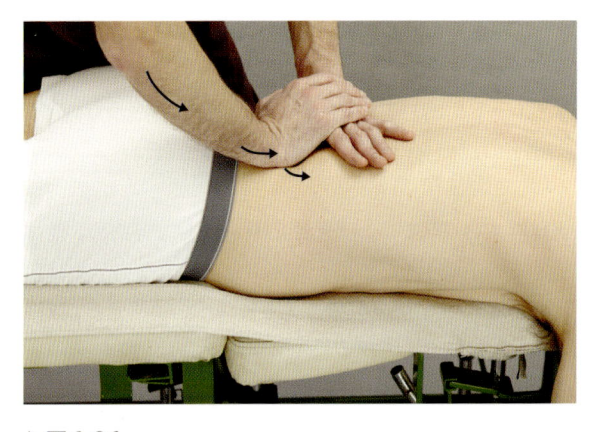

▶図6.86

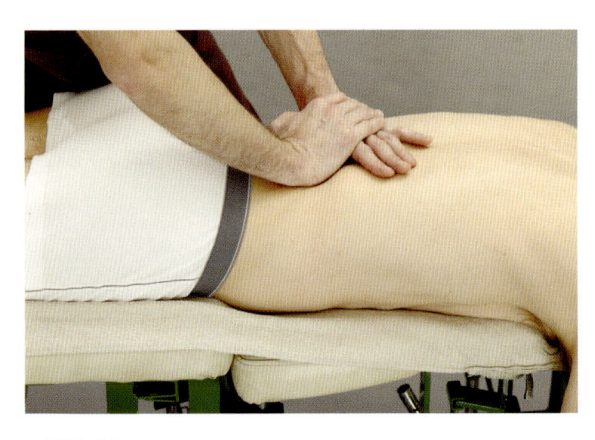

▶図6.86

　患者の緊張が完全に緩和し、腰椎が他動的運動の最終可動域に達したら、瞬発的な高速スラストを上方・わずかに前方へ加える（▶図6.89）。

腰椎の側屈（側臥位）
L3の右側屈

患者の位置：左側臥位になり、左下肢を真直ぐ伸ばす。右下肢を最大屈曲する。右膝を治療台の側部から突き出し、身体を前方へ回転できるようにしておく。術者は、患者の左肩（左上肢）を慎重に前へ引き出し、患者の上体を回転させる。患者は両手をそろえて右胸部に置く。また、治療台のヘッドピースの位置を高くし（または枕を置く）、頭部を支える。

術者の位置：患者の右側

コンタクト・ハンド：左手

固定手：右手を患者の右肩に置く

コンタクト部位：左手の豆状骨で、右後方へ変位した横突起にコンタクトする。

スラストの方向：上方へ（患者の胸骨の方向）、腰椎に対して約10度に

操作：術者は、患者の右側（骨盤の高さ）に立つ。術者は、患者の身体を固定するため、患者の屈曲した右膝を、自分の両下肢と治療台の間に挟んで固定する。これにより、患者の身体が治療台の上で回転するのを防ぐ。

　術者は上体を前方へ曲げ、患者の左上腕をつかみ、慎重に左肩を前方へ引き出し、治療台の側部まで約10cmの位置まで動かす。その際、患者は両手を自分の右の下位肋骨弓のあたりに置く。

　術者は、コンタクトにあたり、左手を最大背屈する。これにより、左手（ハイ・アーチにする）の豆状骨で、**下方から**、横突起にコンタクトしやすくなる。コンタクトする際、術者は上体を曲げ、患者の上に身を乗り出し、コンタクト・ハンドを前方へ動かす。このため、治療台の高さは低い方がよい（▶図6.90）。

　腰椎を他動的運動の最終可動域まで動かすため、術者は、患者の上肢帯を固定し、患者の腰椎を出来るだけ前方へ「揺する」。その際、術者は、自分の上体を右へ回旋し、前方へ曲げる（▶図6.91）。

　また、術者は、左前腕を真直ぐスラストの方向へ、すなわち上方へ（患者の右乳頭の方向）向ける（▶図6.92）。

　腰椎が他動的運動の最終可動域に達したら、高速のカイロプラクティック・アジャストメントを上方へ加える。

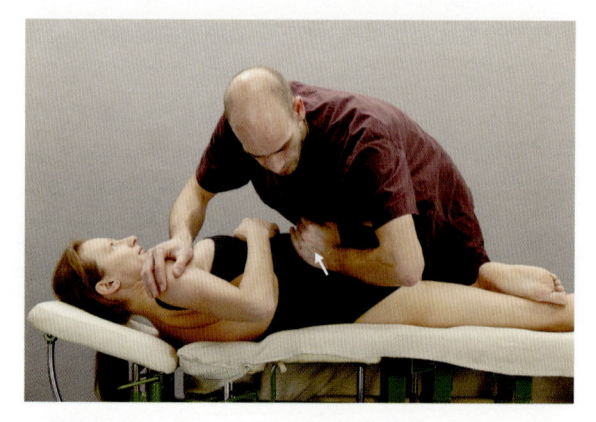

▶図6.90

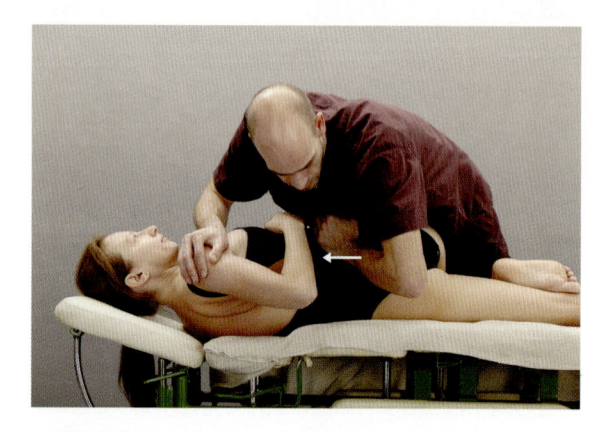

▶図6.91

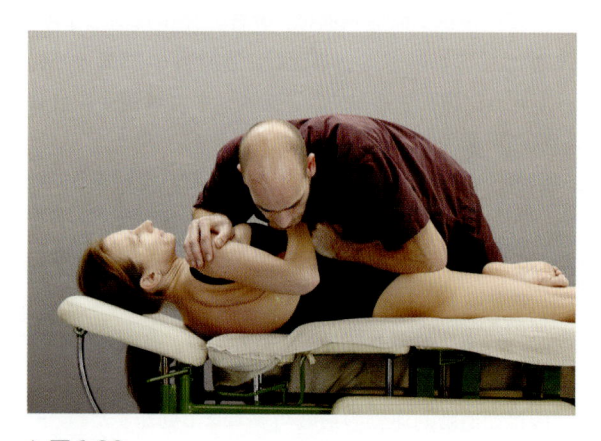

▶図6.92

6.4.3　腰椎の前方移動（脊椎すべり症）

脊椎分離症は、上関節突起と下関節突起の間の椎弓の骨に亀裂が生じ分離するものである。左右両側で発生することが多い（多くはL5、まれにL4で発生）。脊椎分離症により、L5が**前方**へ滑ると、仙骨底に負荷がかかる（＝脊椎すべり症）。この病的変化（背部痛を伴う）が生じる原因は、まれに先天性の位置異常もあるが、疲労骨折や手術後に生じることが多い。

脊椎すべり症は、ほとんど自覚症状がないことが多く、しばしば偶発的所見により診断される（腰椎のX線側面像、MRT／CT矢状断面像）。ただし、重症例では、椎骨が滑り動くことで、神経が伸び絞扼され、神経障害（膀胱や直腸の麻痺を伴う）や下肢の麻痺が生じる。

患椎は、過剰負荷を受けるため、早期から椎間板や椎間関節の退行変性が進む（脊椎関節症）。

椎骨の前方滑りの重症度は、Meyerding分類により4または5段階に分類される。

- グレード1：下椎の椎体に対して、患椎の椎体の前方滑りの度合いが25％以下にとどまる
- グレード2：滑り度合いが25-50％
- グレード3：滑り度合いが50-75％
- グレード4：滑り度合いが75％以上
- グレード5：脊椎下垂症。椎体が前下方へ滑り、上下椎との接点を失う

脊椎すべり症では、関節面の異常を呈するため、椎体を後方へ「牽引」して矯正することはできない。とはいえ、静力学の異常を改善するテクニックは使える（脊椎すべり症に特化したテクニックではない）。静力学の異常は、肥満、特に中心性肥満（クッシング病による）や、ビール腹により悪化することがある。

残念ながら、脊椎すべり症による椎骨の位置異常は、解剖学的な異常（骨折など）であるため、術者は、脊椎すべり症を矯正できない。カイロプラクティックは、脊椎すべり症の原因を矯正することはできない。

ただし、静力学を改善するため、次のテクニックを行うことができる。

静力学の改善

患者の位置：背臥位になり、両下肢を最大屈曲して交差させ、踵を臀部につける。

術者の位置：患者の右側または左側。ここでは、患者の左側に立つ場合の操作を述べる。

コンタクト・ハンド：右手および左手

コンタクト部位：左手で、患者の仙骨にコンタクトする。左手の指先が仙骨底よりやや上方に来るようにする。右手を、患者の交差させた両下肢の上側の下肢に置く。

操作：術者は、患者に、両手で両膝を出来るだけ上方へ

6.4 腰椎テクニック

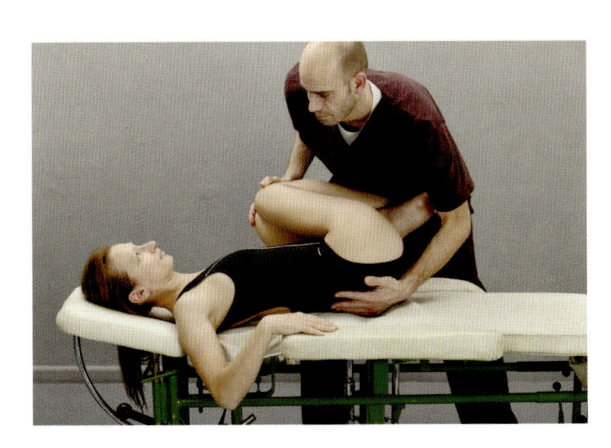

▶図6.93

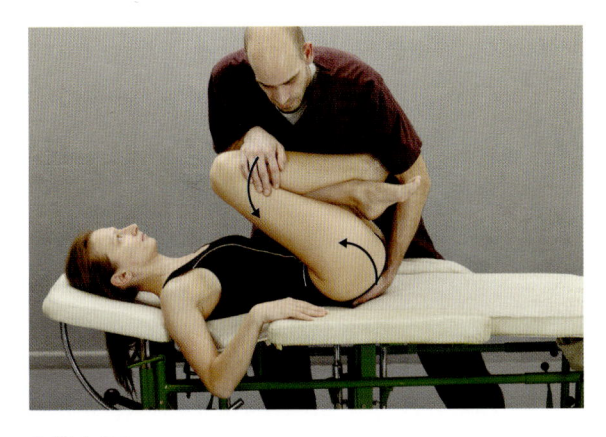

▶図6.94

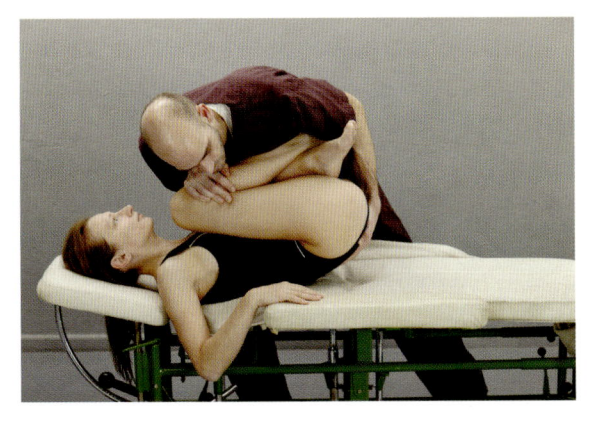

▶図6.95

引っ張り、臀部をわずかに浮かせるよう指示する。これにより、術者は左手を患者の仙骨に置くことができる。その際、左中指と左環指の指先を仙骨底の位置で真直ぐ上方へ向け、これらの指先を腰椎の左右に置き「固定」する。また、補助的に、右手で患者の両膝を右（患者にとって）へ押す（左側の臀部および仙骨が持ち上がるまで）。これにより、左手を上述の位置（仙骨）に置きやすくなる（▶図6.93）。
　次に、術者は、右手で患者の両膝（交差させたままに

する）を中央の位置に戻し、両膝を患者の臍の方向へ、すなわち下後方へ押す。他方、左手で下方へ牽引する。その際、患者が呼吸するままにまかせる。呼気で、術者は、左手で下方へ牽引する一方、右手で患者の両膝と腹部を押すことを通じて前方滑りの椎体を後方へ押す（▶図6.94）。吸気で、すぐに術者は力を弱める。続く呼気で、再び右手で後方へ押し、左手で下方へ牽引する（▶図6.95）。この過程を3-5回繰り返す。
　痩せ型の患者では、大腿と腹部の間にロール状のものや硬めの枕を置くと、腹部を通じて椎体を押す力が強まる。

> **注意**
> このテクニックは、妊婦やヘルニア患者（臍ヘルニア、鼠径ヘルニア）には禁忌である。

6.4.4　腰椎の負荷軽減のエクササイズ

　腰椎椎間板の自覚症状が表れるのは、髄核が後内側または後外方へ突出または脱出する場合のみである。というのも、これらの方向には、脊柱管や神経の出入り（椎間孔）が存するからである。
　ここでは、腰椎の椎間板や髄核の位置を改善するエクササイズについて述べる。

腰椎の前弯増大

患者の位置： 患者は、腰椎の前弯を増大させる姿勢になる。この姿勢を通じて、椎骨の前面が開き、圧力が低下する。圧力が低下すると、髄核がゆっくりと前方へ移動する。すなわち、髄核が、神経を刺激していた部位を離れ、圧力の低い部位へ移動する。腰椎の前弯を増大させる姿勢は、ヨガの「スフィンクス」や「コブラ」のポーズと同じである。

操作： 患者は、骨盤の下にロール状のものを置き、腹臥位になる。これを置くことで、骨盤の位置が高くなり、腹部が下垂状態になる。患者は、前腕で支えながら上体を押し上げ、腰椎の前弯を増大させる。
　出来るだけ力を抜き、この姿勢を20-30分維持し、腰椎を「下垂状態」にする。ゼリー状物質である髄核はゆっくり前方へ移動するため、長時間の姿勢の維持が重要である。
　その後、患者はすぐに起立してはならない。というのも、かなり長い時間、椎間関節は強く押し合う状態に置

かれていたため、これを開いて元の状態に戻さなければならないからである。患者は、身体を回転させて側臥位になり（左右のどちらを下側にしてもよい）、しばらく胎児の姿勢になる。すなわち両下肢を曲げゆっくり腹部に引き寄せる。この時、腰椎で牽引されるような不快な感覚が生じても、これは正常な感覚であり、腰椎が動くと直ぐに消失する。

> **注意**
> このエクササイズで、重度の疼痛、刺痛、異常な症状が表れたら、直ちに中止すること！

関連した病気など

椎間板障害とファセットシンドローム

椎間板障害とファセットシンドロームには次の相違がある。すなわち、ファセットシンドロームの患者は、腰椎の前弯増大のエクササイズを行うと、疼痛が悪化し、これを行うことができない。一方、椎間板障害の患者は、このエクササイズを行うと、疼痛が緩和する（前弯増大で一時的に椎間孔が狭小化するものの）。したがって、このエクササイズは、椎間板障害かファセットシンドロームかという疑いが残る場合の診断の確定に役立つ。

腰椎の前弯減少

患者は、「ヒザ枕を用いた臥位」になる。すなわち、背臥位になり、下腿を大きな立方体の形のヒザ枕に載せる。これにより、骨盤が引き上げられ、腰椎の前弯が減少する。

> **注意**
> 椎間板障害を有する場合、ヒザ枕を用いた臥位になってはならない！

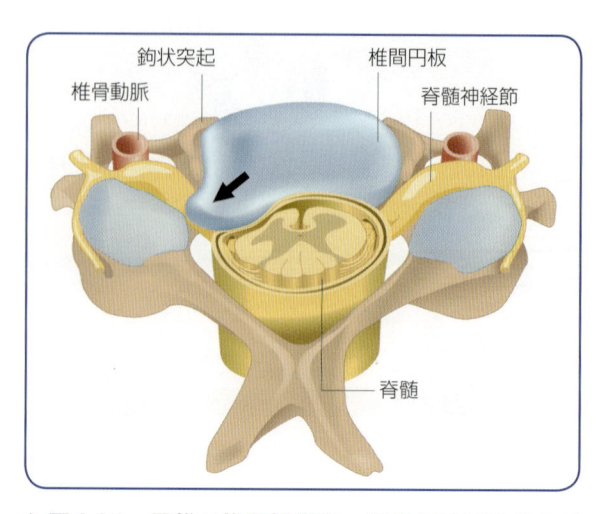

▶図6.96 頸椎の椎間板脱出。後根（感覚性）および脊髄を圧迫する

ヒザ枕を用いた臥位により患者の疼痛が軽減するのは、椎間孔が開き、脊髄神経が走行する部分の面積が拡大するからである。

ただし、椎体前縁の圧力が上昇し、髄核が背側へ移動するため（▶図6.96）、この臥位になった後、症状が悪化する可能性がある。

椎間板の線維輪軟骨に裂傷が生じ、髄核が移動して椎間孔に入り込むと、脊髄神経が圧迫され椎間関節に押し付けられる。これにより、神経が刺激され（**神経痛**）、異常な症状、すなわち感覚異常（**感覚鈍麻**）や運動異常（**不全麻痺**）が表れることがある。

この場合、神経学的症状は脊椎分節から広がっていく。すなわち、脊椎分節に存する神経根から出る神経の支配領域に沿って症状が表れる。この神経学的症状は根性症状と呼ばれる。

7 骨盤

※「7.5 尾骨」に関しては、カイロプラクターの施術が認められている米国やドイツなどの一例として、参考程度に捉えてお読みください。

下肢帯（骨盤）は、脊柱と密接な機能的つながりを有する。本章では、下肢帯について述べる。治療の対象となるのは骨盤の関節であり、仙腸関節、仙骨、恥骨結合（恥骨）の矯正テクニックについて詳しく述べる。また、治療に先立ち、解剖学的下肢長差の有無を確認しなければならない。解剖学的下肢長差があれば、これを考慮に入れて治療する必要がある。

7.1 はじめに

下肢帯は、次の骨（構造）から成る。
- 寛骨。発生学的に次の骨に分けられる。成人ではこれらがつながり寛骨となる。
  - 腸骨
  - 恥骨
  - 坐骨
- 仙骨
- 尾骨

左右の寛骨は、腹側（前方）で、軟骨により結合している。この軟骨は弾力性を有する。また、左右の仙腸関節により、骨盤は背側（後方）で閉じている。生理学的（機能的）には、腰椎（5椎）も骨盤に含まれる。

骨盤では、次の骨が連結して関節を成している。
- 仙骨と腸骨：仙腸関節
- 仙骨と尾骨：仙尾関節
- 恥骨と恥骨：恥骨結合
- 仙骨とL5

7.1.1 脊柱と骨盤の力学

ここでは、Fred W.H.Illi（[39][40]）の解説に従い、脊柱の力学について述べる。

骨盤の中央部すなわち仙骨の上に、脊柱が上方へ向かって直立している。脊柱のL5（まれにL6）より下方は、骨盤に含まれる。L5かL6かはそれほど重要ではない。

仙骨を介して、上肢の運動や重量が下肢へ伝わる。その反対も同様である。上下肢の運動シーケンスがほぼ同時に伝わるには、仙腸機構（iliosakrale Mechanismus）に含まれる全ての関節の滑らかで自由な運動が不可欠である。これらの関節が自由に動く場合にのみ、身体は下肢の運動を代償したり協調させることができる。

仙骨は、下肢で生じる衝撃を和らげる役割を有する。すなわち、仙骨は、歩いたり走ったりする時に生じる振動を中和する。同様に、仙腸機構は、その弾力性により脊柱の重量を受けとめ、脊柱に振動が伝わり外傷が発生するのを防いでいる。

生理学的に、L5は骨盤に含まれる。L5は、腸腰靭帯によって左右の腸骨とつながり、頭側ではL4とつながっている。L5は、靭帯や椎間板を通じて、仙骨およびL4とつながり固定されている。腸骨の解剖学的な位置は、仙骨との関係で決まり、さらに腸骨の位置に応じてL5の位置も決まる。L5の棘突起は、仙骨と左右の腸骨が両側に動くと、「磁針」のように動く。

解剖学的に、仙腸関節は左右に2つあるが、生理学的ユニットとして統一されている。このユニットにより、仙骨（身体のバランス機能を担う重要な器官）の正常な運動が可能となる。

例えば、右下肢を前方へ動かし足を踏み出すと、筋（筋収縮）や靭帯を通じて、右の仙骨翼（仙骨の右外側部）は、後上方へ移動する。これにより仙腸関節の関節面が閉じる（ハサミが閉じるように）。このハサミが閉じる運動により、右の腸骨は前方・やや側方へ回旋する。これを上後腸骨棘（PSIS）の運動で言いかえると、PSISが前上方（AS）へ移動する。

左の仙骨翼が前方・仙腸関節の関節面の下縁の方へ、すなわち前下方へ移動すると、仙腸関節の関節面が開く（ハサミが開くように）。このハサミが開く運動により、左の腸骨は後方へ回転する。これを上後腸骨棘（PSIS）の運動で言いかえると、PSISが後下方（PI）へ移動する。

下肢を前へ動かし足を踏み出すと、仙骨が垂直軸上で回旋する。これにより、左右の腸骨が垂直軸をめぐって反対方向に動き、腸腰靭帯（L5横突起および腸骨の前上方に付着）を通じて、L5が回旋する。
- 右の腸骨が前上方（AS）へ動くと、L5横突起は前方へ牽引される。
- 左の腸骨が後下方（PI）へ動くと、L5横突起は後方へ牽引される。

L5横突起の変位に伴い、L5棘突起（の尖端）は、他の棘突起に比べて右へ変位する。これは、**右回旋**（Palmerによる）と呼ばれる（たとえ椎体が左へ回旋していても）。

仙骨は、L5と反対方向へ回旋する。足を踏み出すと、左右で正反対の運動が生じる。脊柱で生じる運動はわずかであるが、これは骨盤の振動となって目に見える形で表れる（仙骨による代償的運動が生じなくても）。日常生活で、われわれの脊柱や骨盤は、無意識に努力することなく、何千回も振動している。

仙腸機構（重心が通過する）が無傷であり自由に動ける限り、支持構造、骨盤、下肢は正常な位置にあり、機能的組織体の一部である関節構造が過剰負荷を受けることはない。

関連した病気など

妊娠
妊娠中は（妊娠4カ月くらいまで）、黄体の作用により、**リラキシン**が産生される。このホルモンは、靭帯のコラーゲン結合組織の緊張を緩和する。その結果、腸骨に対する仙骨の可動性が亢進する。

7.1.2 解剖学的下肢長差

> **注意**
> 治療に先立ち、解剖学的下肢長差の有無を確認すること！

解剖学的下肢長差は、小児期の重度の軟骨損傷疾患（ビタミンD不足によるくる病、軟骨形成異常、骨軟化症など）により生じることが多い。これらの疾患は、成長板（骨端板）が侵される成長障害を伴う。

軟骨形成期（長骨や短骨の成長期）には、骨は3つの構成部分、すなわち骨幹（骨の中央部）と2つの骨端（骨の両端）に分けられる。骨幹と骨端の間には骨端軟骨板（骨幹端ともいう）があり、ここで骨幹と骨端は軟骨結合する。この骨端軟骨板は、骨の長軸方向の成長の中心となる。

15-17歳頃に、骨端軟骨板は骨化し始め、軟骨結合は骨癒合へ変化する。骨端軟骨板の骨化は、女性は20歳頃、男性は23歳頃までに終了する。

骨の長軸方向の成長の終了前に、骨端軟骨板が**外傷性の圧縮**を受けると（高所から飛び降りるなど）、解剖学

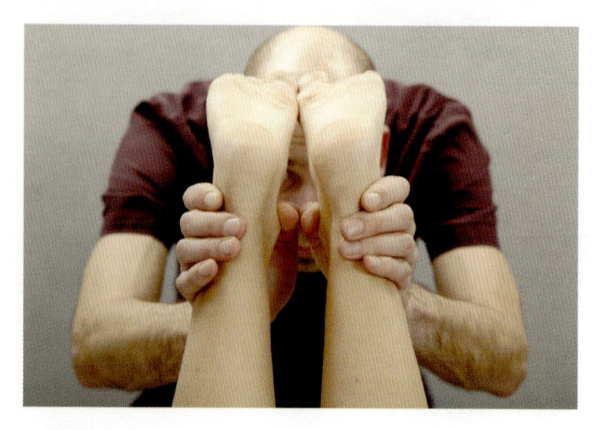

▶図7.1

的下肢長差を有したまま骨が成長する。このような「事故」は既往歴として聞き取る必要がある。また、骨折後の骨癒合不良は、成人後の解剖学的下肢長差の原因となることが多いため、これも既往歴として聞き取るべきである。骨の成長障害（軟骨損傷）は下腿で生じることが多い。

> **実践のポイント**
> 下腿長差を調べる際、患者は腹臥位になり両下肢を曲げる。術者は、両手の指で、患者の両下肢の遠位の果（内果と外果）を持ち、患者の背中延長線上で、患者の両膝を中央の位置に置く。患者の両足関節を閉じ、果の位置を見て、下腿長差を判定する（▶図7.1）。
> また、下肢長を測定するため、大腿骨頭の大転子から外果までの長さを巻尺で測る。

足底板による矯正　数年にわたり解剖学的下肢長差を有する場合、足底板を使って下肢長差を縮小する。縮小幅は、下肢長差の3分の2までにとどめる。それ以上縮小すると、身体がこれまで有していた「代償性均衡」を逸することになる。また、段階的に少しずつ（数週間かけて）下肢長差を解消する（最終的に下肢長差の3分の2を解消する）。足底板は、足底全体を補高するものを使用する。踵だけを補高する楔形の足底板（側方から見て楔形）や、ヒールを高くした靴は使用しない。**足裏全体**を補高する靴がよい。

楔形の足底板やヒールを高くした靴を使用すると、足（しかも片足だけ）が非生理的な底屈位になる。これにより、骨盤が少しずつ傾斜し、さらに尖足になる（歩行時に踵が接地しない）。

7.2 仙腸関節

　仙腸関節は、いわゆる「緊密関節」（半関節。可動性がきわめて低い関節）である。本節では、仙腸関節のサブラクセーションについて述べる。これは、例えば、歩行運動の終了直後、仙腸関節の関節面が正常な位置（安静位）に戻らず、仙腸関節がスライドして生じる。

　まず、疼痛部位は必ずしもサブラクセーションの原因が存する部位では**ない**ことを理解する必要がある。例えば、仙骨の位置異常（例：仙骨の左外側部の前下方変位および腸骨の後下方変位（PI））により、仙腸関節機構の一部が固定されやすく、その結果、重心線からの逸脱が生じる。この状態で、仙腸関節機構の他側（ここでは右側）が正常に機能し続けると、L5の椎体が、下がった仙骨の側（左側）へ押され回旋する（左回旋）。これにより、二次的に、右の仙腸関節で水平面の捻れ（固着）が生じる。右の仙腸関節では、仙骨と腸骨の間で水平滑りが生じやすく、腸骨が後外方へ押される。仙腸関節機構の左側が固定されると、左の仙腸関節の機能障害を生じ、さらに左の仙腸関節で無理な運動や牽引（重心線からの逸脱を促す）が生じると、これにより仙腸関節機構の右側で炎症が発生し、これが疼痛の原因となる。左の仙腸関節でサブラクセーションが存すると、これが右の仙腸関節の炎症（さらには疼痛）の原因となるのである。

診察：仙腸関節の寛骨（左右の寛骨の少なくとも一方）のサブラクセーションを有すると（基準点であるPSISの後方変位（PI）または前方変位（AS）を有する）、下肢長差が生じる。
- 腸骨翼の「後方」変位（PI）は、次の特徴を有する。
  - 変位した腸骨翼と同側の下肢が、他側の下肢よりも短い。
  - 変位した腸骨翼と同側のPSISが、他側のPSISよりも下後方へ変位している（PI）。
- 腸骨翼の「前方」変位（AS）は、次の特徴を有する。
  - 変位した腸骨翼と同側の下肢が、他側の下肢よりも長い。
  - 変位した腸骨翼と同側のPSISが、他側のPSISよりも上方（頭部の方向）・やや前方へ変位している（AS）。

　下肢長差の原因がいずれの腸骨翼に存するかを判別することは重要である。例えば、左下肢が短い場合、左寛骨の後方変位か右寛骨の前方変位のいずれかが原因であると考えられる。いずれの寛骨がサブラクセーションを有するかを診断するためのポイントは3つある。

　これらのポイントは、英語の頭文字で略記される。
- **UMS**：U-"upper fossa", M-"medial side of the knee", S-"short leg"
  すなわち臀部の上部、膝の内側、短下肢
- **LLL**：L-"lower fossa", L-"lateral side of the knee", L-"long leg"
  すなわち臀部の下部、膝の外側、長下肢

短下肢では、UMSを正確に調べる（▶図7.2）。
- 臀部の上部（"upper fossa"）：梨状筋上孔（梨状筋の筋腹、中殿筋の起始部の下縁）
- 膝の内側（"medial side of the knee"）：浅鵞足（縫工筋・薄筋・半腱様筋の停止部）

長下肢では、LLLを正確に調べる（▶図7.3）。
- 大腿二頭筋長頭の起始部および停止部
- 臀部の下部（"lower fossa"）：坐骨結節が始まる部位（やや内側）

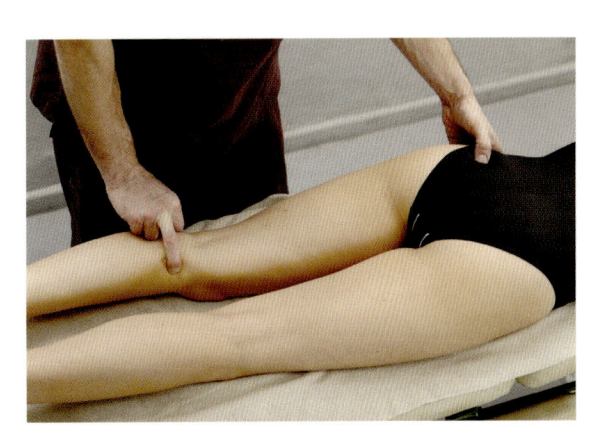

▶図7.2

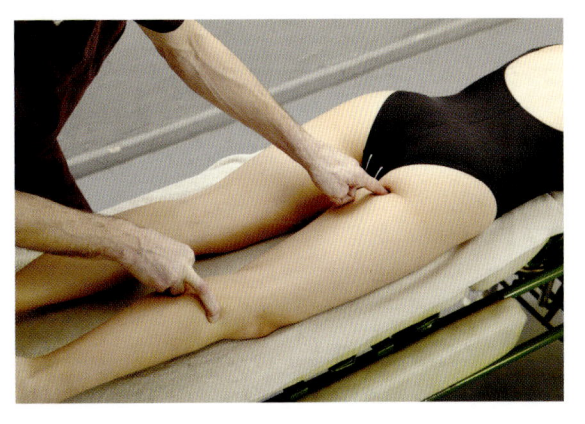

▶図7.3

- 膝の外側（"lateral side of the knee"）：腓骨頭（外側側副靱帯の停止部）。厳密には、腓骨頭とジェルディ結節の間（腸脛靱帯および大腿筋膜張筋の停止部）

例えば左下肢が短い場合、左下肢でUMSを押して短下肢を調べ、右下肢でLLLを押して長下肢を調べる。
- 1つ以上のポイントで圧痛（圧刺激で痛みが生じる）があれば、これにより確定診断できる。
- 左下肢で1つ以上のポイントで圧痛があれば、左下肢でアジャストメントを行う。また、右下肢で1つ以上のポイントで圧痛があれば（長下肢が示唆される）、右の仙腸関節でアジャストメントを行う。

アジャストメントでは、左の腸骨翼（後方へ傾く。すなわちPI）を前方へ動かし（AS）、右の腸骨翼（前方へ傾く。すなわちAS）を後方へ動かす（PI）。

ただし、片側の下肢のみで1つ以上のポイントで圧痛がある場合、この下肢と同側で**のみ**アジャストメントを行う。

7.2.1　仙腸関節テクニック

短下肢（腸骨のPI）
左下肢が短い場合

患者の位置：右側臥位になり、右下肢を真直ぐ伸ばす。左下肢を最大屈曲する。左膝を治療台の側部から突き出し、身体を前方へ回転できるようにしておく。術者は、患者の右肩（右上肢）を慎重に前へ引き出し、患者の上体を回転させる。患者は両手をそろえて左胸部に置く。また、治療台のヘッドピースを高くし（または枕を置く）、頭部を支える。

術者の位置：患者の左側

コンタクト・ハンド：右手または右前腕

固定手：左手を患者の左肩に置く。

コンタクト部位：腸骨（腸骨稜より下方）に、外方へ向かってコンタクトする。

スラストの方向：仙腸関節の方向へ、前外方へ、すなわち患者の大腿を伸長するように

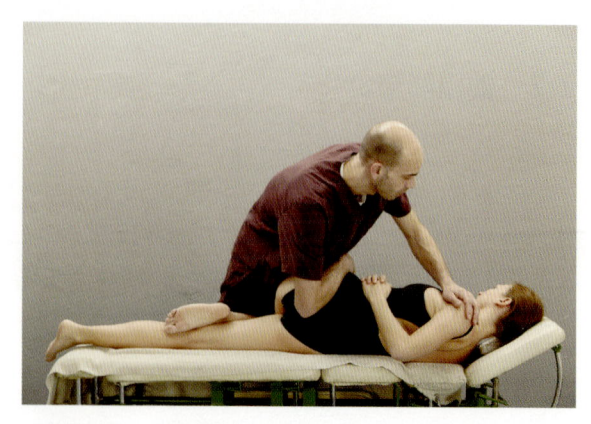

▶図7.4

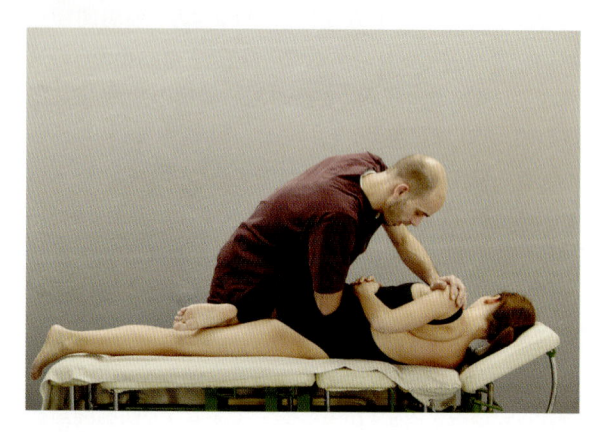

▶図7.5

操作：術者は、患者の左側（骨盤の高さ）に立つ。術者は、患者の身体を固定するため、患者の屈曲した左膝を、自分の両下肢と治療台の間に挟んで固定する。これにより、患者の身体が治療台の上で回転するのを防ぐ。

術者は上体を前方へ曲げ、患者の右上腕をつかみ、慎重に右肩を前方へ引き出し、治療台の側部まで約10cmの位置まで動かす。その際、患者は両手を自分の左の下位肋骨弓のあたりに置く。

> **実践のポイント**
> 患者は左上肢を後方へ伸ばした状態にしないこと。そうでなければ、スラストを加えた際、患者の力が抜け、左上肢が前方へ動き、誤って患者が術者を叩いてしまう恐れがある。

次に、患者の上体を左へ回旋する。術者は左手を患者の左肩に置く。ただし、これは、肩を固定するため**だけ**のものであり、スラストを加えてはならない。また、患者は身体をねじってはならない（▶図7.7、▶図7.4）。

右前腕（広げた右手でも可）で、腸骨（腸骨稜より下方）にコンタクトする。その際、右手関節をほぼ腸骨稜の

7.2 仙腸関節

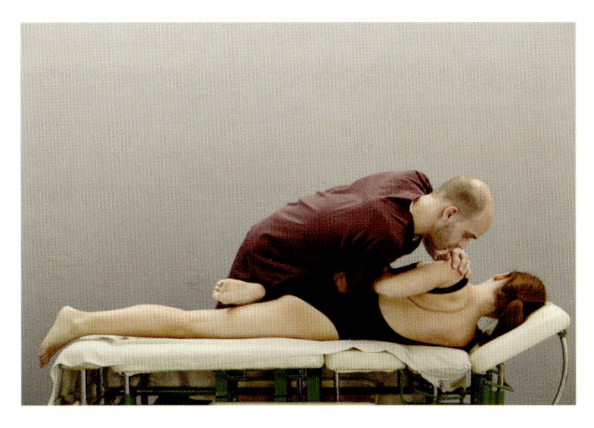

▶図7.6

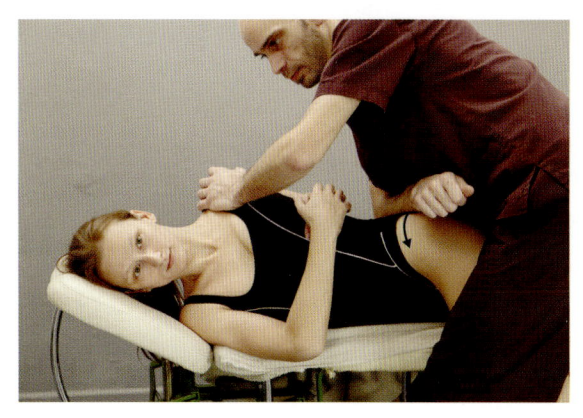

▶図7.8

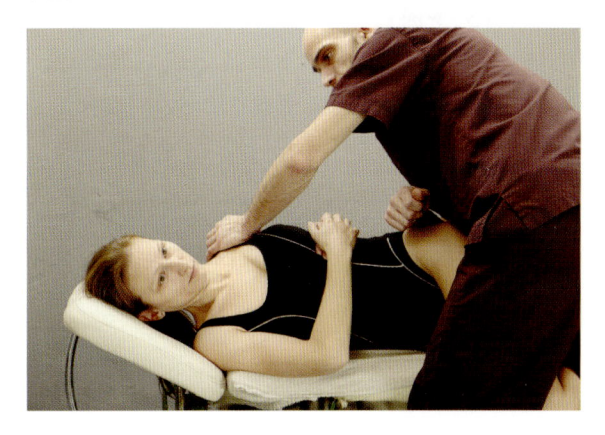

▶図7.7

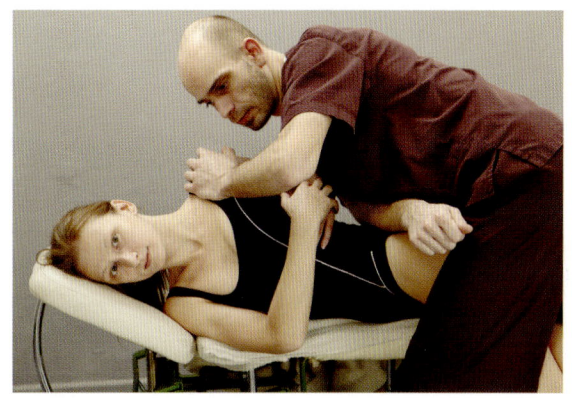

▶図7.9

上で固定する。

次に術者は、わずかに右へ移動する（これにより患者は左膝を自由に動かすことができる）。患者は左下肢を真直ぐ伸ばし、右下肢と上体が1本の軸をなし、患者の身体が回転しやすくなる。術者は、右前腕で、患者の身体を前方へ回転させる（骨盤の右回旋）。これにより、患者の左膝は、治療台の側方で地面の方向へ動く。この回旋を行う間、術者は、左手の力を抜いて患者の左肩に置き、左肩が動くに任せる。左手を置くのは、患者の身体のねじれを減らすためである。

注意
左手を置くだけでなく、左手でスラストを加えると、患者の身体が強くねじれ、椎間板を損傷する恐れがある！

原則として、患者の身体を回転させる際、術者は自分の右上肢を伸ばしながら下方へ押し動かしながら、自分の身体を左へ回旋する（▶図7.8、▶図7.5）。

腸骨が他動的運動の最終可動域に達したら、右上肢だけを通じて、スラストを加える。すなわち術者は、右上肢を伸ばし、患者の大腿を伸長しながら、スラストを自分の左足の方向へ加える。寛骨を動かすべき方向を判断

するには、術者は仙腸関節の力学と位置を視覚的にイメージできなければならない。

術者はスラストを加える際、自分の上体を使うとよい。すなわち上体を右前腕の上に「落とす」ように寄りかからせる。同時に、右上肢を伸ばし、前方へ押す（▶図7.9、▶図7.6）。これを行うには、治療台の高さは低い方がよい

注意
スラストは、肘ではなく前腕でコンタクトして加えること。肘は尖っており、肘のコンタクトは患者に痛みをもたらす。

術者は、左手を患者の左肩に置いて固定する。左手でスラストを**加えない**ようにすること。

長い下肢（腸骨のAS）
左下肢が長い場合
治療の操作は、前項の「左下肢が短い場合」の操作とほぼ同じである。次の点だけが異なる。

患者の位置：「左下肢が短い場合」と同じ臥位（右側臥

位）。ただし、左下肢（長下肢）を伸ばし、治療台の側部から下垂する。

コンタクト部位：かなり下方で、大転子と坐骨結節の間にコンタクトする。その際、右前腕を斜め上方へ向ける。術者は上体を前方へ曲げ、右手が自分の胸骨柄の高さに来るようにし、右前腕を自分の右胸部に沿って置く。ただし、右前腕の代わりに右手を使ってもよい。例えば、小児の場合、コンタクトに必要な面積が不足するため、右手を使うと正確にコンタクトできる（▶図7.10）。

スラストの方向：仙腸関節の方向へ、上前方へ、すなわち患者の上体と大腿の間を伸長しながら、スラストを加える。

操作：原則として、「左下肢が短い場合」の操作（p.132）と同じ。ただし、相違点として術者は、患者の伸ばした左下肢（長下肢）を、自分の両下肢に挟んで固定する。

次に術者は、患者の左下肢の固定を緩め、左下肢を治療台の端（頭側）の方へ動かす。すなわち、自分の大腿骨で患者の大腿骨を上方へ押し屈曲する。その際、患者の足が床面に接しないようにするため（スラストが遮断される）、術者は自分の右下腿で患者の下腿を支える（▶図7.14、▶図7.16、▶図7.11）。さらに術者は、上体を前方へ曲げ左回旋することで、上体を自分の右前腕（大転子と坐骨結節の間に置く）に寄りかからせる（▶図7.12）。

腸骨が他動的運動の最終可動域に達したら、スラストを加える。すなわち、上体を右前腕の上へ「落とす」一方、右上肢全体を上前方へ動かすことでスラストを加える（▶図7.13、▶図7.15、▶図7.17）。

> **注意**
> スラストは、必ず肘ではなく前腕でコンタクトして加えること。肘は尖っており、肘のコンタクトは患者に痛みをもたらす。

「左下肢が短い場合」と同様に、左手でスラストを**加えない**ようにすること。

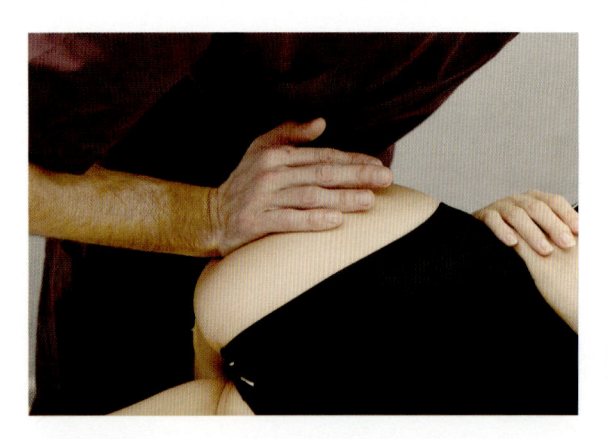

▶図7.10

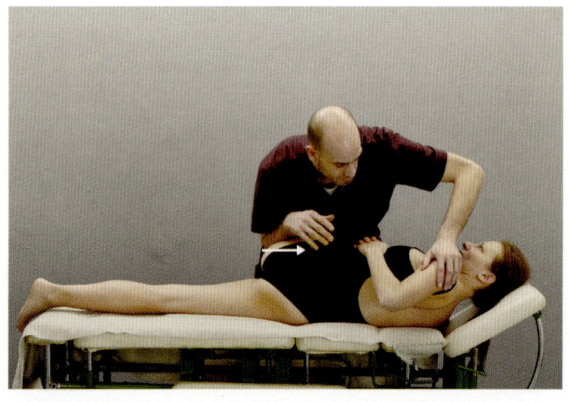

▶図7.12

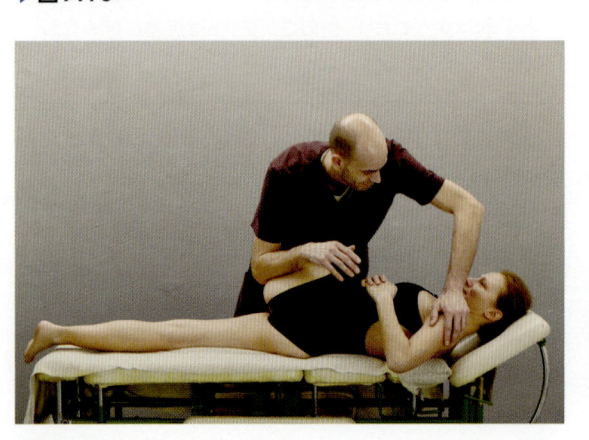

▶図7.11

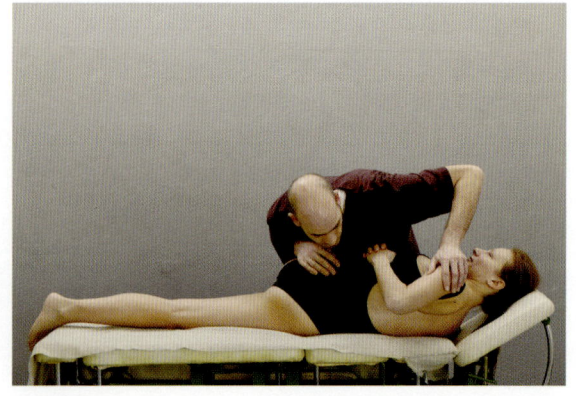

▶図7.13

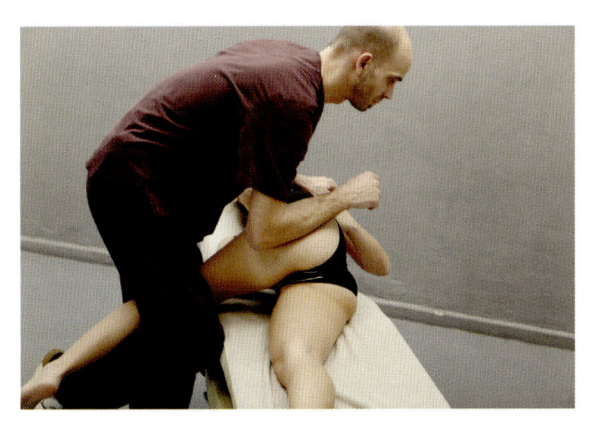

▶図7.14

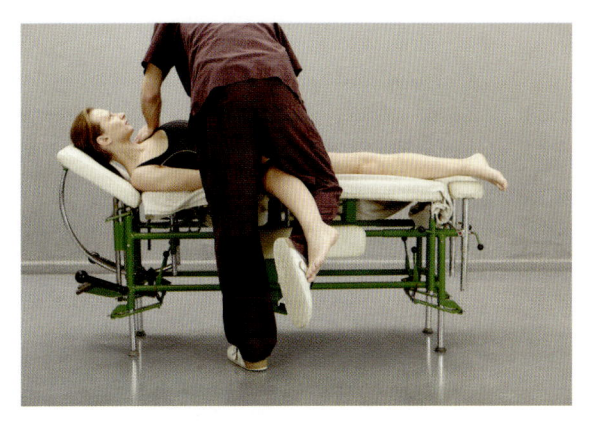

▶図7.16

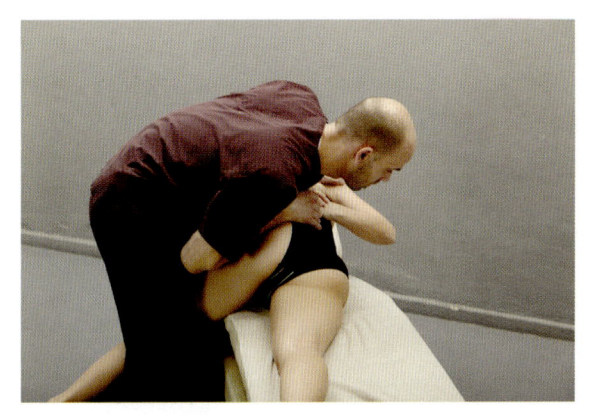

▶図7.15

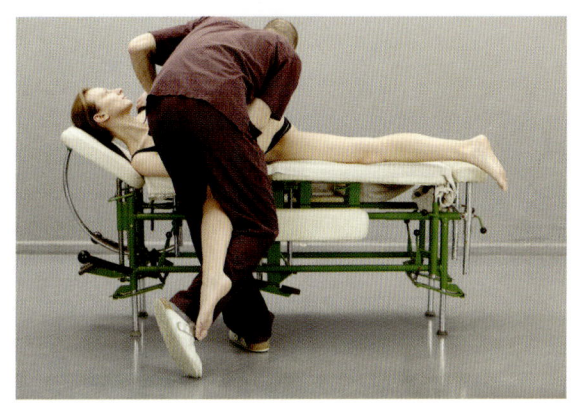

▶図7.17

7.3 仙骨

仙骨の周囲には、様々な骨や関節が存在する。これらが仙骨に影響を与えながら、仙骨の位置を維持している。通常、仙骨の位置の矯正は、周囲の構造（骨や関節）の矯正を通じて行う。仙骨の周囲には次の構造がある（▶図7.18）。

- 左右の仙腸関節
- 第5腰椎（L5）
- 尾骨
- 左右の股関節

これら周囲の構造を矯正した後、仙骨自体の関節機能障害を直接的に矯正する。

仙骨を3面から見ると、▶図7.19のようになる。

診察：仙骨の関節機能障害の最良の診断法は、触診である。事前に視診を行う場合もある。触診では、仙骨の左右を比較し、隣接する周囲の構造との位置関係を確認する。仙骨の中心点を通る軸に基づき触診すると、次の所見が得られる。

- **左回旋**：仙骨（厳密には外側仙骨稜）が、左後方および右前方へ変位する。
- **右側屈**：左の上外側部が上方（頭側）へ、右の上外側部が下方へ変位する。また、左の外側仙骨稜（仙骨の外下方の隆起）が上方へ、右の外側仙骨稜が下方へ変位する。
- **ニューテーション（屈曲）**：仙骨が水平軸を中心に前方へ傾き、仙骨の上部が前方へ、仙骨の下部が後方へ変位する。
- **カウンター・ニューテーション（伸長）**：仙骨が水平軸を中心に後方へ傾き、仙骨の上部が後方へ、仙骨の下部が前方へ変位する。

本書では、扱う対象を広げず、一つの関節機能障害につき一つのテクニックを詳細に記述する。関節機能障害は混合して生じることが多く、幾つかの重要な**基本テクニック**を紹介しておけば、術者はこれを手がかりにして、他のサブラクセーションのためのテクニックを引き出すことができるはずである。

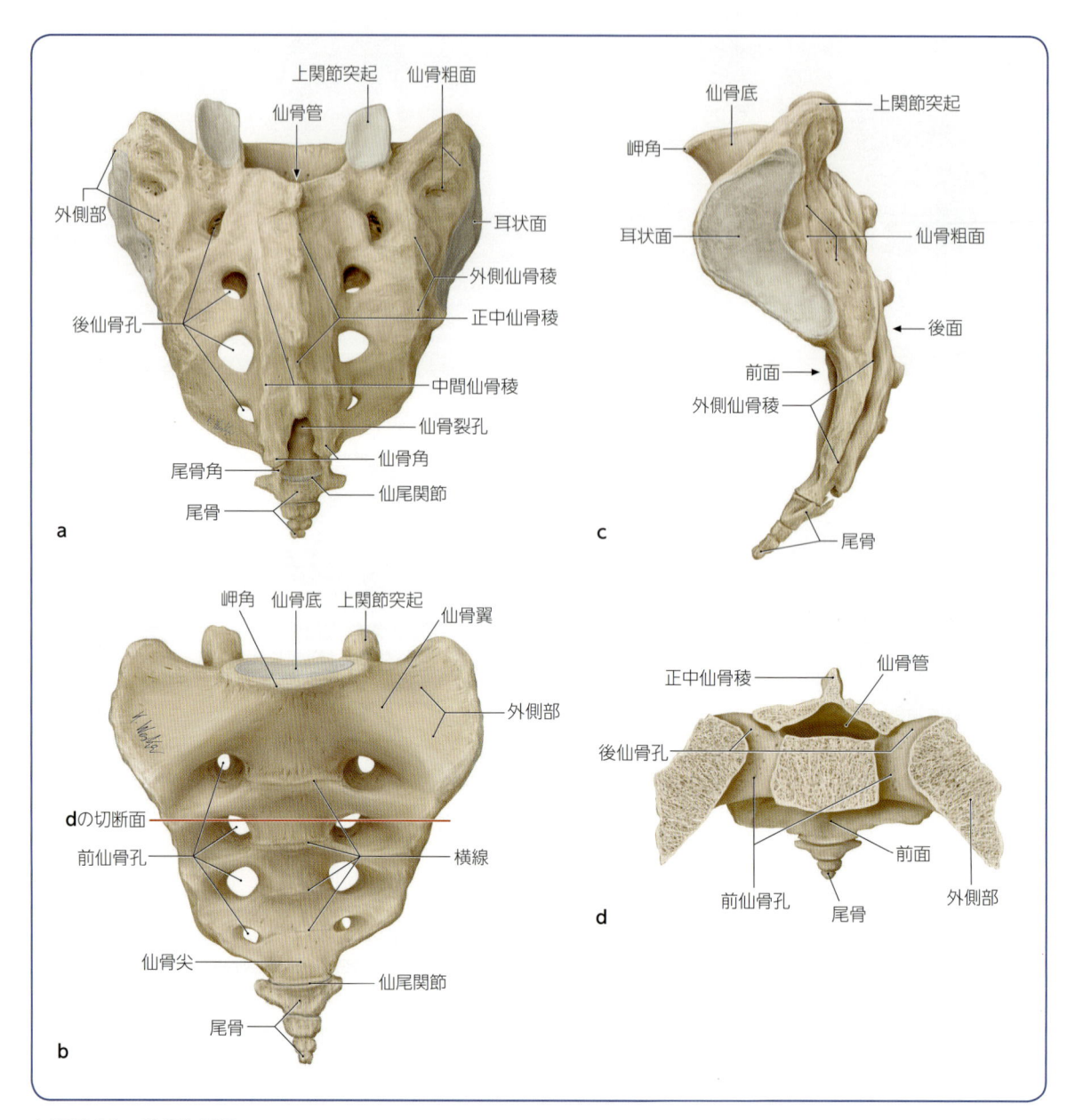

▶図7.18　仙骨と尾骨

7.3 仙骨

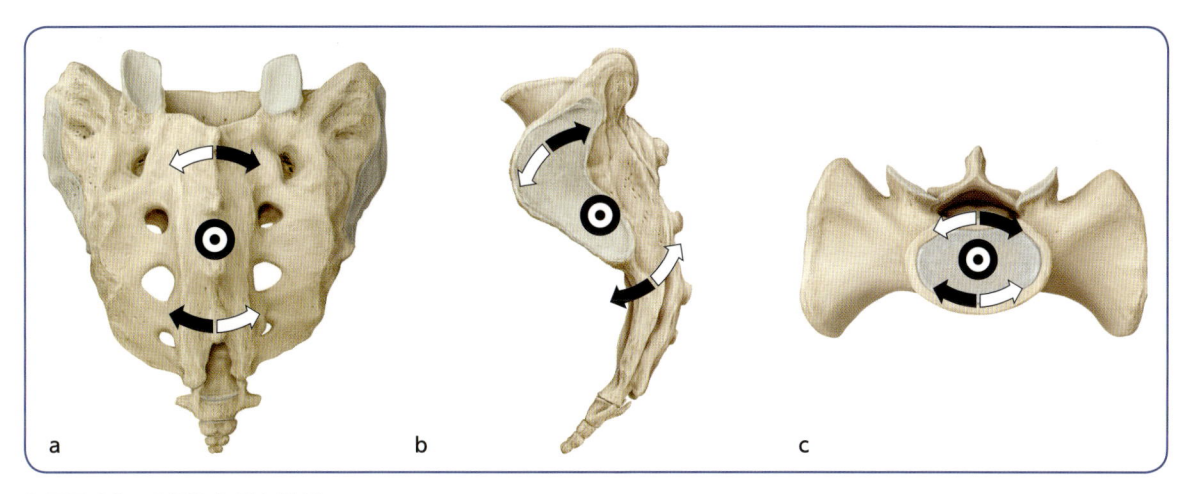

▶図7.19　3面から見た仙骨
a. 後方から見た仙骨および尾骨
b. 左側方から見た仙骨
c. 上方から見た仙骨

7.3.1　仙骨テクニック

　仙骨は、スラストを加えて矯正する。その際、後方に変位した構造にスラストを加える。仙骨の関節機能障害（回旋、側屈、ニューテーション、カウンター・ニューテーション）は混合して生じることが多い。これらの矯正は段階的に行う必要がある。また、ニューテーションおよびカウンター・ニューテーションの矯正では、コンタクト部位は2つになる。

仙骨のニューテーション
屈曲（Ventralflexion）

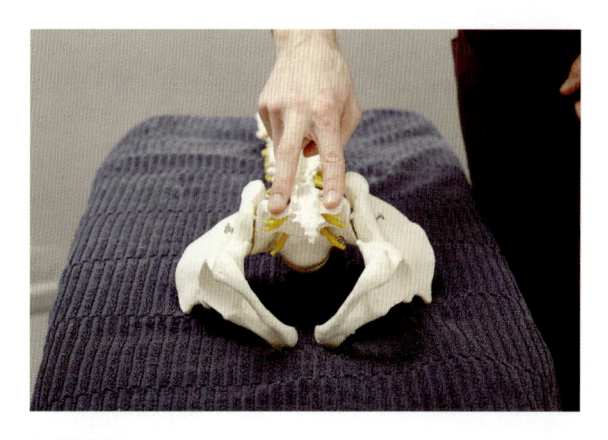

▶図7.20

コンタクト部位： 示指と中指（患者の頭部に近い方の手）で、後方から、左右の外側仙骨稜の下外側部にコンタクトする（▶図7.20）。

スラストの方向： 前方へ、また斜め上方へ（▶図7.21）

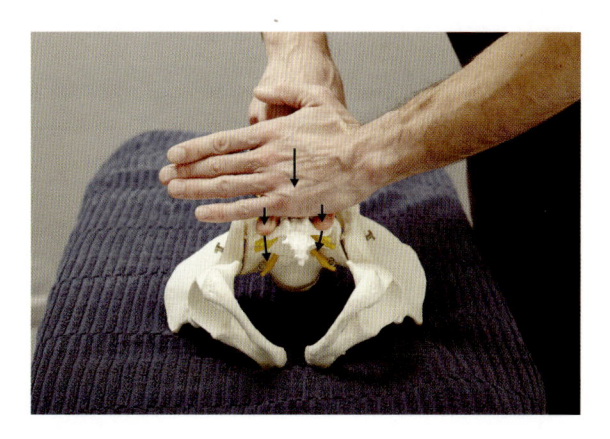

▶図7.21

仙骨のカウンター・ニューテーション
伸展（Dorsalextension）

コンタクト部位：示指と中指（患者の頭部から遠い方の手）で、後方から、左右の仙骨外側部の上部にコンタクトする（▶図7.22）。

スラストの方向：前方へ、また斜め下方へ（▶図7.23）

仙骨の回旋
左回旋

コンタクト部位：母指末節骨で、左の外側仙骨稜（左の上後腸骨棘（PSIS）の高さ。PSISの内側）にコンタクトする（▶図7.24）。

スラストの方向：前方へ（▶図7.25）

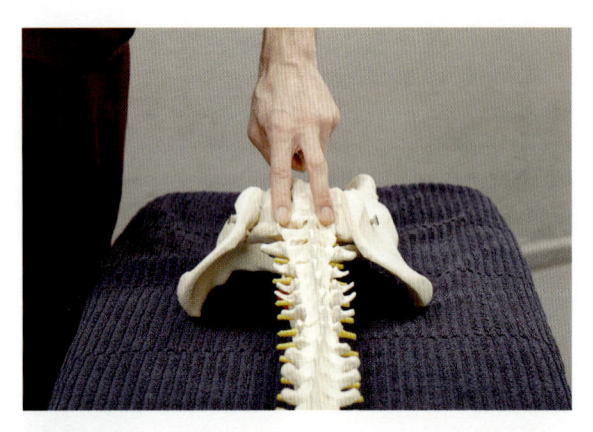

▶図7.22

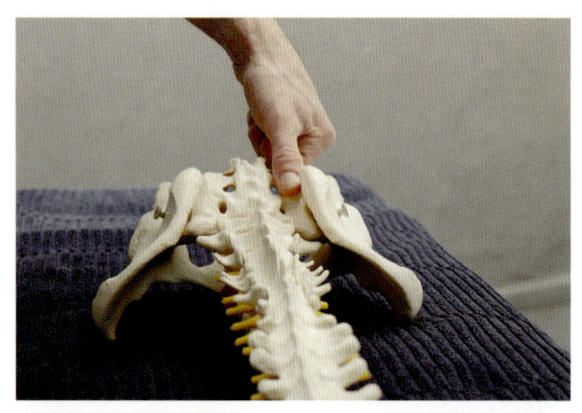

▶図7.24

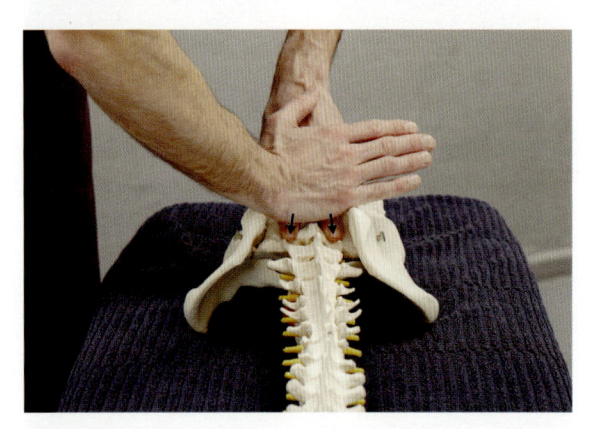

▶図7.23

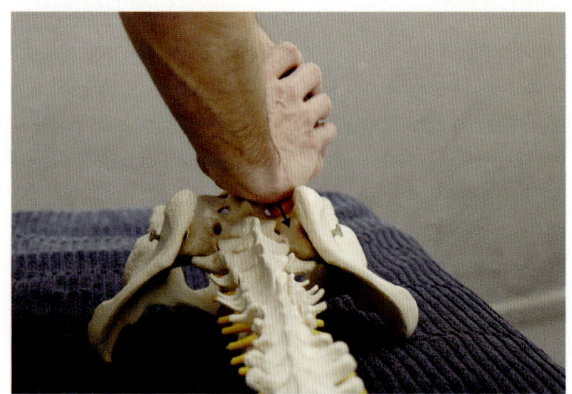

▶図7.25

仙骨の側屈
右側屈

コンタクト部位： 患者の頭部から遠い方の手（左手）の母指末節骨で、左の仙骨外側部（仙骨の**上方**の外側縁）にコンタクトする（▶図7.26）。仙骨外側部は腸骨と隣接しており、上方からコンタクトするのは難しい。したがって、可能な限り近くにコンタクトできればよい。

スラストの方向： 出来るだけ下方へのみスラストを加える。前方へ加えない（自動的にごくわずかなスラストが前方へ生じるため。▶図7.27）。

また次の変法も可能である。

コンタクト部位： 患者の頭部に近い方の手（左手）の母指末節骨で、下方から、右の外側仙骨稜の**下縁**にコンタクトする（▶図7.28）。

スラストの方向： 出来るだけ上方へのみスラストを加える（▶図7.29）。

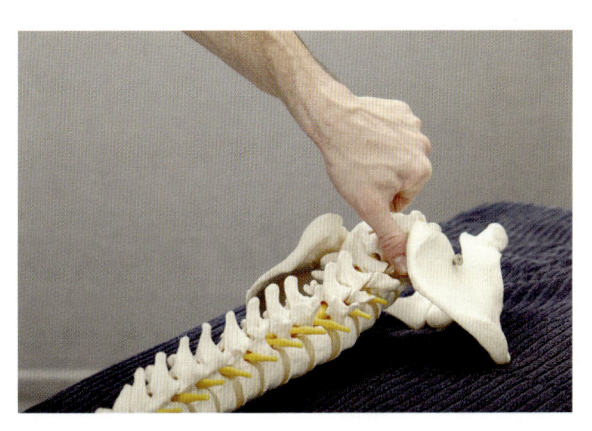

▶図7.26

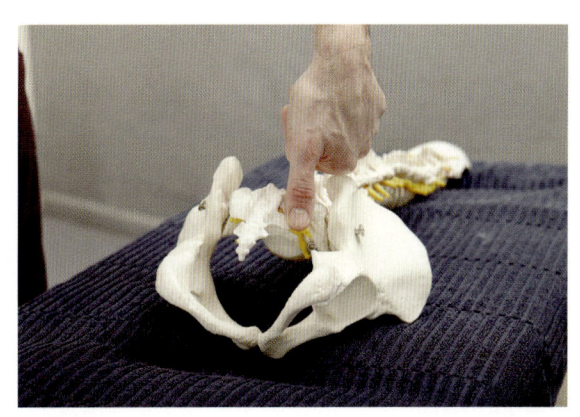

▶図7.28

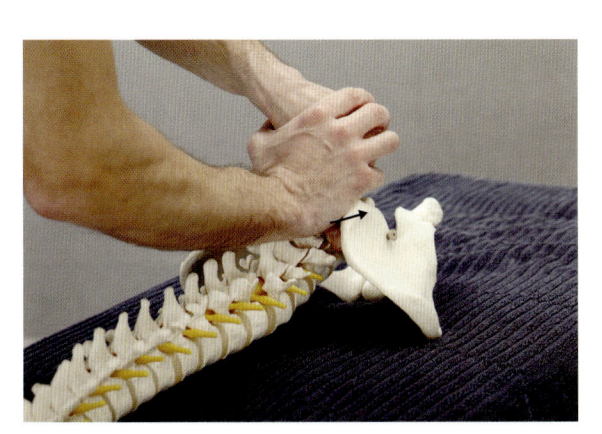

▶図7.27

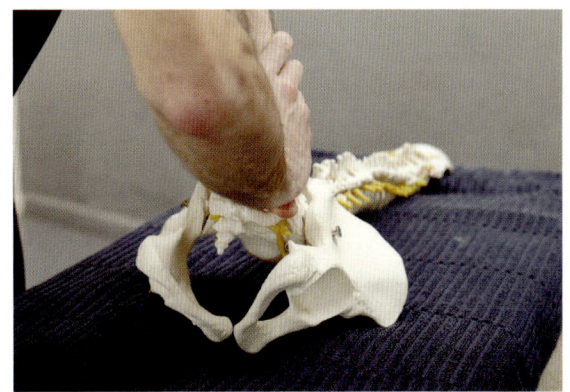

▶図7.29

仙骨の回旋および側屈
左回旋および右側屈

　左回旋と右側屈の混合サブラクセーションを有する場合、**最も後方へ変位している部位**にコンタクトし、変位と反対方向へスラストを加えて矯正する。

コンタクト部位： 母指末節骨で、左の仙骨外側部（仙骨の上外縁）にコンタクトする（▶図7.26）。仙骨外側部は腸骨と隣接しており、上方からコンタクトするのは難しい。したがって、可能な限り近くにコンタクトできればよい。

スラストの方向： 下方へ、（自動的に生じるスラストにより）前方へ

　左回旋と右側屈に加えて、**カウンター・ニューテーション**も有する場合、コンタクト部位のみを変更する。

コンタクト部位： 母指末節骨で、左の仙骨外側部（仙骨の上外縁よりやや下方）にコンタクトする。仙骨外側部は腸骨と隣接しており、上方からコンタクトするのは難しい。したがって、可能な限り近くにコンタクトできればよい。

スラストの方向： 大きく前方へ、ただし同時に下方へ

操作： 術者は、出来ればコンタクト部位の対側に立つ。また、スラストを正しい方向へ加えるため、関節機能障害が存する位置を通る軸を理解しておく必要がある。

　コンタクト・ハンドは、コンタクト部位が1つの場合は母指末節骨、コンタクト部位が2つの場合は示指と中指を用いる。また、スラストを強化するため、コンタクト・ハンドではない手の豆状骨を、コンタクト・ハンドの母指の爪の上に置く。あるいは、コンタクト・ハンドではない手の側部（尺側）（第5中手骨を含む）を、コンタクト・ハンドの示指と中指の爪の上に置く。

　仙骨では、特に小さいスラストを加える。また、他の場合と異なり、スラストを加える前に、コンタクト部位をスラストの方向へ引っ張り緊張を作り出す（ただし実際にコンタクト部位を動かさないこと）。

　仙骨は、他の関節のように、「他動的運動の最終可動域」に到達することはない。仙骨は、機能的組織体の中で他の構造と一緒に動くにすぎないからである。

　術者は、適切な圧力を使い（必要に応じて自分の体重も使う）、母指末節骨（コンタクト・ハンド）と豆状骨（コンタクト・ハンドではない手）を同時に用いて、カイロプラクティックの典型的な短い振動（リコイル）をスラストの方向へ加える。

7.4　恥骨結合／恥骨

7.4.1　恥骨結合テクニック

　恥骨結合の変位は、出産後に生じることが多い。ただし別の原因で生じることもある（特に男性）。恥骨結合の変位により、主に小骨盤、鼠径部、陰部などで症状が表れる。

恥骨結合の矯正

患者の位置： 背臥位になり、両下肢を曲げる。

術者の位置： 患者の側方（下肢の高さ）

操作： 患者は両膝を閉じ、両下肢を約90度に曲げる。術者は、患者の両膝をつかみ、患者が両膝を開けないようにする。その上で、患者に、両膝を開く（外側へ押す）よう指示する（▶図7.30）。この過程を数回（3回以上）繰り返す。

　次に術者は、右前腕を横向きにし、患者の両下肢の間に置く。すなわち、右肘と右手掌をそれぞれ、患者の両膝関節の内側にあてる。その上で、患者に、両膝を閉じる（内側へ押す）よう指示し、右前腕でこれを阻止する（▶図7.31）。両膝を内側へ押す状態をしばらく持続する。出来れば押す力を強めていくとよい。

　この状態のまま術者は、素早く右前腕を両膝（患者が内側へ押している）の間から引き抜くと同時に、左手掌を両膝の間に挟む。この左手掌が、両膝がぶつかる際の緩衝となる（▶図7.32）。

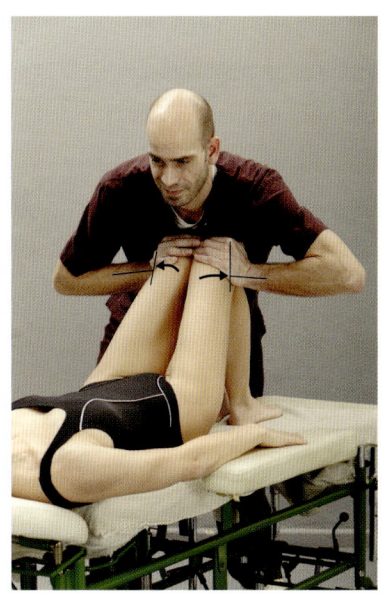

▶図7.30 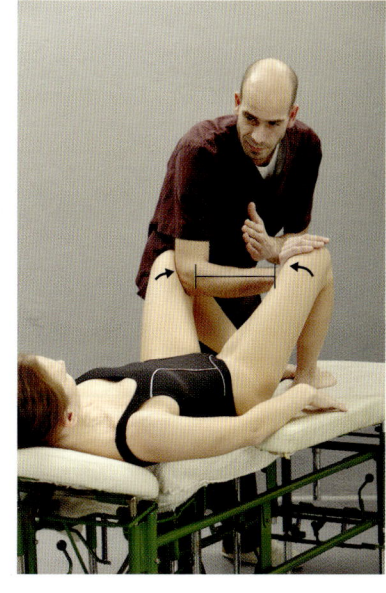　　　　　　　　　　▶図7.31 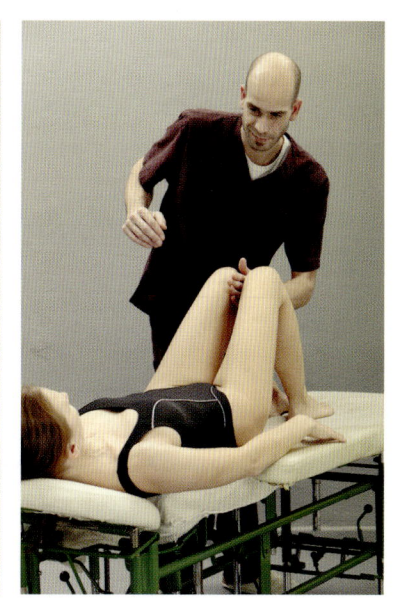　　　　　　　　　　▶図7.32

7.5　尾骨

※日本のカイロプラクターが、尾骨の矯正や、尾骨への施術を行うことは医師法違反となりますが、米国やドイツでは、カイロプラクターの行為として認められていて、この施術は重要で外せない行為であります。本書は、決してこの行為を日本のカイロプラクターへ推奨しているわけではなく、著者やHaug社への敬意を表し、「7.5 尾骨」の節を残しています。

尾骨（Os coccygis）という名は、カッコウ（ギリシア語で"kokkyx"）のくちばしに由来する。尾骨は、椎骨（3-5椎）の痕跡で出来ており、前方が凹状に（くちばしのように）弯曲している（後弯）。下位尾椎（立方体の形状をしている）は癒合していることが多い。

仙尾関節は、もとは断裂した椎間板から発生し、仙骨尖と第1尾椎の間に存する。第1尾椎の後面には、左右に尾骨角がある。尾骨角は、尾骨の前方変位（仙骨尖と第1尾椎の間で発生）を防ぐ。

正常分娩では、胎児の頭部により、母体の尾骨は後方へ押されるが、自然に元の位置に戻る。

尾骨には、脊髄終糸の末端や、これから出る尾骨神経が分布し固定されている。また、骨盤領域の筋や靭帯が多く付着している。尾骨と後頭隆起をつなぐ靭帯構造は、下方（尾骨尖）から上方へ上行する間に、様々な解剖学的名称に変化する。すなわち、**後仙尾靭帯**に始まり、**棘上靭帯**、さらに**項靭帯**となり、後頭隆起で終止する（2.3.10を参照）。

転倒し尾骨を打つと、尾骨尖が前方へ折れ曲がり、関節機能障害が生じる。こういった転倒は、長い間忘れられていても、患者は思い出せるものである（小児期の転倒でも）。症状はかなり時間が経過してから表れる。身体は長期にわたり変位を代償できるからである。転倒以外にも、強く「尻をたたかれ」たり、出産時に尾骨を損傷することで、尾骨が変位する。

また、虐待が原因となっている可能性もある。このような場合、術者は、患者に共感して治療を行う必要がある。原因を思い出すことで不快な感情になる場合は、患者に思い出させてはならない。

まれに、尾骨への持続的負荷により、尾骨脱臼が生じることがある（例：不適切な形状のサドルの自転車に長時間乗る）。また、手術の結果、尾骨脱臼が生じることもある（例：痔瘻、直腸鏡、前立腺手術、出産時の会陰切開）。

また、心理的要素も無視できない。動物は不安があると尾を引っ込める。人間でもこれに類することが何らかの形で起こると考えられる（関節可動域に影響を与えるほどでないとしても）。

尾骨の変位により表れる**症状（適応症）**には、尾骨痛、長時間の座位が困難（圧痛があるため）、痔疾、排便障害（肛門挙筋の機能が侵されるため）、排尿障害（蓄尿症状、尿滴下）、頭痛（片頭痛）、骨盤の疼痛、勃起障害、性交痛（女性。子宮腟の可動性低下やこれによる腟径縮小を原因とする）、静脈うっ血（骨盤および下肢）、膀胱炎、前立腺炎、月経前症候群などがある。

通常、尾骨尖を押すと痛みが生じ（圧痛）、放散痛が生じる（放散痛は必ず生じるものではない）。

> **注意**
> 尾骨の治療の禁忌は、腫瘍（がん）、炎症性病変（毛巣瘻など）、潰瘍性大腸炎、裂肛、新鮮骨折、S状結腸憩室炎、「硬化」した大きな痔、骨癒合した尾骨脱臼（仮骨形成を伴う）などである。

7.5.1 仙尾関節の捻挫

ここでは、尾骨の**機能障害**について述べる。尾骨は、機能障害により、生理的運動を妨げられる。多くの場合、尾骨は外方へ傾き（側屈）、わずかに回旋する。この機能障害はよく発生する。幸い、これは**外側から**容易に迅速に矯正できる。

仙尾関節の捻挫（Distorsion）により、反射的に骨盤底筋が緊張する（非対称の緊張）。この緊張が亢進すると、仙骨は生理的なニューテーションやカウンター・ニューテーションを正常に行えなくなる。仙骨が片側へ傾き、片側で尾骨を牽引する力が強まる。バランスを回復するため、上方にある腰椎・胸椎・頸椎で代償性の関節機能障害が生じる。これにより仙腸関節でも障害が生じ、下肢にも影響を与える（7.2を参照）。

仙尾関節の捻挫は、触診と視診で診断する。通常、視診は、患者を立位にして行う。その結果、側弯した肛門皮垂が見られる。また、仙骨の片側（左右のいずれか）が他側よりも前方または後方へ変位することもある。

触診： 仙骨の棘突起の痕跡の延長線上のかなり下部で、尾椎の痕跡が触知される。延長線を真直ぐ辿れば、これを触知できる。ここから尾骨尖までの部分が片側（左右のいずれか）に変位していれば、治療を要する尾骨の側屈がある。

立位の診断

患者の位置： 術者の前方に立つ。術者に背を向け、両足を揃え直立する。

操作： 術者は、両母指をそれぞれL5の左右の横突起に置く。患者は上体を左へ最大側屈する。術者は、どれだけ側屈できるかを記録する。この側屈で、L5の左横突起は前方へ、右横突起は後方へ動くはずである。この生理的運動が生じない場合、逆説的だが、尾骨の側屈が推定される。

次に、患者は上体を右へ最大側屈する。左側屈の場合と同様に、術者は、触診を通じて、横突起の生理的運動が生じているかを確認する。

さらに、左右の関節可動域（ROM）（4.4.1を参照）を比較する。左右のROMがほぼ同じであれば正常であるが、顕著な差異がある場合、尾骨の側屈が示唆される。

腹臥位の診断

L5より上部の腰椎についても、横突起のテストを行う。すなわち、上方へ向かって一つずつ腰椎を調べいく。横突起の生理的運動が触診される腰椎に達するまでテストを続ける。

患者の位置： 腹臥位になる。頭部を正面に向ける。呼吸できるよう鼻と臥床面の間の隙間を確保する。

操作： 尾骨の周囲を触診し、感触を通じて筋緊張（トーヌス）や組織の硬さを調べる。続いて、患者は右耳を臥床面につける（頭部を左回旋する）。これにより、尾骨の右側領域の緊張が緩和する。また、頭部を右回旋すると、尾骨の左側領域の緊張が緩和する。このように緊張が緩和しない場合、尾骨の側屈が推定される。

7.5.2 尾骨テクニック

尾骨のテクニックは、スラストを用いないため、難しいものではない。ただし、尾骨は陰部の近くにあるため、患者には、事前にテクニックの手順について丁寧な説明を行い、心の準備をする必要がある。患者が自分で治療を受けることを決定し、患者の同意を明確にする必要がある。そのために十分な時間をかけなければならない。治療を行うのは、早くても患者に説明を行った日の翌日以降とする。

> **実践のポイント**
> 術者は、患者の精神状態に注意する。リラックスした雰囲気で、ユーモアを持って明るく治療を行うことが望ましい。患者を軽んじる態度を取らないこと！
> アメリカでは、術者と患者だけの密室で尾骨の治療を行わない。術者と患者に加えて、もう一人が治療に立ち会うことが求められる。このような対応を行うかどうかは、それぞれの術者に任せられているが、術者は誤解や中傷を受ける「リスク」を意識しておくべきである。

治療後、患者は尾骨を圧迫しないよう注意する。治療直後は座らず、出来れば1時間（少なくとも30分）、歩行するとよい。その際、上肢を自由に動かして歩く。ショルダー・バッグなどを肩にかけない。

また、治療後間もない時期は、自転車に乗らない。スプリングの効いたソファにも座らない（尾骨を上へ押し上げる恐れがある）。できるだけ両側の坐骨結節を座面に付けて座るようにする。

尾骨の圧迫を減らすため、リング形の枕を置いて座るとよい。

尾骨の前方変位（腹臥位）

準備するもの： 手袋1双、潤滑剤、ティッシュやトイレットペーパー、綿球（ガーゼ包帯、タンポンなど）、ゴミ入れ

患者の位置： 腹臥位になり、骨盤の下にロールまたは枕を置く。ズボンと下着を着用したままで、ズボンのボタンとファスナーを開けておく。

術者の位置： 患者の側方。右利きであれば、患者の左側

マニピュレーション手： 右示指

固定手： 左手

マニピュレーションの方向： 尾骨尖を、遠位へ牽引しながら、ゆっくり背側へ動かす。

操作： 事前に患者と面談し、マニピュレーションの手順を説明しておく。術者は手袋をつけ、右示指に潤滑剤を塗布する。次に、肛門付近で治療を行えるよう、ズボンと下着を引き下ろす。左手掌で仙骨にコンタクトし、仙骨を前方へ押し、枕（またはロール）へ押しあてる。このように仙骨を押すことで、患者の注意を尾骨の治療からそらす。

術者は、右示指の指先を患者の肛門に置く。マニピュレーションの全過程で、患者が静かに呼吸（吸気、呼気）するままにまかせる。患者に、排便時のように力を入れるよう指示する。呼気で、右示指の指先を肛門に入れる。続く吸気で、ゆっくり円滑に、指先を直腸まで進める（このため事前に潤滑剤をしっかり塗布すること）。

括約筋の反射が生じたら、少し休止し、患者の緊張が緩和するのを待つ。患者が呼吸するままにまかせると、括約筋の緊張が緩和する。続いて、右示指で前方から、尾骨を触知する。一方、体外の左母指で、後方から、尾骨を触知し、尾骨の動きを確認する。

さらに、次の操作で尾骨のつつみこみを試みる。すなわち、前方から右示指（平らに伸ばす）で尾骨にコンタクトする。その際、尾骨を右示指の上に「置く」ようにするとよい。また、後方から体外の左母指を、尾骨の「後面」に置く。このように尾骨をつつみこみ、尾骨の位置を詳細に把握する。尾骨が仙骨に対し90度（あるいはそれ以上）に前方へ折れ曲がっているのが確認される場合もある。このように両面（前面と後面）からコンタクトして尾骨をつつみこみ、尾骨を動かし矯正する。

やさしく牽引（下方（遠位）へ、尾骨尖の方向へ）しながら、尾骨を後方および前方へ動かす。痛みや放散痛が生じたら、直ちに右示指による圧迫を止める。

尾骨が仙骨の延長線上に戻るまで、尾骨を動かす必要がある。前方へ折れ曲がった尾骨を、ゆっくり後方および前方へ動かしながら、少しずつ後方へ戻していき、最終的に正常な位置に戻す。

さらに、右示指で尾骨を後方へ軽く押し、約1分間この状態を維持する。尾骨が前方へ戻らなくなったことを確認し、右示指の圧力を完全に弱める（ただし右示指を動かさない）。その後も、尾骨がこの位置にとどまり、前方へ戻らないようにする必要がある。もし尾骨が前方へ戻ったら、再び尾骨を後方へ牽引する。約1分間牽引した状態を維持し、尾骨だけでその位置にとどまることができるようになれば、右示指の圧力を弱める。

しばらく静止状態を維持した後、ゆっくり慎重に右示指を直腸から引き出す。その際、患者の括約筋が緊張しないようにする。ただし、括約筋は反射的に緊張するため、制御は難しい。筋反射を誘発しないためには、ゆっくり右示指を引き出すしかない。患者の呼吸（呼気）に合わせて、右示指を少しずつ動かす。

残り数ミリの位置へ来たら、しばらく待ち、患者が最後に深い呼気を行うと同時に、指を引き抜く。その後、肛門周囲に塗布した潤滑剤をティッシュでふき取り、患者のズボンを引き上げる。

その後、手袋に血が付いていないかを確認する（通常は付いていない）。血が付いていれば、痔の傷が開いた可能性があるが、出血は自然に止まるため、それほど心配する必要はない。痔による出血は、以前から患者が排便時に気づいていることが多い。

止まらない出血 はまれであるが、これに備えて綿球（タンポン）を用意する。腸壁（既存の病変や損傷を有する）が傷つくと、出血が止まらない場合がある。出血が止ま

らない患者は、肛門科の専門医や病院へ紹介する。術者は、当面の処置として、綿球（タンポン）を肛門から挿し込み、傷にあてる。以上のことは、万全を期するために述べた。止まらない出血はまれであるが、これに遭遇した場合、術者は正しく対処しなければならない。

尾骨の前方変位（背臥位）

長期（数年）にわたり変位を有すると、靭帯や筋が異常な位置に適応する。ここでは、軟部組織の強化のテクニックについて述べる。これは、尾骨を生理的位置で固定するため行う。

このテクニックは、前項で述べたテクニックよりも、患者にとって心理的抵抗が大きい。患者は、背臥位になり、下半身に衣類を着用せず、両下肢を広げ治療を受けなければならない。

準備するもの：手袋3双、大きいタオル1枚（紙またはタオル地。骨盤や陰部を覆う）、治療台に敷くパッド（紙またはタオル地。モルトン社製ベッド用パッドなど）、潤滑剤（ワセリンなど）、ティッシュ、ペーパータオル、トイレットペーパー、ゴミ入れ

患者の位置：背臥位。ズボンを脱ぐ。大きいタオルで陰部の領域を覆う。

術者の位置：患者の右側。テクニックの第2段階で患者の左側。

マニピュレーション手：最初は右手、その後（第2段階）は左手

コンタクト部位：最初は右母指、その後（第2段階）は左母指を（直腸を通じて）尾骨の前面に置く

マニピュレーションの方向：原則として後方へ。ただし、患者が下肢を動かし筋緊張が生じた瞬間、尾骨の生理的運動と反対の方向へ動かす。

このテクニックでは、患者は下肢を次の3種類の肢位（開始肢位）に置き、これによりアイソメトリックの筋緊張を生じさせる。テクニックの第1段階で一方の下肢を、第2段階で他方の下肢を、これらの肢位に置く。
1. 膝を屈曲し、股関節を屈曲し、下肢を水平外転する。
2. 下肢を伸ばし、股関節を外転する。
3. 膝を最大屈曲し、股関節を屈曲する。

操作：患者の心理的抵抗を小さくするため、患者は一人で入室し、ズボンを脱ぎ、パッドを敷いた治療台の上に背臥位になる。大きいタオル（またはペーパー）を広げ、陰部領域を覆う。その後、術者が入室しリラックスした雰囲気を作るよう配慮する。治療の**前**に、最後の機会として、患者に疑問や懸念を尋ね、説明する。

治療の第1段階で、術者は、患者の右側に立ち、手袋をつける。右母指に潤滑剤を塗布する。全ての準備が整ったら、患者に「ブリッジ」をするよう指示する。患者は両下肢を曲げ、臀部を挙上する。両足、両肩甲骨、頭部だけを治療台に付ける。

この姿勢で、患者は両下肢を広げる（術者が肛門に手を置くため）。次に、これはマニピュレーションの全過程の中で患者の心理的抵抗が最も強い瞬間であるが、術者は、大きいタオルの下を見、右母指の指先を肛門に置く。

> **注意**
> 女性の患者では、右母指を肛門だけに置くよう、細心の注意を払うこと！

右母指を正しい位置に置き、すぐにタオルを元に戻す。患者が挙上した臀部をゆっくり治療台に下ろす間に、術者は右母指を直腸に入れる。右母指が直腸の中を進み、尾骨の前面に到達するまで、患者は臀部を挙上しゆっくり下ろすプロセスを2-3回繰り返す。また、右示指を体外に置き、これにより尾骨の位置を把握し、尾骨の動きを制御する。

下肢の肢位1：患者は、右下肢の膝を屈曲し、股関節を屈曲し、この右下肢をゆっくり外側へ下降する（水平外転）。術者は、左手（上体の体重をかける）で、患者の右下肢をこの位置で固定する。他方、患者は右下肢を元の位置に戻そうとする（水平内転）。術者は、患者が右下肢を戻す動きを阻止する（アイソメトリックの筋緊張が生じる）。同時に、術者は右母指で、尾骨を後方および内方へ押す。約5秒後、患者は右下肢を戻す動きを弱め、再び右下肢を外側へ下降する（水平外転）。その後再び、患者は右下肢を戻そうとし（水平内転）、術者がこれを阻止する。

術者が右母指で尾骨を押すのは、患者の右下肢の動きを通じてアイソメトリックの筋緊張が生じた瞬間**のみ**である。その際、尾骨を反対方向（筋緊張の瞬間に尾骨が動きやすい方向）および後方へ押す。これは筋や靭帯のモビリゼーションとなる。以上のプロセスを3回ほど繰

り返す。

　下肢の肢位2：次に、患者は右下肢を伸ばし外転し、術者の骨盤の左側面にあてる。術者は、左手で患者の右下肢を支え、重力で股関節が伸展するのを防ぐ。

　さらに、患者は右下肢で術者の骨盤の左側面を押す（股関節が内転する）。術者は動かずしっかり立つ。また、この時術者は、尾骨を後方および内方へ押す（通常は内方。必ず筋緊張により尾骨が牽引される動きに対抗して押す）。約5分後、患者は右下肢で押す力を弱める（術者の身体は少し左へ動く）。その後再び、患者は右下肢で術者の骨盤を押し（股関節が内転する）、筋緊張を生じさせる。以上のプロセスを3回ほど繰り返す。

　下肢の肢位3：最後の肢位で、患者は、再び右膝を屈曲し、右股関節を屈曲する。術者は、左手で患者の右膝を固定する。その際、胸骨を左手に近づけ、身体を左手に寄りかからせ、固定する力を強める。

　次に、患者は右膝で術者の胸骨を押す。その際、やや外方へ押す。すなわち、術者が固定する力に対抗して、右股関節を伸展しようとする。術者は、この時右母指で尾骨を主に後方へ押す。

　この尾骨を後方へ押すモビリゼーションを最後に、術者は、右母指をゆっくり慎重に動かし、肛門から引き抜く。その際、患者は両下肢を屈曲したままにする。術者は、タオルの下で、手早く手袋を交換する（手袋が患者に見えないよう配慮する）。

　その後、ここまでの全ての操作を、左右を逆にして行う。すなわち、術者は患者の左側に立ち、左手をマニピュレーション手とし、また患者は左下肢を上記の3種類の肢位に置く。

　左右を逆にしたマニピュレーション（治療の第2段階）が終了し、左母指を肛門から引き抜いたら、術者はタオルで隠しながら、両手の手袋を取る。その後、準備しておいたペーパーを患者に渡し、退室する。患者は自分で汚れをふきとり、ズボンをはく。

　治療中、患者は下肢の肢位を変えるのに合わせて、多かれ少なかれ尾骨を押されるのを感じるが、通常、痛みが生じることはない。治療直後は、できれば30分以上歩行し、直ぐに臀部に負荷を与えないことが望ましい。

尾骨の後方変位

　尾骨の後方変位は、「尾骨の前方変位」のテクニック（p.143）と同じ操作で矯正する。ただし、両手の指で尾骨をゆっくり**前方**へ動かす点が異なる。

尾骨の側屈
尾骨の左側屈、尾骨尖の右方変位

患者の位置：腹臥位になり、頭部を左回旋し、右耳を臥床面につける。膝を屈曲し、下腿を天井へ向ける。

術者の位置：患者の右側。身体を患者の方へ向ける。

マニピュレーション手：右手

コンタクト部位：右母指で、尾骨の右外側の面にコンタクトする。

固定手：左手で患者の両足首をつかむ。

操作：術者は、左手で患者の両足首を持ち、外方へ動かす（自分の方へ近づける）。さらに、上体を曲げ、患者の方へ身を乗り出す。これにより左上肢で患者の足を上体にあてて固定する。

　右母指で、尾骨尖の右外縁にコンタクトする。その際、右母指を尾骨の右外側の軟部組織に置き、内方へ押していくと尾骨を触知できる。

　さらに、術者は、患者に両足を元の位置（開始肢位）に戻すよう指示する一方、左手で両足が動かないよう固定する（これによりアイソメトリックの筋緊張が生じる）。同時に、右母指で尾骨を内方へ押し、生理的位置に戻す（▶図7.33）。ここまでのプロセスを3回以上繰り返す（尾骨が生理的位置に戻るまで）。

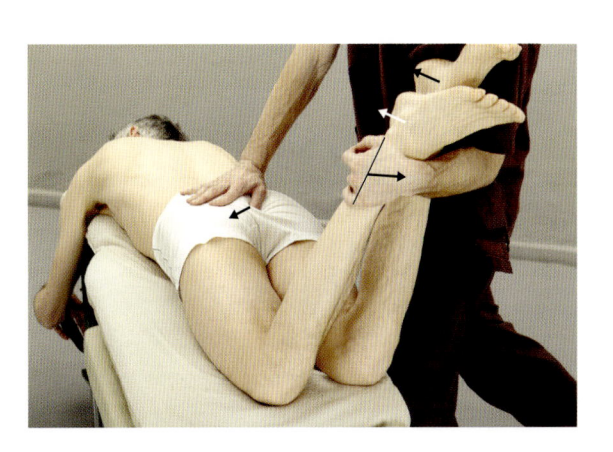

▶図7.33

8 上肢

本章では、上肢のテクニック、すなわち手関節、指関節、肘関節、肩関節、さらに肋骨、肩甲骨のテクニックについて述べる。重要な基本テクニックを選んで紹介する（簡単な解剖学的説明も行う）。読者は、臨床で、自分の患者が有するサブラクセーションに合わせて、これらの基本テクニックを応用されたい。

8.1 手

人間の手は、母指対向性を有する。これにより指先でものをつまむことができる。また、粗大運動および微細運動を行うため、手を複雑な形にすることができる。指の筋は、本来前腕にある筋であり、これらの間を長い腱がつないでいる。

手は、次の部分に分けられる（▶図8.1）。
- 手根骨
  - 近位：
    - 舟状骨
    - 月状骨
    - 三角骨
    - 豆状骨
  - 遠位：
    - 大菱形骨
    - 小菱形骨
    - 有頭骨
    - 有鈎骨
- 中手骨
- 指

手の関節可動域は▶表8.1の通りである。
また、中手指節関節の可動域は▶図8.2、指関節の可動域は▶図8.3、手関節の可動域は▶図8.4の通りである。

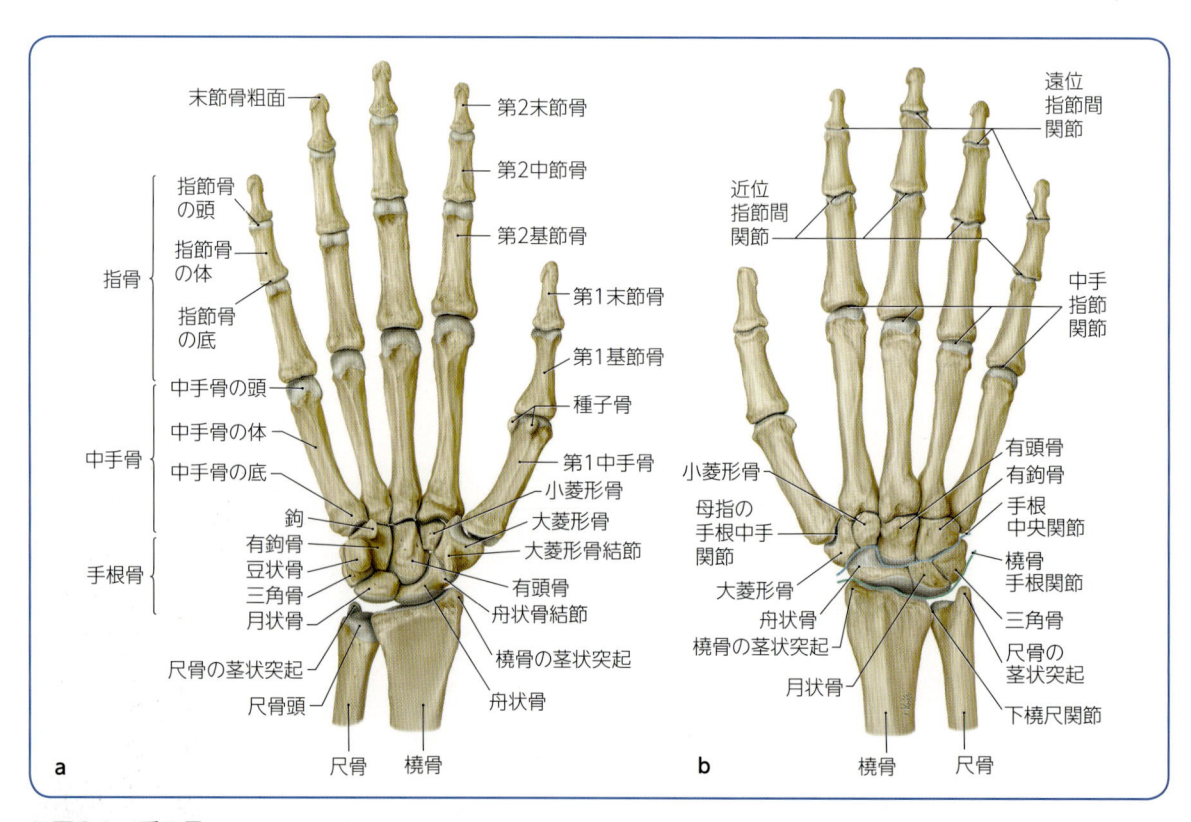

▶図8.1　手の骨

8.1 手

▶表8.1　ニュートラル・ゼロ・メソッドによる手の関節可動域（ROM）

	DIP	PIP	中手指節関節	手関節
屈曲／伸展	80/0/5°	110/0/0°	90/0/45°	80/0/60°*
内転／外転	–	–	10/0/20°	20/0/40°**

*掌屈／背屈、**橈屈／尺屈

- 屈曲／伸展：90/0/45°
- 内転／外転：10/0/20°

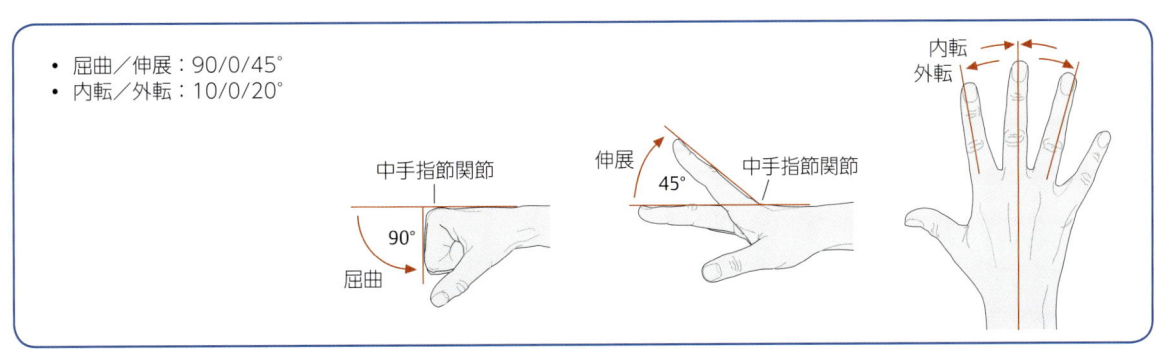

▶図8.2　ニュートラル・ゼロ・メソッドによる中手指節関節の可動域

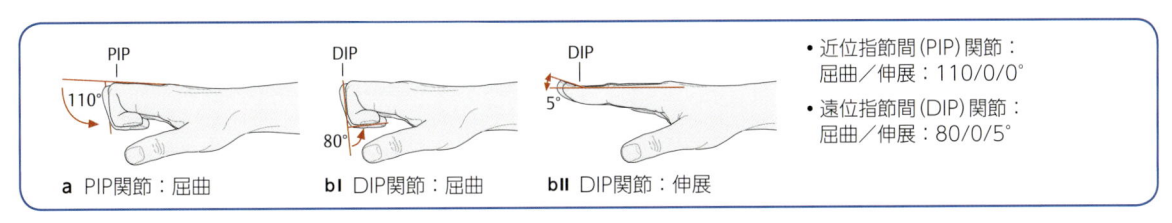

- 近位指節間（PIP）関節：屈曲／伸展：110/0/0°
- 遠位指節間（DIP）関節：屈曲／伸展：80/0/5°

a　PIP関節：屈曲　　bI　DIP関節：屈曲　　bII　DIP関節：伸展

▶図8.3　指関節の可動域

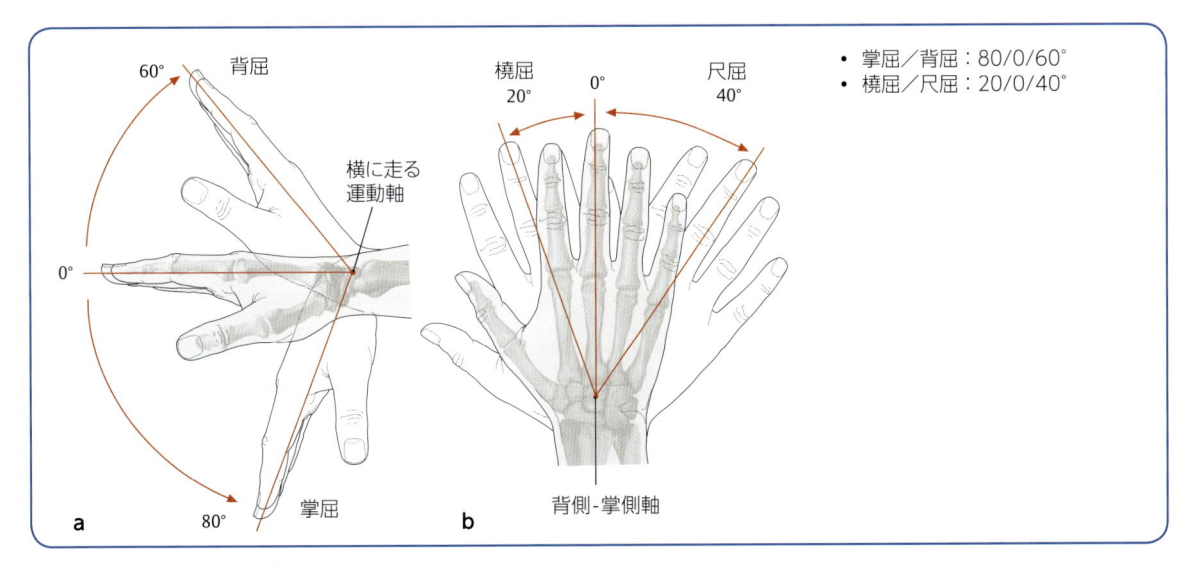

- 掌屈／背屈：80/0/60°
- 橈屈／尺屈：20/0/40°

▶図8.4　手関節の可動域

8.1.1 指関節テクニック

指関節（DIP）では、固着（フィクセーション）がよく見られる。関節包や靭帯のモビリゼーションを行うと、関節は自由に動くようになる。

DIPの固着（フィクセーション）は、不適切な仕方で物（ボールなど）をつかむことで生じることが多い。DIPとPIPの靭帯は明確に区別できないため、これらの関節は一緒に治療する（p.149）。治療は、靭帯や関節包を牽引し、関節を生理的位置に戻す。固着以外のサブラクセーションも同様に治療する。

> **実践のポイント**
>
> カイロプラクティックのマニピュレーションによる牽引（短く、高速で、大きな力を用いない）は、骨間距離の異常を有する指関節や関節包（滑液を内包）にとって有益である。また、この牽引は、サブラクセーションが存在しない場合も有益である。関節包（滑液）を活性化し、関節面への栄養供給を改善するからである。

母指の疼痛（多くは固着による）も、牽引テクニックで治療する。母指は靭帯および関節包で固定されている。ただし、患者が治療の過程を見ると、反射的な防御反応（刺激部位を「防御」するため筋を緊張させる）が生じるため、患者に見せないようにする必要がある。

遠位指節間関節（DIP）
DIPの固着（フィクセーション）

患者の位置： 患者は立位で、上肢を伸ばし下垂し、上腕を最大内旋し、前腕を最大回内し、手掌を外方へ回旋する。

術者の位置： 患者のそばに立つ。

操作： 術者は、母指と示指で、患指にコンタクトする。掌側から、真直ぐに、母指で、患指の末節骨にコンタクトする（▶図8.5）。母指の指先がちょうどDIPに来るようにする。同時に、背側から、屈曲した示指の中節骨で、患指の爪にコンタクトする。このようにして末節骨をしっかりつかみ、DIPを最大屈曲する（▶図8.6）。

短い高速のカイロプラクティック・アジャストメントを、中節骨を伸長する方向へ加える。

PIPおよびDIPに存する靭帯は、▶図8.7の通りである。

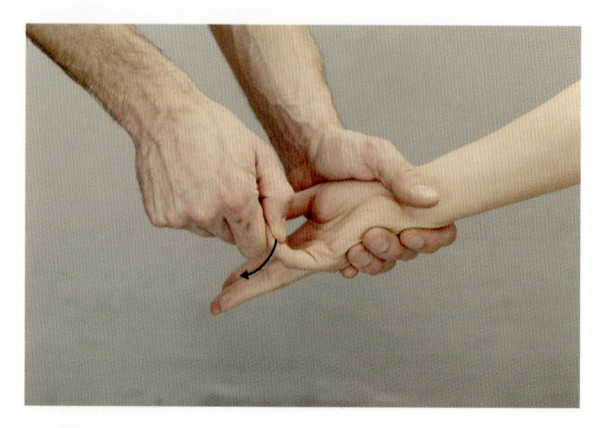

▶図8.5

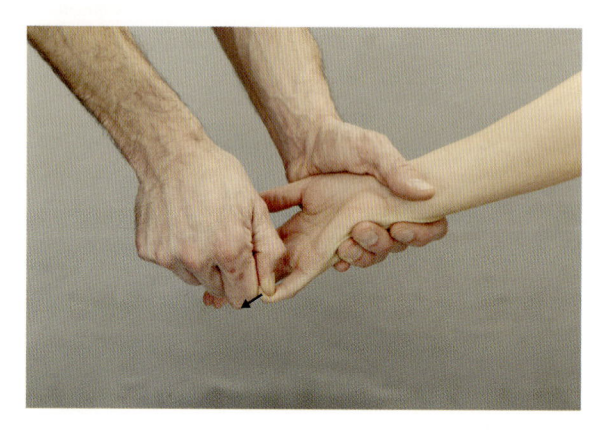

▶図8.6

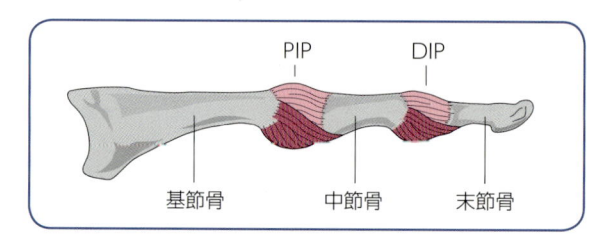

▶図8.7　PIPおよびDIPの靭帯

第2-第5近位指節間関節（PIPⅡ-Ⅴ）、第2-第5中手指節関節

PIPⅡ-Ⅴ／第2-5中手指節関節の固着（フィクセーション）

患者の位置：立位または座位。上肢を術者の方へ伸ばす。手を真直ぐ伸ばし、手掌を地面へ向ける。

術者の位置：コンタクト・ハンドで患指を牽引し伸長しやすい位置に立つ。

操作：術者は、環指の中節骨頭で、患指の末節骨を包み、中指の基節骨（患指の内側に置く）で、患指の中節骨を包む（▶図8.8）。この手の位置で、患指を手関節の方向へ押す。すなわち中手指節関節を伸展し、PIPを屈曲する（▶図8.9）。

その後、高速のカイロプラクティック・アジャストメントで患指を牽引し、中手骨を遠位へ伸長する（▶図8.10）。

変法

PIPⅡ-Ⅴ／第2-5中手指節関節の固着（フィクセーション）

前項で述べた操作と同じ。ただし手の位置が異なる。

操作：術者は、示指および中指の基節骨の間に、患指の中節骨を挟む（▶図8.11）。

その後、スラストを加え、患指を遠位へ伸長する（▶図8.12）。

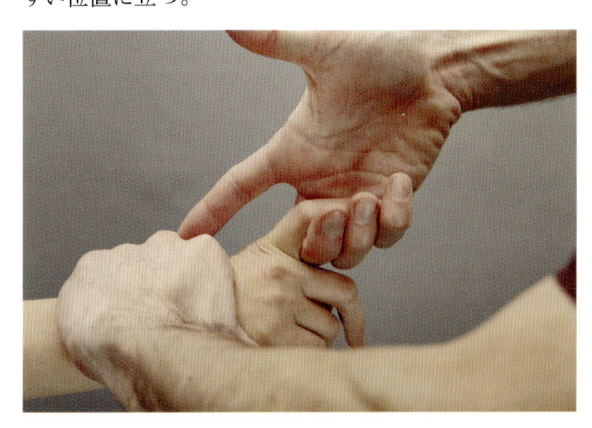

▶図8.8

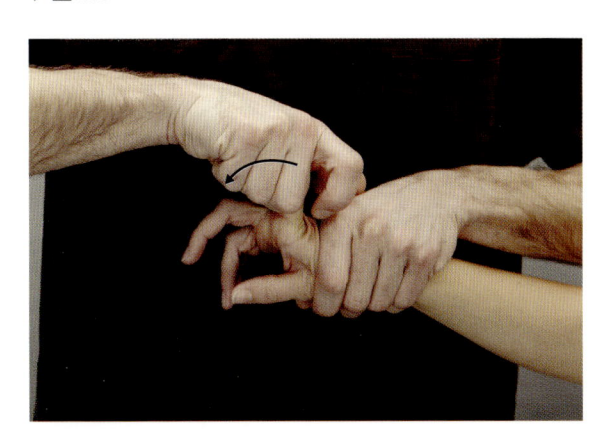

▶図8.9

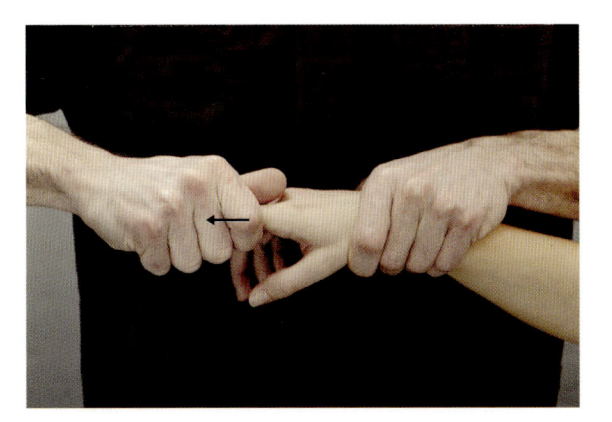

▶図8.10

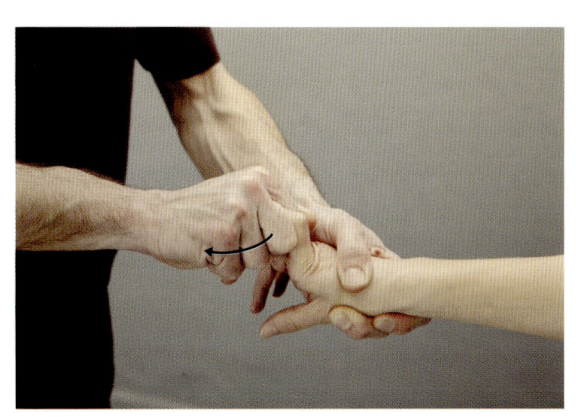

▶図8.11

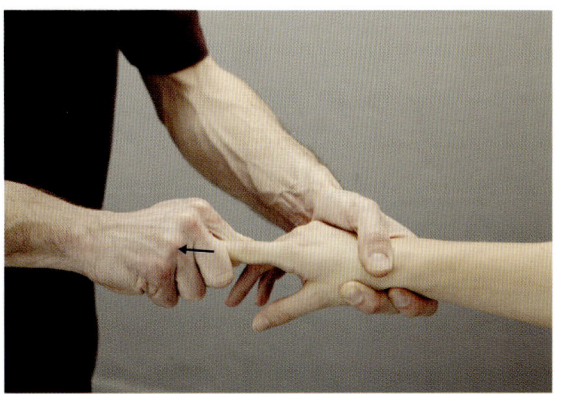

▶図8.12

第1中手指節関節
右母指の中手指節関節

患者の位置：座位または立位。右上肢を側方・後方へ伸ばし（肩関節を約80-100度外転し、約20-40度伸展する）、母指を上方へ向ける。すなわち前腕を回外する。

術者の位置：患者の右側方かつ後方に立つ。

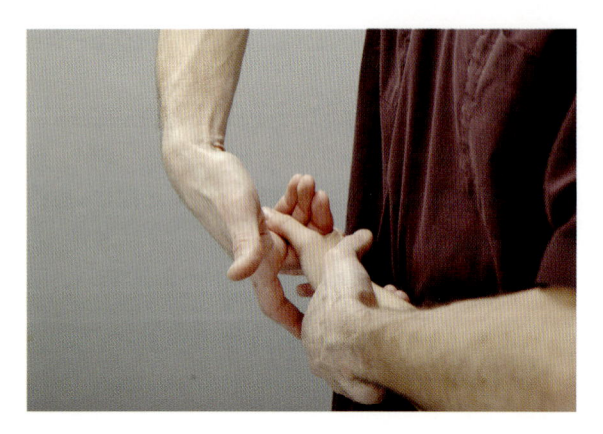

▶図8.13

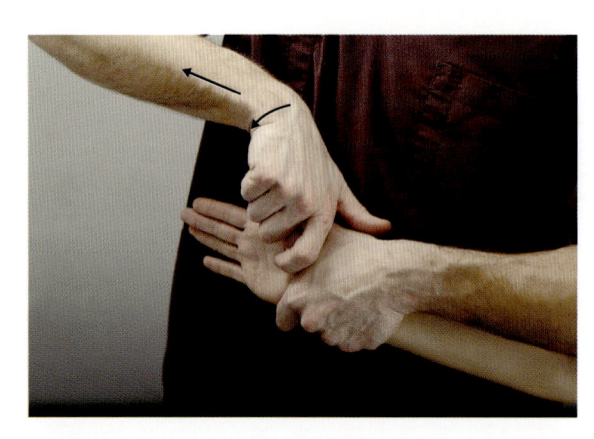

▶図8.14

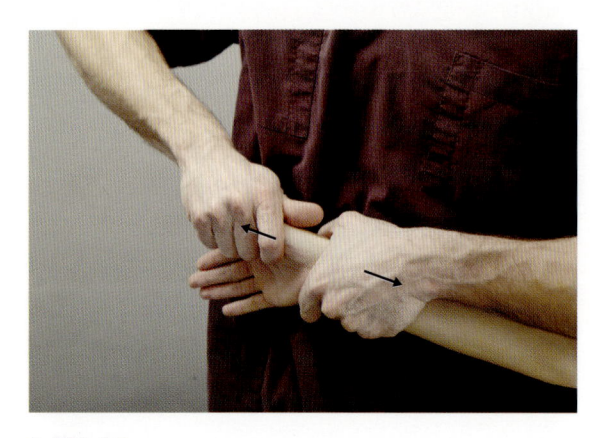

▶図8.15

操作：術者は、左手で、上方から、患者の右手関節を固定する。その際、患者の右上肢の緊張が完全に緩和する高さで維持する。また、術者は、右手で、患者の右母指（基節骨と末節骨）を包む。その際、右手の第3指から第5指だけを使い、患者の右母指を「締め付ける」ように包み固定する。右手の母指と示指は力を抜いて、患者の母指の中手指節関節の周囲に置く（▶図8.13）。患者は、左側を注視し、右母指から注意をそらせる。

術者は、患者の右母指の中手指節関節を屈曲し（▶図8.14）、その後、高速のカイロプラクティック・アジャストメントで遠位へ（前腕を伸長するように）牽引する。同時に、術者は、左手で、患者の前腕が動かないよう固定する（前腕を反対方向へ牽引する）（▶図8.15）。

> **実践のポイント**
> 母指を牽引して治療する場合、母指手根中手関節がリウマチ性疾患に侵されていないか注意すること（いわゆる母指手根中手関節症）。

8.1.2　中手骨テクニック

第2-第5手根中手関節（すなわち中手骨の基部）が**後方**に変位するサブラクセーションは、転倒後に発生することが多い。しばしば手関節の疼痛や可動性制限などの自覚症状があり、また手（および指）の感覚異常や疼痛を有する場合もある。

第2-第5中手骨
後方サブラクセーション

触診：触診では、後方サブラクセーションを有する中手骨を、他の中手骨と比較し、また他側（左右のいずれか）の手の中手骨と比較するとよい。

患者の位置：座位または立位で、上肢を伸ばし、手を最大背屈する。

術者の位置：上肢を伸ばし患者の手掌に届く位置に立つ。

操作：術者は、両手で、患者の開いた手を包む。その際、両手の中指**または**環指のDIPを十字に交差し、その他の指を伸ばした状態で離れた位置に置く。交差した両中指（または環指）のDIPで、患者の中手骨（患骨）の後面の基部（手関節の近く）にコンタクトする（▶図

8.16）。

　術者は、両母指球（または母指中手指節関節）で、患者の手掌を開いた状態に維持する。すなわち、両母指をそれぞれ患者の母指と示指の間、環指と小指の間に置き、両母指をそれぞれ外側へ向ける。このように患者の手を開いた状態に維持し、交差したDIPで、中手骨（患骨）の後面にしっかりコンタクトする（▶図8.17）。

　次に、患者は、身体を後方へ傾ける（術者から離れる）。患者の上肢（肩を含む）が最終可動域に達し、術者も一緒に牽引される。

　この瞬間に、術者は、高速のカイロプラクティック・アジャストメントを、患者の上肢を伸長する方向へ加える。このスラストは、運動を組み合わせて加える。すなわち、術者は、両上肢を遠位へ牽引し、両手を尺屈し、両前腕を回外する（▶図8.18）。

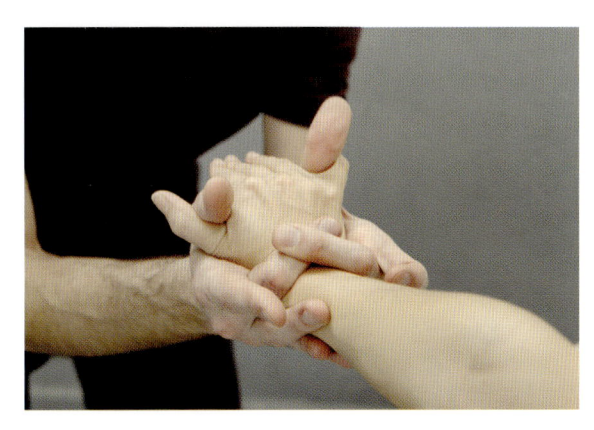

▶図8.16

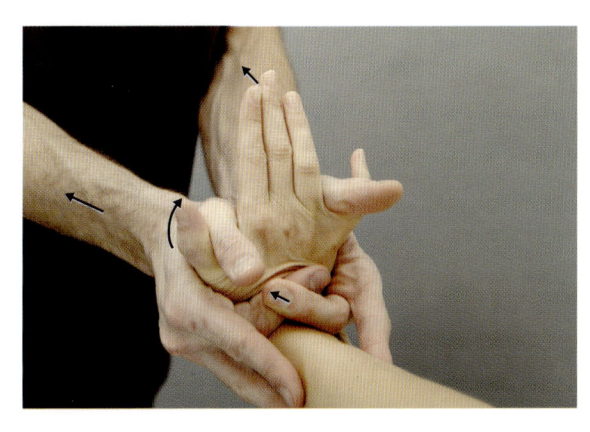

▶図8.17

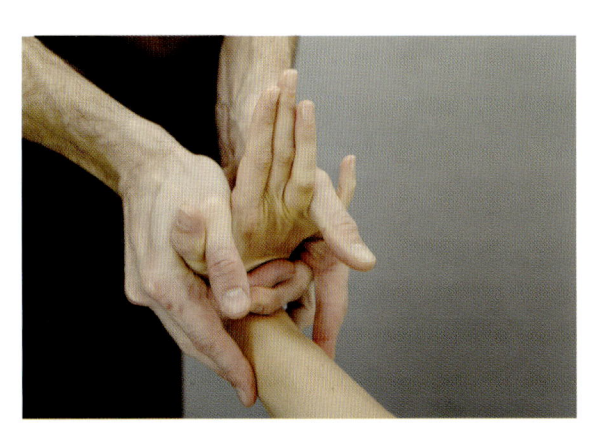

▶図8.18

8.1.3　手根骨テクニック

　手根骨（手根中央関節と橈骨手根関節）のサブラクセーションの発生頻度は高い。手根骨のサブラクセーションは、不適切な運動の反復（パソコンのマウス操作、頻繁に何かを叩く、睡眠時に手を曲げる、テニスやサイクリングなどのスポーツ）や、事故（転倒など）で生じることが多い。多くの場合、疼痛、可動性制限、感覚異常などの症状を伴う。

　手根骨のサブラクセーションの診断名で最も多いのは、**手根管症候群**である（後項を参照）。手根管症候群は、原因を手根骨のサブラクセーション「だけ」に帰されることが多い。

　手根骨は8つの骨から成る。このため、手根骨のサブラクセーションの種類は多いが、ここでは基本的な矯正テクニックを述べるにとどめる。

　スラストの方向は、手根骨のうち可動骨の関節面の滑り方向に沿った方向とする。手根骨のサブラクセーションは、後方サブラクセーションが多いが、前方サブラクセーション（特に月状骨）が生じることもある。

　▶図8.19に、右手の手根骨を示した。

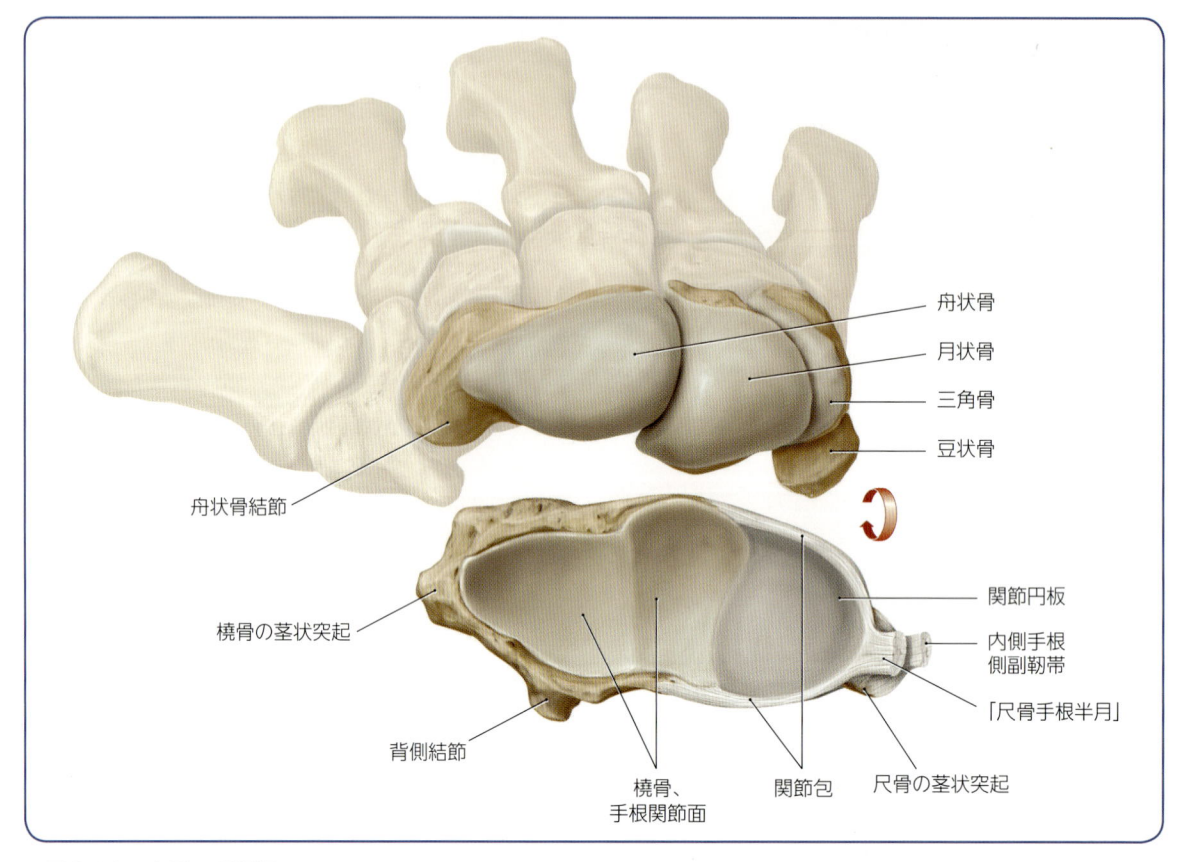

▶図8.19　右手の手根骨

手根骨の背側サブラクセーション
手根中央関節および橈骨手根関節の背側サブラクセーション

患者の位置：上肢の力を抜いて下垂する。

術者の位置：術者は、両手で、患者の下垂した上肢の手関節を持ち、テクニックを行いやすい高さまで持ち上げる。手背を上方に向ける。

操作：術者は、両示指のDIPおよびPIPを屈曲する。
- **橈骨手根関節**のサブラクセーションでは、両示指の中節骨で、患者の橈骨および尺骨の遠位端にコンタクトする。
- **手根中央関節**のサブラクセーションでは、屈曲した両示指の中節骨で、(橈骨および尺骨より遠位の)豆状骨および舟状骨にコンタクトする。

その他の指の指先を、患者の手の外側および内側に置き、患者の手を固定する。

両母指を平行にし、背側から、手根骨(患骨)に置く。さらに、母指と示指でコンタクト部位に適切な圧迫を加える一方(▶図8.20)、患者の手をゆっくり掌側へ押し、屈曲位(▶図8.21)から伸展位(▶図8.22)にする。これらのテクニックでは、スラストを**加えない**こと。

術者は、手根骨が動き分離するのを感知する(関節音が聞こえることもある)。ここまでの操作を、サブラクセーションが矯正されるのを触知するまで繰り返す。その際、母指の位置を変更してもよい。

> **実践のポイント**
>
> 通常、このテクニックは、患者にとって心地よいものではなく、かなりの苦痛を伴う場合もある。これは、重度のサブラクセーションでなくても同様である。ただし、刺激状態が治まると、患者は、痛みが軽減し、可動性が改善するのを感じる。

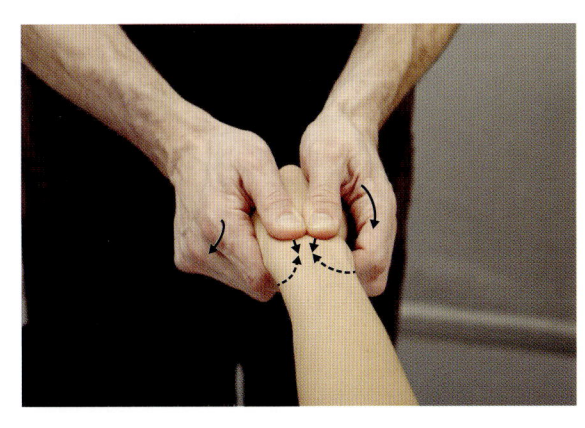

▶図8.20

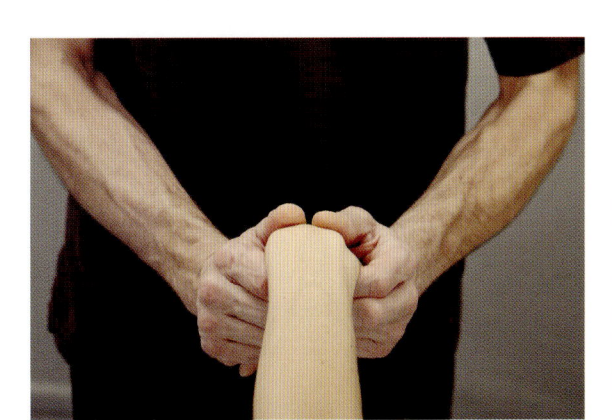

▶図8.21

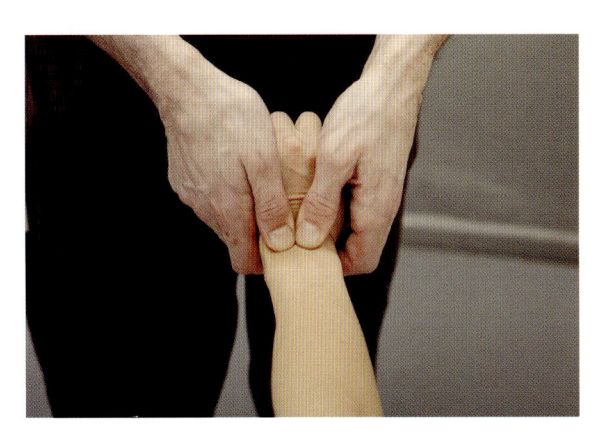

▶図8.22

手根骨の掌側サブラクセーション
手根中央関節および橈骨手根関節の掌側サブラクセーション

操作：原則として、掌側サブラクセーションは、背側サブラクセーションと同様の操作で矯正する。ただし、患者の手掌の向きを逆にする（▶図8.23、▶図8.24）。

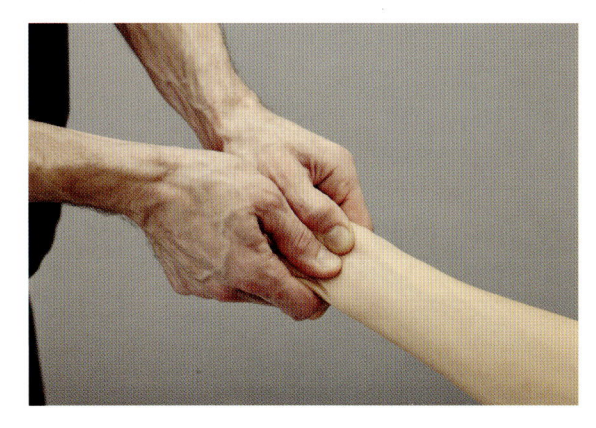

▶図8.23

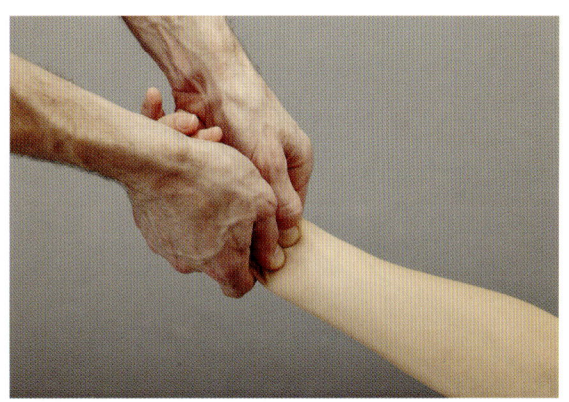

▶図8.24

8.1.4　手根管症候群のためのテクニック

　手根管症候群は、手関節における正中神経の圧迫症候群の診断名である。初期症状は、正中神経の感覚神経の支配領域（母指から環指内側まで）における夜間痛や感覚異常（感覚が鈍い）である。進行すると、これらが日中も表れる。また筋力低下も表れる（初期は朝のみだが、進行すると日中も表れる）。重症化すると母指球筋が萎縮する。正中神経の圧迫症候群は次の原因により生じる。

- 屈筋支帯（横手根靱帯）の伸長。屈筋支帯により手関節の近位部（豆状骨から舟状骨結節まで）や遠位部（有鉤骨鉤から舟状骨結節まで）が牽引され、手根管が狭小化する。
- 手根骨のサブラクセーション
- 更年期や妊娠中の浮腫形成
- リウマチ性疾患による腱鞘の肥厚

診断 手根管を押す（または叩く）と、症状が発現（または悪化）する（ホフマン・チネル徴候）。手を最大掌屈すると、正中神経の支配領域で感覚異常が生じる（ファーレン徴候）。正中神経の圧迫テストで約1分後に症状が表れると、陽性である。

正中神経の圧迫症候群の治療の方法は、**原因**により異なる。

手根骨サブラクセーション これはサブラクセーションの矯正が必要である。関節を正常な位置に戻すと、直ぐに圧迫が緩和し、浮腫や炎症（位置異常に起因する）も後退し、治癒する。

他の関節のサブラクセーション 手関節以外の関節の位置異常により手根管症候群の症状を有するにも関わらず（二次性の手根管症候群）、誤って一次性の手根管症候群と診断されることがある。二次性の手根管症候群の原因関節として、まず頸椎が考えられる。また、胸椎の関節機能障害や、肋骨頭（特に第1肋骨）の変位も原因となりうる。さらに、肩の静力学異常、テニス肘、ゴルフ肘、中手骨の関節機能障害は、手根管症候群と同様の手症状をもたらす。

屈筋支帯（横手根靱帯）の伸長 術者は、患者と共に、屈筋支帯の伸長の原因を究明し、改善策を講じる。屈筋支帯の伸長は、手の背屈（パソコン操作、自転車に乗る、睡眠時の姿勢）により手根管が長く圧迫されて生じることが多い。このため手の背屈を伴う活動の変更が必要である。例えば、パソコン操作で、手関節に枕（ゲル素材）を置く、マウスの操作手（左右）を変更する、マウスの代わりにトラックボールを使うなどである。また、自転車に乗る際、姿勢を改善し手の背屈を減らす、自転車のハンドルを取り換えるなどである。このような改善には、患者の協力が必要であり、患者も一定の自己責任を負う。

伸長した屈筋支帯を短縮し元の状態に戻すには、短縮した位置で固定する必要がある。すなわち手関節（中手骨を含む）を横方向の弓状にして維持する。このため、患者は手を掌屈し、示指と小指の指先を接着する（▶図8.25）。患者は手をこの位置で維持し、術者は、中手骨の基部に**固定用**の粘着テープ（低刺激性のもの）を巻く（▶図8.26）。ただし、うっ血が生じないようにする。うっ血（および皮膚刺激）の可能性を減らすため、包帯やハンカチを手背に置いてテープを巻く。

このように粘着テープを手根管の位置に巻き、屈筋支

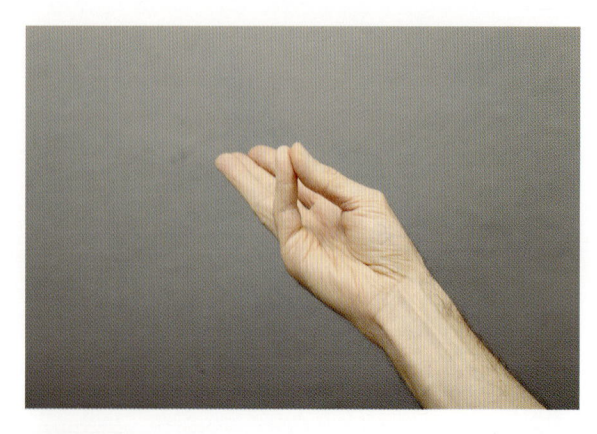

▶図8.25

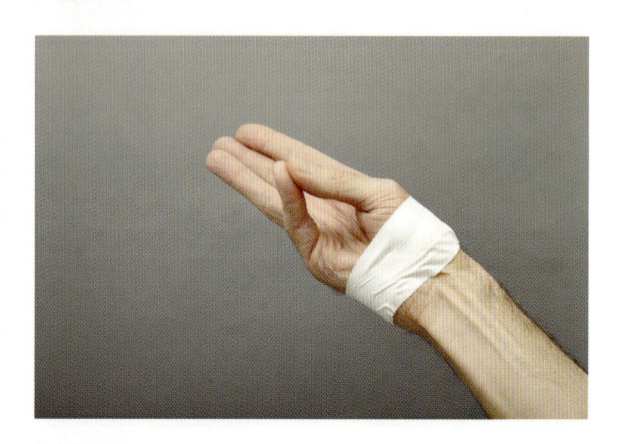

▶図8.26

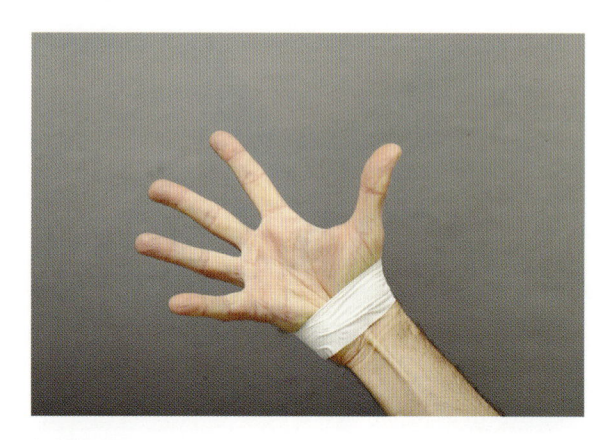

▶図8.27

帯を正常な長さに戻す。軽度の場合は夜間のみ、重度の場合は日中も粘着テープを巻く。また、血流障害を防ぐため、数時間おきにテープを除去し、手を休める。うっ血が生じたら、テープをゆるく巻き直すこと。手根骨にテープを巻いた状態でも、患者は通常どおり活動を行ってよい（ただし活動はやや制限される）。▶図8.27）。適応の早さには個人差があるため、どの位の時間を要するかは明言できず、屈筋支帯が正常な長さに戻るまでとしか言えない。

大抵は2-4週間、長くて3カ月で、屈筋支帯は元の状態に戻る。この処置はある程度の時間を要するものであり、患者の手の習慣的な位置が改善するまで継続する。

> **実践のポイント**
> カイロプラクティックの観点から見ると、手根管症候群の外科的治療は推奨できない。手術で屈筋支帯を切断すると、瘢痕が形成される恐れある（瘢痕のための空間が必要になり手根管がさらに狭小化する）。また、術後も手関節の静力学の異常が続く。

手根管症候群および手根骨の掌側サブラクセーション

手根骨の掌側サブラクセーション

患者の位置：座位で、上肢の力を抜き、肘を曲げ、手掌を下方へ向け、術者の方へ向ける。

術者の位置：患者の前方。両手で患者の手関節をつかむ。

コンタクト・ハンド：右手および左手

コンタクト部位：両母指球で、背側から、手関節の尺側部分および橈側部分にコンタクトする。また、主に示指と環指の指先で、掌側の手根骨の中央部分にコンタクトする（▶図8.28）。

スラストの方向：母指球で掌側へ、指先で背側へ

操作：患者は上肢の力を抜く。術者は、自分の両前腕を外旋し両手掌を回外し、これにより患者の手根骨を他動的運動の最終可動域まで動かす（▶図8.29）。

他動的運動の最終可動域に到達した瞬間、両手を同時に動かし、スラストを加える。

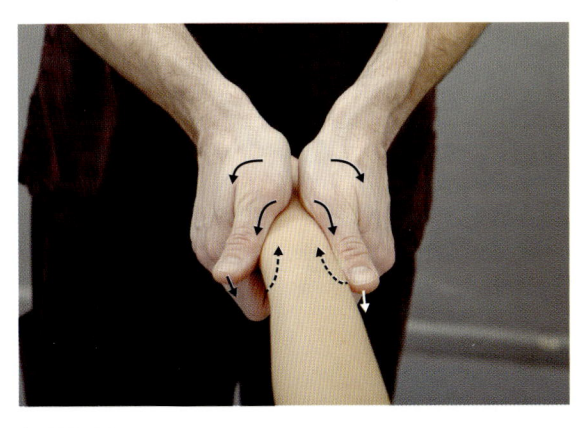

▶図8.28

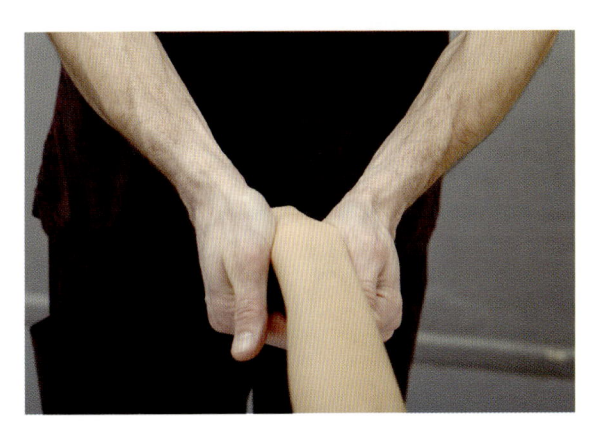

▶図8.29

関連した病気など

猿手

猿手は、正中神経の切創により、手関節の腹側で症状が表れるものである。正中神経の中でも、浅層を通る部分（C6/C7）は損傷しやすい。正中神経が損傷すると、母指球筋（母指対向性を可能にする筋）が侵され、手掌が扁平になる。このため「猿手」と呼ばれる。母指内転筋（尺骨神経が支配）は、母指を手掌の方へ牽引して動かす筋であるが、正中神経の機能が侵されると、母指内転筋を含む母指球筋が萎縮する。
猿手では、母指と小指で物をつかむ機能テストを行う。

ギヨン管症候群

尺骨神経（C8-Th1）は、尺骨動脈や尺骨静脈とともに、豆状骨の橈側および有鉤骨鉤の尺側を通る（ギヨン管）。ギヨン管（尺骨神経管）は、屈筋支帯および豆鉤靱帯で形成されている。ギヨン管の中で、尺骨神経は浅枝（指の尺側を支配）と深枝（小指球筋（＝母指内転筋、短母指屈筋、虫様筋（第3指、第4指）、掌側骨間筋、背側骨間筋）を支配）に分かれる。ギヨン管が狭小化すると、主に尺骨神経の運動神経が侵され、小指球筋が萎縮する。また母指内転筋が侵されると、指で紙

1枚をつまむのも困難になる。また、母指内転筋の萎縮を代償するため、母指末節骨を屈曲するようになる(フローマン徴候)。さらに鷲手が生じる。

ギヨン管症候群は、手の側部(尺側)を長時間強く圧迫することで生じることが多い。例えば、長時間の自転車やバイクの乗車、杖歩行、小指球で何かを叩く動作の反復などである。ただし、結節腫、骨折、血栓症などの既存疾患により生じる場合もある。

鷲手

尺骨神経(C8-Th1)が損傷されると、骨間筋が麻痺し、指を開閉できなくなる。指伸筋に過剰負荷がかかり、中手指節関節が伸展する。また、屈筋の働きが強まり、指節間関節が屈曲する。これが臨床像として表れたものが「鷲手」である。

8.2 肘

肘関節の機能障害を有する場合、他の関節でも機能障害を有することが多く、したがって他の関節の治療も必要となる。この場合、他の関節とは、尺骨や橈骨だけでなく、手関節や肩関節も含まれる。

肘関節は、次の3つの関節に分けられる(▶図8.30)。

- 腕尺関節:上腕骨−尺骨間の鞍関節
- 腕橈関節:上腕骨−橈骨間の関節
- 橈尺関節:橈骨−尺骨間の関節

肘関節の可動域を▶表8.2にまとめた。また、肘関節の可動域を▶図8.31に図示した。

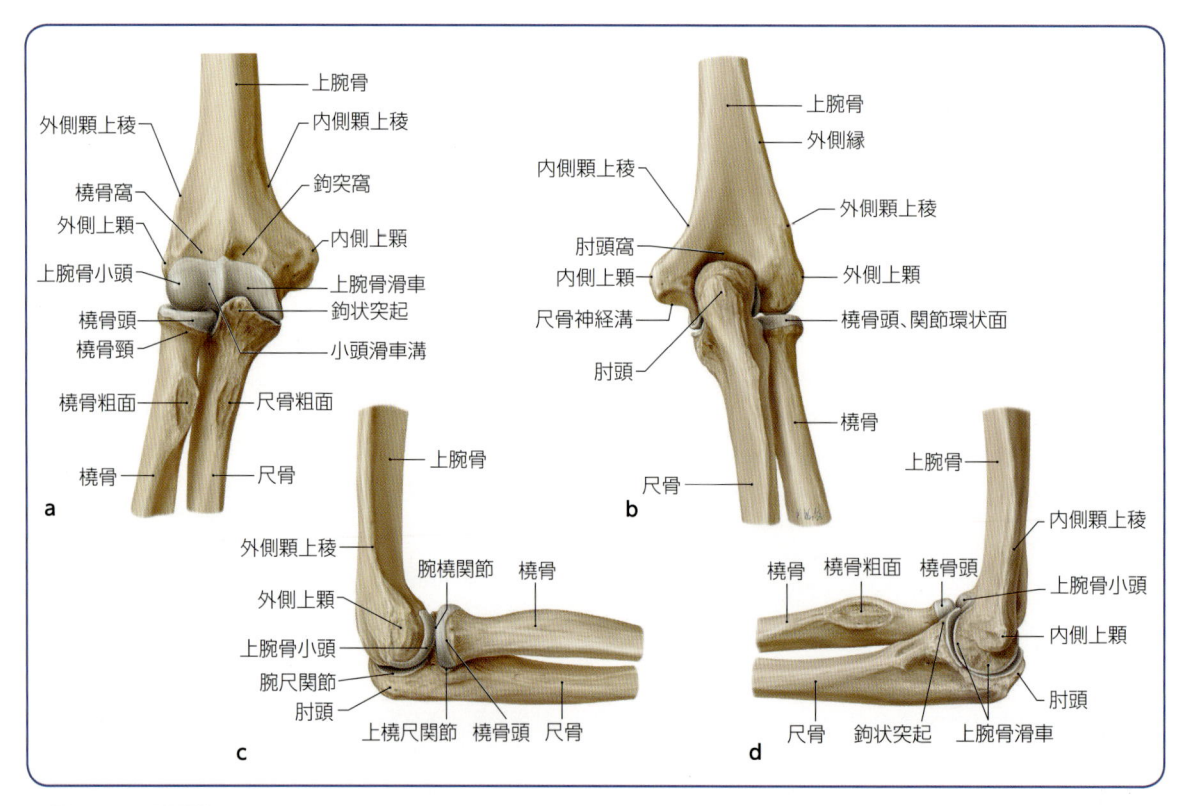

▶図8.30　肘関節

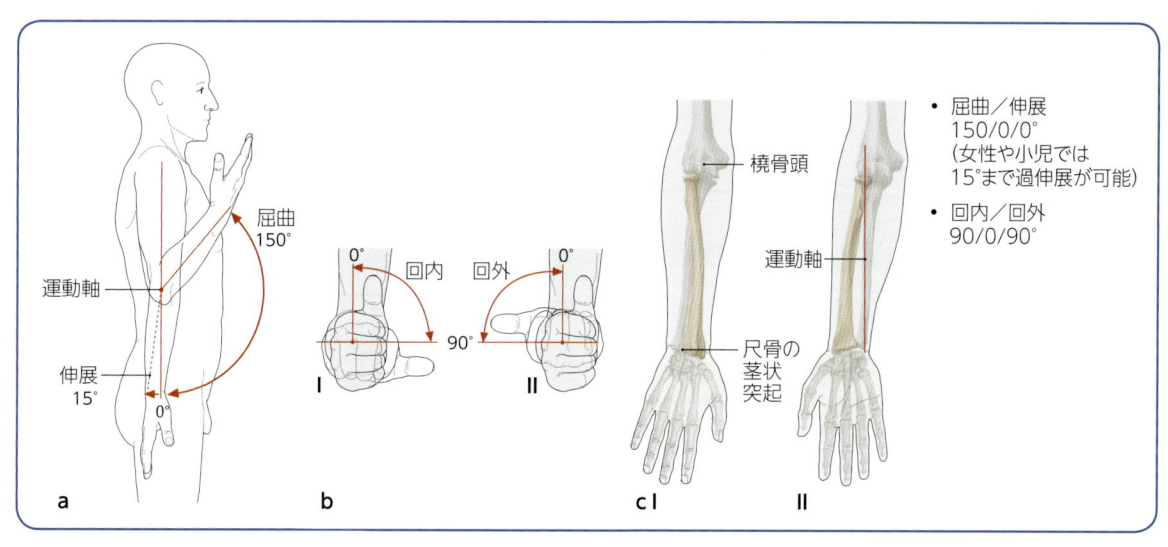

▶図8.31　肘関節の可動域

▶表8.2
ニュートラル・ゼロ・メソッドによる肘関節の関節可動域

	肘関節
屈曲／伸展	150/0/0°
回内／回外	90/0/90°

*女性や小児では15°まで過伸展が可能

🛈 関連した病気など

下垂手

橈骨神経（C6-C8）のテストでは、運動性支配および感覚性支配をあわせて調べる。運動性支配（深枝）のテストでは、患者は指を伸ばす（指の伸展）。感覚性支配のテストでは、手背の母指と示指の間（第1中手骨と第2中手骨の間）、すなわち浅部の自律神経支配領域を調べる。橈骨神経が肘の高さ（または肘より近位）で損傷すると、運動性支配および感覚性支配のいずれにも異常が生じる。というのも、橈骨神経は、肘を通過した後に運動神経枝と感覚神経枝に分かれるからである。下垂手は、**運動性**支配の異常であり、手関節および中手指節関節の伸展ができなくなる。

祈りの手

正中神経（C6-C7）が高い位置（肘の高さまたは肘より近位）で損傷すると、拳を握れなくなる。これは、長指屈筋（特に示指と中指）が侵され、近位指節間関節（PIP）と中手指節間関節を屈曲できなくなるためである。尺骨神経の支配を受ける環指と小指の屈曲は可能である。

8.2.1　テニス肘のためのテクニック

いわゆるテニス肘（上腕骨外側上顆炎）は、腕橈関節の橈骨頭のサブラクセーションである。

橈骨頭の位置異常により、腱付着部、靭帯、手の伸筋（特に橈側手根伸筋）が刺激され、疼痛が生じる（関節包で炎症が生じるため）。通常、疼痛は、橈骨頭に近い手の伸筋群（前腕の外側近位）で生じ、特に手を最大掌屈した際に生じる。

テニス肘は、テニスのラケットでボールを打つ際、ボールをスピンさせるため前腕を回旋してボールを打つことで発症する。このためテニス肘と呼ばれる。ただし、テニス肘は、日常生活の活動によっても発症する（びんのフタの開閉、大量の釘を打つ、不適切な睡眠姿勢など）。

触診：患者は治療台に座る。術者は患者の前方で触診する。患者は両上肢の力を抜いて曲げ、前腕を大腿の上に置き、手掌を上に向ける。術者は、やや外側および後方から、左右の橈骨頭の位置を同時に触診し比較する。

> **実践のポイント**
>
> 橈骨頭のサブラクセーションでは、橈骨頭が**後外方** (dorsoradial) または**後内方** (dorsoulnar) へ、ただし全体として後方 (dorsal) へ変位することが多い。
> まれに**前内方** (ventroulnar) へ変位することもある。
> これは、患者が、本能的な自己矯正として、健側の上肢で患側の前腕を最大屈曲することで生じる。

テニス肘：後外方および後内方サブラクセーション
右肘の後外方および後内方サブラクセーション

患者の位置：立位または座位

術者の位置：立位が望ましい。というのも、サブラクセーションの角度に合わせて位置を変更できるからである。

- 内方サブラクセーションでは、術者は、患者の右側で、やや後方（▶図8.32）に立つ。
- 外方サブラクセーションでは、術者は、患者の右側で、やや前方（▶図8.33）に立つ。

このように立ち位置を変更することで、自動的に"Line of Drive"（LOD）が決まり、正しい方向へアジャストメントできる。患者と術者（患者の前方または後方）の間の距離は、変位した橈骨頭の位置により異なる。橈骨頭の位置は、左右の肘の触診・比較により診断する。

操作：術者は、適切な位置に立ち、左手で患者の右前腕（力を抜く）の手関節を持ち、右前腕を**最大回内**する。その際、患者の手関節を屈曲し、手掌を自分の方へ向ける。

さらに、術者は、平らにした右母指を橈骨頭に置く。右母指の指先が橈骨頭の遠位端（すなわち関節裂隙）に来るようにする。また母指の基節骨を橈骨の向きに合わせて置く。右手のその他の指で、患者の右前腕をつかみ（伸筋群を包囲する）、右母指のコンタクト（橈骨頭）を安定させる。ただし右母指のコンタクトはやさしいコンタクトであり、これを維持すること。

さらに、術者は、患者の右上肢を少し持ち上げる。これにより、患者の右上腕は外転し、右肘関節は屈曲する。ただし右肘関節の屈曲はわずかにとどめる（10度から最大30度まで）。

この時、患者の右上肢に力が入っていれば、右上肢を

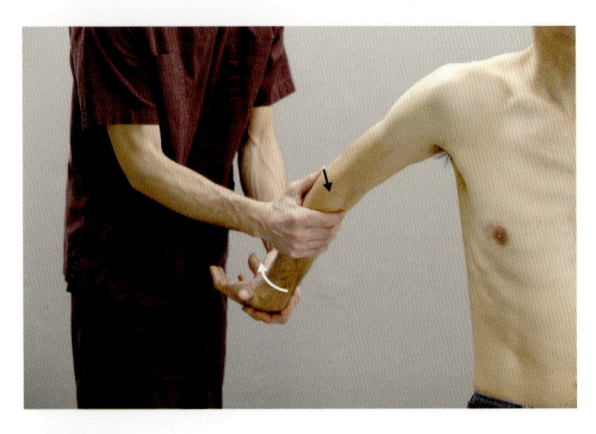

▶図8.32

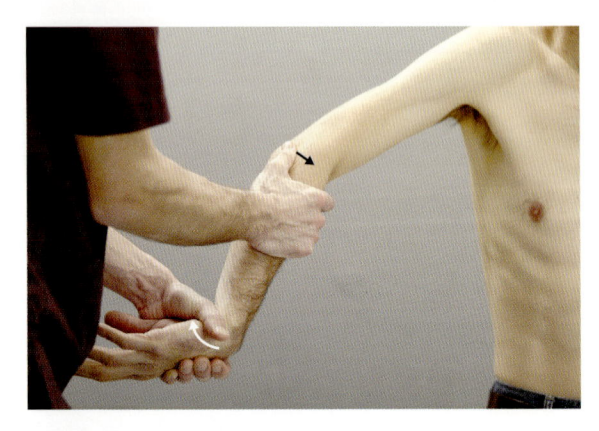

▶図8.33

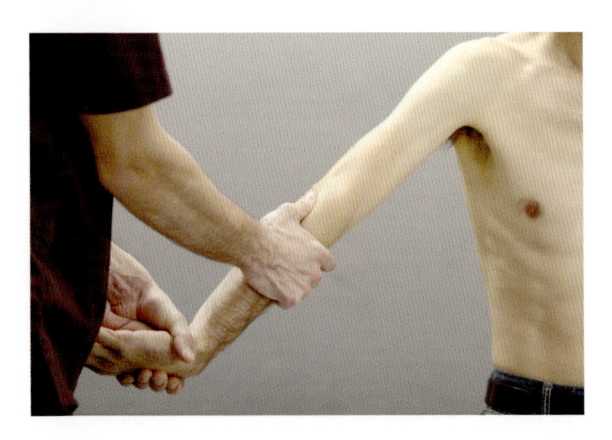

▶図8.34

左右および上下に「揺らし」、右上肢全体（肩と肘を含む）の力を抜く。

この瞬間、高速のカイロプラクティック・アジャストメントを、ポンプのような動きで加える。すなわち、術者は、右母指でコンタクト部位を前方へ押すと同時に、左手で手関節を引っ張り、患者の右上肢を伸展する（▶図8.34）。これにより右母指だけで橈骨頭を前方へ動かす。

ここでは、力ではなく速度（スピード）が作用する（これ

はカイロプラクティック・アジャストメントを加える際に常にあてはまる）。患者の上肢に力が入っていれば、速度（スピード）の効果は発揮されない。このため、患者と術者の息のあった共同作業が重要である。

テニス肘：前外方サブラクセーション（まれ）
左肘の前外方サブラクセーション

患者の位置： 立位または座位

術者の位置： 患者の左側に立ち、左手で患者の左上肢（力を抜く）の手関節を持つ。

左上肢の回外度（どれだけ回外するか）により"Line of Drive"（LOD）が決まる。

- 橈骨頭が**外方**へのみ変位するサブラクセーションでは、左前腕を回内と回外の中間位で維持する（患者の母指を天井へ向ける。すなわち0度）。
- 橈骨頭が**前方**へのみ変位するサブラクセーションでは、左前腕を最大回外する（患者の母指を外方へ約90度向ける）。

通常、外方サブラクセーションと前方サブラクセーションは混合して生じる。例えば、橈骨頭が外方と前方へ同程度に変位していれば、前腕を約45度外方へ回旋し、患者の母指を約45度回外する。

操作： 術者は、患者の左前腕を約90度屈曲し回外する。ただし、回外は、サブラクセーションのレベル（どれだけ外方へ、どれだけ前方へ変位しているか）に応じて必要なだけ回外する。右母指の指先で、伸筋群（腕橈骨筋と円回内筋の間の隙間に存する）を介して、橈骨頭の前面にコンタクトする（▶図8.35）。通常、このテクニックでは、患者の上肢の力が抜けやすい。

患者の上肢の力が抜けた瞬間、両手で同時にスラストを加える。左手で患者の左前腕をさらに屈曲し、これにより右母指は上腕骨（二頭筋）と橈骨頭の間に挟まれる（▶図8.36）。その結果、橈骨頭が自然に後方へ動く。これと同時に、右母指で、スラストを、上腕骨が遠位へ伸長する方向へ加える。

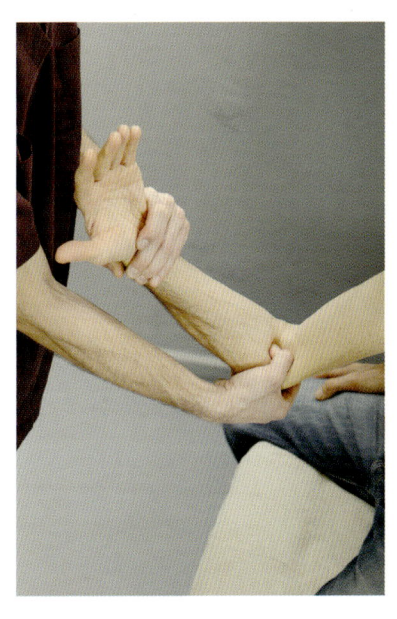

▶図8.35

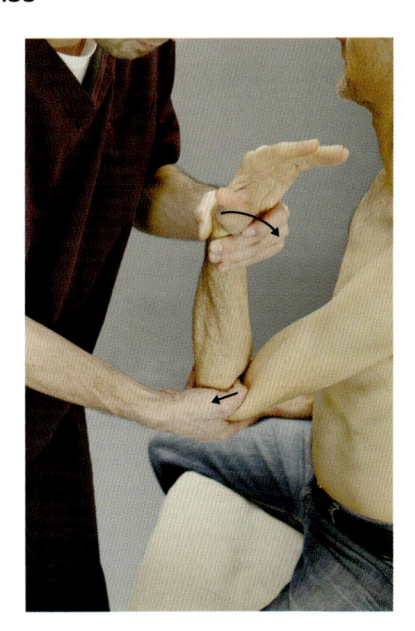

▶図8.36

> **実践のポイント**
> 橈骨頭のサブラクセーションは、しばしば、上腕二頭筋長頭腱の位置異常を伴う。

関連した病気など

肘内障（有痛性回内）

「肘内障」は、幼児（5-7歳）でよく見られる（成長とともに靭帯が強くなるとリスクは低下する）。このサブラクセーションは、急な牽引により、前腕が内側へ回旋されて発生する（小児の手や前腕を強く引っ張るなど）。これにより、橈骨頭は橈骨輪状靭帯の下から滑り出し、また橈骨輪状靭帯が橈骨と上腕骨小頭の間に挟まれる。その結果、肘が関節機能障害をおこし、やや屈曲し、前腕が回内する。疼痛を伴うサブラクセーションにより、小児は上肢を下垂したまま動かさなくなり、まるで上肢が麻痺したかのように見える。

矯正テクニックを行う前に、X線画像（2面）で、橈骨頭の骨端線の損傷（骨折）の可能性を排除しなければならない。X線所見の確認により、橈骨頭の損傷下で矯正テクニックを行うリスクを低下できる。

8.2.2　ゴルフ肘のためのテクニック

いわゆるゴルフ肘（上腕骨内側上顆炎）は、腕尺関節の尺骨肘頭のサブラクセーションである。

尺骨肘頭のサブラクセーションにより尺骨の静力学異常が生じ、筋（手の屈筋群）の腱付着部、関節包、靭帯が刺激され、炎症が生じ、その結果、疼痛が生じる。疼痛は、肘頭に近い手の屈筋群（前腕の尺側近位部）で生じる。

ゴルフ肘は、ゴルファーがクラブを芝深くに打ち付け、スイングが急停止することなどで発症する。このため「ゴルフ肘」と呼ばれる。

触診： 患者は治療台に座る。術者は患者の前方で触診する。患者は両上肢の力を抜いて曲げ、前腕を大腿の上に置き、手掌を上に向ける。術者は、やや後方から、左右の肘頭の位置を同時に触診し比較する。

> **実践のポイント**
>
> 尺骨肘頭のサブラクセーションでは、後外方サブラクセーションが多い。これは、上腕骨滑車の面が、橈側（外方）よりも尺側（内方）において、勾配が急であり位置が高いからである。ただし後内方サブラクセーションが生じる場合もある。

ゴルフ肘：後外方サブラクセーション
右肘の後外方サブラクセーション

患者の位置： 座位または立位。右上腕を約90度外転し、右手掌を上に向ける（最大回外）。

術者の位置： 患者の右側で、後方に立ち、右手で患者の右手関節を持ち、患者の右上肢を持ち上げる。

コンタクト部位： 左示指の中節骨および左母指の指先で、患者の右肘頭にコンタクトする。

操作： 術者は、右手で、患者の右手関節を持ち、右上肢を持ち上げ、約90度外転して維持する。

左手の形に注意する。すなわち、左母指の末節骨の面を、左示指の中節骨にあてる。左示指のPIPとDIPを最大屈曲し、左示指で左母指の末節骨を包み、左母指の指先を上方に向ける。

左母指の指先と左示指の中節骨の間の小さな隙間を、患者の右肘頭にあてる（▶図8.37）。術者は、自分の左前腕を、患者の右肘頭の下方に持って行き、自分の左上肢で患者の右上肢を高く持ち上げ、これを維持する。

さらに、術者は、右手で、患者の右手関節を少し持ち上げ、患者の右前腕（右肘）を少し屈曲する。これにより、患者の右肘頭にコンタクトした左手が少し下降する（▶図8.38）。患者の右前腕（右肘）の屈曲はわずかにとどめる（10度から最大20度まで）。

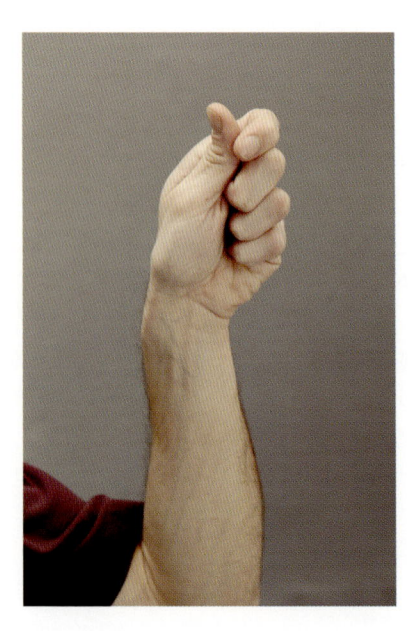

▶図8.37

8.2 肘

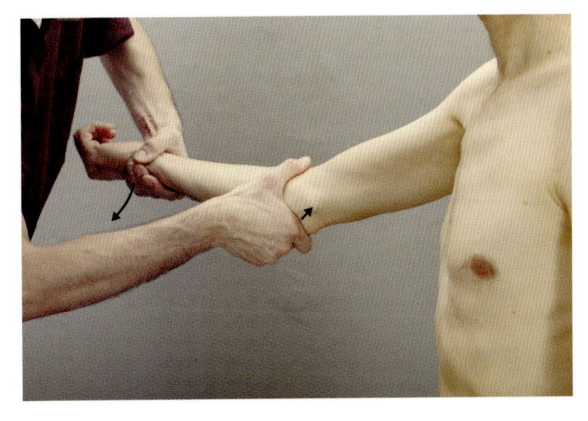

▶図8.38

▶図8.40

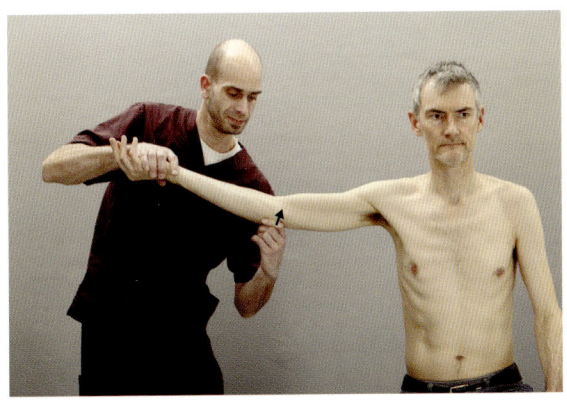

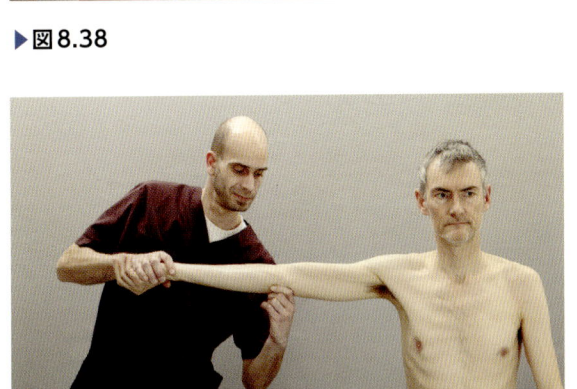

▶図8.39

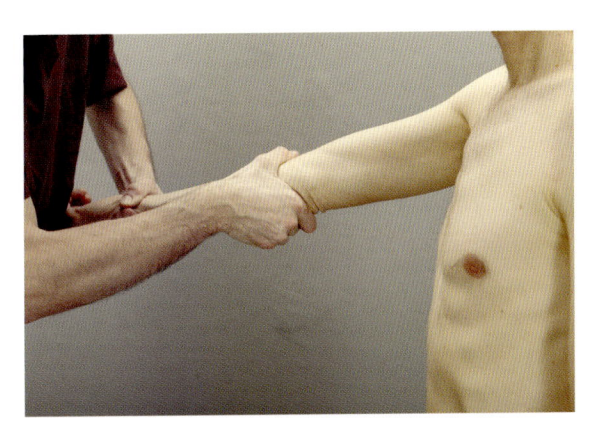

▶図8.41

> **注意**
> 術者は、大きな力で患者の右上肢を動かさないこと。そうしないと、患者の肘頭や靭帯を損傷する恐れがある。

患者の力が完全に抜けた右前腕に、高速のスラストを加える。このスラストは、速度（スピード）だけが重要である。スラストの方向は、**後方**サブラクセーションでは、左手で上方（天井の方向）へ、右手でやや下方（地面の方向）へ加える。**外方**サブラクセーションでは、左母指の指先で、斜め方向へ（上方へ、同時に尺側（内方）へ）加える（▶図8.39）。

ゴルフ肘：後内方サブラクセーション
右肘の後内方サブラクセーション

> **実践のポイント**
> 後内方サブラクセーションはまれである。上腕骨滑車の面は、尺側で、勾配が急であり位置が高いからである。このような位置的条件があるため、後内方サブラクセーションは生じにくい。

患者の位置：座位または立位。右上肢全体を真直ぐ伸ばし、右手掌を上に向ける。

術者の位置：患者の前方に立つ。

コンタクト部位：右示指の中手指節関節で、患者の右肘頭の内側にコンタクトする。

操作：術者は、左手で、患者の右手関節を持ち、右上肢を高く持ち上げ、維持する。また、術者は、右手を伸ばし、最大尺屈する。右母指と右示指を離し、右示指の中手指節関節で、斜め後内方から、患者の右肘頭にコン

タクトする（▶図8.40）。このような手の位置により、患者の右上肢を伸ばした状態で支える。

さらに、術者は、左手で、患者の右手関節を少し上方へ持ち上げ、右前腕（右肘）をわずかに屈曲する（約10度）。同時に、患者の右肘頭にコンタクトした右上肢がわずかに下降する。その際、右肘頭へのコンタクトを維持する。

> **注意**
> 術者は、大きな力で患者の上肢を動かさず、速度を用いること。そうしないと患者の肘頭や靭帯を損傷する恐れがある。

右手で、高速のスラストを、斜め方向へ（外方寄り、かつ前方へ）加える。その際、術者の右前腕を伸長する。術者は大きな力を用いない。また、同時に、左手で、患者の右前腕を、下方へ、やや内方へ牽引する（▶図8.41）。その結果、上腕骨滑車で、右肘頭が内方から外方へ矯正される。

8.3 肩

肩関節の構造は非常に複雑である。上肢を動かすには、2つの関節システムが協調して動かなければならず、17の筋がこれに関与する（2.3.12を参照）。上肢帯の靭帯は▶図8.42の通りである。

肩には2つの関節システムが存する。

- **肩関節システム：**
  - 肩関節
  - 肩峰下滑液包（▶図8.43）
  - 二頭筋の滑り機構
- **肩甲胸郭システム：**
  - 一次システム：
    - 肩鎖関節
    - 胸鎖関節
    - 肩甲胸郭連結
  - 二次システム：
    - 肋椎関節（Th1-Th8）
    - 肋横突関節（Th1-Th8）
    - 脊椎関節（C4-Th8）

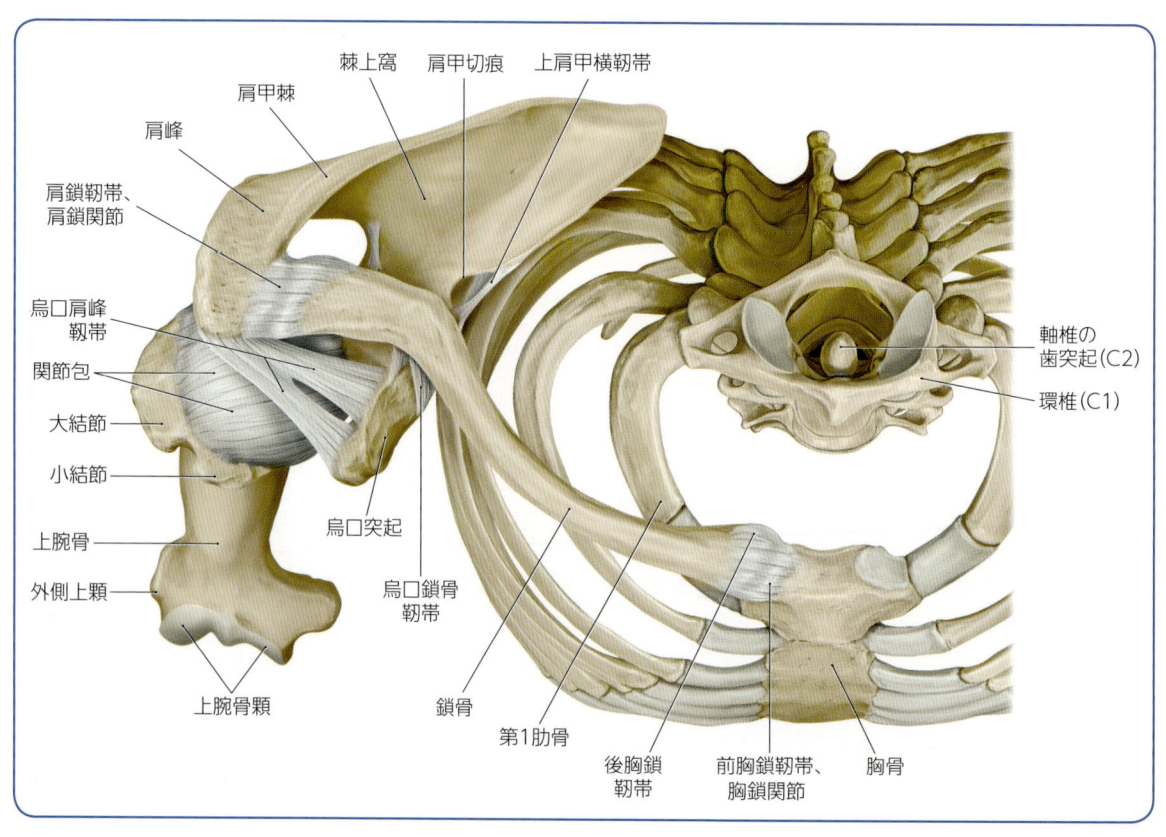

▶図8.42　上肢帯の靭帯

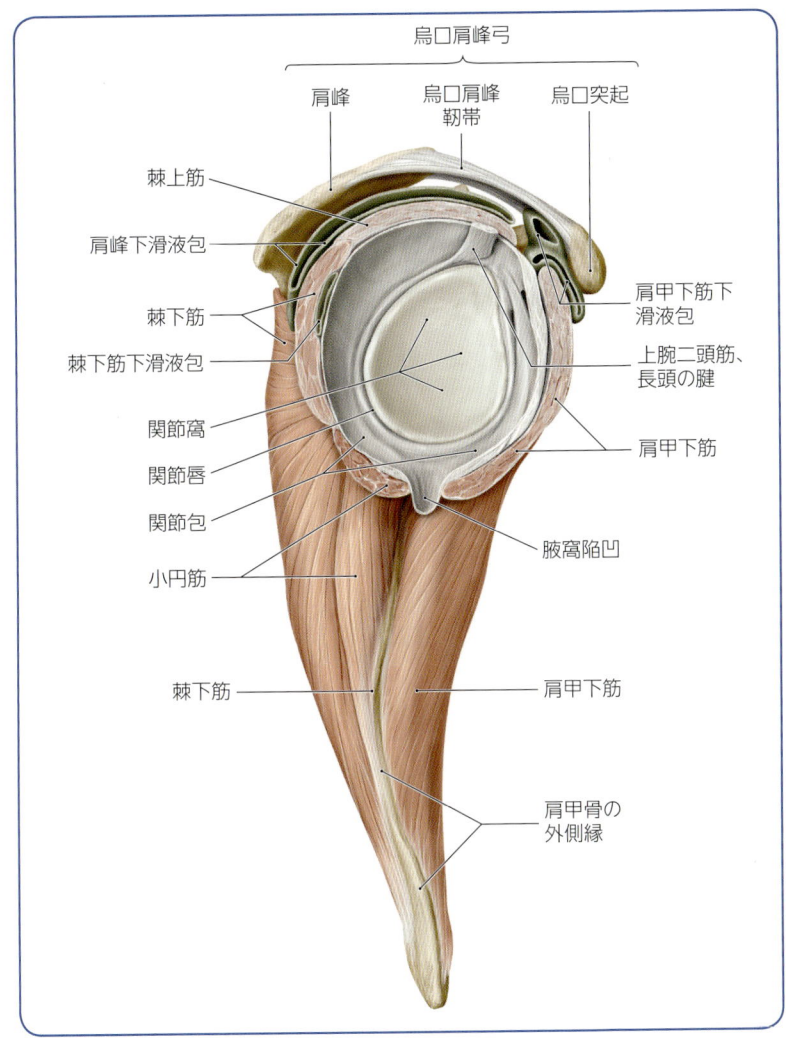

▶図8.43　右肩の肩峰下包と関節窩

回旋筋腱板は、肩関節の水平方向の安定筋として機能する筋システムであり、棘下筋、棘上筋、肩甲下筋、小円筋から成る。

最終可動域への到達の前提　上腕の完全な運動は、次の要因により決定される。

- 関節包が自由に伸び広がる
- 肩峰下の構造が滑らかに動く
- 回旋筋腱板と三角筋が機能的協調性を有する
- 上腕骨と肩甲骨が協調性を有する
- 肩鎖関節が自由に動く
- 胸鎖関節が自由に動く
- 上腕外転時に上腕骨の自動的外旋が可能
- 脊柱が自由に動く
- 肋椎関節が正常な位置にあり、これにより肩甲骨が自由に動く

肩に自覚症状が表れた場合、その原因は既に長期（数年）にわたり存在している。肩痛は長い年月を経てようやく発生するため、肩痛の治療は時間をかけて行うべきである。治療は、肩の構造が正常な位置に戻り、この位置に適応するまで継続する。

肩の治療では、関節機能障害（サブラクセーション）に加えて、筋や腱の位置異常も矯正する。

関連した病気など

翼状肩甲骨

長胸神経が損傷し前鋸筋が麻痺すると、肩甲骨が胸郭に十分に固定されず、肩甲骨の内側縁が胸郭から離れて突き出る（翼状肩甲骨）。

上肢帯の関節の可動域は▶表8.3および▶表8.4の通りである。また、胸鎖関節の運動および可動域は▶図8.44、肩関節の運動および可動域は▶図8.45の通りである。

▶表8.3　ニュートラル・ゼロ・メソッドによる胸鎖関節の可動域

	胸鎖関節 (SCG)
挙上／下制*	40/0/10°
前方移動／後方移動**	30/0/25°

*肩の上下運動、**肩の前後運動

▶表8.4　ニュートラル・ゼロ・メソッドによる肩関節の可動域

	肩関節	肩関節（上肢帯を含む）
前方屈曲／後方伸展	90/0/30°	170/0/40°
内転／外転	30/0/90°	40/0/160°
内旋／外旋	70/0/60°	100/0/80°

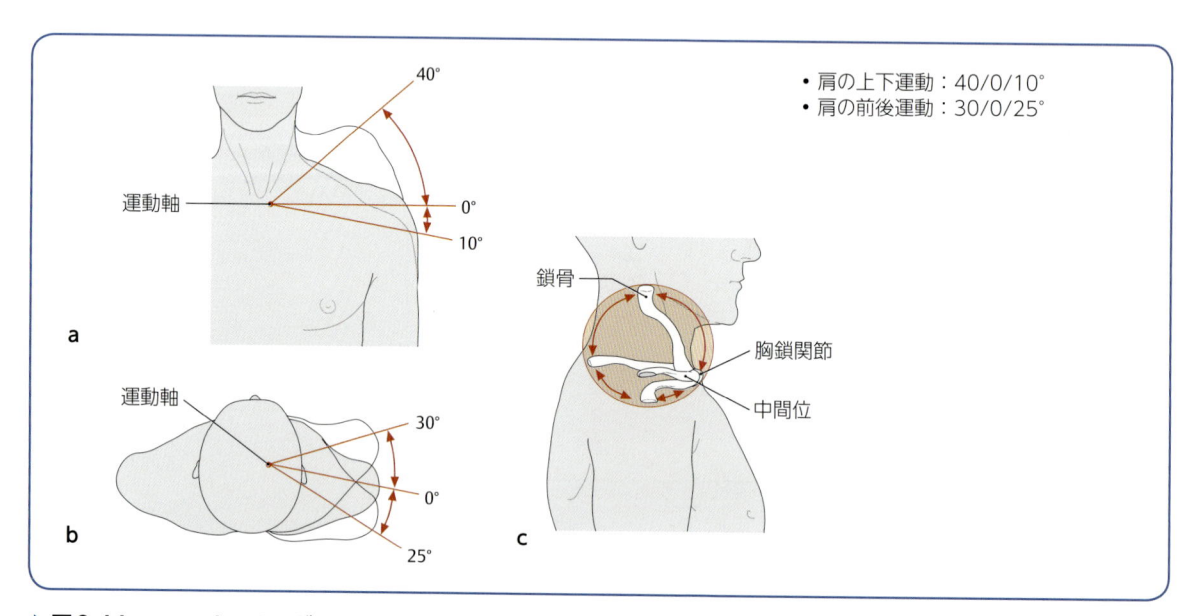

▶図8.44　ニュートラル・ゼロ・メソッドによる胸鎖関節の運動および可動域

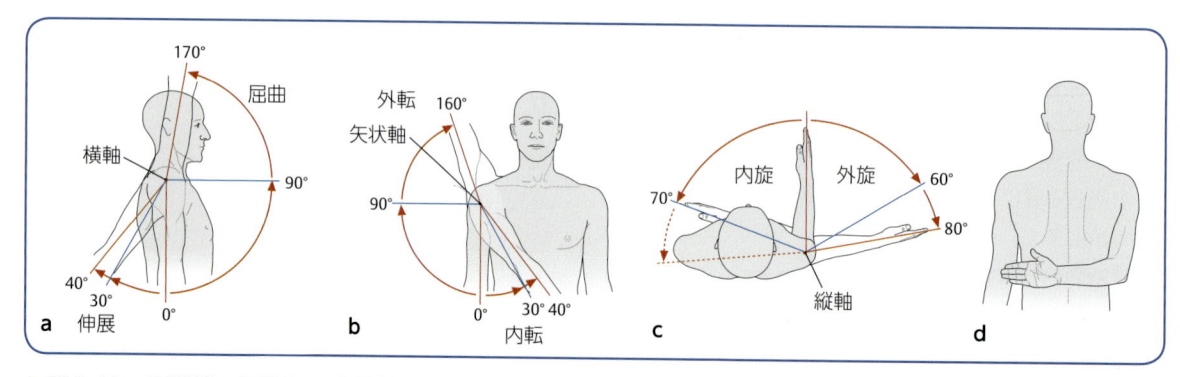

▶図8.45　肩関節の運動および可動域

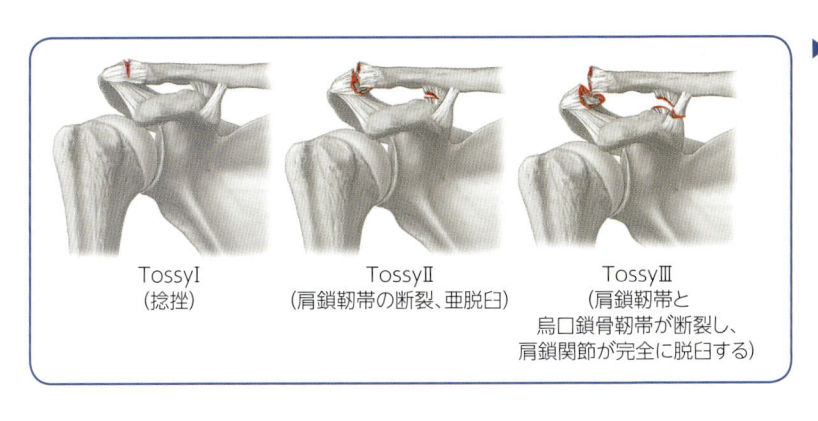

▶図8.46　Tossyの分類

TossyI
(捻挫)

TossyII
(肩鎖靱帯の断裂、亜脱臼)

TossyIII
(肩鎖靱帯と
烏口鎖骨靱帯が断裂し、
肩鎖関節が完全に脱臼する)

臨床：肩鎖関節の損傷は、損傷の程度により3つに分類される。Tossyの分類を▶図8.46に示した。

関連した病気など

ピアノ・キー・サイン

肩鎖靱帯が断裂すると（Tossy III）、鎖骨（肩鎖関節をなす）を下方へ押しても、押しを緩めるとすぐに上方へ戻る。その際、鎖骨は、ピアノ・キーのように、跳ねるように上方へ戻る。

8.3.1　上腕二頭筋腱転位のためのテクニック

上腕二頭筋長頭は、肩の外転・屈曲・内旋に関与する。この筋は、回旋筋腱板による上腕骨頭の下制を助ける。上腕骨頭の上を走行し、筋収縮して上腕を遠位へ押し出す。上腕骨頭は、回旋筋腱板とつながっており、肩の外転時も関節窩の中で固定されている。

上腕二頭筋長頭腱は、肩甲骨の関節上結節で起始し（一部は関節唇で起始する）、滑液鞘を通り上腕骨頭を越え結節間溝に入り、橈骨粗面で停止する。結節間溝は、上腕骨の大結節（外側）と小結節（内側）の間の溝である。これら大結節および小結節の上を走行する横上腕靱帯は、関節包の横方向線維および肩甲下筋停止部の上部で起始し、上腕二頭筋腱を正常な位置に固定する。

肩甲下筋は、上腕骨小結節で停止し、その上部は、上腕骨大結節の内側縁（すなわち上腕骨の外側面）に付着する。また、肩甲下筋は、内方（medial）へ走行し、肩甲下窩（肩甲骨の前面）に達する。上腕二頭筋腱の外方サブラクセーションがほとんど発生しないのは、上腕二頭筋腱が肩甲下筋の停止部にあり、肩甲下筋が上腕二頭筋腱を内方へ牽引するからである（▶図8.47）。

一方、上腕二頭筋腱は、肩甲下筋への付着部（筋腱付着部）の間で、内方へ動く。上腕二頭筋腱は、小結節に達し、さらにこれを越えて動く場合があり、結節間溝を脱することがある。

上腕二頭筋腱転位の診断

上腕二頭筋腱の転位は、触診と視診で診断する。視診では、左右の上腕骨頭の位置を比較すると、転位を見つけやすい。具体的には、患側の上腕骨頭は、前方・やや上方へ移動し、わずかに外方へ回旋する。

患者は、肩の前面（上腕骨小結節の近く）の疼痛を訴える（**痛点**）。疼痛は、上肢を後方へ動かす動き（ジャケットの袖に腕を通す、後方（バックシートなど）にある物を取ろうとするなど）により生じる。

触診：上腕二頭筋長頭腱の内方サブラクセーションでは、触診により、結節間溝の「くぼみ」がはっきりと触知される。また、上腕二頭筋長頭腱が、結節間溝の内方へ動き、上腕骨小結節の位置（またはこれより内側）まで移動する（▶図8.47）。

触診では、患者は座位で、両手掌を上に向け膝に置く。術者は、両手で、後方から、患者の左右の結節間溝、大結節、小結節を触診する。上腕骨から上腕骨頭へ走行する上腕二頭筋を見つけると、上腕二頭筋長頭腱も見つけやすい。

テスト：患者に、前腕（90度に屈曲する）を下垂し、上腕を最大外転するよう指示する。その際、上腕を体側から側方へ約100度の位置まで持ち上げる。さらに、この位置で上腕を外旋し、前腕（屈曲したままにする）を水平面で真直ぐ前方へ向ける。

さらに、患者は、上腕を出来るだけ側方・上方へ持ち上げる。上腕を約160度の位置まで持ち上げ、上腕をさらに外旋し、前腕（90度屈曲のまま）を斜め左上方（天井の方向）へ向ける。上腕をこの位置からさらに上方へ動かし、上腕を垂直にする（すなわち180度外転する）。

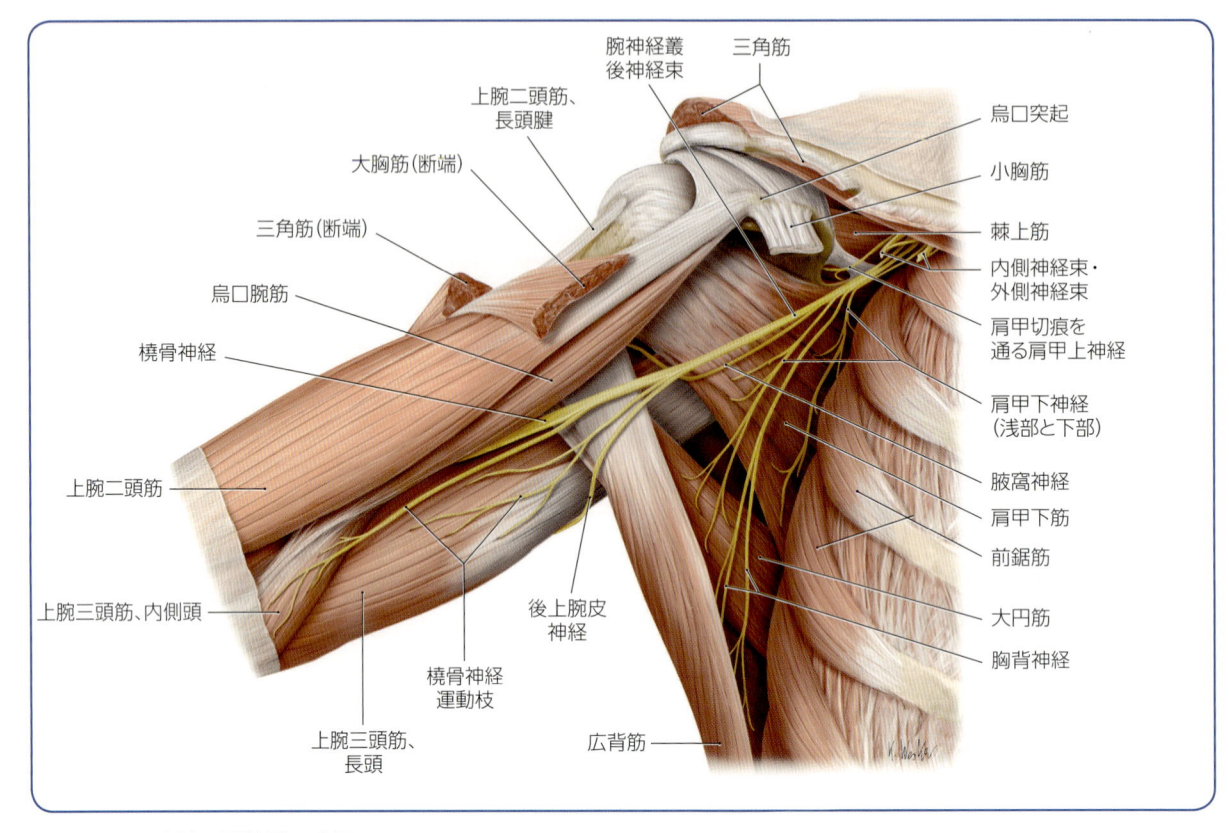

▶図8.47　上腕二頭筋腱の走行

　このテストで、先述の痛点で疼痛が発生すれば、上腕二頭筋腱のサブラクセーションが示唆される。これにより触診所見の正しさが確証される。

> **実践のポイント**
> 右肩の診断では、肝障害の可能性も考慮すべきである。肝臓が肥大し位置が低下すると、右肩の機能が妨げられることがある。

上腕二頭筋腱の内方サブラクセーション
左上腕二頭筋長頭腱の内方サブラクセーション

患者の位置： 座位。左上肢を伸ばし約45度外転し、手掌を前方へ向ける（中間位）。

術者の位置： 患者の左側方で後方に立つ。

コンタクト部位： 右手の示指・中指・環指の指先で、三角筋鎖骨部を通り、少し進み、「膨らんだ」上腕二頭筋長頭腱（内方サブラクセーションを有する）を触知する。コンタクトする際は、指先を、左上腕二頭筋長頭腱の前方（内側）に置き、上腕骨頭を「固定」する。

操作： まず、右手の母指以外の指先で、上腕二頭筋腱の内側（medial）に、やさしくコンタクトする。指のPIPとDIPを屈曲し、中手指節関節を真直ぐ伸ばす。右手関節を軽く掌屈する。右母指で、肩の後面（肩峰（後面）の高さ。すなわち三角筋肩甲棘部のやや下方）にコンタクトする。右母指を反対面に置くことで、他の指のコンタクトが強まり、しっかり「固定」される（▶図8.48）。

　術者は、左手で、後方から、患者の左上肢（左手関節のすぐ上方）をつかむ。患者の左手掌を前方へ向ける。その際、術者は、自分の左手を最大背屈し、左手掌を患者の左前腕の遠位の後面に置き、左指で患者の左前腕をつかむ。

　次に、術者は、左手で、患者の左上肢を前上方へ動かし、患者の左上肢を外転・軽く屈曲する。その際、大きな円を描くように患者の左上肢を動かす（▶図8.49）。

8.3 肩

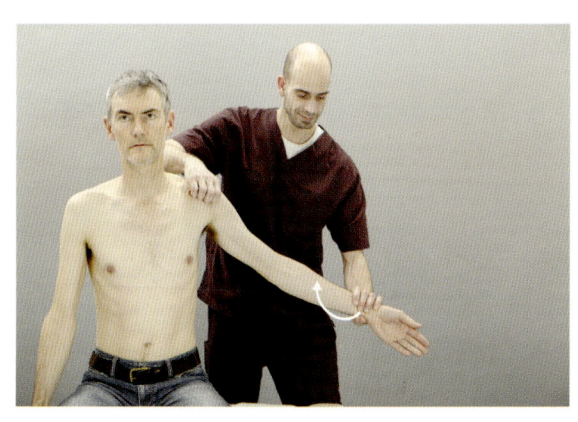

▶図 8.48

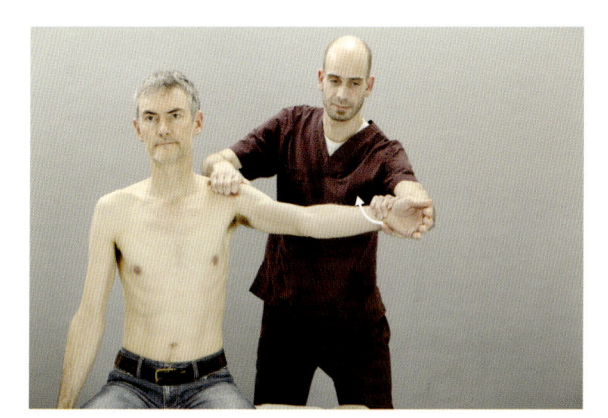

▶図 8.49

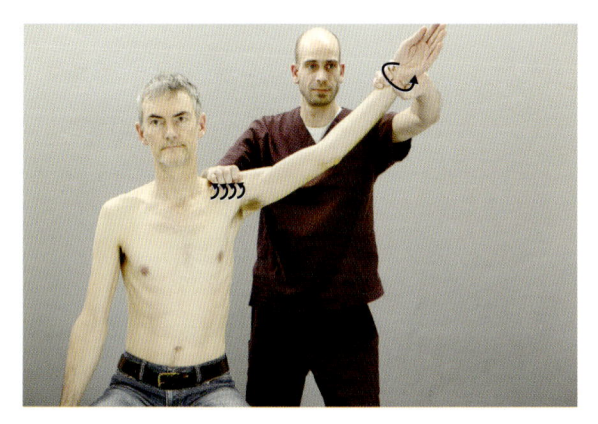

▶図 8.50

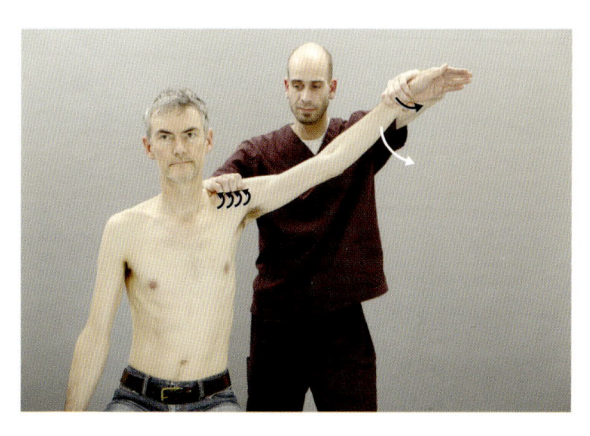

▶図 8.51

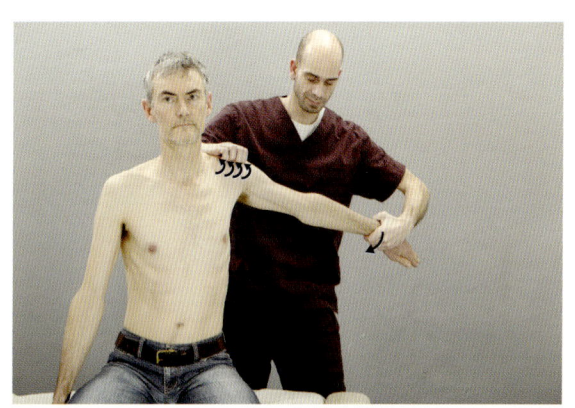

▶図 8.52

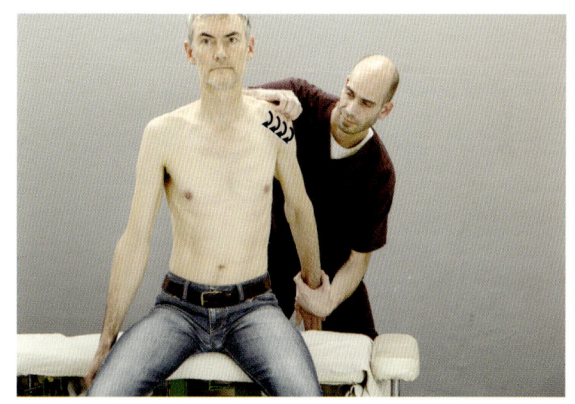

▶図 8.53

さらに、患者の左手掌を前方へ向けたまま、患者の左上肢を約130度外転する（ただし患者が有する可動性に応じて角度を変更する）（▶図8.50）。続いて、患者の左上肢をゆっくり内旋し、円を描くように患者の左上肢を後下方へ動かす（最終的に患者の左手背が患者の臀部の位置に来る）（▶図8.51）。このように左上肢を動かし、患者の左上腕を約180度内旋する（▶図8.52、▶図8.53）。

同時に、術者は、右手のコンタクトを強める。右手の指先（末節骨）を、患者の左上肢の運動（円を描くように動かし上腕を内旋する）と反対に、後方・側方（後外方）、そして結節間溝の方向へ動かす。その際、上腕二頭筋腱が前方へ滑り動かないように固定する。上腕二頭筋腱が動き結節間溝の中に入っているのを認めたら、すぐに右手の指先で押すのを止める（患者に疼痛が生じる恐れがあるため）。右手のコンタクトでは、スラストを**加**

えないこと。

　患者は、左上肢の力を完全に抜き、術者の他動的運動にまかせる。左上肢の力が抜けていれば、患者の疼痛は少ない。ただし、このテクニックは、患者にとって心地よいものではなく、苦痛を伴うことが多い。

　テクニックを行った後、上腕二頭筋腱が結節間溝の中に戻っているのを触診で確認する。戻っていなければ、上腕二頭筋腱が正しい位置に戻るまで、テクニックを繰り返す。テクニックを行った直後、患者は、上肢で投てき運動を行ってはならない。また上肢を大きく外旋・外転してはならない。

> **実践のポイント**
>
> 患者の中には、患側上肢を下にした側臥位や、上肢を頭部や枕の下に置いた臥位で眠るのを好む患者がいる。治療直後の数日間は、このような睡眠臥位を避ける。著者は、就寝用ボディスーツの着用や、患側の上肢を袖に通さず上肢を体側につけた状態でTシャツを着用することを助言している。これにより、夜間に無意識に上肢を頭部の下へ動かし、サブラクセーションが再発するのを防ぐことができる。
> サブラクセーションを矯正した後、患者は、投てき（ものを投げる）や、上肢を頭部の上方で動かす作業を避ける必要がある。

関連した病気など

インピンジメント症候群

カイロプラクターは、臨床で、インピンジメント症候群と診断された患者を診ることが多い。インピンジメント症候群は、一種の「固着」であり、上腕骨頭と肩峰の間が狭まり（上腕骨頭が上方へ変位する）、上肢を肩より上方へ動かせなくなる。インピンジメント症候群では、回旋筋腱板のうち、棘上筋腱が侵されることが多い。
上腕二頭筋長頭腱のサブラクセーションにより、上腕骨頭は、上前方へ変位し、外方へ回旋する（正常な位置にある上腕二頭筋長頭腱は上腕骨頭を下制する）。上腕二頭筋長頭腱による上腕骨頭の下制作用が失われると、上腕骨頭の固着が促される。したがって、インピンジメント症候群では、上腕二頭筋長頭腱のサブラクセーション（転位）も考慮する必要がある。

8.3.2　回旋筋腱板テクニック

　肩の長期不動や不適切な訓練により、肩の筋、特に回旋筋腱板が「固まる」ことがある。これは肩の可動性制限となって表れる。肩の可動性制限は代償性の運動を生じ、これにより肩関節の退行変性はさらに悪化する。

　ここでは、回旋筋腱板の筋モビリゼーションを用いて肩の可動性を回復するテクニックについて述べる。このテクニックは、同時に、他の筋群（三角筋など）のモビリゼーションや、肩甲骨の可動性改善をもたらす。

　回旋筋腱板のテクニックでは、必ず3つのスラストを用いる（ただし患者の疼痛を生じない範囲で）。このテクニックは、基本的に、患者にとって心地よいものではなく、特に肩の自覚症状を有する患者では疼痛が生じることもある。

回旋筋腱板
右の回旋筋腱板

患者の位置：座位。背もたれのないイス、できれば治療台に座る。右手掌を左の大胸筋の上（左胸部の前面）に置く。

術者の位置：患者の右後方で、患者の近くに立つ。

コンタクト・ハンド：右手および左手

コンタクト部位：まず、右手で患者の右肘をつかみ、右中指の中手指節関節で右肘にコンタクトする。次に、右手を強化し固定するため、左手を右手背の上に置く。

マニピュレーションの方向：回旋筋腱板を形成する4つの筋（上腕二頭筋長頭腱を除く）をそれぞれ別の方向へ動かす。
- **肩甲下筋**：患者の右上腕を軽く伸展する（約10-20度）。これにより、患者の右手は、胸骨の方向へ移動する（▶図8.54）。
- **棘上筋**：患者の右上腕をほぼ中間位に置き、軽く屈曲する（約10度）（▶図8.55）。これにより、患者の右肘は、腹部で、上前腸骨棘（ASIS）の前方へ（内上方へ）移動する。
- **棘下筋**：患者の右上腕を最大内転する。これにより、患者の右肘は左胸部へ移動し（▶図8.56）、患者の右手は上方へ（左鎖骨の上方）移動する。
- **小円筋**：患者の右上腕を約90度に屈曲する。これに

8.3 肩

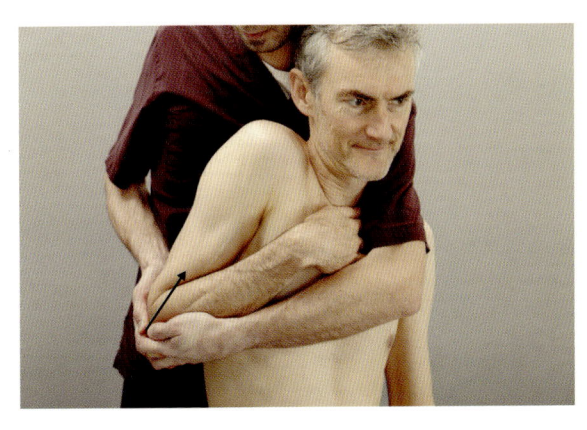

▶図8.54

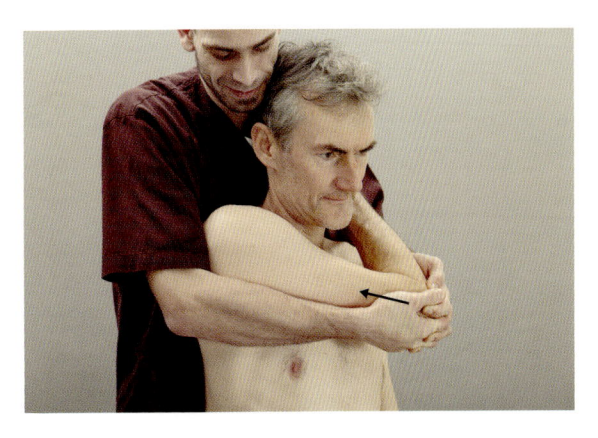

▶図8.56

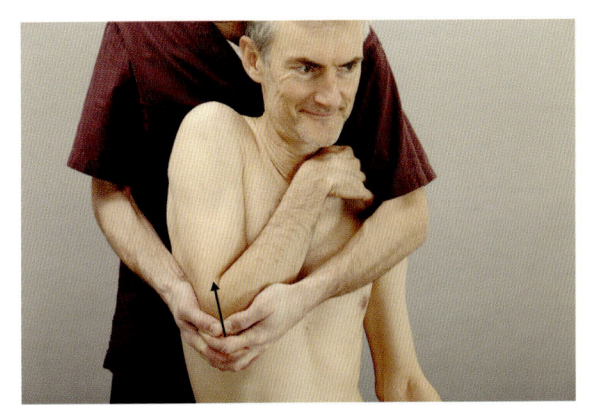

▶図8.55

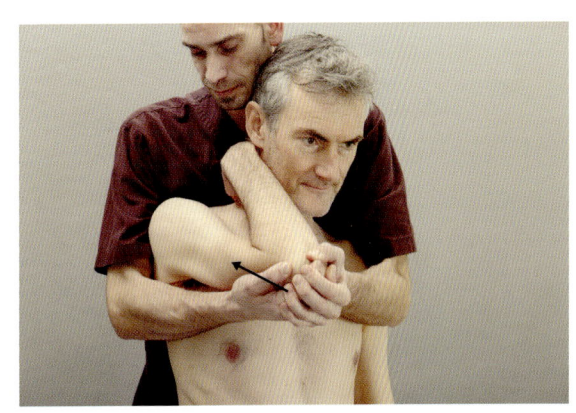

▶図8.57

より、右上腕を真直ぐ前方へ向ける（▶図8.57）。その際、患者は、右手を項部に置く。

スラストの方向：上腕の延長線上で近位へスラストを加える。小円筋を除く3筋では上方へ、小円筋では後方へ

操作：患者は座位になる。術者は、後方から、まず右手で患者の右肘をつかみ、さらに左手で右手のコンタクトを強化する。

患者は、右前腕の力を抜いて屈曲し、術者の左前腕の上に載せる。これにより、術者は、患者の右上肢を動かしやすくなる。また、患者は、右上肢の力を抜き、重力の作用にまかせる。これにより、術者は、患者の右上肢を安全に安定した状態で動かすことができる。テクニックを行う際、患者は上肢および上肢帯全体の力を抜くことが重要である。術者は、患者の自覚症状に合わせて、治療の順序（どの筋から治療を開始するか）を決定する。肩甲下筋から開始することが多い。

術者は、患者の近くに立ち、患者の脊柱を自分の左胸部にもたれさせる。ただし患者の肩甲骨が自由に動ける状態にしておく。両上肢を患者の上半身の周囲に回して固定し、患者の右上肢を適切な位置へ動かす。

- **肩甲下筋**：患者の右上肢を、患者の右側方へ動かし、軽く伸展する。これにより、患者の右肘が、胸部の後方へ移動する。上腕を上方（およびやや前方）へ動かし上方圧を加え、他動的運動の最終可動域まで動かす。

その瞬間、同じ方向へ、短いカイロプラクティック・アジャストメントを3回加える。短いスラストを加えるため、術者は、自分の両肩と両前腕を一緒に短く振動させる。すなわち、両肩をすばやく上方へ引き上げると同時に両前腕をさらに屈曲する。両前腕を約65度に屈曲すると、スラストが生じる。

これと同じ操作で、他の3筋でもスラストを加える。ただし、患者の上腕の位置が異なる。

- **棘上筋**：患者の右上腕（むしろ右肘）を前方・やや内方へ動かし、胸部に達する。これにより棘上筋は正

常な位置に戻る。他動的運動の最終可動域に達したら、スラストを3回加える。
- **棘下筋**：患者の右肘を内方へ動かす。棘下筋が正常な位置に戻るまで動かし、他動的運動の最終可動域に達したら、スラストを3回加える。
- **小円筋**：患者は右手掌を項部に置く。これにより、右前腕を最大屈曲し、右上腕を約90度に屈曲する（右上腕を真直ぐ前方へ向ける）。術者は、患者の右上腕を後方へ牽引し、他動的運動の最終可動域に達したら、カイロプラクティック・アジャストメントを後方へ3回加える。

8.3.3　肩関節脱臼のためのテクニック

　肩関節は最も脱臼しやすい関節である。肩関節脱臼は脱臼全体の約50％を占める。脱臼した肩関節では、上腕骨頭が前方または後方へ動き（前方の方が頻度が高い）、関節窩から外れる。肩関節脱臼は外傷後に生じることが多い。外傷は患者から聞き取り確認する。

　肩関節脱臼を有する患者は、通常、患側の上肢を前方へ動かし、上腕を体側につけ、前腕を約90度屈曲し、この状態を動かさないようにするため健側の上肢と手で患側の上肢を支える。

> **実践のポイント**
> 肩関節脱臼の直後にカイロプラクターを受診することはまれであり、ほとんどの患者はまず病院へ行く。骨折の可能性を排除するため、治療の前に、必ずX線検査所見で確認すべきである。

　近代的な医療設備や医学的処置を受けられない環境で肩関節脱臼を発症した場合、上腕骨の前方脱臼のためのテクニックは役に立つ。

　テクニックを行う前に、次の検査（テスト）を行う。
- 心拍数の測定
- 神経学的検査（感覚検査）
  - 感覚異常を有する部位を患者に記述してもらう
  - 触刺激（つねるなど）を与えた場合について確認し記述する
- 上腕骨や上肢帯（肩鎖関節）を触診し、骨折徴候がないかを確認する。
- 軋音の有無

上腕骨脱臼

右上腕骨の前方脱臼

患者の位置：背臥位

術者の位置：患者の右側（胸部の高さ）

コンタクト・ハンド：右手

固定手：左手を患者の右前腕の手関節に置く。

コンタクト部位：外側へ向けた右手掌で、右腋窩の最も上方にある上腕骨にコンタクトする。

マニピュレーションの方向：上腕骨を外上方へ動かす。

操作：術者は、右手で、ゆっくり慎重に右腋窩で上腕骨頭を探し、コンタクトする（▶図8.58）。また、左手で、ゆっくり慎重に右上腕を外旋する。その際、左手で、右前腕の遠位部を持ち、右上腕を外旋する。

　同時に、右手を回内し、上腕骨頭を外方へ持ち上げる（▶図8.59）。その際、右手の第5中手骨を患者の右胸部にあて肋骨を押し、第2中手骨および第2中手指節関節で、患者の上腕を外方および後方へ動かす。

　上腕骨を回旋し外方および後方へ持ち上げることで、上腕骨頭を関節窩の中に戻す（▶図8.60）。

　このテクニックでは、スラストを**加えないこと**。

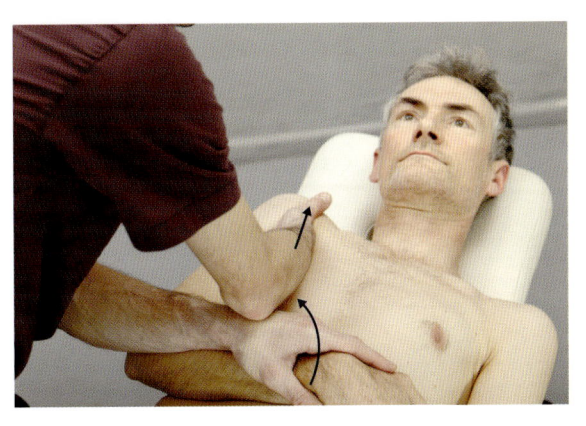

▶図8.58

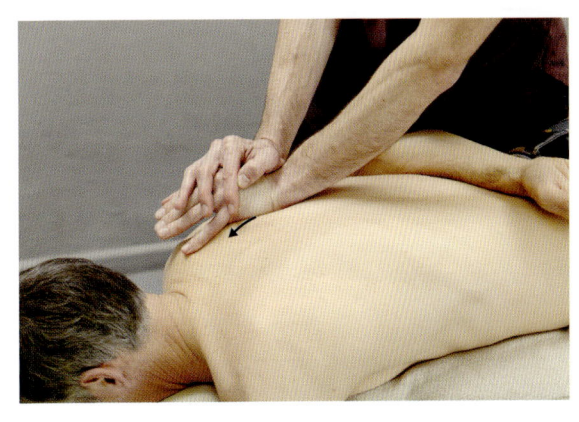

▶図8.61

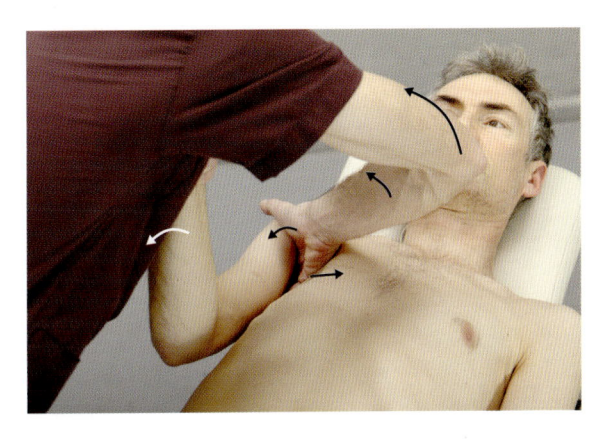

▶図8.59

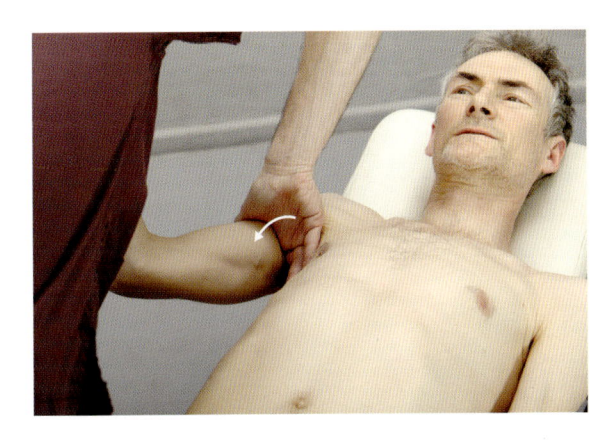

▶図8.60

- 僧帽筋（横行部および上行部）
- 小胸筋

　これらの筋は、機能的な筋ループを形成しており、この筋ループを通じて肩甲骨は体幹から離れることなく移動し回旋することができる。これらの筋の可動性低下により肩甲骨の運動が妨げられている場合、モビリゼーションを通じてこれらの筋をほぐす必要がある。筋の徒手治療は「理学療法」の専門領域であり、筋を完全に治療をするには、患者を理学療法士に紹介するべきである。

　カイロプラクティック治療では、筋群をほぐすモビリゼーションを行う。術者は、肩甲骨を、肩甲骨に付着する筋や腱の粘弾性運動の最終可動域まで動かし、そこで短く停止し、その後カイロプラクティック・アジャストメントを加える。さらに、再び肩甲骨を他動的運動の最終可動域まで動かし、改めてスラストを加える。これを3回繰り返す。このようにして、全方向へ肩甲骨のモビリゼーションを行う。ただし、主として、外上方へのモビリゼーションを行う（▶図8.61）。

　また、術者は、肩甲骨（内側縁、次に外側縁、さらに肩甲骨下角）を胸郭から離し後方へ持ち上げることを試みる。その際、指先で、肩甲骨の前下部（すなわち肩甲骨と胸郭の間）を押す。患者は、腹臥位になり、自分の手背を背中に置くことで、筋ループの緊張を緩める。術者は、一方の手の指先で肩甲骨の前下部を押し、他方の手で上腕骨（および接合する肩部分）を後下方へ牽引する。

　胸郭上の肩甲骨の運動は▶図8.62の通りである。

8.3.4　肩甲骨テクニック

　肩の円滑な機能には、肩甲骨の自由な運動が必要である。肩甲骨が動く際、次の筋が肩甲骨を胸郭に固定している。

- 前鋸筋
- 菱形筋

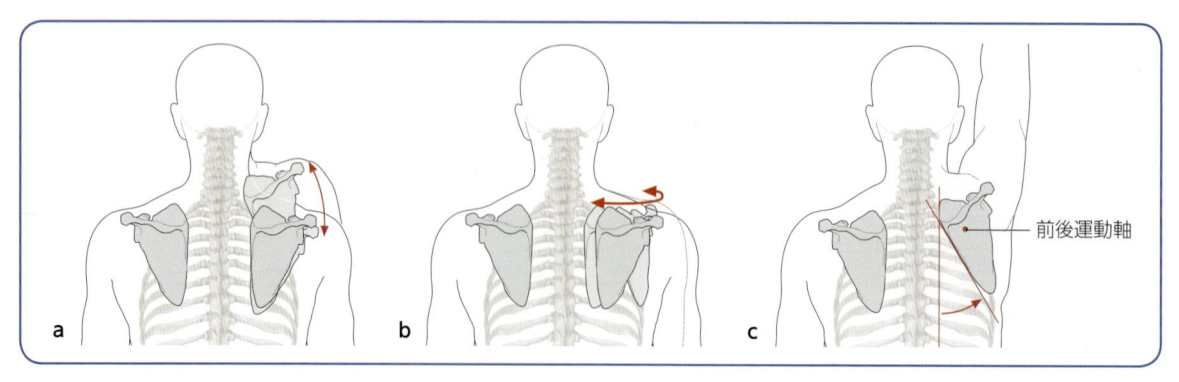

▶図8.62　胸郭上の肩甲骨の運動
a 上下運動（挙上と下制）
b 前後運動（前方移動と後方移動）
c 肩甲下角の外側への振り出し運動（上肢を外転・挙上した場合）

肩甲骨モビリゼーション
右肩甲骨モビリゼーション

患者の位置：腹臥位になり、右手背を背中に置く（結帯動作）。

術者の位置：患者の右側（胸部の高さ）で、上体をやや右へ回旋する。

操作：患者の右上肢が治療台から落ちないようにするため、術者は、自分の右大腿で、患者の右上腕を支える。これにより、患者は完全に右上肢の力を抜くことができる。

　術者は、右手で、患者の右肩関節の上腕骨頭の上前方をつかむ。左手の指を屈曲し、右肩甲骨の内側縁の内側をつかむ（▶図8.63）。

　術者は、左手の指先を肩甲骨の前下部に「ひっかける」。同時に、右手で肩を後下方へ牽引する。肩甲骨の下方に置いた左手の指先で、肩甲骨の前面筋を、外方へさすり動かす。これは、左手を回内・回外して行う。そのためには、術者は、「癒着」した筋の感覚を習得しなければならない。このため、肩甲骨の下面で様々な方向に動かすような訓練を繰り返す。

　同時に、術者は、右手で、肩関節を後下方および上前方へ繰り返し動かす。これは患者の右上肢が緊張しないために行う。このようにして、術者は、肩甲骨の下方で、筋を内方・下方・外方から動かす（▶図8.64）。モビリゼーションを行う間、術者は常に患者に注意を払い、「感覚」を用いて筋を動かしほぐすこと。

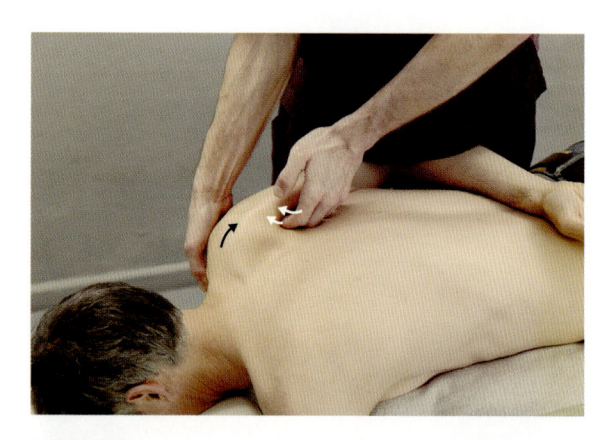

▶図8.63

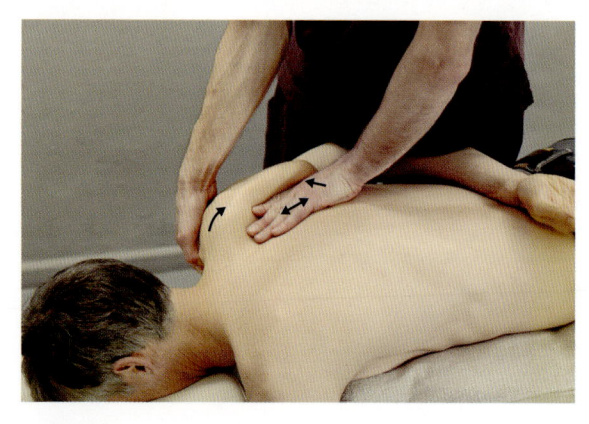

▶図8.64

　このテクニックは、患者と術者の双方にとって、労力を要するものであり、心地よいものではない。

8.3.5　鎖骨と胸鎖関節のテクニック

鎖骨は、2つの関節を有し、これにより3つの骨が接合している。
- 胸鎖関節
- 肩鎖関節
- また鎖骨は第1肋骨の肋軟骨と関節している

胸鎖関節は、鎖骨と体幹を接合する真の関節である。鞍関節であり、鎖骨は30度まで挙上できる。鎖骨はS字状をしており、鎖骨が軸回旋すると、肩峰端が挙上する（約60度まで挙上）。胸鎖関節の可動域はかなり大きく、胸鎖関節の位置異常が生じると、摩耗が進み、関節症に侵されやすくなる。

鎖骨のサブラクセーションでは、通常、鎖骨は**上内方**へ変位する。

鎖骨が下内方へ変位した場合、患者が自己矯正することが多い。すなわち、上肢帯を出来るだけ後退・下制する（後方・下方へ動かす）。

鎖骨のサブラクセーションでは、肩症状、肩痛、肩の可動性制限、頭部の可動性制限、頭痛などの症状が表れる。

胸鎖関節における鎖骨サブラクセーション
右胸鎖関節における鎖骨の上内方サブラクセーション

患者の位置：治療台の面の左3分の1の位置で、右側臥位になる。右上腕を前下方へ伸ばし（約90度屈曲）、やや内転する。左上肢を真直ぐ伸ばし左体側に置く。頭部を持ち上げ頸部をやや傾ける。

術者の位置：患者の左側（患者の左肩よりやや上方）に立つ。

コンタクト・ハンド：右手掌の中央下部

固定手：左手の母指球を、右手背の下部に置く。左手の指先で、右手の外側を牽引し、第4中手指節関節を背屈する。

コンタクト部位：右手掌（母指球の境目（生命線）から手関節に近い有頭骨まで）で、上内方から、鎖骨の胸骨端を覆うようにコンタクトする（▶図8.65）。

スラストの方向：患者の右腋窩の方向へ、すなわち斜め外方・下方・やや後方へ

操作：術者は、患者の身体を後方へ回転させ、患者の左肩の後面を自分の腹部にあてる。すなわち、患者の上体を左へ約30度回旋し（斜め左後方へ回旋）、自分の腹部で固定する。

また、患者の頭部を伸展する。これにより、右手のコンタクト（上内方から胸鎖関節を覆うようにコンタクト）がしやすくなる。ただし、このコンタクトで、気管や喉頭を圧迫し、患者が呼吸困難に陥らないよう注意する。さらに、左手で右手のコンタクトを強化する（「固定手」を参照）。

術者は、患者が呼吸するままにまかせ、右手を鎖骨の呼吸運動に従わせる。呼気で、術者は、右手で鎖骨の運動に従い、鎖骨を下方・外方・後方へ動かし、他動的運動の最終可動域まで動かす（▶図8.66）。

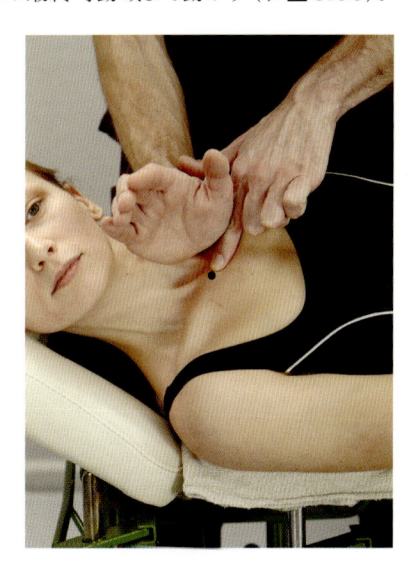

▶図8.65

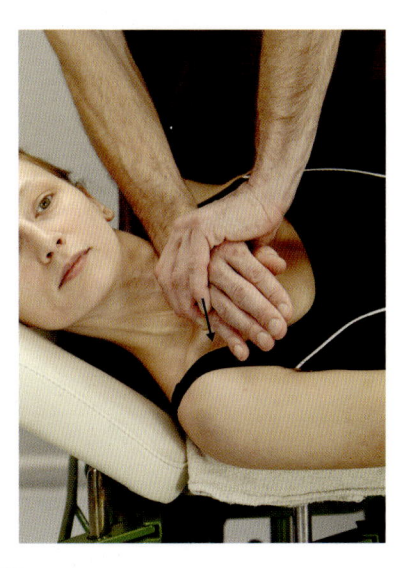

▶図8.66

呼気最終で、鎖骨が他動的運動の最終可動域に到達したら、短く高速のカイロプラクティック・アジャストメントを、腋窩の方向、（スラストを加える態勢で動くのと同じ方向）に加える。

肩鎖関節における鎖骨サブラクセーション
右肩鎖関節における鎖骨の上方サブラクセーション

患者の位置：背臥位。右上腕を伸ばし外転する。右手掌を天井に向ける。

術者の位置：患者の右側（患者の右肩よりやや上方）で、背もたれのない脚輪つきのイスに座る。患者の右上肢を自分の左大腿に載せる。脚輪つきのイスに座ったまま移動することで、左大腿に載せた患者の右上肢を動かす。

コンタクト・ハンド：左示指の中手指節関節

固定手：右手で患者の右前腕を持ち、患者の右上肢を支え動かす。

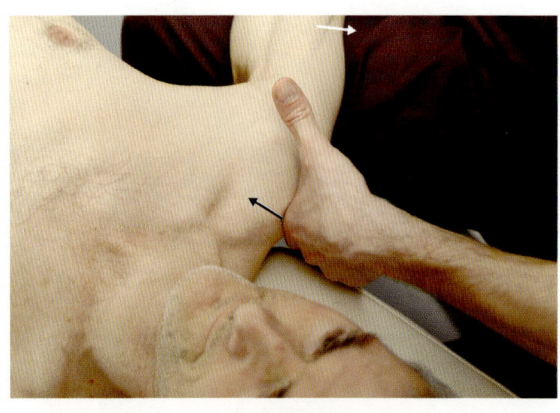

▶図8.67

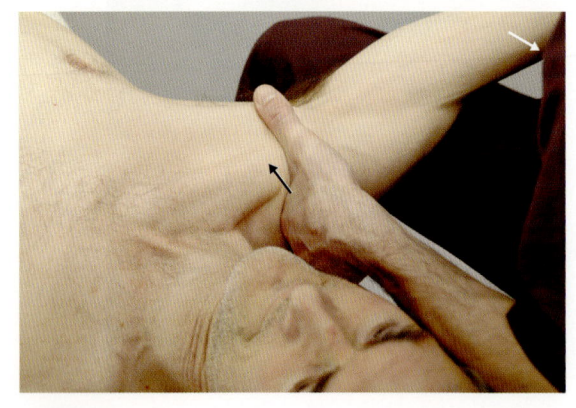

▶図8.68

コンタクト部位：左手の第2中手指節関節で、上方へ変位した鎖骨の外側端（肩峰端）にコンタクトする（▶図8.67）。

スラストの方向：患者の右腋窩の方向へ、すなわち斜め外方・下方・やや後方へ

操作：術者は、脚輪つきのイスに座ったまま上方へ移動し、自分の右手をわずかに遠位へ引く。これにより患者の右前腕を上方へ動かす。同時に、左手（第2中手指節関節）で、鎖骨の外側端を下方へ押す（▶図8.68）。鎖骨が他動的運動の最終可動域に達したら直ぐに、左手だけで、カイロプラクティック・アジャストメントを下方へ加える。

8.4　肋骨

肋骨は、肋骨体、肋骨角、肋骨結節、肋骨頭、肋骨頭、肋軟骨から成る。

肋骨は、次の3つに分類される。
- 真肋（第1-第7肋骨）：胸骨および胸椎とともに輪をなす
- 仮肋（第8-第10肋骨）：肋軟骨を介して相互に結合する
- 浮遊肋（第11-第12肋骨）：肋骨の先端が遊離している

肋骨は次の**関節結合**を有する。
- **肋骨頭関節**　肋骨頭が椎骨・下肋骨窩・上肋骨窩と接合する関節。肋骨頭（第2-第10肋骨）と接合する関節窩は、隣接する上下の2つの椎骨、その間の椎間板により形成される。肋骨頭関節は、椎体の後面の下縁と上縁に存する。第1肋骨、第11肋骨、第12肋骨では、関節面が椎体の中央寄りに存する。
- **肋横突関節**　肋骨結節（肋骨結節関節面）と横突起（椎骨）が接合する関節。Th1-Th7では、肋骨は横突起の前面と直接接合する。Th8-Th10では、肋骨は横突起と接合するが、横突起はかなり上方に存する。Th11-Th12では、肋骨と横突起は接触しない。

肋骨は、靱帯を介してつながる**靱帯結合**を有する（▶図8.69）
- **外側肋横突靱帯**　肋骨が外方へ変位しないように固定する靱帯。横突起先端と肋骨結節の間にあり、真直ぐ外方へ走行し、内方および上方へ動くことができる

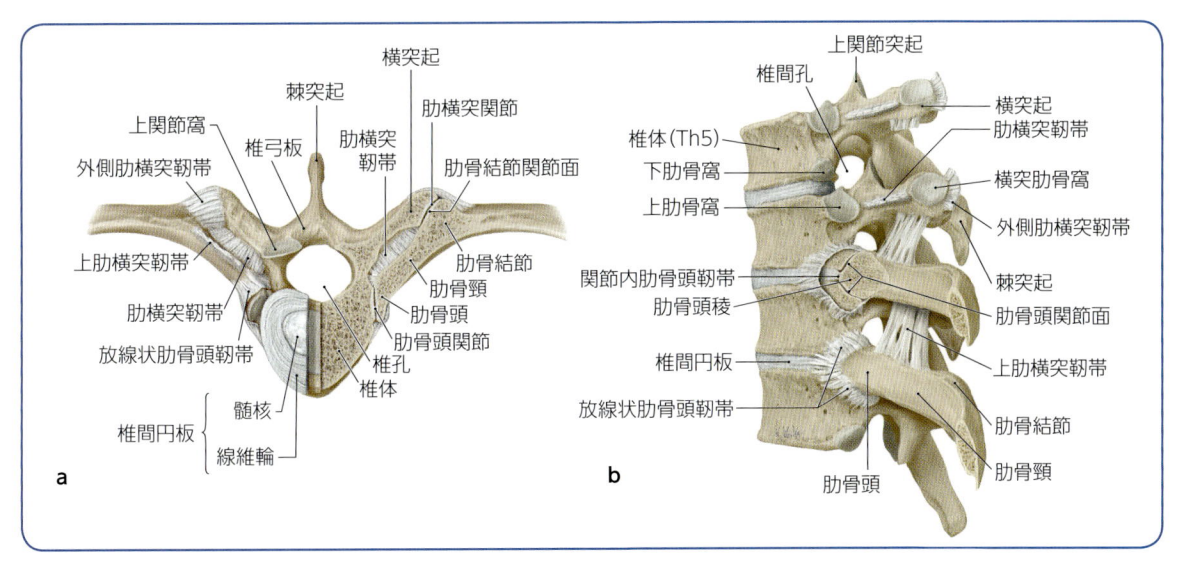

▶ 図8.69　肋椎関節の靱帯

（理論上は下方にも動く）。
- **肋横突靱帯**　肋骨頸—横突起外側—椎弓根にかけて存する靱帯で、後内方へ走行する。外方および前方へ動かず、上方および内方へのみ動く（理論上は下方にも動く）。
- **上肋横突靱帯**　肋骨が下方へ、また前外方へ動かないように固定する靱帯。肋骨頸から上方へ走行し、やや後内方へ走行し横突起に達する。このため、肋骨（肋骨結節の高さ）は、上方へ、また後内方へのみ動くことができる。

肋骨では、これら3つの靱帯が混合して作用することで、1種類のサブラクセーション、すなわち**上方・内方・後方サブラクセーション**しか生じない。これは、どちらかといえば肋骨頭の内旋である。すなわち、肋骨頭の内旋により、肋骨結節は上方へ動き、また靱帯に抑止され内方および後方へ動く。

8.4.1　肋骨（Th2-Th12）機能障害のためのテクニック

肋骨の機能障害により、次の症状が表れる。
- 肋間神経痛（運動時の胸部痛や刺痛）
- 呼吸症状
- 肩症状（肩甲骨の運動が制限されて生じる）。上肢帯の後外方から上腕の後方にかけて表れることが多い。
- 交感神経の機能不全（交感神経幹は肋骨頭と近接している）
- 「胸部に矢が刺さった感じ」（患者がよく用いる表現）
- 頸椎の運動が妨げられる（頸椎と上位胸椎は機能的統一体をなしている）

第1肋骨の機能障害により、次の症状が表れる。
- 頭部（および頸椎）の運動制限
- 頭痛
- 肩の静力学異常による鎖骨の運動制限
- 腕神経叢の圧迫（特に尺骨神経）
- 鎖骨下動脈の圧迫による上肢の血流低下
- 指（主に第3指-第5指）がすぐに痺れる。例：自転車に乗る、上肢を高い位置で維持する、上肢を接触させてもたれる

触診：6つの肋骨を相互に比較する。すなわち、患肋骨、その上下の肋骨、これら3つの肋骨の対側（左または右）の3つの肋骨を比較する。その際、横突起の外側の肋骨結節を触診し、上方・内方・後方サブラクセーションを有する肋骨を見つける。

肋骨機能障害のためのテクニック（側臥位）（豆状骨コンタクト）
右第5肋骨の肋骨結節サブラクセーション

患者の位置：治療台の面の左3分の1の位置で、右側臥位になる。また、治療台のヘッドピースを高くし（または枕を置く）、頭部を支える。術者は、患者の右肩（右上肢に近い部分）を慎重に前方へ引き出し（上肢帯を前方

へ牽引する)、患者の上体を回転させる。この時、患者は右手を左肩に置き、左上肢を真直ぐ伸ばし左体側に置く。

術者の位置：患者の左側 (Th5の高さ)

コンタクト・ハンド：左手 (患者の頭部に近い方)

コンタクト部位：左手の豆状骨で、肋骨結節の上内方にコンタクトする。コンタクトを安定させるため、事前に、皮膚の上で左手を内方へねじり、これとともに皮膚を動かし、皮膚の外方への弛みを取り除く。

固定手：右手で、左手関節をつかむ。これにより、**豆状骨コンタクト**を強化し、スラストを加える際に左手を制御する。

スラストの方向：主として外方へ、ただしやや下方へ。**前方** (胸骨の方向) には加えないこと (▶**図8.70**)。

> **注意**
> スラストを前方へ加えたり、大きな振幅や力を用いると、肋骨を損傷する恐れがある。特に骨粗鬆症では注意が必要である。ただし、事前にリスクを検討し、治療時に配慮すれば、骨粗鬆症でも肋骨の矯正は可能である。

操作：術者は、患者の近くに立ち、患者の身体を前方へ回転し、患者の左肩を自分の腹部にあてる。すなわち、患者の身体を約20-30度回旋し (右回旋)、自分の腹部で固定する。左手 (患者の頭部に近い方) でコンタクトする際、事前に皮膚を外方へ引っ張っておく。

患者が呼吸するままにまかせる。吸気で、コンタクト・ハンドとこれに添えた固定手を、力を抜いてコンタクト部位に置いたまま、肋骨の呼吸運動にゆだねる。呼気で、コンタクト・ハンドで、肋骨の呼吸運動を追い、肋骨を**前方**・やや外方へ動かす。患肋骨で抵抗の強まり (他動的運動の最終可動域に達する) が感知される。

その瞬間に、短いカイロプラクティック・アジャストメントを、**外方** (真直ぐ治療台の方向) かつ**わずかに下方**へ加える。前方には加えないこと。

スラストを加える際、術者は、両前腕を約70度屈曲して維持し、身体を前傾してから、「瞬発的」な高速で、ただし短く、両前腕を伸展する。スラストを加えたら、直ぐにコンタクト・ハンドの力を抜く (リコイル・テクニック)。

以上の矯正テクニックは、左母指の末節骨でコンタクトして行うこともできる。次にこの変法について述べる。

肋骨機能障害のためのテクニック (側臥位) (母指コンタクト)

右第5肋骨の肋骨結節サブラクセーション

患者および術者の位置は、前項 (「肋骨機能障害のためのテクニック (側臥位) (豆状骨コンタクト)」) (p.175) と同じである。ただし、母指の末節骨でコンタクトする点が異なる。

固定手：術者は、**左母指でコンタクト**する。右手豆状骨を、左母指の爪の上に置く。右母指を平らに伸ばし、左母指の手根中手関節 (すなわち左手関節内側) に置く。右母指と右母指球で、左母指を支える。また、右手の他の指で、左手の側部 (左の第5中手骨) をつかむ。その際、右示指が左手関節外側に来るようにする。

スラストの方向：主として外方へ、ただしやや下方へ。**前方** (胸骨の方向) には加えないこと。

> **注意**
> スラストを前方へ加えたり、大きな振幅や力を用いると、肋骨を損傷する恐れがある。

操作：術者は、患者の近くに立ち、患者の身体を前方へ回転し、患者の左肩を自分の腹部にあてる。すなわち、患者の身体を約20-30度回旋し (右回旋)、自分の腹部で固定する。術者は、左手を回内し、皮膚の外方への弛みを取り除く。皮膚の弛みがなくなるまで左母指を回旋し、左母指末節骨の外側部で、肋骨結節の上内方 (出来るだけ内方) に直接コンタクトする (▶**図8.71**)。

この後の操作は、前項の「豆状骨コンタクト」の操作と同じである。患者の呼吸に合わせ、スラストを加える態勢に入ったら、肋骨を**前方**および**やや外方**へ動かす。

その後、両手を同時に動かし、スラストを加える。すな

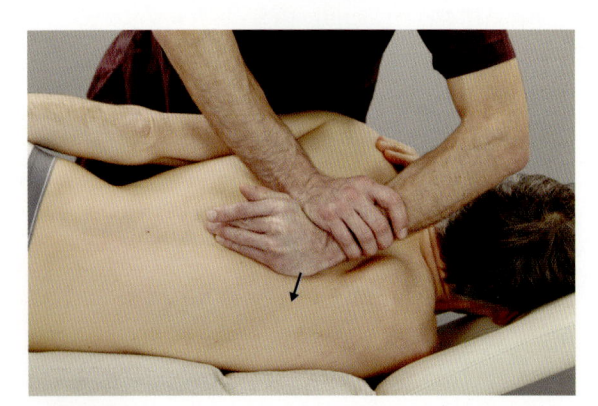

▶図8.68

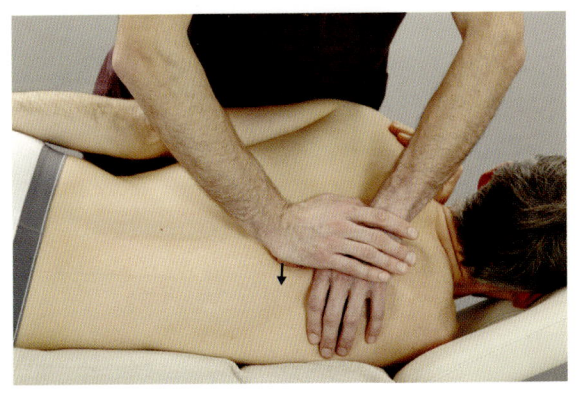

▶図8.71

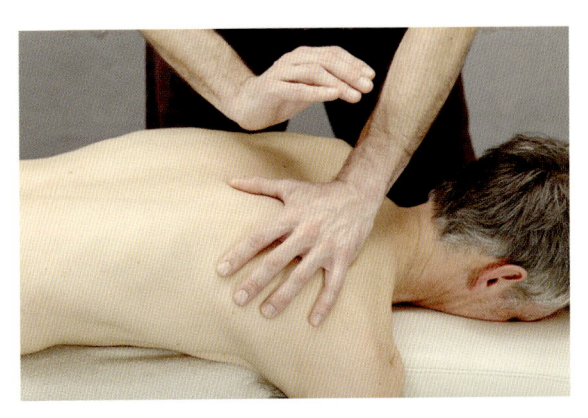

▶図8.72

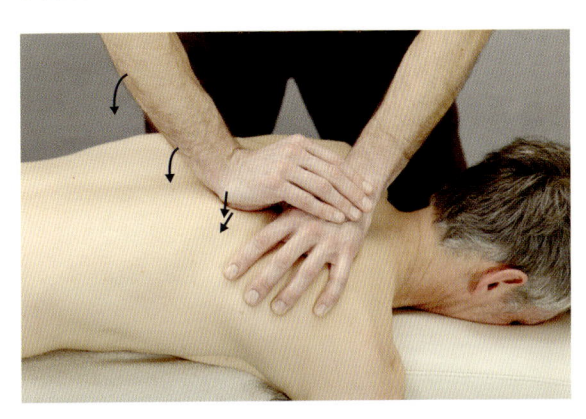

▶図8.73

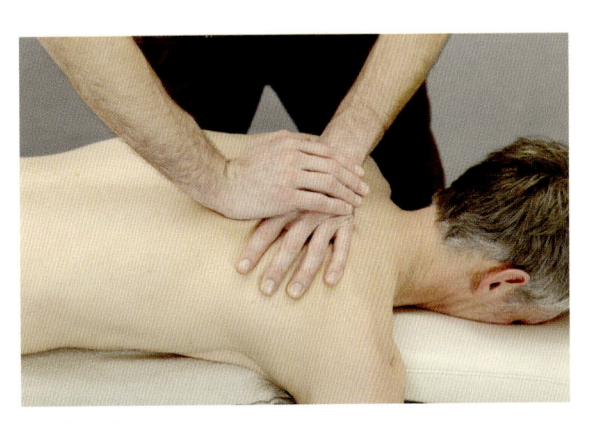

▶図8.74

わち、左手を瞬発的な速いスピードで回内・尺屈し、同時に右手を回内・掌屈・橈屈する。これにより、右手の豆状骨で、左母指の指先を、すばやく外下方へ動かす。

肋骨機能障害のためのテクニック（腹臥位）
肋骨 (Th2-Th12) サブラクセーション

患者の位置：腹臥位になり、頭部を正面で下方へ向ける。両上肢を治療台の側部から下垂する。両上肢をこの位置に置くことで、上肢帯が前方牽引され（前方へ動く）、肩甲骨が外転する（外方へ動く）。これにより、術者は肋骨結節を触診しやすくなる。

術者の位置：患者の左側（Th3/Th4の高さ＝やや上方）

コンタクト部位：左母指の末節骨の橈側で、右の肋骨結節の上内側縁（最も内側）にコンタクトする（▶図8.72）。コンタクトするだけで、スラストを加えない。

スラストの方向：主として外方へ、ただしやや下方へ。前方（胸骨の方向）には加えないこと。

操作：左母指を内側へ回旋し（回内の方向）、皮膚の弛みを取り除く。左母指に置いた右手で肋骨結節を上内方から外方に動かす。可能な限り外方まで動かすと、肋骨結節に直接ぶつかる。呼気で、スラストを加える態勢に入ったら、左母指を前方へ動かす（▶図8.73）。

スラストは、外方および下方（肋骨の構造的な走行よりわずかに下方）へのみ加える。術者は、明らかにスラストを加える態勢に入った後、右手および右前腕を短く高速で動かす。スラストを加える際、右上腕をわずかに屈曲し（右手の豆状骨で左母指を外側へ動かすためのスピードを発生させる）、右手を橈屈・内旋する。このように右手を動かし、右手の豆状骨で左母指をわずかに外方および下方へすばやく動かす（▶図8.74）。

第1肋骨機能障害のためのテクニック（背臥位）
右の第1肋骨の上方サブラクセーション

患者の位置：背臥位になり、顔面を正面で上方へ向ける。

術者の位置：患者の頭側に座る（または立つ）。

触診： 術者は、僧帽筋の前面、斜角筋の後面（深部で下方へ走行）、C7（隆椎）の横突起のすぐ外側を触診する。また、左右の第1肋骨の肋骨結節を比較する。その際、患者に深く息を吸い込んでもらい、左右の第1肋骨の動きを比較する。上方へ変位するのが患肋骨であり、治療を要する。

第1肋骨の構造的条件（靭帯や関節）により、第1肋骨のサブラクセーションは、生理的運動の方向（吸気時に動く方向）、すなわち**上方**へのみ生じる。

コンタクト・ハンド： 右手

固定手： 左手を平らに広げ、患者の左耳と左頬に置く。左母指を側頭部に置く。他の指の指先を後頭部に置き、下方・やや後方へ向ける（その延長線上にTh4またはTh5の棘突起がある）。左手をこの位置に置くことで、患者の頭部を安全に持ち上げ、右屈することができる。

コンタクト部位： 右示指中手指節関節の外側面で、Th1の右横突起のすぐ外側の、肋骨結節の上方にコンタクトする。

スラストの方向： 患者の踵の方向へ、すなわち下方・わずかに内後方へ

操作： 術者は、患者の頭側に座る（または立つ）。その際、右上腕を下垂し、右前腕を約90度に屈曲し、右前腕の延長線上に右第1肋骨の高さに座る（または立つ）。

左手を平らに広げ、患者の頭部の左側面にコンタクトする。右手で患者の頭部を少し左へ回旋すると、右の肋骨結節へ正確にコンタクトできる。その際、右手を伸ばす。すなわち、内転した母指および真直ぐ伸ばし互いに密着させた他の指を、最大伸展する（真直ぐ外方へ最大外転する）。さらに右手を最大尺屈する。

このような形の右手を、患者の頸部で下方へ滑り動かし、僧帽筋を上前方から後方へ押す。他方、左手で、患者の頭部を少し持ち上げ、鼻を前方へ戻し、頭部を軽く右屈する。これにより、右手のコンタクト（上方から肋骨結節へコンタクトする）を正確に行うことができる。

右手掌を平らにし、頸部の右側面にコンタクトする。このように両手で患者の頭部を側屈しながら、右手で肋骨結節を下方へ押す。他動的運動の最終可動域まで押す（▶図8.75）。コンタクト・ハンド（右手）を強化するため、術者は、右肘を右上前腸骨棘（ASIS）の前面にあて、スラストを加える際、骨盤で右前腕をスラスト方向へ押す。

スラストは、複合的な運動により加える。すなわち、スラストは、主に右上肢で加える。その際、右上腕を屈曲すると同時に右前腕を伸展し、右手で肋骨結節を下方へ押すのを促す。同時に、左手で頭部（梃子になる）を右屈する（▶図8.76）。これも、骨盤で右前腕を前方へ押すのを促す。

これら全ての運動により、第1肋骨が他動的運動の最終可動域に到達したら、短い高速のカイロプラクティック・アジャストメントを加え、第1肋骨を下方へ動かす。

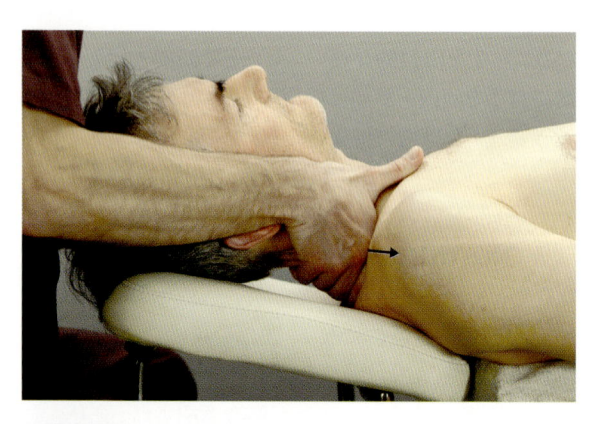

▶図8.75

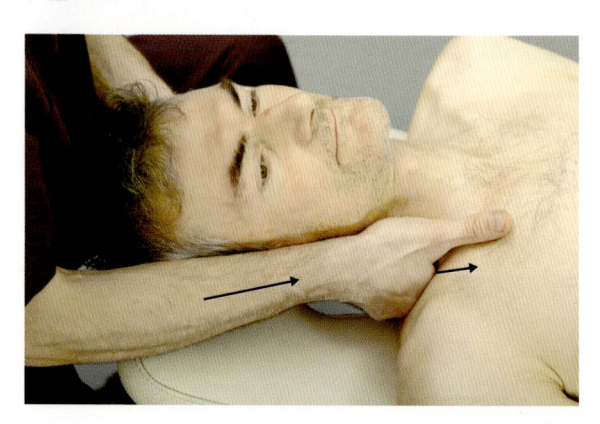

▶図8.76

9 頭部と顎関節

頭部と顎関節は、脊柱、上肢、肩と密接につながっている。したがって、顎関節の障害は、これらの構造に影響を与え、反対に、これらの構造の障害も、顎関節に影響を与える。顎関節の障害は、不正咬合によって生じる。また顎関節自体によっても生じる。本章では、顎関節の矯正テクニックに加えて、副鼻腔のテクニックや、耳や目のテクニックについても述べる。これらは比較的簡単なテクニックであり、よく見られる症状（鼻炎、耳鳴、弱視など）に対して持続的な効果をあらわし、症状の明らかな軽減をもたらす。

9.1 顎関節

顎関節は特殊な関節である。関節円板を通じて、下顎頭（下顎）と関節結節（側頭骨）が接合している。関節円板は、砂時計のようにくびれており、中央部が薄く、後部が厚い。顎関節により、下顎の3種類の運動が可能になる。

- 回旋（口の開閉）
- 移動（滑走）
- 咀嚼運動

下顎の生理的運動 下顎は、左右の関節部分のみが動く。左右の顎関節は、口の開閉では左右対称に動き、咀嚼では左右非対称に動く。

口の開閉 顎関節の下部では、移動と回旋の混合運動が生じる（▶図9.1a）。顎関節の上部では、開口により、関節円板が、側頭骨に対抗して前方へ移動する。開口すると、まず回転と滑りが同時に生じ（▶図9.1b）、さらに大きく開口すると、下顎頭が関節円板を前下方へ押す（構造的に関節結節の面の勾配は下方へ下がっているため）。これにより関節円板の後部が伸びる。また、開口により外側翼突筋が収縮するため、関節円板の前部も伸びる。最大開口すると、下顎頭が回旋して下顎窩を脱し、関節円板の前方（関節結節の下方）まで移動する（▶図9.1c）。閉口すると、これらの複合体（下顎頭、関節円板、関節結節）は、後方の元の位置へ戻る。

顎関節の近くには神経があり、顎関節の位置異常により、次の神経の機能が侵される。下顎神経（三叉神経の第3枝）、三叉神経、耳神経節、鼓索神経（舌の前3分の2に分布する味覚神経線維を含む）、顔面神経およびその枝。

また、顎関節の複合的運動には、多くの筋が関与している。顎関節の運動が制限されると、これらの筋の働きも阻害される。

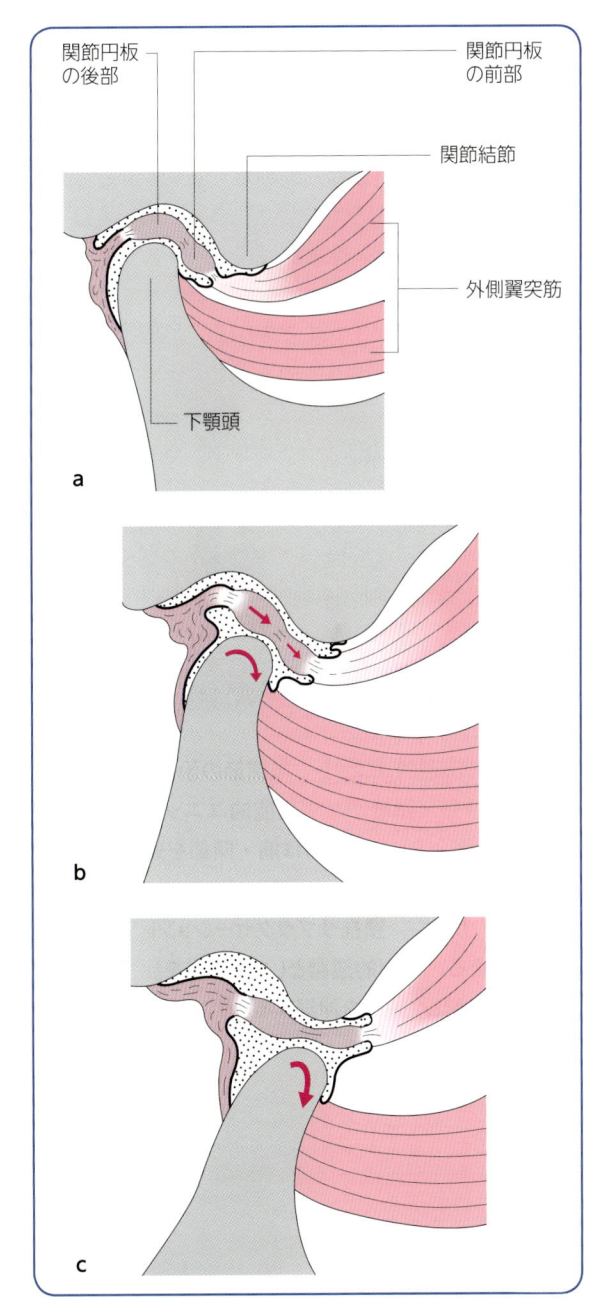

▶図9.1 顎関節の位置

顎関節障害（頭蓋下顎障害：CMD）を示唆する症状には次のものがある。
- 顎関節の疼痛
- 顎関節の軋音・クラック音・摩擦音
- 歯ぎしり（特に夜間）
- 開口制限（縦に並べた3本の指が口に入らない）
- 不正咬合（歯が噛み合わない位置異常）
- 頭痛
- 項部痛
- 耳鳴
- めまい
- 開口時に顎の尖端が側方へ動く
- 頸椎サブラクセーションが何度も再発する
- 通常の顎の運動（正常な関節可動域内）に必要な筋の筋力低下
- 眼疾患、眼球症状、視覚症状

診断： 上記の症状が3つ以上あれば、顎関節の治療が必要である。

> **実践のポイント**
>
> 最も多く発生するのは、関節円板の前方変位である。これは、関節円板が中間位のまま顎関節の前方部分にある状態である。これにより、顎関節の前方への移動が不可能となる（または制限される）。その結果、下顎頭の回旋だけで開口するようになる（小さな開口のみ可能）。

顎－頸椎の機能的ユニット 顎関節の治療では、頭蓋・下顎・上肢帯・頸椎がなす機能的ユニットが特に重要である（▶図9.2）。顎関節は筋・関節を通じて肩や頸椎と連結しており、顎関節の障害は肩や頸椎の障害を引き起こす。反対に、頸椎サブラクセーションは、咬合にも影響を与える。生理的運動として、頸椎を屈曲すると顎は前方へ移動し、頸椎を伸展すると顎は後方へ移動する（▶図9.3）。

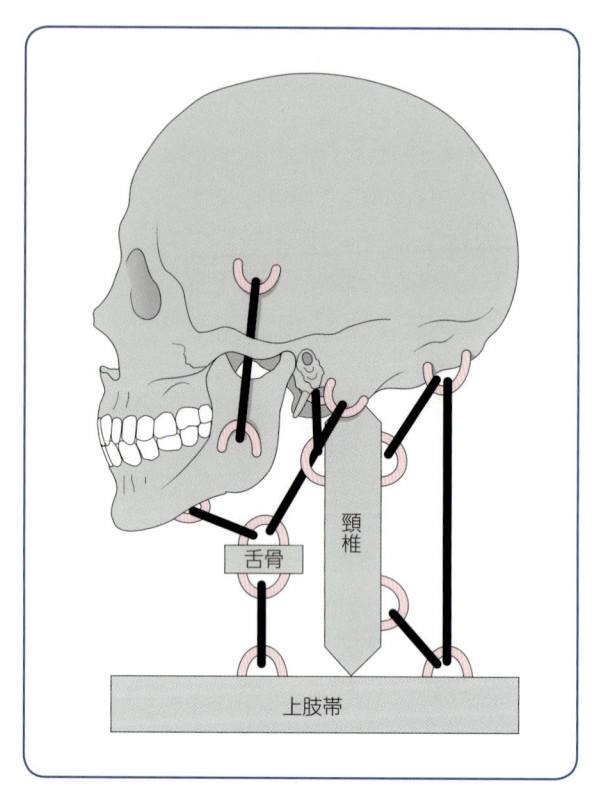

▶図9.2 顎－頸椎の機能的ユニット

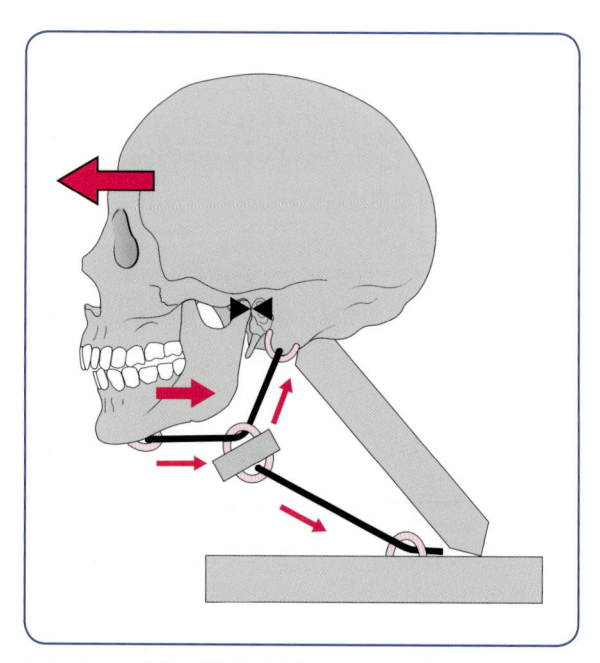

▶図9.3 頸椎の位置が咬合に与える影響

関連した病気など

頭蓋下顎障害（CMD）

不正咬合（歯の被せ物の高さが不適切など）を有する場合、顎関節サブラクセーションを矯正しても、矯正した位置を長く維持できない。患者は、顎関節を締まりの良い位置に戻そうとするからである。歯科医は、咬合の異常を見つけても、直ぐに被せ物により治療すべきではない。咬合の異常は、関節の位置異常により生じる場合があるからである。しかも、1つの関節だけでなく複数の関節で位置異常を有する場合もある（顎関節ではなく頸椎の位置異常により生じることもある）。

閉口時に上下の歯が噛み合う歯並びを有するのであれば（小児の歯科矯正、詰め物・ブリッジ・被せ物・インプラントなどの歯科治療、歯並びは悪いが上下の歯は噛み合っているなど）、当然ながらカイロプラクティックによる顎関節の矯正は必要ない。歯並びに問題があれば、顎関節の位置異常を矯正しても、すぐに元の位置に戻ってしまう。この場合、カイロプラクティックによる矯正を行った後、上下の歯を接触させない器具を装着する必要がある。このため、歯科医に、咬合阻止のマウスピースを処方してもらう。患者はこれを24時間（食事時を除く）装着する。

ただし、マウスピースは、検査で必要性が認められなければ処方されない。このため、マウスピースの代替として、水圧式スプリント（水の入った人工素材の袋2つを1本の管でつないだもの。Aqualizer（製品名）など）を使ってもよい。このスプリント（水の入った袋）を臼歯に装着すると、位置異常による圧迫が片側の歯（および顎関節）に直接加わらず、スプリントを通じて両側に分散される。このスプリントも24時間（食事時を除く）装着する。これにより、患者は、カイロプラクティック治療により矯正された顎の位置の感覚を体得する。

治療効果を持続させるには、歯科医や歯科矯正医との協力が必要である。スプリントは一時的な補助治療にすぎない。歯科医が咬合調整のための検査や歯の型どりを行う前に、カイロプラクターが顎関節や頸椎を正しい位置に戻しておくことが望ましい。

9.1.1 顎関節テクニック

視診と触診を組み合わせて、治療すべき患関節を特定する。

視診と触診： 術者は、患者の近くで後方に立つ。患者は座面の低いイスに座り、頭部が術者の臍の位置に来るようにする。患者は真直ぐ前方を見る。術者は、両手の中指と環指を、患者の左右の下顎頭に置く。下顎頭は外耳道のすぐ前方に位置する。

術者は、患者の方へ身をかがめ、患者の顎の尖端を観察する。さらに、患者に**ゆっくり**口を開くよう指示する。開口で顎の尖端が片側（左または右）へ変位した場合、変位した側の顎関節の治療が必要である。この操作を数回繰り返し、患関節を確定する。

また、術者は、開口により、左右の下顎頭のどちらで指が内方へ深く「沈む」かを確認する。指が沈むのは、下顎頭が前方へ移動するからであり、これは生理的運動である。先に指が沈む側の顎関節が、関節機能障害を有する。指が先に沈む側と顎の尖端が変位する側は一致するはずである。

顎関節の外方変位（座位）
右顎関節の機能障害

患者の位置： 座面の低いイスに座る。頭部を左へ回旋する。

術者の位置： 患者の近くで後方に立つ。

コンタクト・ハンド： 右手

固定手： 左手

コンタクト部位： 右手の第1中手指節関節の近位端の外側（ほぼ右手関節）で、右下顎角にコンタクトする。その際、第1中手指節関節と下顎底が平行になるようにする（▶図9.4）。

スラストの方向： 下顎枝の延長線上で、下方へ

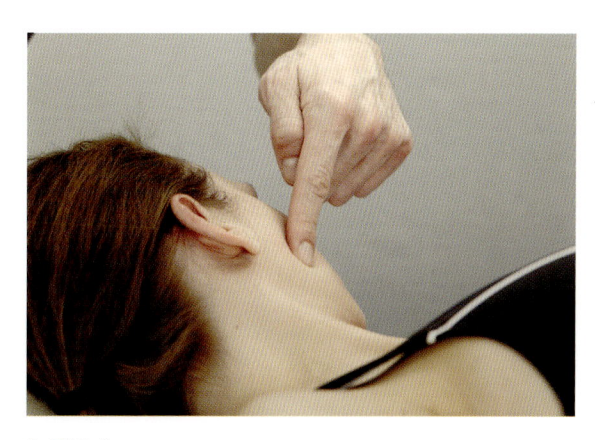

▶図9.4

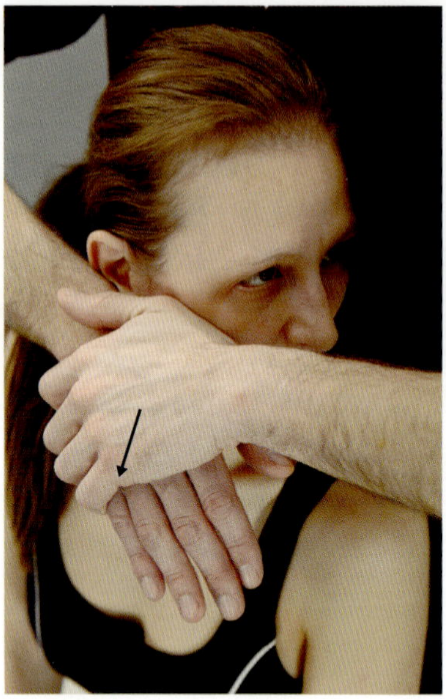

▶図9.5 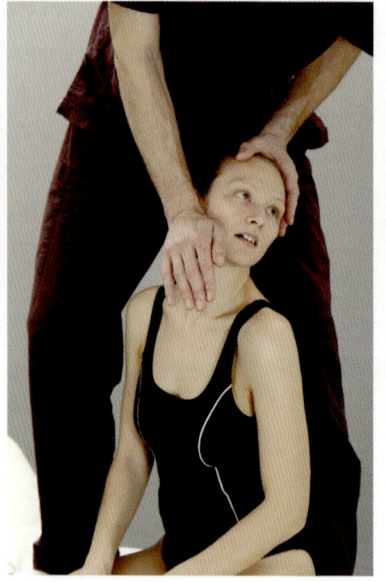　　　　　　　　　▶図9.6 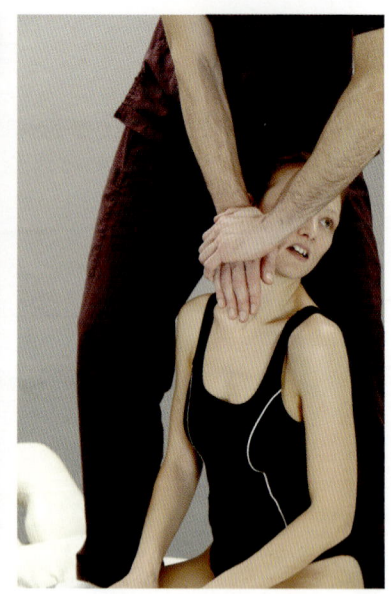　　　　　　　　　▶図9.7

操作：患者は、左回旋した頭部を、術者の臍の位置で固定し、力を抜いて口を開ける。術者は、左手で、患者の頭部を支えながら、患者の側頭骨を自分の腹部に押しあてる。また、左手でコンタクト・ハンド（右手）を支えるため、左手の第1中手指節関節の近位端を、右手の第1中手指節関節の近位端に置く。

さらに、右下顎角の上方、咬筋粗面のすぐ下方にコンタクトする。その際、右手を背屈・やや尺屈し、右前腕を下方へ（患者の左鎖骨の方向）向ける。

患者は口の力を抜き、術者は、コンタクト・ハンド（右手）を下方へ動かす（その際、右手をやや回内する）（▶図9.5）ことで、スラストを加える態勢に入る。術者は、右手をさらに回内し、右手をすばやく患者の左鎖骨の方向へ動かし、カイロプラクティック・アジャストメントを加える。

> **注意**
> スラストを加えた直後、コンタクト・ハンドが、下顎角を越え下方へ滑り動いても構わない。ただし、その際、コンタクト・ハンドを喉頭にぶつけないように注意する。

このテクニックは、マウスピースやスプリントを装着した状態で行ってもよい。ただし、義歯を損傷する恐れがある場合、安全のため取り外した方がよい。

顎関節の外方変位（座位）
（変法）
右顎関節の外方変位

原則として、前項の「顎関節の外方変位（座位）」（p.181）の操作と同じ。ただし、術者の位置が異なる。

術者の位置：長身の患者の治療では、患者は治療台に座り、術者は、治療台の上で、患者の近くで後方に立つ（▶図9.6、▶図9.7）。

顎関節の外方変位（臥位）
右顎関節の外方変位

顎関節の外方変位の矯正テクニックは、患者が臥位でも行える。原則として、前項の「顎関節の外方変位（座位）」の操作と同じだが、以下の点だけが異なる。

患者の位置：背臥位になり、頭部を左へ回旋する。頭部の位置を高くし、頭部を約45度傾ける。

術者の位置：患者の近くで後方に座る。

コンタクト部位：右手の第1中手指節関節の近位端の外側（ほぼ右手関節）で、右下顎角にコンタクトする。その際、右手の第1中手指節関節と下顎底が平行になるようにする（▶図9.8）。

操作：ここでは、両手でスラストを加えるとよい（▶図9.9）。操作は先述の操作（p.182）と同じ。

> **実践のポイント**
> 長期にわたり顎関節の位置異常を有する場合、矯正テクニックを行う前に、内側翼突筋と外側翼突筋をストレッチするとよい。これらの筋のストレッチは、口腔内でしか行えない。

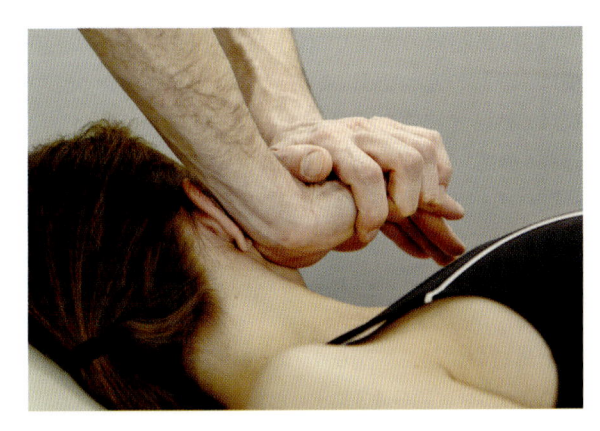

▶図9.8

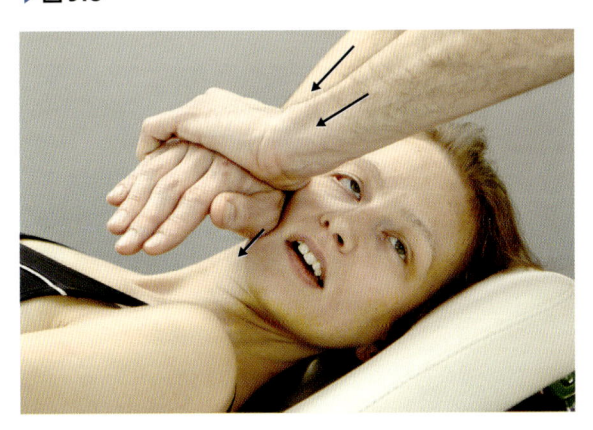

▶図9.9

内側翼突筋と外側翼突筋のストレッチ

操作：患者は力を抜いて口を開ける。術者は、手袋をつけ、両母指を患者の左右の臼歯の内側に置き、後方へ動かし、内側翼突筋と外側翼突筋を探す。

- 上の第3大臼歯（親知らず）の後方の、翼突窩と下顎角内側面の間で**内側翼突筋**が見つかる。
- 上の第3大臼歯（親知らず）から下顎体の方向へ触診する。患者がゆっくり口を開けると、**外側翼突筋**が緊張するのが感知される。

左右の内側翼突筋・外側翼突筋の筋緊張（トーヌス）を比較する。顎関節の機能障害を有する側では、これらの筋が緊張していることが多い。

緊張した内側翼突筋と外側翼突筋をストレッチするため、術者は、これらの筋を後外方へ押し、筋の緊張が緩和する位置で停止し、この状態を数秒間維持する。

内側翼突筋と外側翼突筋のストレッチは、心地よいものではない。内側翼突筋の後方では、三叉神経が出、下顎神経およびその枝が走行しているからである。筋とともに神経を押すと、涙腺が刺激され、不随意に涙が出ることがある。

内側翼突筋と外側翼突筋のストレッチを行うと、顎関節の外方変位の矯正テクニックを行うのが容易になる。

▶**図9.10**に咀嚼筋群を示した。

開口障害

開口障害の診断は容易である。すなわち患者は口を開くことができず、正常に発話できない。開口障害の症例はまれである。開口障害では、関節円板の後方サブラクセーションにより、下顎頭が後方へ移動および回旋で

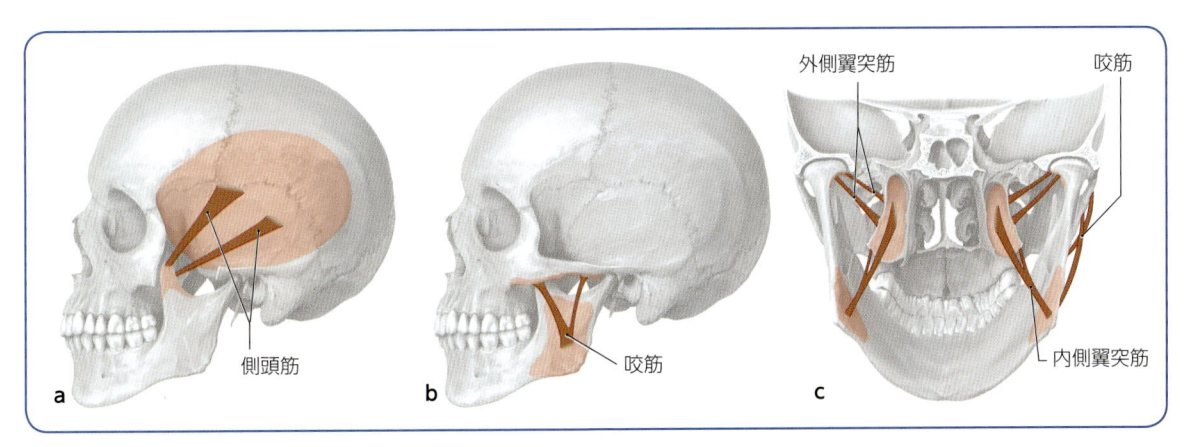

▶図9.10　咀嚼筋

きなくなる。また、左右の顎関節頭が関節結節を跳び越え、変位した位置で固定されるタイプの顎関節サブラクセーションもある。

患者の位置：座位で、頭部を正面で前方へ向ける。頭部が術者の胸部の高さに来るようにする。

術者の位置：患者の後方に立つ。

コンタクト・ハンド：右手と左手

コンタクト部位：術者は、平らにした両手の指で、左右の下顎体をつかみ、両手掌の母指球を左右の下顎角に置く。その際、両手を背屈する。

マニピュレーションの方向：真直ぐ後方・やや下方へ、すなわち下顎体の延長線上へ

操作：術者は、両手をコンタクト部位に置き、患者の頭部を後方へ（自分の胸部の方向）押す。

さらに、患者の頭部を、ゆっくり、ただし後方へ押し続けながら持ち上げる。その際、術者は、両手を後方・やや下方へ牽引する（▶図9.11）。同時に、両手をゆっくり持続的に尺屈・軽く屈曲する。

> **注意**
> このテクニックでは、頭部を上方へ押してはならない。また顎関節を強制的に閉じてはならない。関節円板を損傷する恐れがあるからである。

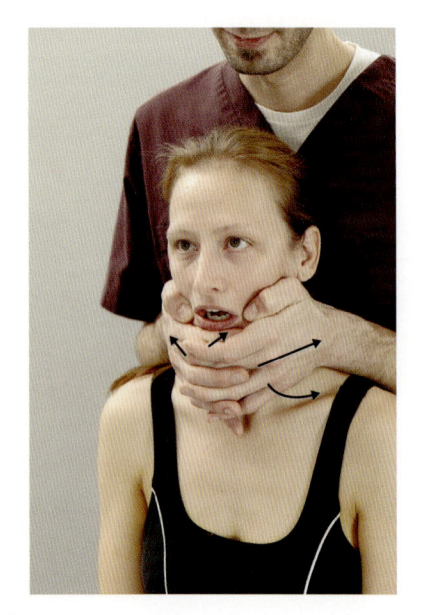

このテクニックでは、スラストを**加えないこと**。

> **実践のポイント**
> 関節円板や下顎頭が動くと、頭部が規則的にわずかに「振動する」。

9.2 副鼻腔

鼻炎（鼻粘膜の炎症）を伴う上気道（副鼻腔）の感染症は、季節の変わり目によく見られる。鼻炎を伴う感染症は、粘膜分泌物や腺分泌物の増加に加え、静脈叢の腫脹（鼻閉）をもたらす。このため、分泌物の副鼻腔から鼻腔への排出が妨げられる。

中鼻道では、半月裂孔の上部で、篩骨漏斗が**上顎洞**の開口部とつながっている。また、やや後方に、**前頭洞**の開口部がある。

副鼻腔の位置を▶図9.12に、鼻腔と副鼻腔・涙管とのつながりを▶図9.13に示した。

鼻炎に伴う静脈の腫脹により分泌物の排出が妨げられると、副鼻腔炎を発症するか、少なくとも鼻声になる。

> **実践のポイント**
> カイロプラクティック治療では、分泌物の排出を促すテクニックを行う。その際、ケチャップの入ったガラス瓶を想像するとよい。瓶の口を下に向けるだけでは、瓶の中身は出ない。瓶をトントンたたき、重力の作用で下方へ引っ張られることで、瓶の中身は緩んで流れ出る。

副鼻腔から上顎洞につながる管は、斜め外方へ、すなわち矢状面から約45度外方へ（吻側から後方へ）走行している。また、副鼻腔から前頭洞につながる管は急峻であり、（矢状面から）約25度外方、また約70度上方へ走行している

テクニックを行う際、これらの管の傾斜角度を考慮し、重力の作用を利用すると、分泌物を排出しやすくなる。

▶図9.11

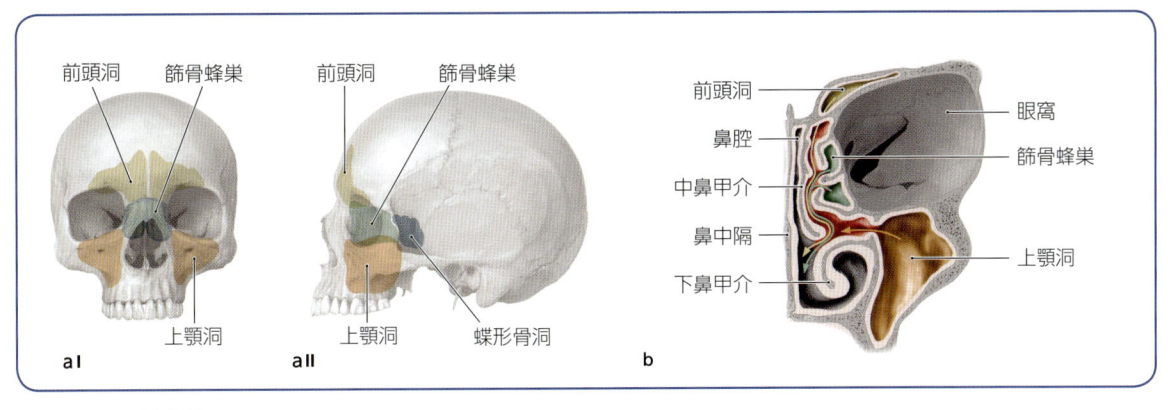

▶図9.12　副鼻腔

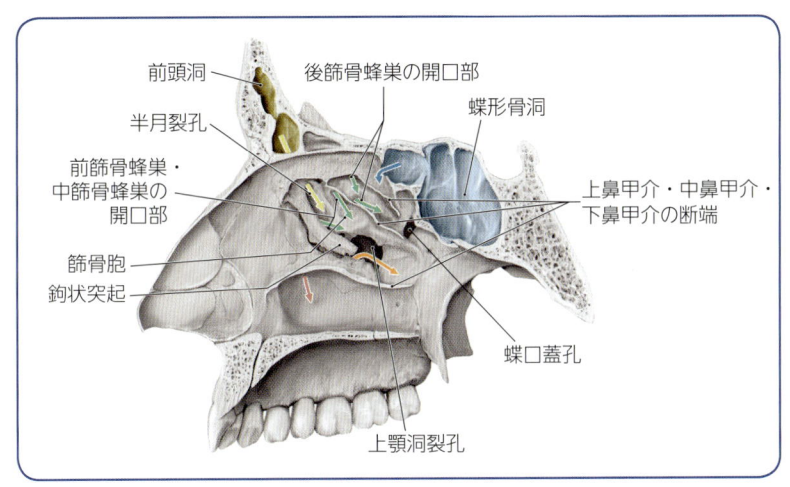

▶図9.13　鼻腔と副鼻腔・涙管とのつながり

9.2.1　副鼻腔テクニック

ここでは、両母指を左右対称に動かし左右の副鼻腔をマッサージし、血行を促すテクニックについて述べる。

上顎洞の血行促進

患者の位置：背臥位になり、顔面を正面で前方へ向ける。

術者の位置：患者の頭側。身体を患者の方へ向ける。

操作：上顎洞の血行促進のため、両母指を、左右の上顎洞の前面、鼻の横（左右）、眼窩下部の内側に置き（▶図9.14）、後方へ強めに押す。さらに、両母指で押しながら、上顎の眼窩下縁のすぐ下方まで動かしマッサージを加え（▶図9.15）、さらに頬骨から下顎枝へ動かしマッサージを加える（▶図9.16）。ここまでの操作を数回繰り返す（皮膚が充血し赤みを帯びるまで）。

前頭洞の血行促進

患者の位置：背臥位になり、顔面を正面で前方へ向ける。

術者の位置：患者の頭側。身体を患者の方へ向ける。

操作：前頭洞の血行促進のため、両母指を、左右の前頭洞の前面、鼻の上部の前頭部、眉のすぐ上方（または眉上）に置き（▶図9.17）、内方から外方へ動かしマッサージを加える。両母指を、眉に沿って、眼窩上縁のやや上方に沿って動かし、さらに頬骨を通り下顎枝まで動かしマッサージを加える。これを数回行う。皮膚が充血し赤みを帯びるまで繰り返す。

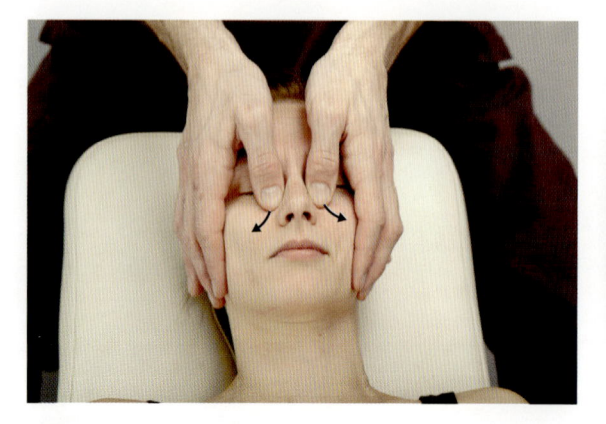

▶図9.14

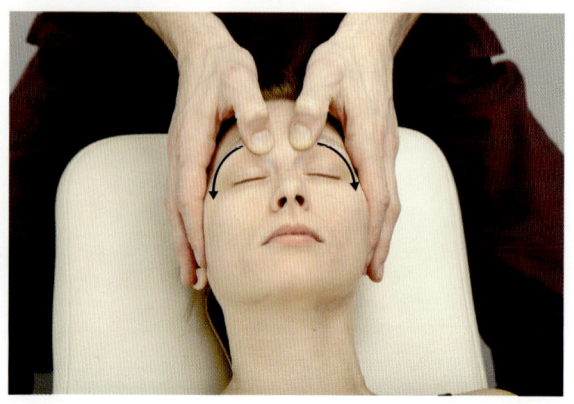

▶図9.17

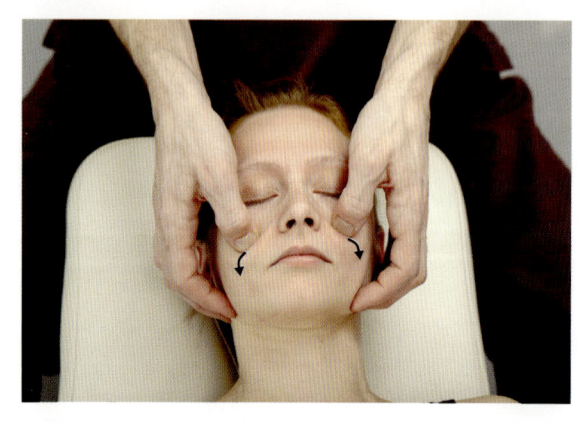

▶図9.15

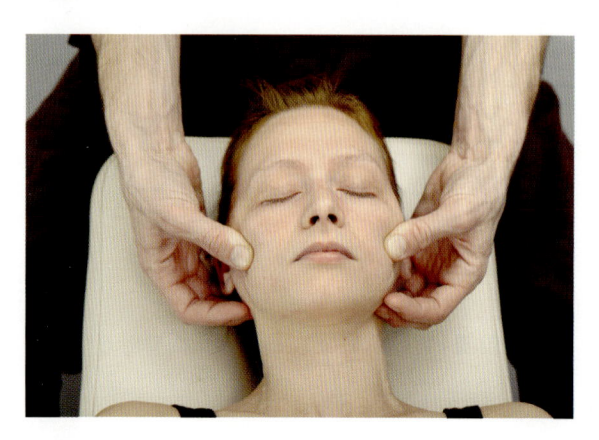

▶図9.16

術者の位置： 患者の頭側。治療台の端（頭側）で、身体を患者の方へ向ける。

コンタクト・ハンド： 右手

固定手： 左手を平らに広げ、患者の頭部の左側面をつかみ支える。

コンタクト部位： 右手の母指球（母指の手根中手関節の近く）で、眼窩下部にコンタクトする。

スラストの方向： 真直ぐ下方へ、すなわち地面の方向へ

操作： 患者の頭部の位置を調整し、副鼻腔と上顎洞がつながる管が地面へ向くようにする。コンタクト・ハンド（右手）の母指球を、コンタクト部位から約3cm離れた空中で維持する（▶図9.18）。右前腕を、体軸から斜め内方へ（患者の左腋窩の方向）向ける。右手をやや背屈・やや尺屈する。

　術者は、右前腕をすばやくそして短く内旋すると同時に右手を回内し、スラストを加える（▶図9.19）。

> **実践のポイント**
> 副鼻腔が上顎洞とつながる開口部が構造的に高い位置にある場合、分泌物が排出されにくく、炎症物質（膿状の滲出液）が蓄積される。蓄積された炎症物質は、歯根から滲出する場合がある。側臥位で睡眠し、蓄積された炎症物質が流れ出て、気管支に達し、ここで吸収され、副鼻腔気管支炎を発症することがある。

上顎洞
右上顎洞のためのテクニック

患者の位置： 背臥位になり、頭部を左へ約45度回旋する。治療台のヘッドピースを少し高くする。

9.3 耳と目

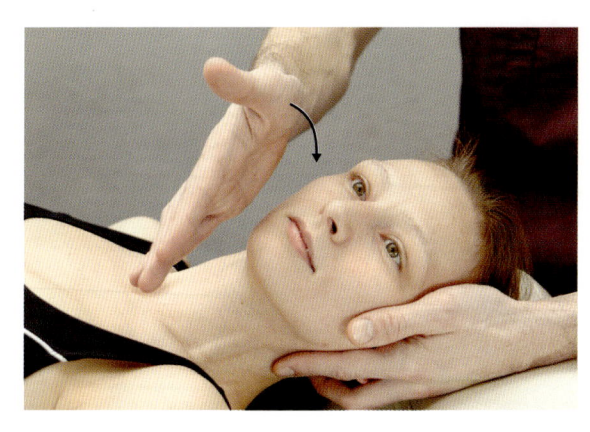

▶図9.18

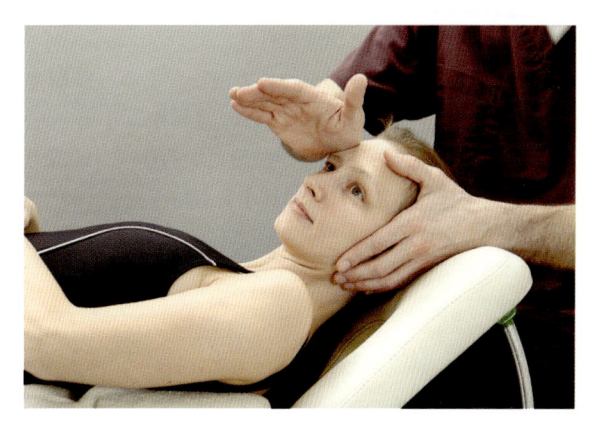

▶図9.20

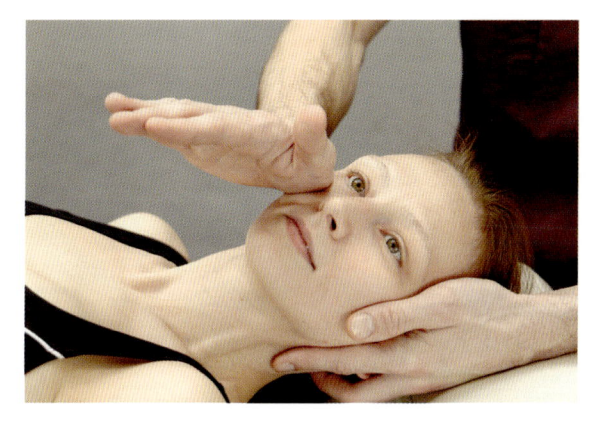

▶図9.19

前頭洞
右前頭洞のためのテクニック

患者の位置：背臥位。治療台のヘッドピースを高くし約45度に傾け、頭部を左へ約20度回旋する。

術者の位置：患者の頭側。治療台の端（頭側）で、身体を患者の方へ向ける。

コンタクト・ハンド：右手

固定手：左手を平らに広げ、患者の頭部の左側面をつかみ支える。

コンタクト部位：右手の母指球（母指の手根中手関節の近く）で、右眼窩上縁、右前頭切痕のすぐ上方（すなわち右眉頭のすぐ上方）、右前頭洞の外側縁の前方にコンタクトする。

スラストの方向：真直ぐ下方へ、すなわち地面の方向へ

操作：患者の頸椎を急な角度で屈曲し、副鼻腔と前頭洞がつながる管が出来るだけ地面へ向くようにする。コンタクト・ハンド（右手）の母指球を、コンタクト部位から約3cm離れた空中で維持する。右前腕を、体軸とほぼ平行に、やや内方へ向ける。右手を軽く背屈・軽く尺屈する。

術者は、右前腕をすばやくそして短く内旋すると同時に右手を回内し、スラストを加える（▶図9.20）。これにより、右前頭洞で、短いスラストを地面の方向へ加える。

> **実践のポイント**
> 慢性の副鼻腔炎でこれらのテクニックを行うと、身体の反応が認められる。すなわち、慢性状態から急性状態へ移行し、疼痛が生じる。これは患者にとって不快なものであるが、身体が治癒過程に入ったことを示す良い徴候である。疼痛を伴う急性状態は一時的なものである。急性状態が長引き、副鼻腔で化膿が生じる場合、身体の他の部位にも広がる感染症を発症している恐れがある。この場合、正統医学の医師に紹介し、原因を解明し、必要な治療を行うべきである。

9.3 耳と目

9.3.1 耳のテクニック

耳小骨は、生まれてから死ぬまで大きさがほぼ変わらない唯一の骨である。ただし、生きている間に、中耳炎に罹患し、その後耳小骨の運動が制限されることもある（特に高齢者）。

耳小骨が形成する機能的組織体は、中耳（鼓膜と内耳の間）に存するため、当然ながら直接治療できない。

このため、鼓膜を介して治療を行う。

　耳小骨の正常な運動はきわめて微小である。鼓膜で生じた音波は運動に変換され、この運動が耳小骨へ伝えられる。すなわち、気圧波が鼓膜に加わり、これにより鼓膜が小さく動き、これに伴い耳小骨も動く。

耳小骨

患者の位置： 背臥位になり、頭部を少し回旋する。

術者の位置： 患者の頭側。患耳の側へ寄る。

操作： 右耳を治療する場合、患者は頭部をやや左へ回旋する。術者は、左手を平らに広げ、患者の左の側頭部に置く。右手の指を閉じ、手掌に小さなくぼみを作る（▶図9.21）。くぼみの橈側を母指で閉じる。この右手を、患者の右耳に置いて押す。その際、くぼみが気密状態を作り出し、鼓膜が空気で押される（▶図9.23）。

　さらに、指を閉じた右手で、やさしく耳をたたく。その際、約10cm離れた位置から右手を動かし、耳を軽くたたく。これを10回程度繰り返す。

耳の血行促進

　ここでは、耳鳴やめまいを有する場合のテクニックについて述べる。このテクニックは、これらの症状に限らず、耳（内耳を含む）の脈管の循環を促進する有益なテクニックである。簡潔に言えば、耳を4方向（下方、後方、上方、前方）へ牽引するテクニックである。

患者の位置： 背臥位。耳にコンタクトしやすくするため、頭部を回旋する。

術者の位置： 患者の頭側。患耳の側へ寄る

コンタクト・ハンド： 必ず患耳と同じ側の手。例えば、患耳が右耳であれば右手

コンタクト部位： 母指の末節骨と示指の遠位指節間関節（DIP）で耳をつかむ。

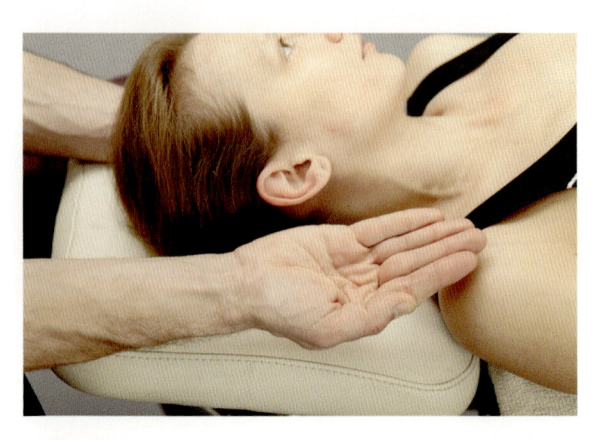

▶図9.21

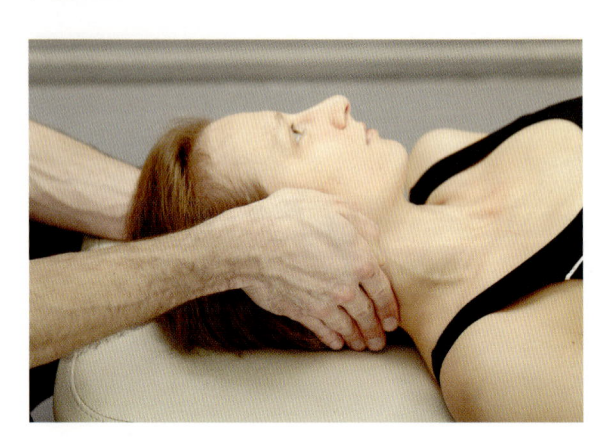

▶図9.22

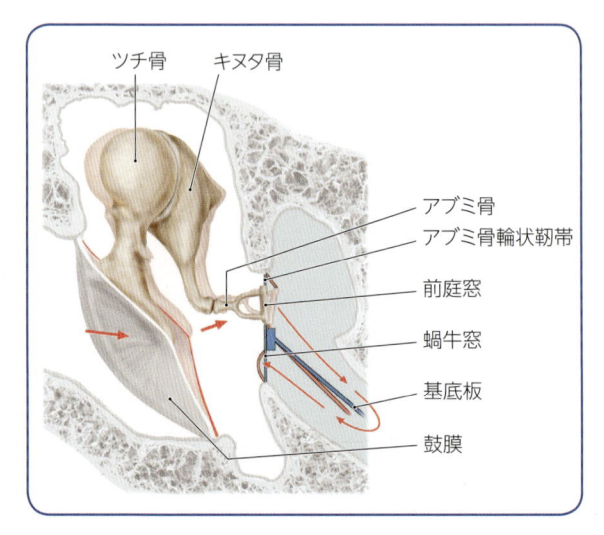

▶図9.23　中耳から内耳への音の伝導

9.3　耳と目

平行に置き、下方へ向ける（▶図9.25）。さらに、患者の外耳の後部（後頭部の近く）をつかみ、手を回内すると同時に前腕を内旋する。
- **上方スラスト**：再び、前腕を体軸と直角に置く。上方から、患者の外耳の上部をつかむ。スラストを加える際、手をすばやく回外すると同時に前腕を外旋する。
- **前方スラスト**：再び、前腕を体軸と平行に置く。脚輪つきのイスに座ったまま上方へ移動し、前腕を上方から下方へ伸ばす。患者の外耳の後部をつかみ、前方へ牽引する。これにより患者の耳を「折り曲げる」。スラストを加える際、手をすばやく回外すると同時に前腕を外旋する。

9.3.2　眼球のモビリゼーション・テクニック

人間の眼球は、真直ぐ前方を見るように出来ている。特に視覚補助具（眼鏡など）を使うと、前方を見ることを強いられる（レンズの外の視野の端が見えにくいため）。われわれが生活する中で、眼球を外方へ動かす機会は少なく、そうすることは無礼とみなされることさえある。学童が、眼筋を最大限に使って眼球を動かし、カンニングをして、窮地に陥ることはあるかもしれない。

眼筋は、使わなければ訓練されない。訓練されない状態に安住すると退化する。眼筋の退化は、眼球の変形をもたらし、これにより視軸の異常やこれに伴う屈折異常が生じることがある。

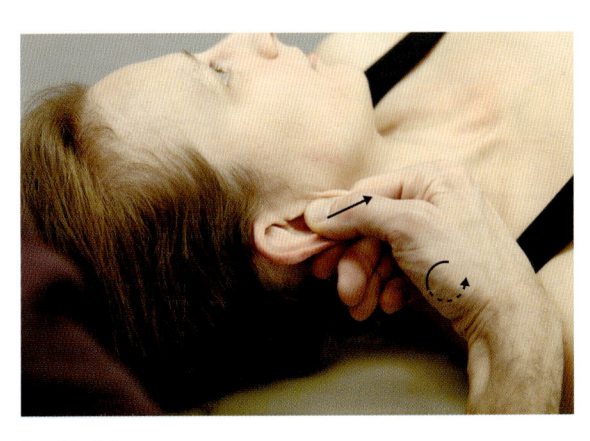

▶図9.24

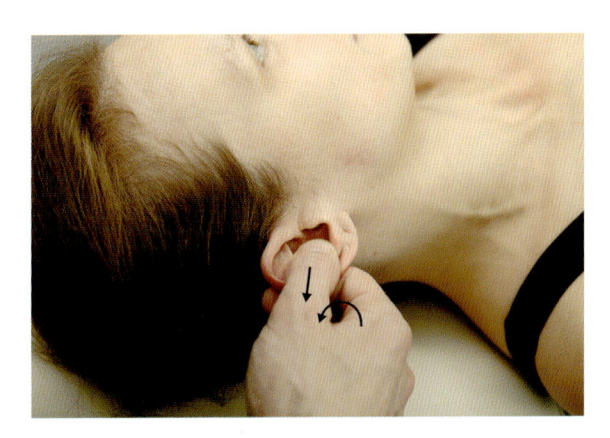

▶図9.25

操作：スラストを4方向へ3回ずつ加える。
- **下方スラスト**：術者は、下方から、患者の耳垂をつかむ。前腕を、体軸と直角に置き、後方から眼の方向へ向ける（▶図9.24）。短いカイロプラクティック・アジャストメントを下方へ加える際、前腕をすばやくそして短く内旋すると同時に手を回内し、耳垂を下方へ牽引する。
- **後方スラスト**：術者は、脚輪つきのイスに座ったまま、（患者から見て）上方へ移動する。前腕を、体軸と

眼球のエクササイズ

眼筋の退化や眼球の変形は、眼球のエクササイズにより阻止できる。このエクササイズにより、視力の維持や既存の屈折異常の改善が可能である。多くのアジアの国々の学校では、1時限に1回、数秒間の短い「眼球トレーニング」を行っている。これは、眼球を回す（全方向へ向ける）ものであり、眼球を可能な限り外方へ動かす（▶図9.26）。

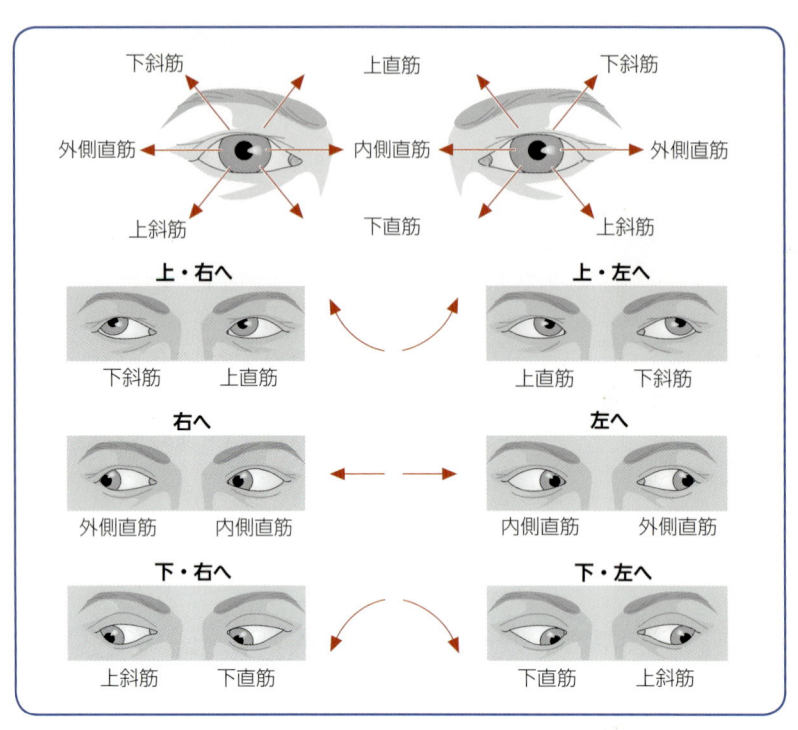

▶図9.26　注視の基本的な方向

10 下肢

本章では、下肢（足関節、足趾関節、膝関節、股関節）のテクニックについて述べる。それぞれの関節につき、関節を構成する構造、生理的な関節可動域、臨床で多く見られるサブラクセーションについて述べる。また、スラスト・テクニックに加えて、モビリゼーション・テクニックや、下肢にとって重要なエクササイズを紹介する。足底板（アーチサポート）の使用や必要性についても述べる。

10.1 はじめに

本章では、足から骨盤にかけての関節で発生しうるサブラクセーションとその矯正テクニックについて述べる。足から骨盤にかけて次の関節が存する。

- 足：
  - 足趾
  - 中足骨
  - 楔状骨（足根骨）
  - 立方骨（足根骨）
  - 舟状骨（足根骨）
  - 距骨下関節
  - 距腿関節
- 膝：
  - 脛腓関節
  - 膝関節（半月大腿関節、半月脛骨関節）
  - 大腿膝蓋関節（膝蓋骨）
- 骨盤：
  - 股関節

10.2 足

足は次の3部分から成る（▶図10.1）。
- 前足：趾骨（足趾および母趾）
- 中足：中足骨
- 後足：足根骨

足には多くの骨がある。これらの骨は、平らでない地面の上でもバランスを保ち、足の回転運動で身体を移動させることができる構造になっている。正常な足は、3つの生理的アーチ（横足弓、外側縦足弓、内側縦足弓）を有し、これらは歩行時に緩衝をもたらす。

足に存する関節の大部分は、半関節（可動性の小さい緊密関節）である。また、足のアーチは、靭帯や筋により保たれている。

体重（重力）は、主に脛骨から距骨（厳密には距骨滑車）を経て足に伝わり、次の3つの接地点で地面に分散される。

- 踵骨隆起
- 第1中足骨頭
- 第5中足骨頭

診察やテクニックで重要となるのは、前足の運動軸（ショパール関節を通る）（▶図10.2）、足根中足関節の関節面（▶図10.3）、楔舟関節および踵立方関節の関節面（▶図10.4）、距舟関節および踵立方関節の関節面（▶図10.5）である。

> **実践のポイント**
> 後足と中足（足関節ではない）におけるスラストの方向：
> **ショパール関節**の運動軸がスラストの方向の主軸となる。中足と後足では、できるだけ**この軸の方向へ**スラストを加える。術者は、この軸から**底側**（plantar）へ約10cm延ばした延長線をイメージする（▶図10.2b）。足では、この延長線の起点から、底側へ（plantar）または背側へ（dorsal）スラストを加える。すなわち、できるだけ足骨の滑走関節の関節面の方向へスラストを加える（▶図10.3）。

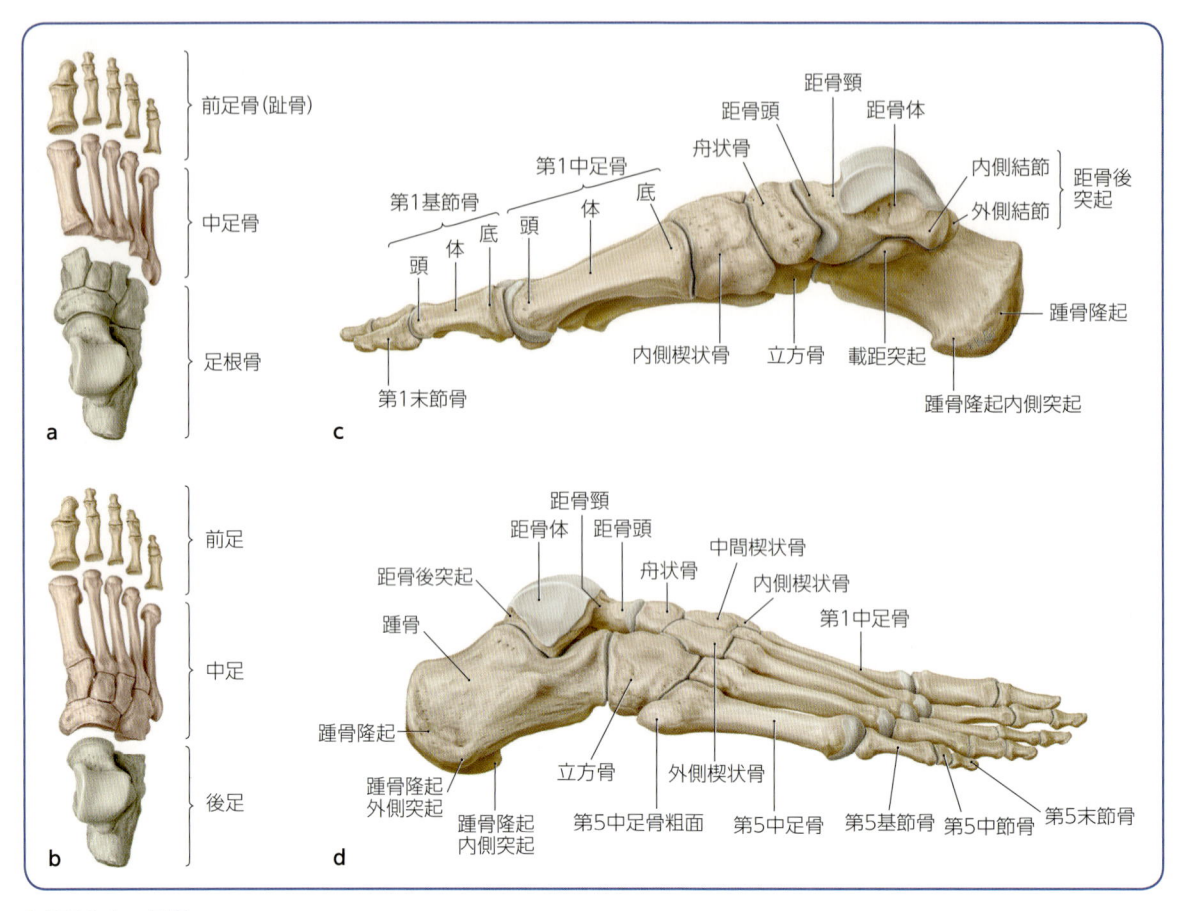

▶図10.1　足骨

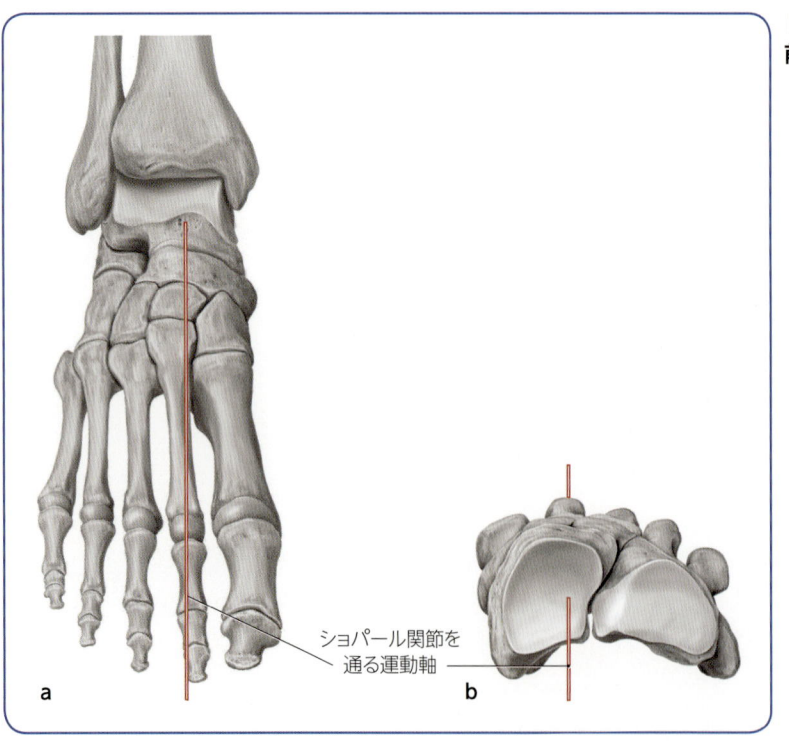

▶図10.2　ショパール関節を通る前足の運動軸

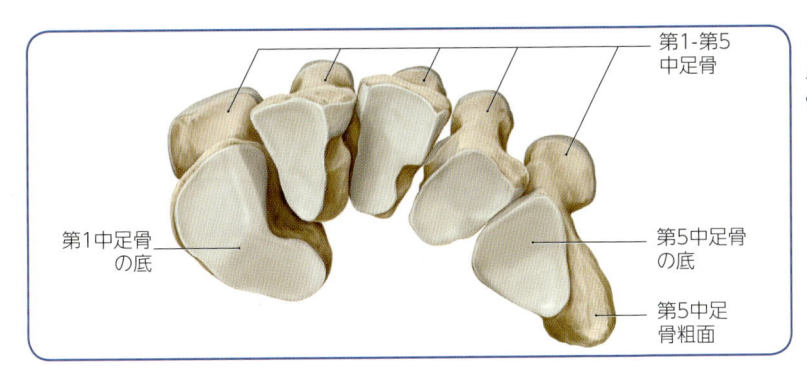

▶図10.3
足根中足関節（リスフラン関節）の近位関節面：第1-第5中足骨の底

第1-第5中足骨
第1中足骨の底
第5中足骨の底
第5中足骨粗面

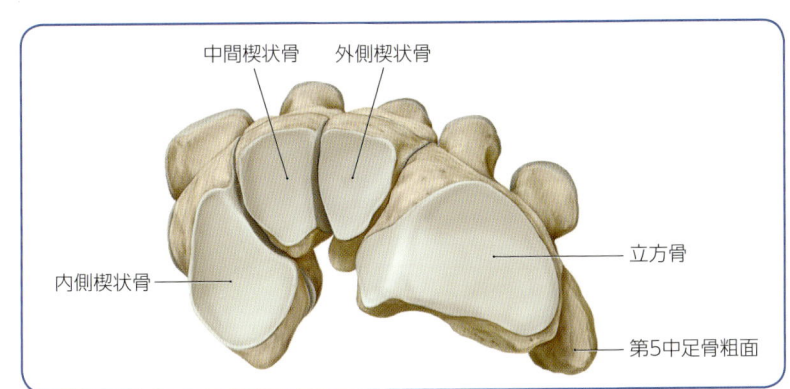

▶図10.4
右足の楔舟関節および踵立方関節の近位関節面

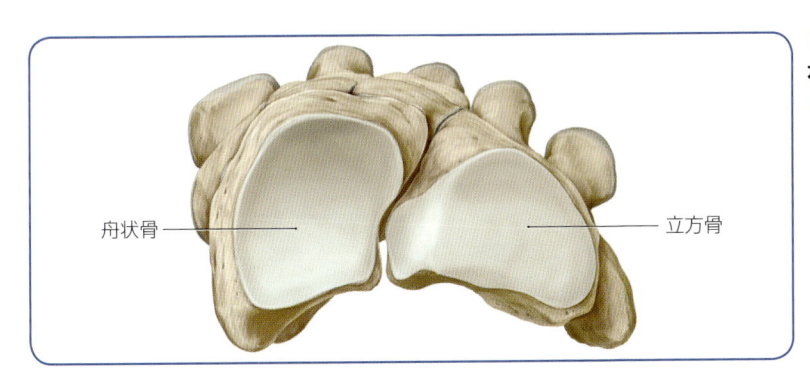

中間楔状骨
外側楔状骨
内側楔状骨
立方骨
第5中足骨粗面

▶図10.5
右足の距舟関節および踵立方関節（ショパール関節）の近位関節面

舟状骨
立方骨

　人間は、体重を両下肢に均等にかけて立ち、さらに両足のそれぞれで2つの接地点（踵骨隆起と第1中足骨頭）に分散させる。

　文明化に伴い、人間は足（特に足趾）の生理的運動をほとんど行わなくなった。自然の中を裸足で歩く場合、平らでない地形に足を適合させて歩かなければならない。砂地、森、草原など様々な地形があり、足を取られることもあれば、楽に歩けることもある。靴を履いた状態より裸足の方が、足趾をよく使う。人間は、足趾で物をつかみ、持ち上げることができる。また、足趾を曲げ「引っかけ」何かによじ登ることもできる。しかし、靴を履くと、足趾の運動が減り、歩行時に足の背屈運動しか生じない。これは横軸扁平足を助長する。特にヒールの高い靴は良く

ない。ただし、裸足であっても、固い平坦な面（タイル、寄せ木、積層材、リノリウム、ポリ塩化ビニル）ばかり歩くと、足が扁平になる。最近の住宅では、衛生上の理由から、毛足の長い軟らかいじゅうたんを敷くことは減っている。

　このような生活では、**横軸扁平足**や**扁平足**が助長され、これらに伴い**外反足**が生じる。また、横軸扁平足から、しばしば**外反母趾**（母趾中足趾節関節のサブラクセーションによる母趾軸の外方変位）が生じる。総じて、これらの足の異常は、ある種の素因、体重増加、足の運動の寡少、足のアーチを崩す履き物などを原因として生じる。

　カイロプラクティック・テクニックにより、足のアーチや

足の可動性の改善が可能である。また、足を矯正位置で固定し治療の成果を持続させるため、足底板を使う場合もある。さらに、患者は足の自己エクササイズを行うとよい。

🛈 関連した病気など

モートン神経腫

モートン神経痛やモートン中足骨痛ともいう。疼痛を伴う疾患であり、足底神経（脛骨神経から分岐する。外側足底神経と内側足底神経がある）が線維化し、圧迫により神経節が形成される。第3趾と第4趾の間での発症が多い。発症に先立ち、横軸扁平足が認められることが多く、これが主要な原因と見られている。

カイロプラクティック治療では、特に足の静力学と仙腸関節に重点を置く。また、足底板を併用し、中足骨の負荷を軽減する。ただし、進行すると、疼痛除去や足の正常な運動の回復のため、神経腫の切除手術が必要である。

足の診察では、足の各関節の可動性を調べるとともに、関節に特化せず足を動かす。
- 患者は腹臥位になり、両足を治療台の端（足側）から突き出す。術者は**足底**を観察する。足のアーチの異常、皮膚の角質化、圧迫部位、発赤部位、疣贅（いぼ）、傷に注意する。
- **距骨下関節**の診察では、足の角度に注意する。すなわち、左右の足の位置を比較し、いずれがより内旋位または外旋位になっているかを確認する。また、運動テストを行い、両足を同時に最大内旋および最大外旋し、左右の足の可動域を比較する。
- **距腿関節**の診察では、両足を底屈および背屈する。脛骨の前方遠位端と前方の骨（距骨頭、舟状骨、立方骨）の距離を触診し測定する。左右の足で測定し、比較する。
- 脛骨の**外果**の位置（踵骨や立方骨との位置関係）を触診する。
- 患者の両足を背屈し（術者は自分の膝で患者の足を背屈位にすると、両手を自由に使える）、**膝**にある**腓骨頭**を触診し、左右の腓骨頭が同等に動くかを調べる。
- **中足骨**の診察では、両足を最大内旋および最大外旋する。診察時に足をこの位置に置くだけで、関節が矯正される場合もある（正しい運動をほとんど行っていなかった足が正しい位置に置かれるため）。

術者は、両足を同時に同じ可動域内で動かし触診する。左右を比較し、わずかな相違（足の背側・底側で検出される）にも注意する。

外反扁平足および扁平足

縦足弓は主に3つの靭帯と屈筋群により維持されている。
- 靭帯
  - 底側踵舟靭帯（スプリング靭帯）：踵骨から舟状骨にある
  - 長足底靭帯：踵骨から立方骨にある
  - 足底腱膜：踵骨隆起から中足骨頭にある
- 筋
  - 短趾屈筋と短母趾屈筋
  - 長趾屈筋
  - 長母趾屈筋

縦足弓が「下がる」と、足の接地面が広がり、これにより足長が長くなる。この状態になると、足全体の運動異常が混合して生じる。
- **後足**：踵骨・舟状骨・楔状骨（主に第1楔状骨）が外反位（内旋）および内転位（内方変位）になる。踵骨の前面と距骨頭が底屈位になる。
- **前足**：中足骨と母趾が外旋および外転位（外方）になり、中足骨頭（中足骨の遠位端）が背屈位になる。

足の静力学に異常が生じると、靭帯を通じて、足の関節機能障害が助長される。例えば、踵骨の前面が底屈位になると、底側踵舟靭帯を通じて、舟状骨が底側へ牽引される。また、踵骨が外反位になると、距骨下関節が内旋になる（外反足）。

外反足

距骨下関節の異常を原因として踵骨が外反位になると、アキレス腱と踵の間が「折れ曲がる」。幼児では、外反足や扁平足が足の生理的位置であり、通常、思春期までに正常な位置になる。6歳以上の小児が異常な扁平足や外反足を発症した場合、ワンシーズンにわたり足底板を使用することが推奨される（足を包みこむ形の靴で使用する。サンダルは不可）。その間、足のアーチの走行や成長変化を観察する。また小児と一緒に足のエクササイズ（遊びながら行える）を行う。ワンシーズンの後、小児の足が生理的な位置と運動を回復しているかを確認する。

踵骨棘

踵骨棘は、足底筋膜が遠位へ伸長されることで、踵骨隆起外側突起や踵骨隆起内側突起に形成される。扁平足（しばしば横軸扁平足を併発）から形成されることが多い。足のアーチが低下すると、足底筋膜の起始部である踵骨が牽引される。

身体は、足底筋膜の断裂を防ぐため、これを強化しようとする。すなわち硬い物質（カルシウム塩）で足底筋膜を固定しようとする。しかし、カルシウム塩が蓄積すると、外骨腫が形成される（X線の側面像で診断可能。p.44）。このような足底筋膜の強化の試みは、ある段階までは有効であるが、足の静力学の異常に加えて外骨腫が形成されると、足を一歩踏み出すごとに疼痛が生じる。これによりさらに静力学が悪化する。遅くともこの段階で（もっと早い方がよい）、足のアーチを支える足底板を使用し、足底腱の牽引負荷をなくす必要がある。さらに、足底筋膜の起始部（踵骨）への圧迫を軽減する特殊なパッド（詰め物）を足底板に装着するとよい。

> **注意**
> パッドは片足の足底板のみに装着することが多いため、下肢長差の助長に注意しなければならない。パッドは、踵骨棘の形成部位のみに触れるように装着し（踵骨全体にあてる必要はない）、片足だけを持ち上げないようにする。

足底板を作製する**前**に、あらゆる位置異常を矯正しておく必要がある。位置異常は、全身のどの部位にも存在する可能性があるが（頸椎など）、足と直接に関連する構造（仙腸関節、骨盤、腓骨、**距骨下関節**、距腿関節、足根骨、中足骨）の位置異常は特に重要である。

> **実践のポイント**
> 足底板は、少なくとも半年以上、常時使用する。これにより足の静力学が安定する。その結果、踵骨に蓄積されたカルシウム塩の減少が促される。ただし、カルシウム塩の減少は、数年を要するプロセスである。これを早めるための放射状衝撃波療法もあるが、足底板の装着（半年以上）により足の静力学を改善し、踵骨棘形成の原因を解決してから行うべきである。

横軸扁平足

横軸扁平足では、**横足弓**が低下し、広がった状態になる。第2中足骨頭から第4中足骨頭の接地面が増え、その結果、足が地面を押す圧迫が変化し、趾間が拡張する（▶図10.6）。また、前足の中央部で皮膚の角質化

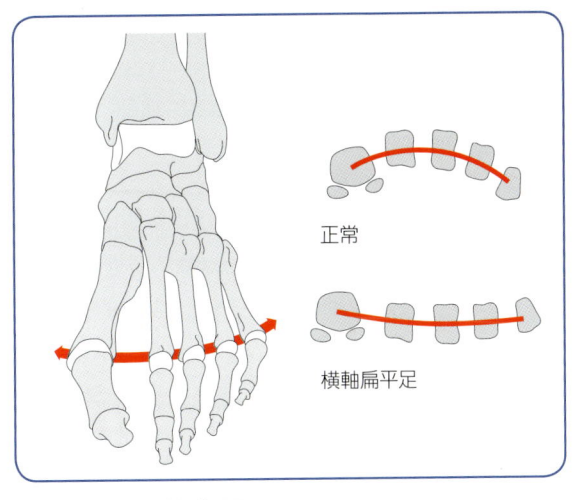

▶ 図10.6　横軸扁平足

（胼胝）が見られる。9割近くのドイツ人が横軸扁平足を有するとされる。

横足弓は次の筋により維持されている。

- 長腓骨筋
- 後脛骨筋
- 母趾内転筋

また、横足弓の形成には、ほぼ全ての足の靭帯が必要であるが、特に深横中足靭帯が重要である。

横足弓の回復（アーチの引き上げ）のテクニック（p.196）は、どの患者にも行うことができる。足の位置異常を有する患者にとって、このテクニックは、当初心地よいものではないが、その後、症状の軽減が感じられる。このテクニックは、特定のサブラクセーションに特化したものではなく、一般に横足弓（異常はないもののケアされていない）の可動性を改善するものである。

外反母趾

外反母趾は、よく知られた足の病態である。ある種の素因に加えて、足に良くない靴（ヒールの高い、足先の尖った靴など）を履くことで、発症が促される。また、横軸扁平足、扁平足、外反足のいずれかを有することで、長期にわたり足の静力学の異常が続き、母趾の中足趾節関節の骨が変性する。

横軸扁平足、扁平足、外反足のいずれかを有すると、長腓骨筋を通じて、第1中足骨の近位端（内側楔状骨と接合）が外方へ（第2中足骨の方向へ）牽引される。こ

れに伴い、第1中足骨の遠位端（すなわち母趾の中足趾節関節）は内方へ動く。長母趾伸筋や長母趾屈筋（母趾の**末節骨**の前面と後面で停止）は、原理的に、母趾を近位へ牽引するとともに、外方へ牽引する（弓を張るように）。これらの筋は母趾軸の外側にあるからである。非生理的な牽引の強まりにより、母趾中足趾節関節はさらに内方へ動く。これにより、第1中足骨の角度が変化する。すなわち、第1中足骨は内方へ変位し、背屈位になる。その際、母趾基節骨が外方へ（第2趾を越えて）外反し、背屈位になる。このような機序で、外反母趾は悪化し、母趾は第2趾を越えて外反する。

外反母趾による足骨の病的な位置変化は、▶図10.7の通りである。

足の静力学を矯正しても、外反母趾の症状は直ぐには解消されない。また、通常、進行した外反母趾を後退させることはできない。ただし、カイロプラクティック治療を通じて、投薬なしで症状が消失する時間を増やせば、患者にとって有益である。早期の段階で外反母趾を見つけ、症状が表れる前の状態を維持するのがよい。

また、カイロプラクティック治療に加えて、足底板（足全体ではなく横足弓を支える。そのため適切にパッド（詰め物）を装着する）や、トウ・スプレッダー（足趾を広げる器具）を処方するとよい（処方が難しければ助言でもよい）。トウ・スプレッダーは、できれば足趾を測定してから作製する。ただし、既製のゲル素材のパッドを第1趾骨と第2趾骨の間に詰めてもよい。この状態で靴下を履く。通常、このパッドは、靴を履くと安定し、歩行の邪魔にもならない。

生活の質を大幅に低下させる外反母趾の進行例は、整形外科医に紹介し治療を受けさせるべきである。

10.2.1　足のモビリゼーション・テクニック

モビリゼーション全般
足全体のモビリゼーション

操作： このモビリゼーションは有益である。多くの患者は、非生理的運動を通じて足をわずかしか動かさないからである。術者は、足をまず最大外旋し（▶図10.8）、次に最大内旋する（▶図10.9）。

横足弓のモビリゼーション（横軸扁平足）
左足のモビリゼーション

患者の位置： 背臥位

術者の位置： 治療台の端（足側）。患者の左足の内側。身体を患者の方へ向ける。

コンタクト・ハンド： 右手

コンタクト部位： 第2指から第5指の指先でコンタクトする。

マニピュレーションの方向： 右手の第2指から第5指の指先で、足底の放射状の溝（主に第2溝と第3溝）にコンタクトし、横足弓の背側凸を強めるため、背側へ動かす。また、右手の側部で、第5溝（第5中足骨の外側）を底側へ動かす。

操作： 患者は、できるだけ左足の力を抜く。術者は、右手を尺屈し、母指だけを伸ばし、他の指の全ての関節を屈曲する。右手で、患者の左足の中足をつかむ。その際、右母指球を、背側から、左足背の第4溝と第5溝（第4、第5中足骨間のすきま）の上に置き、他の指の指先を、底側から、足底の第2溝（第1、第2中足骨間のすきま）の中足骨の遠位端に置く（▶図10.10）。さらに術者は、自分の右前腕および右手を回旋し回外位にする。その際、右手のグリップを維持する（▶図10.11）。右手の第2指から第5指の指先を、足底の第2溝から第4溝（第4、第5中足骨間のすきま）まで移動させていく。

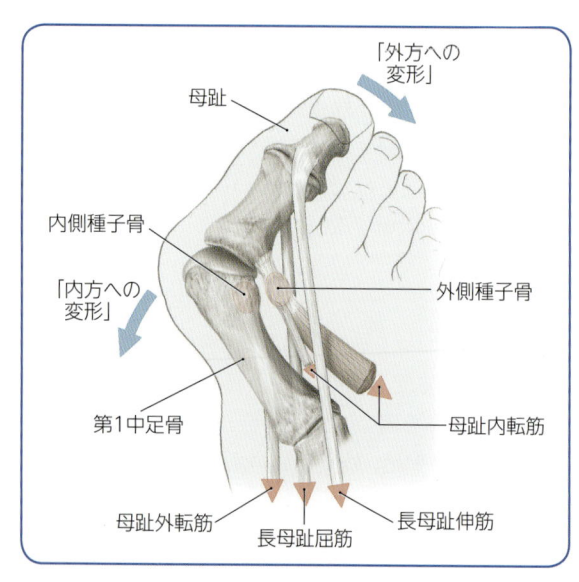

▶図10.7　足骨の病的な位置変化

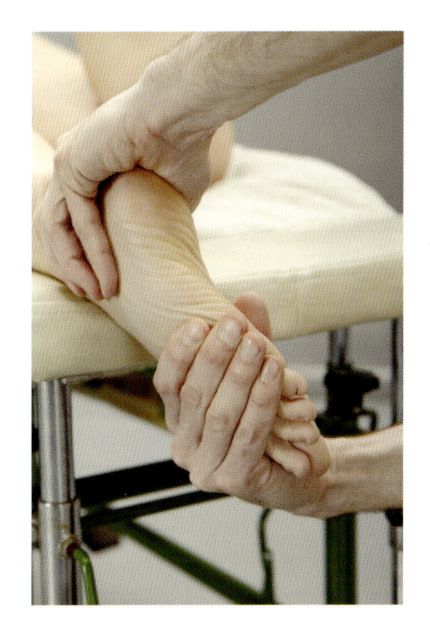

▶図10.8

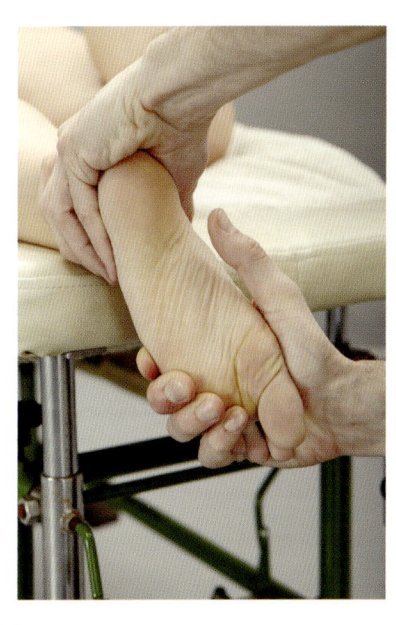

▶図10.9

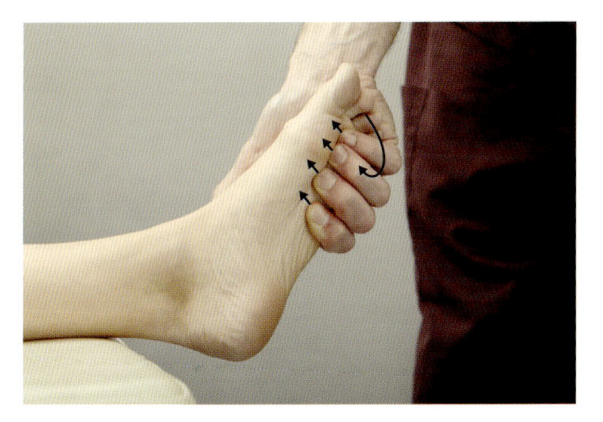

▶図10.10

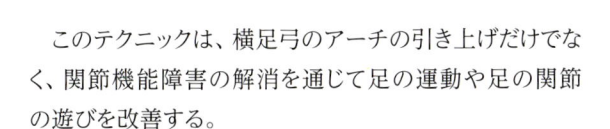

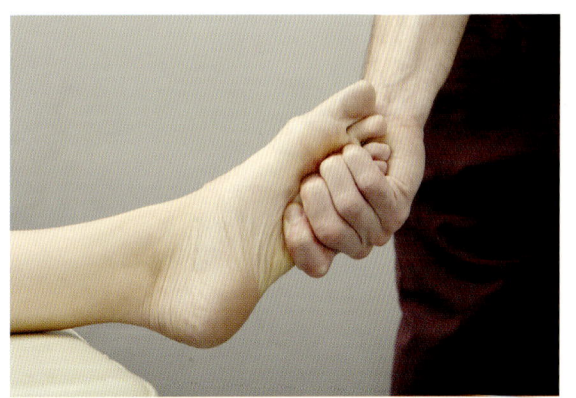

▶図10.11

　このテクニックは、横足弓のアーチの引き上げだけでなく、関節機能障害の解消を通じて足の運動や足の関節の遊びを改善する。

足のエクササイズ

　ここでは、足の筋を強化するエクササイズについて述べる。これは若年者にも高齢者にも有益である。

　このエクササイズは、靴下を履き、滑りのよい床面で行う。患者は、両足をそろえて閉じ、この状態で前方へ移動する。すなわち、両足の全足趾を同時に屈曲し、これらの足趾を床面に「ひっかける」ようにしてゆっくり前方へ進む。その際、重要なのは、両足を同時に動かすことと、上体を揺らして弾みをつけないことである。

　足趾で床上の物をつかみ持ち上げることもエクササイズになる。これは小児にも成人にも有益である。特に小児や乳幼児にとって、足趾で物をつかむエクササイズは、足の運動の学習になる。

　エクササイズの負荷が不足してきたら（進化論的に足は負荷に適応するようにできている）、変法として**足のマッサージ**を行う。マッサージを行う者がいない場合、患者はイーゲルボール（ごつごつしたマッサージ用ボール）や、足ローラー（円筒型の木片で、表面が毛羽立っているもの）を使うとよい。足をボールやローラーに載せ、軽く押し付けながら足を動かす。この自己マッサージは、書斎にいる時や自宅で読書する時など、何かをしながら行うとよい。

10.2.2 足趾テクニック

ここでは、主に、足趾の趾節間関節（IP）の固着（フィクセーション）を改善するテクニックについて述べる。趾節間関節（IP）の固着は、小さめの靴を履いたり、足趾を何かにぶつけることで生じる。

このテクニックは、靭帯や関節包を牽引し、関節を生理的位置に戻すものである。固着以外のサブラクセーションを有する場合でも行うことができる。

> **実践のポイント**
> カイロプラクティックのマニピュレーション（短く、高速で、大きな力を用いない）としての牽引は、足趾の関節や関節包にとって有益であり、不定期に行うとよい。サブラクセーションがない場合も有益である。牽引により、関節包が刺激され、関節面の栄養状態が改善される。

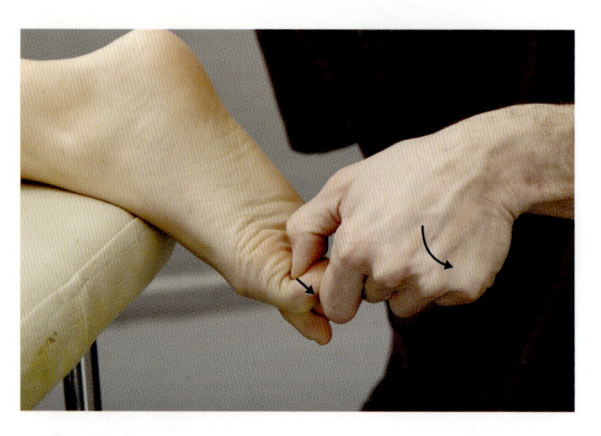

▶図10.12

母趾の趾節間関節（IP）
母趾のIPサブラクセーション

患者の位置：腹臥位になり、両足を治療台の端（足側）から突き出し、足趾を地面へ向ける。

術者の位置：患者の下方で、視線を患者の足底に向ける。

操作：術者は、コンタクト・ハンドの母指と示指で、患者の母趾の末節骨をつかむ。その際、母指を真直ぐ平らに伸ばし、底側から母趾にコンタクトし、母指の指先を母趾のIPに置き、母趾のIPを屈曲する。同時に、示指を屈曲し、示指の中節骨で、背側から、母趾の爪にコンタクトする（▶図10.12）。この母指と示指のグリップで、母趾全体を固定する。他方の手の小指の中手指節関節を、コンタクト・ハンドの母指の爪の上に置き、スラストを強化する。

短くすばやいカイロプラクティック・アジャストメントを、母趾の基節骨を遠位へ伸長する方向へ加える。その際、母趾のIPを屈曲したままにする。これは、コンタクト・ハンドを尺屈すると同時に下方へ牽引することで可能である。また、スラストを強化するため、他方の手をすばやく回外する（前腕の外旋）と同時に、コンタクト・ハンドと同様に下方へ牽引する。

第2趾-第5趾
第2趾-第5趾のDIP・PIP・中足趾節関節サブラクセーション

患者の位置：腹臥位になり、両足を治療台の端（足側）から突き出し、足趾を地面へ向ける。

術者の位置：患者の下方で、視線を患者の足底に向ける。

操作：解剖学的な位置関係により、第2趾-第5趾の末節骨へのコンタクトは難しい（▶図10.13）。とはいえ、適切なグリップで患趾を固定し、前項と同じ操作で、遠位指節間関節（DIP）を矯正する。

近位指節間関節（PIP）と中足趾節関節の靭帯はそれほど強固でないため、次の操作でPIPと中足趾節関節を同時に治療する。

術者は、コンタクト・ハンドの母指と示指で、患趾の中節骨と末節骨をつかむ。その際、母指を真直ぐ平らに伸ばし、底側から患趾にコンタクトし、患趾を伸長する（▶図10.14）。母指の指先を、基節骨の近位端（できるだけ近位）に置く。同時に、示指を屈曲し、示指の中節骨で、背側から、患趾の背にコンタクトする。この母指と示指のグリップで、患趾全体を固定する。他方の手の小指の中手指節関節を、コンタクト・ハンドの母指の爪の上に置き、スラストを強化する。

短くすばやいカイロプラクティック・アジャストメントを、中足骨を伸長する方向へ、すなわち患趾を伸長する方向へ加える。これは、コンタクト・ハンドを尺屈すると同時に、下方へ牽引することで可能である。また、スラストを強化するため、他方の手をすばやく回外する（前腕の外旋）と同時に、コンタクト・ハンドと同様に下方へ牽引する。

このテクニックは、患者が背臥位でも行える。その場合、固定手で足を治療台に固定し、スラストを加える（▶図10.15）。

母趾の中足趾節関節
母趾の中足趾節関節サブラクセーション

前項（「第2趾-第5趾」、p.202）と同じ操作で、母趾の中足趾節関節を矯正する。母趾は2つの骨から成り、2つの関節（中足趾節関節とIP）しかない。母趾の靭帯は強固であるため、母趾の中足趾節関節の治療では、速度（スピード）に加えて、他の足趾で用いるより大きな力が必要である。術者は、▶図10.16のグリップ、または▶図10.17の代替グリップで、母趾を固定し、スラストを遠位へ加える。

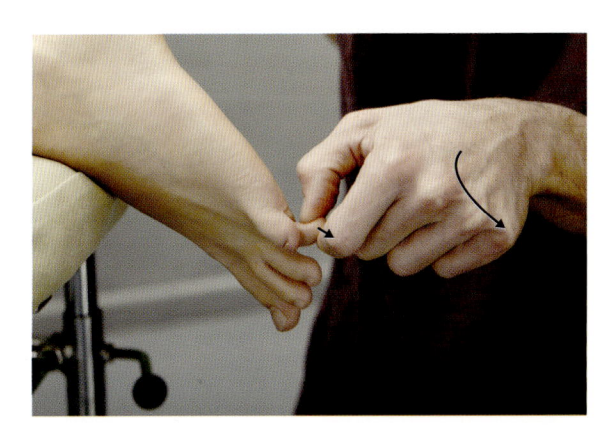

▶図10.13

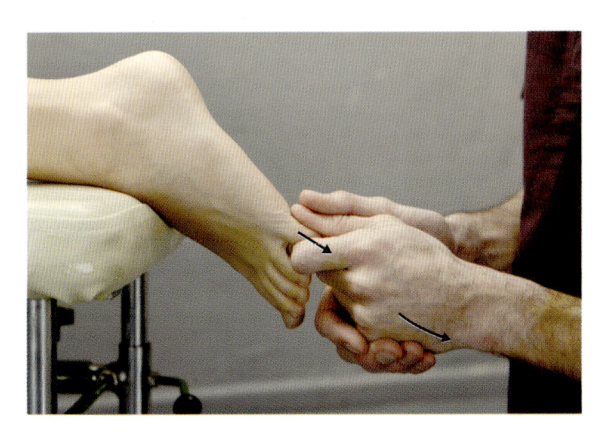

▶図10.14

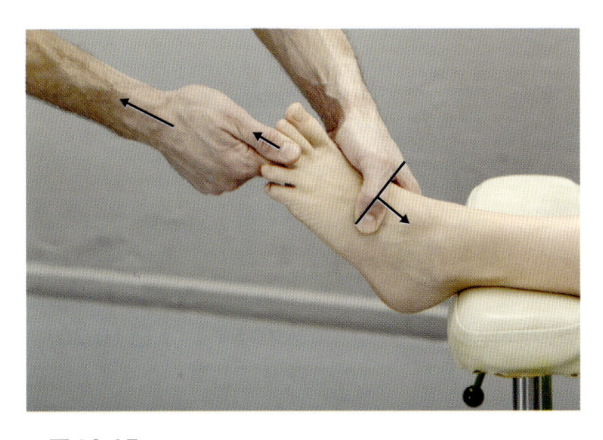

▶図10.15

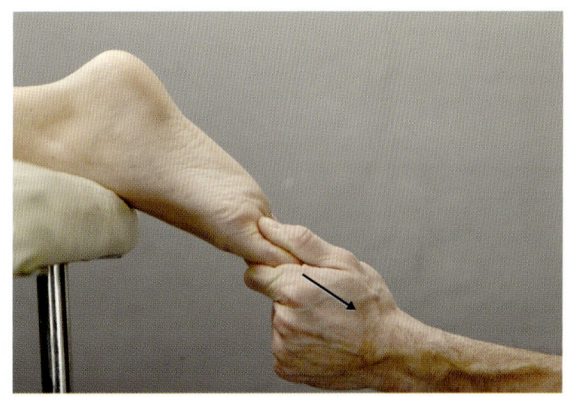

▶図10.16

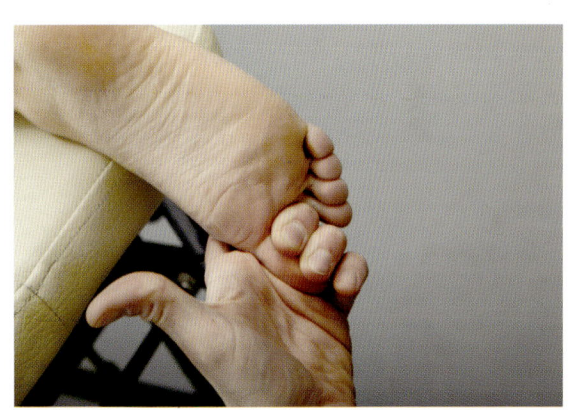

▶図10.17

中足骨の底側サブラクセーション
（母指コンタクト）
右中足骨の底側サブラクセーション

中足骨のサブラクセーションにより、中足で歩行時痛や圧痛が生じる。中足骨の**底側**サブラクセーションは、足の上に物を落としたり、足を踏まれることで生じる。このサブラクセーションでは、足根中足関節（リスフラン関節ともいう。内側楔状骨・中間楔状骨・外側楔状骨・立方骨の遠位の関節面）を矯正する。

患者の位置： 腹臥位になり、両足を治療台の端（足側）から突き出し、足趾を地面へ向ける。

術者の位置： 患者の右側に立つ。身体を患者の右足へ向ける。右体側を患者の下肢に向ける。視線を患者の右足に向ける。

コンタクト部位： 左母指の末節骨および右手の豆状骨で、中足骨底（足底側）にコンタクトする。

スラストの方向： スラストの方向は、第1中足骨－第3中足骨では、楔状骨との関節面（の走行およびアライメント）に合わせる。第4および第5中足骨では、立方骨との関節面（の走行およびアライメント）に合わせる。
- 第1および第2中足骨：背側および下方へ
- 第3中足骨：背側・下方へ、さらに外方へ
- 第4および第5中足骨：主に外方・下方へ、さらに背側へ

操作： 術者は、左母指の末節骨を平らにし、患者の中足骨底（足底側）に、中足骨に沿ってコンタクトする。その際、左母指の指先がリスフラン関節に来るようにする（この関節を越えない）。▶**図10.18**）。左手の他の指で、患者の右足をつかみ、コンタクトを安定させ、足を動かす。その際、左示指の末節骨（または中節骨）を、中足骨底（足背側）を横切るように置く。また、右手（ハイ・アーチ）の豆状骨で、左母指の爪にコンタクトし、スラストを強化する。

さらに、術者は、患者の右足を、最大底屈・軽く外旋すると同時に、右足を牽引する（▶**図10.19**）。内側の中足骨（第1および第2中足骨）の矯正では、足を外旋する。外側の中足骨（第4および第5中足骨）の矯正では、足を内旋する。第3中足骨の矯正では、足を真直ぐ最大底屈する。その際、術者は、左母指および右手の豆状骨を背側へ動かし、中足骨が他動的運動の最終可

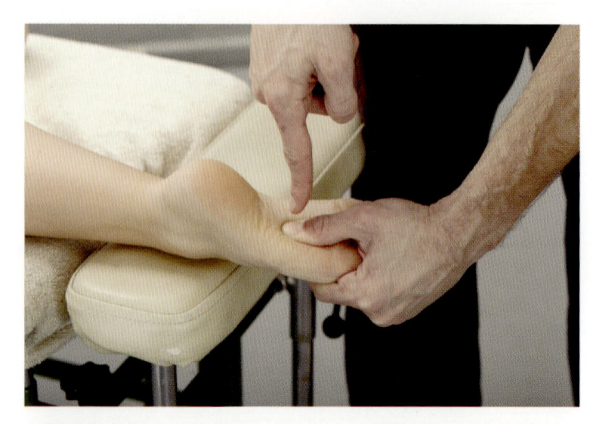

▶図10.18

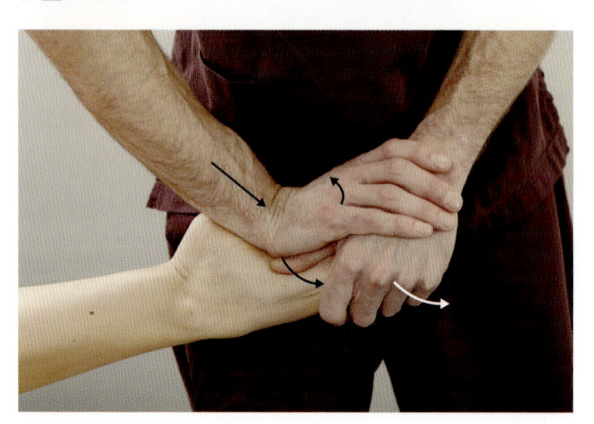

▶図10.19

動域に達するのを感知する。

これと同時に、短くすばやいカイロプラクティック・アジャストメントを、スラスト方向（それぞれの中足骨により異なる）へ加える。確実にスラストを加えるため、術者は、上体を左へ回転し屈曲する（上体を左へねじり前方へ曲げる）とよい。

中足骨の底側サブラクセーション
（豆状骨コンタクト）
左中足骨の底側サブラクセーション

原則として前項（「母指コンタクト」、p.204）で述べた操作と同じ。ただし次の点が異なる。左手全体を、背側から、患者の足背に置き、右手（ハイ・アーチ）の豆状骨で、中足骨底（足底側）にコンタクトする（▶**図10.20**）。

中足骨が他動的運動の最終可動域に達すると同時に、短くすばやいカイロプラクティック・アジャストメントをスラスト方向（それぞれの中足骨により異なる）へ加える（▶**図10.21**）。

10.2 足

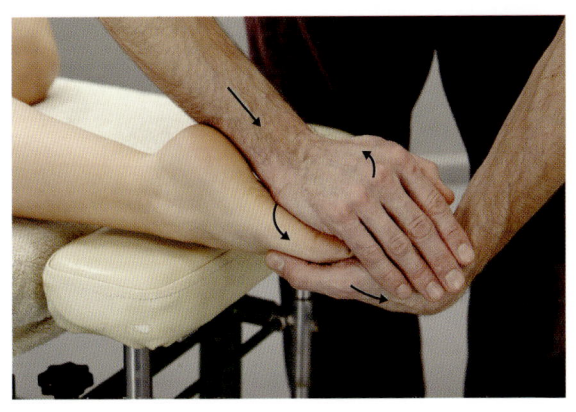

▶図10.20

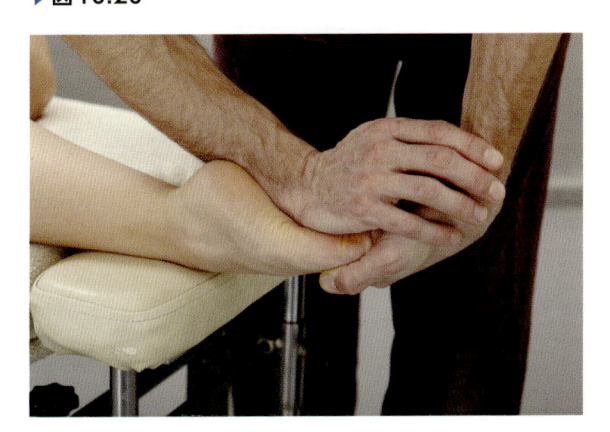

▶図10.21

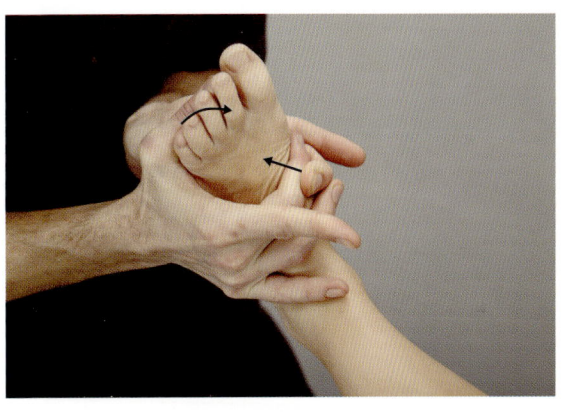

▶図10.22

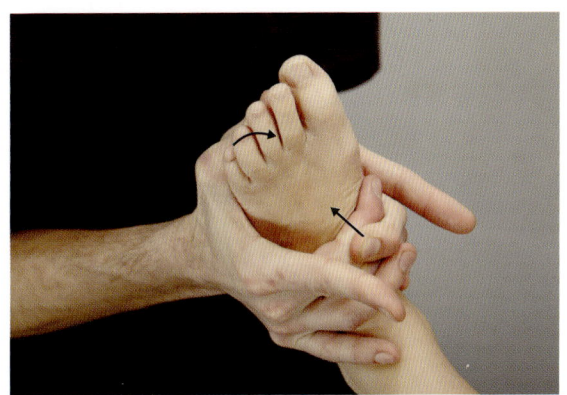

▶図10.23

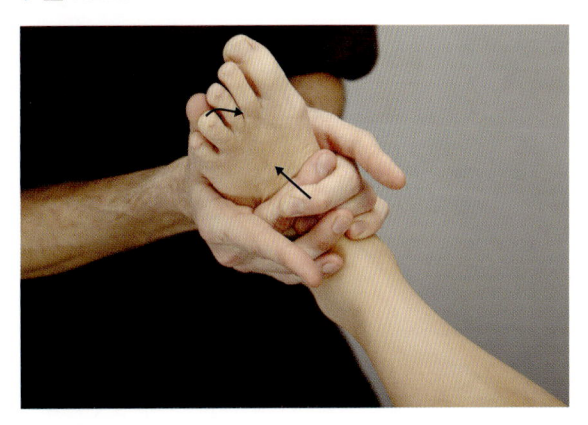

▶図10.24

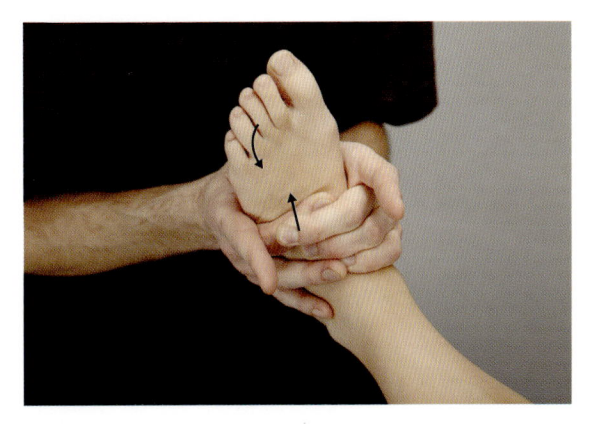

▶図10.25

中足骨の背側サブラクセーション

左中足骨の背側サブラクセーション

誤って硬い物を踏むと、足根中足関節で中足骨の**背側サブラクセーション**が生じることがある。

患者の位置：背臥位

術者の位置：患者の下方。身体を患者の両足の方へ向ける。

コンタクト部位およびコンタクト・ハンド：手の次の部位で、足根中足関節の中足骨底（足背側）にコンタクトする。

- 第1中足骨：右中指の近位指節間関節（PIP；▶図10.22）
- 第2中足骨：右中指の中節骨（▶図10.23）
- 第3中足骨：右中指の遠位指節間関節（DIP；▶図10.24）
- 第4中足骨：右中指の末節骨（▶図10.25）
- 第5中足骨：左中指の近位指節間関節（PIP；▶図10.26）

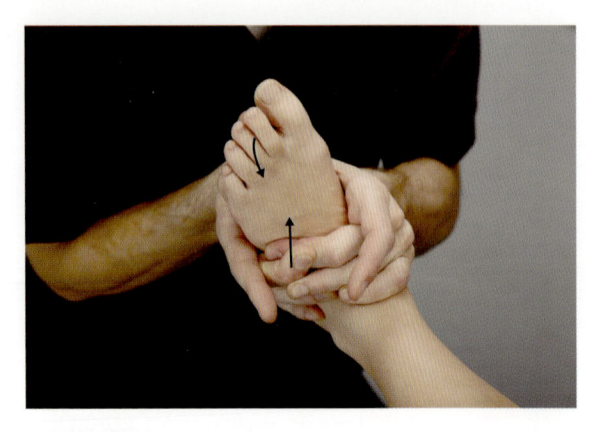

▶図10.26

固定手：第1中足骨－第3中足骨では、左中指を右中指の上で交差させ、右中指で正確に患骨の中足骨底（足根中足関節に存する）にコンタクトする。第4および第5中足骨では、左中指の上で右中指を交差させ、左中指で正確に中足骨底にコンタクトする。固定手の詳しい位置は次の通りである。

- 第1中足骨：左中指の遠位指節間関節（DIP）を、右中指の近位指節間関節（PIP）の上に置く
- 第2中足骨：左中指の中節骨を、右中指の中節骨の上に置く
- 第3中足骨：左中指のPIPを、右中指のDIPの上に置く
- 第4中足骨：右中指のDIPを、左中指の中節骨の上に置く
- 第5中足骨：右中指のDIPを、左中指のPIPの上に置く

スラストの方向：スラストは、主として底側（planatar）へ、関節面（足根中足関節）に沿って加える。それぞれの中足骨により、関節（足根中足関節）の向きが異なるため、スラストの方向を調整する。

- 第1中足骨：底側・やや外方へ、遠位へ
- 第2中足骨：底側へ、遠位へ
- 第3中足骨：底側・やや内方へ、遠位へ
- 第4および第5中足骨：内方・底側へ、遠位へ

操作：術者は、両中指を交差するとともに、両手の他の指も交差し、左足背から距腿関節に置く。さらに、両母指で、中足骨（患骨）の遠位端（中足骨頭）にコンタクトする。第1－第3中足骨では、右母指の末節骨で、第4および第5中足骨では、左母指の末節骨で、患骨の中足骨頭にコンタクトする。

術者は、両手をこの位置に置き、患者の左足を背屈する。その際、両手を回外（外旋）および尺屈する。また、身体を後方へ傾け、患者の左足を牽引する。内側の中足骨（第1および第2中足骨）の矯正では、足を内旋し、外側の中足骨の矯正では、足を外旋する。

中足骨（患骨）が他動的運動の最終可動域に達すると同時に、短くすばやいカイロプラクティック・アジャストメントを加える。その際、術者は、肩と上腕を後上方へ（底側・遠位へ）短くすばやいスピードで動かし、同時に両手を短く、かつすばやく外旋・尺屈する。

中足骨の背側サブラクセーション（豆状骨コンタクト）

左中足骨の背側サブラクセーション

ここでは、豆状骨コンタクトの操作について述べる。

患者の位置：背臥位になり、足底全体を治療台につける。

術者の位置：患者の側方。身体を患者の足の方へ向ける。

コンタクト・ハンド：患者の頭部に近い方の手

コンタクト部位：患者の頭部に近い方の手の豆状骨で、背側へ変位した中足骨の近位端にコンタクトする。

固定手：他方の手（固定手）でコンタクト・ハンドの前腕をつかみ、固定手の豆状骨をコンタクト・ハンドの豆状骨の背側に置く。

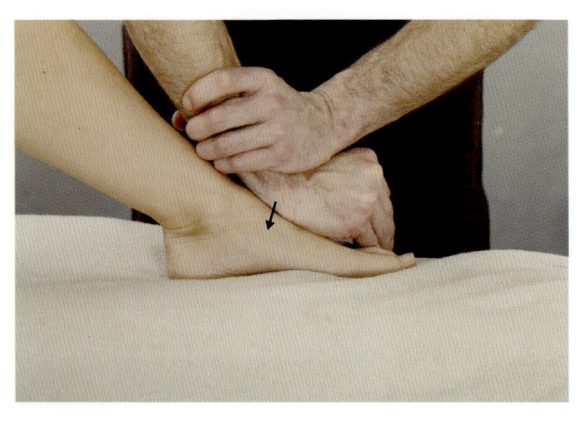

▶図10.27

スラストの方向：主として底側へ、関節面に沿ってやや近位へ。扁平足では真直ぐ底側へ、凹足では近位へ

操作：術者は、上体を前方へ傾ける。中足骨（患骨）が他動的運動の最終可動域に達すると、術者はスラストを加える態勢に入る（▶図10.27）。上体を前方へ傾けながら、すばやく両前腕を伸ばし、すばやいカイロプラクティック・アジャストメントを加える。

中足骨の背側サブラクセーション（豆状骨コンタクト）（変法）
左中足骨の背側サブラクセーション

ここでは、豆状骨コンタクトで行う変法について述べる。

患者の位置：背臥位になり、下肢を伸ばす。

術者の位置：患者の側方。身体を患者の足の方へ向ける。

コンタクト・ハンド：患者の頭部に近い方の手

コンタクト部位：患者の頭部に近い方の手の豆状骨で、背側へ変位した中足骨の近位端にコンタクトする。

固定手：他方の手で、底側から左足をつかみ、さらにコンタクト・ハンドをつかむ。

スラストの方向：主として底側へ、関節面に沿ってやや遠位へ

操作：術者は、両手で左足をつかみ背屈し、コンタクト・ハンドで遠位（底側）へ牽引し、中足骨（患骨）を他動的運動の最終可動域まで動かす（▶図10.28）。両手で左足をさらに背屈し、コンタクト・ハンドで、すばやいカイロプラクティック・アジャストメントを底側へ加える。

楔状骨の背側サブラクセーション
左楔状骨の背側サブラクセーション

原則として、足根骨（楔状骨、立方骨、舟状骨）の矯正テクニックの操作は、先述の中足骨の矯正テクニックの操作（p.200）と同じである。ただし、コンタクト部位とスラストの方向が異なる。

患者の位置：背臥位

コンタクト部位：右中指の次の部位で、楔状骨の背側部分（足背）にコンタクトする。
- 内側楔状骨：右中指のDIP（▶図10.29、▶図10.30、▶図10.31）

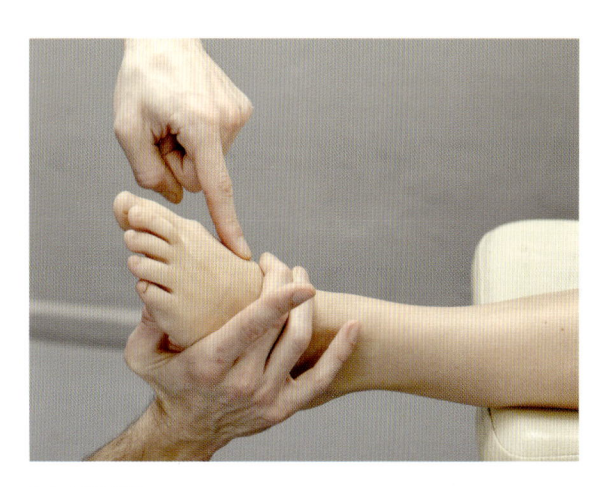

▶図10.29

▶図10.28

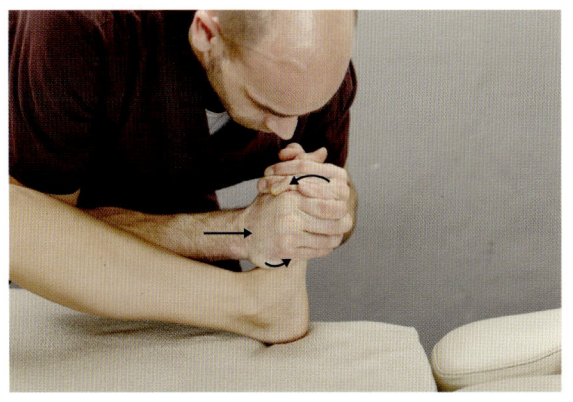

▶図10.30

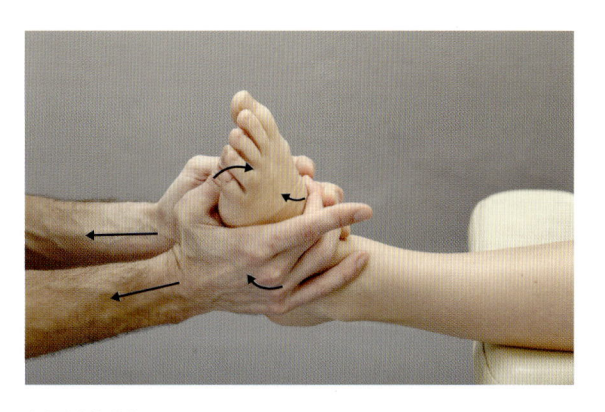

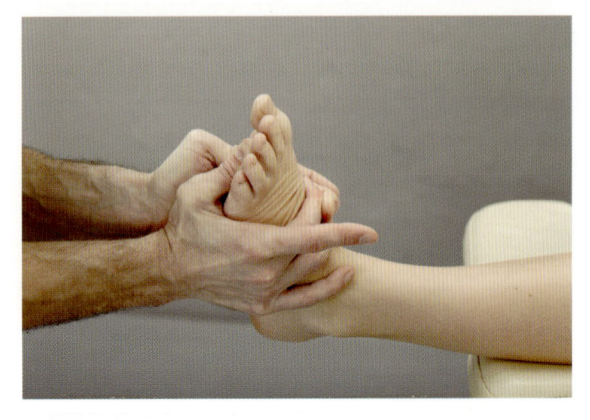

▶図10.31

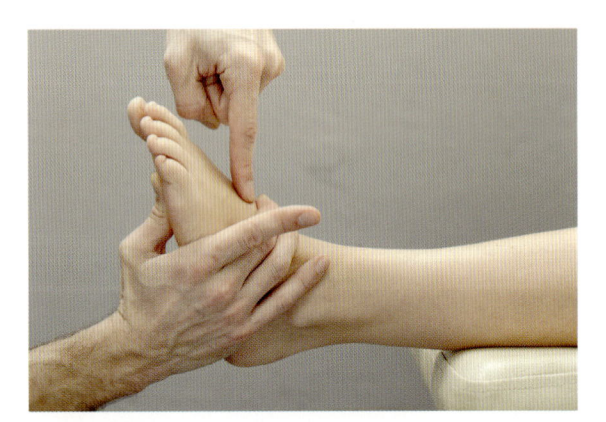

▶図10.32

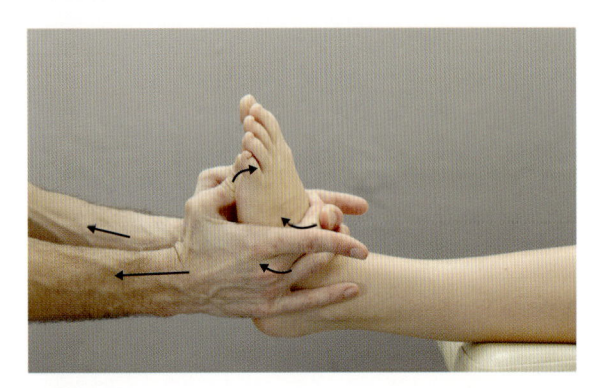

▶図10.33

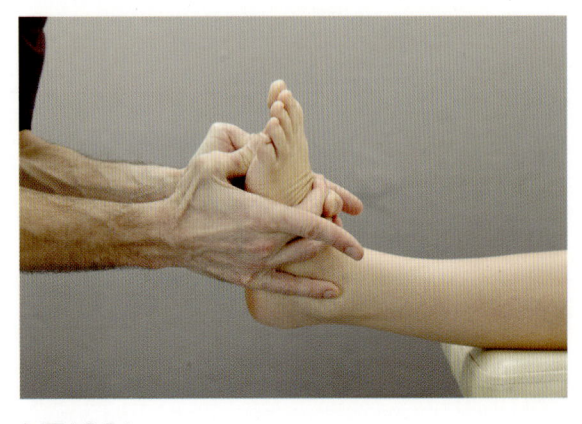

▶図10.34

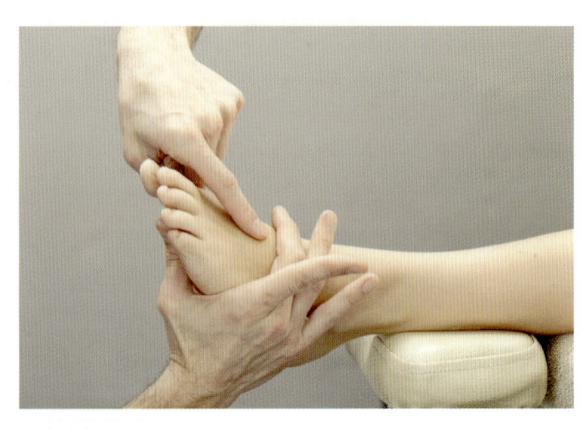

▶図10.35

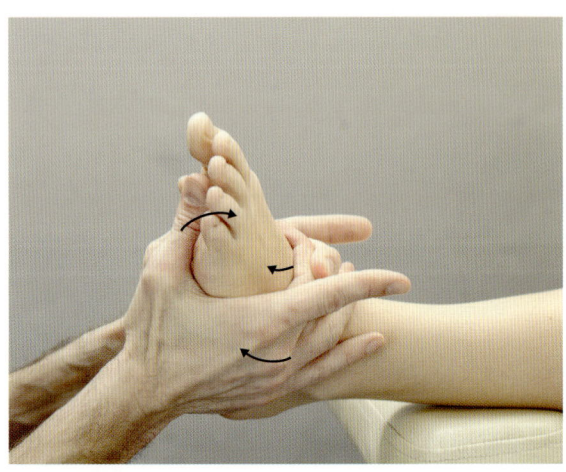

▶図10.36

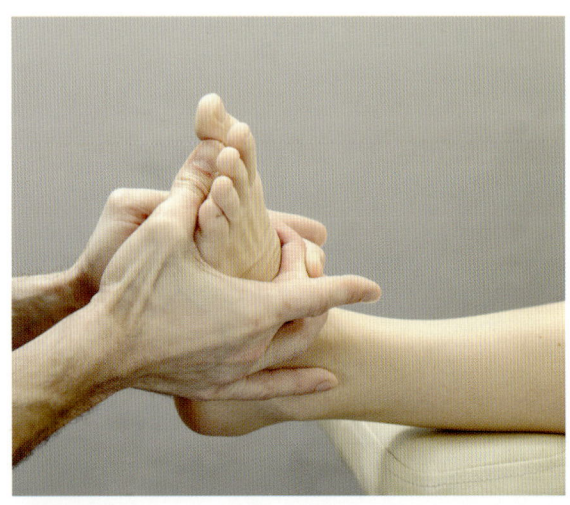

▶図10.37

- 中間楔状骨：右中指の中節骨（▶図10.32、▶図10.33、▶図10.34）
- 外側楔状骨：右中指のPIP（▶図10.35、▶図10.36、▶図10.37）

スラストの方向：全てのスラストを、牽引を使って、遠位（底側）へ加える。
- 内側楔状骨：底側・やや外方へ
- 中間楔状骨：底側へ
- 外側楔状骨：底側・内方へ

外側楔状骨では、スラストを加える前に、足を強く内旋する。それ以外は、「中足骨の背側サブラクセーション」の操作と同じである。

楔状骨の背側サブラクセーション（豆状骨コンタクト）

左楔状骨の背側サブラクセーション

楔状骨の背側サブラクセーションの矯正テクニックには、幾つかのバリエーション（変法）がある。ここでは、豆状骨コンタクトの矯正テクニックについて述べる。操作は、「中足骨の背側サブラクセーション（豆状骨コンタクト）」（p.202）の操作とほぼ同じである。

コンタクト部位：豆状骨で、背側へ変位した楔状骨にコンタクトする。
- 患者の下肢を伸ばす場合：▶図10.38、▶図10.39の通り
- 患者の足底全体を治療台につける場合：▶図10.40、▶図10.41の通り

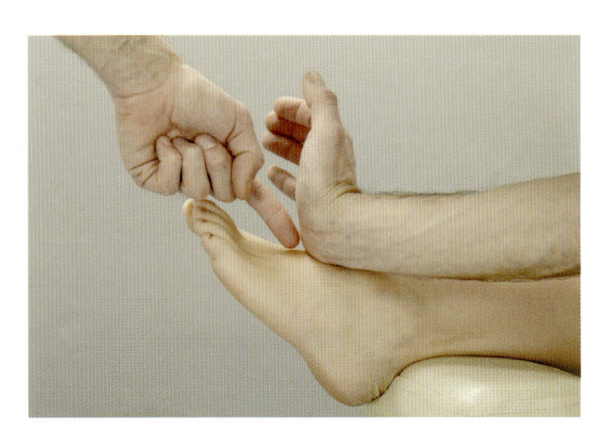

▶図10.38

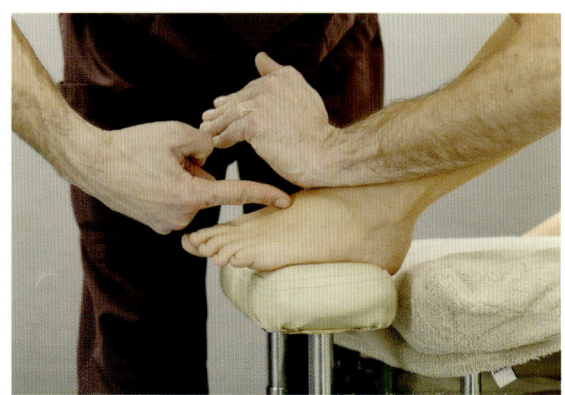

▶図10.40

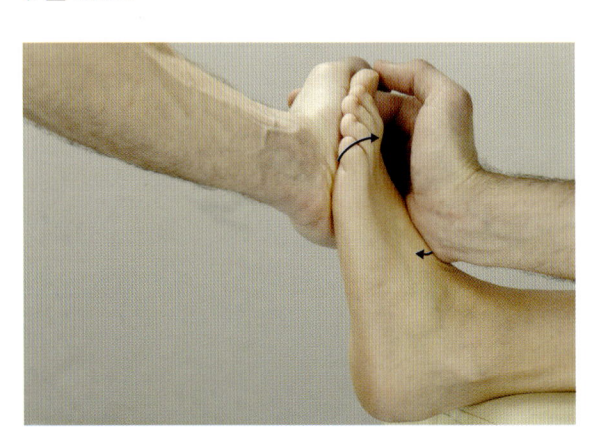

▶図10.39

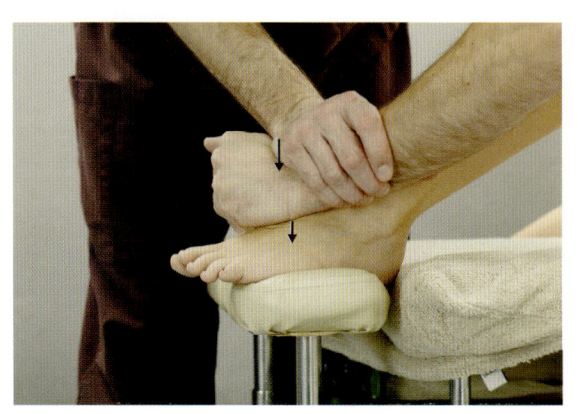

▶図10.41

楔状骨の底側サブラクセーション
左楔状骨の底側サブラクセーション

術者の位置： 腹臥位

コンタクト部位： 左母指の末節骨または右手の豆状骨で、楔状骨（患骨）の底側（足底）にコンタクトする。

スラストの方向： 全てのスラストを、牽引を使って、遠位へ加える。
- 内側楔状骨：背側・やや内方へ（▶図10.42）
- 中間楔状骨：背側へ（▶図10.43）
- 外側楔状骨：底側・外方へ（▶図10.44）

操作： 外側楔状骨では、スラストを加える前に、足を強く外旋する。それ以外は、「中足骨の底側サブラクセーション」(p.204)で述べた操作と同じである。

立方骨の背側サブラクセーション
左立方骨の背側サブラクセーション

立方骨のサブラクセーションの原因で多いのは、外旋外傷または内旋外傷である（足が外側または内側へ折れ曲がる）。次いで、足を何かに強くぶつけたり、足で何かを踏むことである。また、**腓骨サブラクセーション**に伴い立方骨のサブラクセーションが生じることもある。さらに、足関節外側靭帯断裂は、立方骨のサブラクセーションを伴うことが多く、靭帯の治癒後も立方骨の位置を詳細に経過観察し、必要に応じて矯正する。立方骨にサブラクセーションが残ると、足関節の外側で症状（疼痛）が持続する。

疼痛は、通常、後足（足根）の外側で発生する。中足で放散痛を生じることもある。また、前足まで広がる場合や、上方へ広がり下腿の外側におよぶ場合もある。

矯正テクニックの操作は、「中足骨の背側サブラクセーション」(p.201)で述べた操作とほぼ同じである。ただし、コンタクト部位とスラスト方向が異なる。

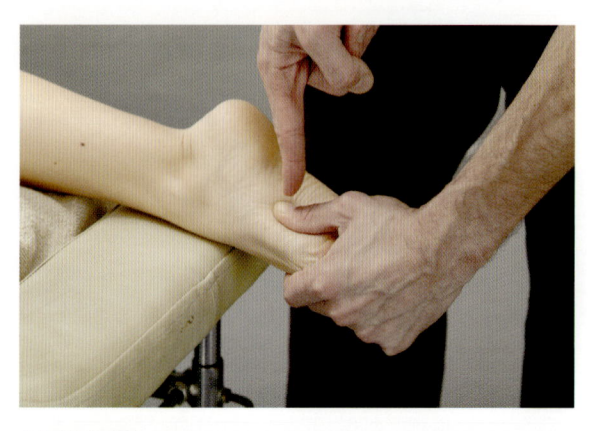

▶図10.42

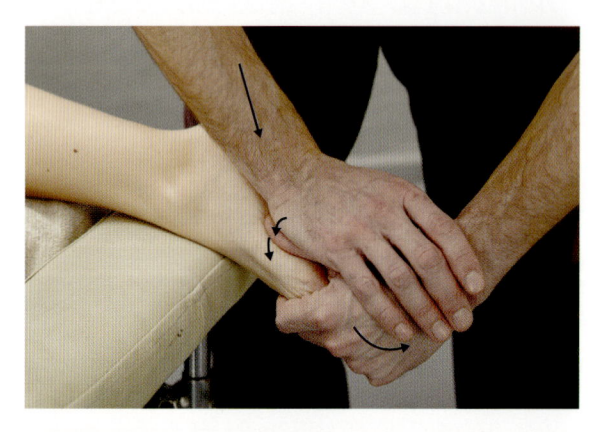

▶図10.43

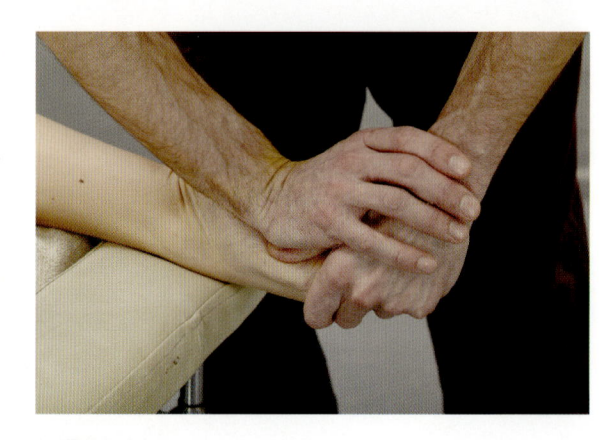

▶図10.44

コンタクト部位：右中指の中節骨で、立方骨の背側部分（足背）にコンタクトする（▶図10.45）。

固定手：左中指のDIPを、右中指の中節骨の上に置く。

スラストの方向：踵骨の凹面（関節面）に沿って、底側・内方へ、すなわち足の内側縁（脛側縁）の方へ（▶図10.46、▶図10.47）

立方骨の底側サブラクセーション
左立方骨の底側サブラクセーション

矯正テクニックの操作は、「中足骨の底側サブラクセーション」（p.200）で述べた操作とほぼ同じである。ただし、コンタクト部位とスラストの方向が異なる。

コンタクト部位：左母指の末節骨または右手の豆状骨で、立方骨の底側部分（長母趾屈筋腱溝の立方骨粗面の外側）にコンタクトする（▶図10.48）。

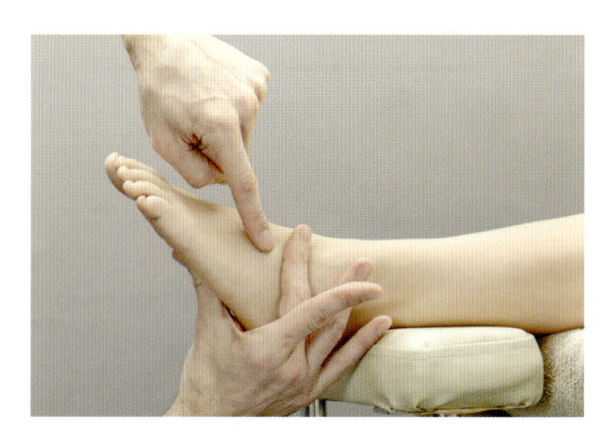

▶図10.45

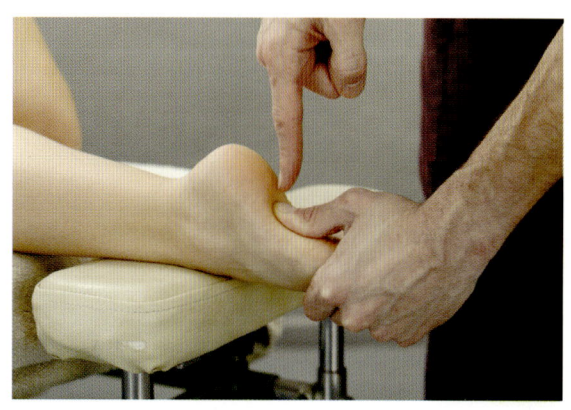

▶図10.48

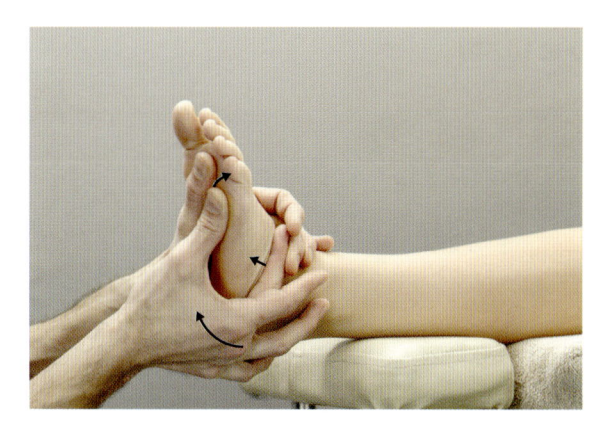

▶図10.46

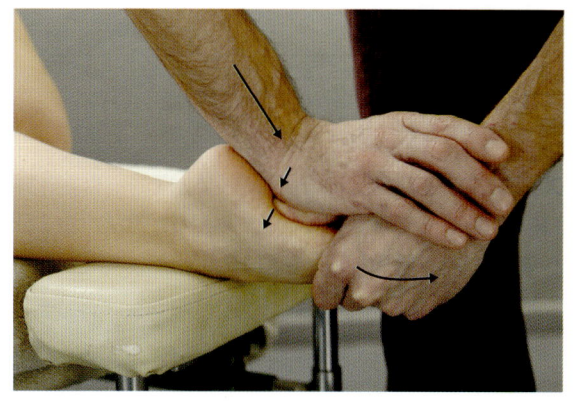

▶図10.49

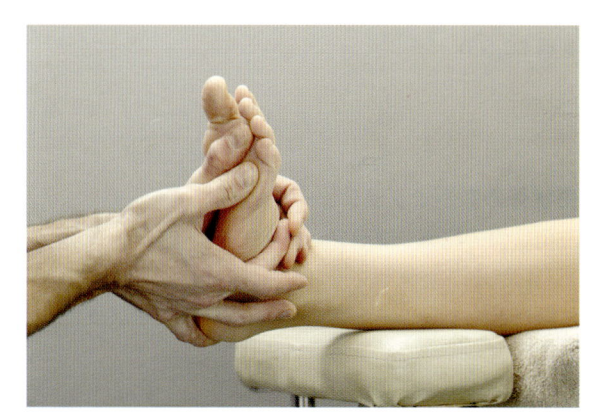

▶図10.47

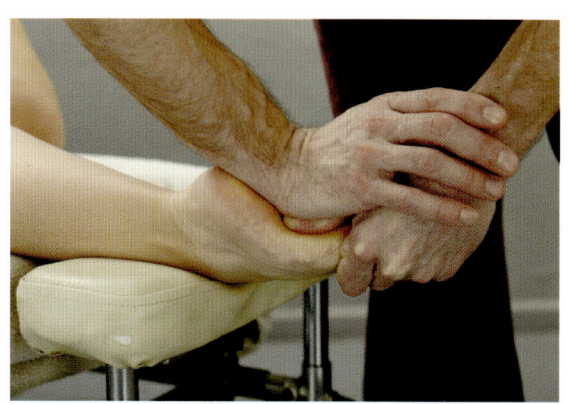

▶図10.50

スラストの方向：踵骨の凹面（関節面）に沿って、背側・外方へ（▶図10.49）

スラストを加える際は、足を最大外旋・底屈し、牽引する（▶図10.50）。

舟状骨の背側サブラクセーション
左舟状骨の背側サブラクセーション

疼痛は、後足の内側で生じることが多い。遠位へ広がり、中足で放散痛が生じることもある。

矯正テクニックの操作は、「中足骨の背側サブラクセーション」（p.205）で述べた操作とほぼ同じである。ただし、コンタクト部位とスラスト方向が異なる。

術者の位置：患者の左足の下方で、やや外方に立つ。

コンタクト部位：左中指の末節骨で、舟状骨の足背内方にコンタクトする（▶図10.51）。

固定手：右中指の中節骨を、左中指の末節骨の上に置く。

> **実践のポイント**
> 良好で安定したコンタクトのため、術者は、自分の手の大きさや形状に合わせて、コンタクト部位や固定手の位置を変更してもよい。

スラストの方向：踵骨の凸面に沿って、底側・やや外方（腓側）へ。その際、足を内旋・背屈し、遠位（底側）へ牽引する（▶図10.52、▶図10.53）。

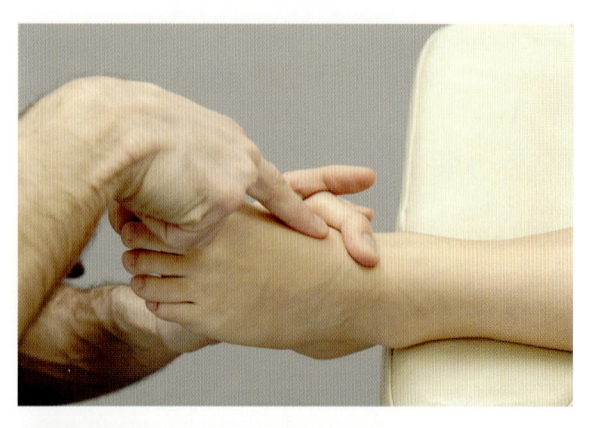

▶図10.51

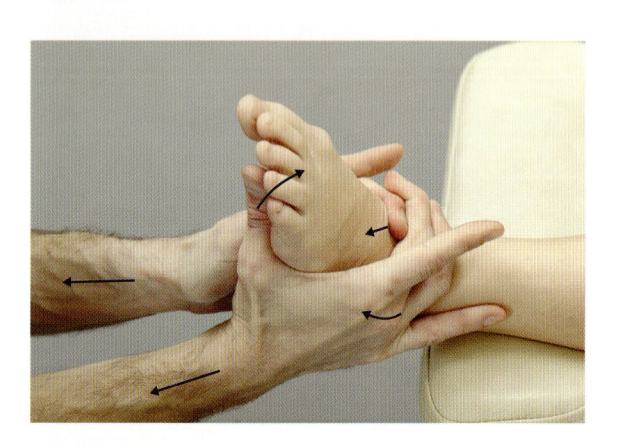

▶図10.52

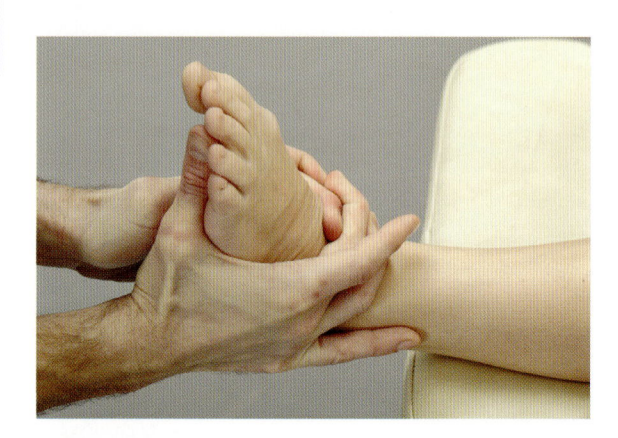

▶図10.53

舟状骨の底側サブラクセーション
左舟状骨の底側サブラクセーション

「中足骨の底側サブラクセーション」（p.200）で述べた操作とほぼ同じ。ただし、コンタクト部位とスラストの方向が異なる。

術者の位置：患者の左足の下方で、やや外方に立つ。

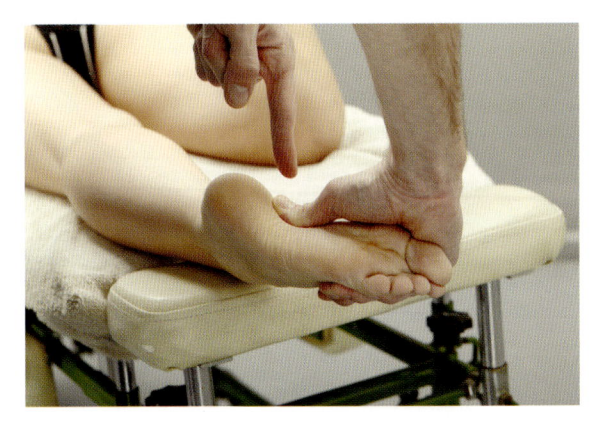

▶図10.54

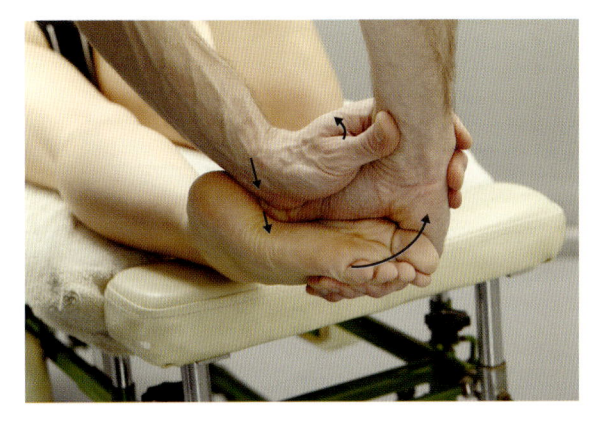

▶図10.55

コンタクト部位：右母指の末節骨または左手の豆状骨で、舟状骨の足底内方（舟状骨粗面）にコンタクトする（▶図10.54）。

スラストの方向：踵骨の凸面に沿って、背側・やや外方へ（▶図10.55）

10.3 足関節

距骨に付着する筋はない。また、距腿関節と距骨下関節は**ユニット**で働く。
- 距骨下関節：足の外旋および内旋
- 距腿関節：足の背屈および底屈

距腿関節と距骨下関節の可動域は、▶表10.1の通りである。また、両関節の運動軸は、▶図10.56の通りである。

▶表10.1
ニュートラル・ゼロ・メソッドによる足関節の可動域

	距骨下関節	距腿関節
回内／回外	25/0/50°	−
背屈／底屈	−	25/0/45°

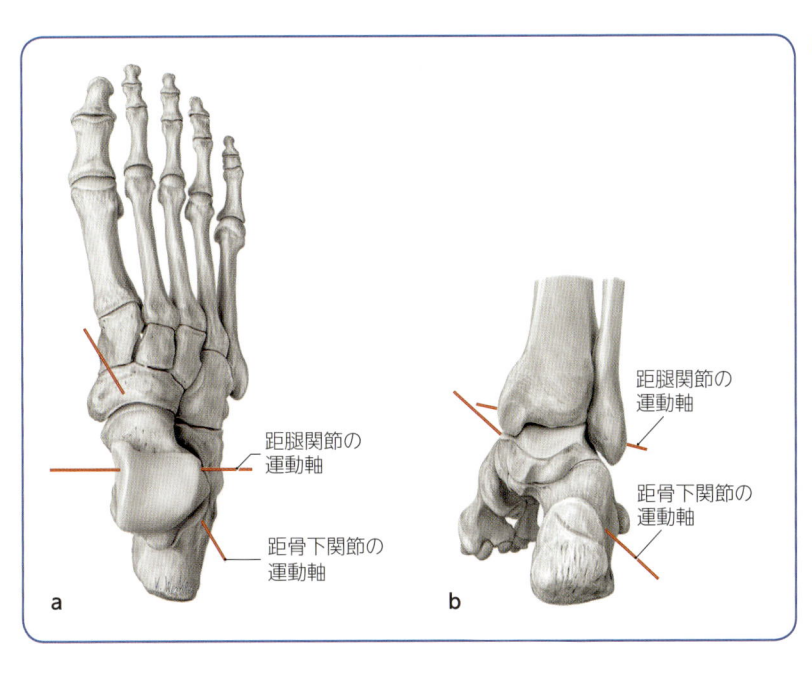

▶図10.56　足関節の運動軸

10.3.1　距骨下関節テクニック

距骨下関節は、次の2つの関節に分けられる。
- 距踵舟関節：前下方
- 距骨下関節（距踵関節）：後下方

距骨下関節の外旋外傷
右距骨下関節の外旋および内返し

患者の位置：腹臥位になり、下腿を引き上げ、膝を約90度に屈曲する。

術者の位置：患者の左側（膝の高さ）。身体を患者の方へ向ける。

コンタクト・ハンド：両手で同時にスラストを加える。

固定手：患者の下肢を治療台上で固定するため、術者は、自分の左膝を曲げ、左脛骨を患者の膝窩に置く（膝窩を強く押さない）。これは、スラストを遠位へ加える際に、大腿を治療台上で固定するために行う。

スラストの方向：遠位へ、同時に足の内旋・外返しの方向へ

コンタクト部位：両母指で踵骨の内側にコンタクトする。その際、母指球を距骨に置く。また、両手をCグリップにし、母指以外の指で足関節をつかみ、指先を脛骨に置く（▶図10.57）。

操作：術者は、距骨下関節を牽引する。その際、両手を患者の下腿の延長線上で遠位へ動かす。距骨下関節を開くため、手のグリップを強め、関節を構成する骨を遠位へ押し、引き離す。同時に、両母指で足を内旋・外返しする。

距骨下関節が他動的運動の最終可動域に達したら、短くすばやいカイロプラクティック・アジャストメントを、遠位へ、足の内旋方向へ加える。その際、術者は、肩と上肢を素早く持ち上げ、両手を同時に外旋・尺屈し、両母指で踵骨を外方・遠位へ押す（▶図10.58）。両手を同時に外旋することで、梃子の作用が生じる。すなわち、両手の母指以外の指を腓骨（足の外側）に置いたまま、両母指で足を外方へ持ち上げる。

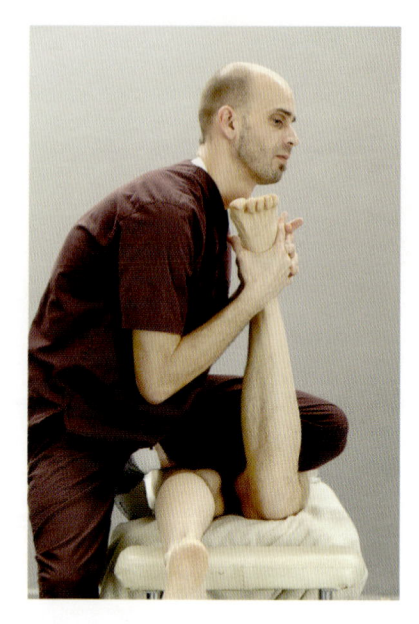

▶図10.57

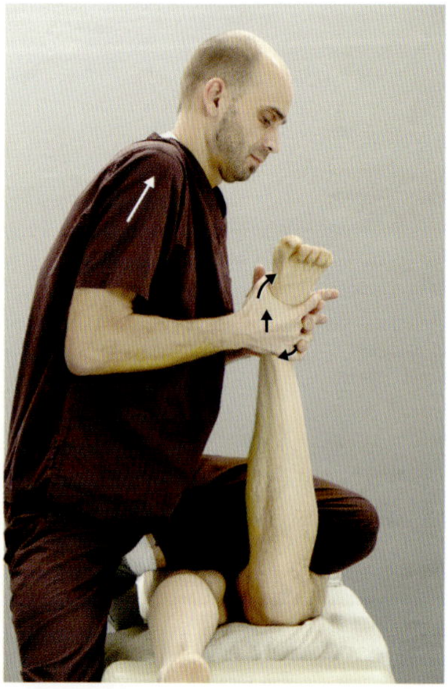

▶図10.58

距骨下関節の内旋外傷
右距骨下関節の内旋および外返し

患者の位置：腹臥位になり、下腿を引き上げ、膝を約90度に屈曲する。

術者の位置：患者の右側（膝の高さ）。身体を患者の方へ向ける。

コンタクト・ハンド：両手で同時にスラストを加える。

固定手：患者の下肢を治療台上で固定するため、術者は、自分の右膝を曲げ、右脛骨を患者の膝窩に置く（膝窩を強く押さない）。これは、スラストを遠位へ加える際に、大腿を治療台上で固定するために行う。

スラストの方向：遠位へ、同時に足の外旋・内返し方向へ

コンタクト部位：両母指で踵骨の外側にコンタクトする。その際、母指球を距骨に置く。また、両手をCグリップにし、母指以外の指で足関節をつかみ、指先を内果に置く（▶図10.59）。

操作：原則として、前項（「内旋外傷」、p.210）で述べた操作と同じ。相違点として、術者は、患者の右側に立ち、自分の右膝と右脛骨で患者の下肢を固定する。また、スラストを外旋・内返し（および遠位）へ加える（▶図10.60）。

10.3.2 距腿関節テクニック

距腿関節では、2種類のサブラクセーションが生じる。
- 果（内果と外果）の前方サブラクセーション。下り道を歩く、ヒールの高い靴を履くなどにより生じる。
- 果（内果と外果）の後方サブラクセーション。両下肢を交差し踵だけを台に載せる姿勢により生じる。このサブラクセーションは**まれ**である。

これらのサブラクセーションにより、距腿関節を最終可動域まで屈曲および伸展できなくなる。あるいは、距腿関節を屈曲または伸展すると、疼痛が生じる。

サブラクセーションの診断では、両足の距腿関節、また両足の果（内果と外果）と距骨の位置関係を触診し、左右を比較する。

果の前方変位／距骨の後方変位
右の果の前方サブラクセーション

患者の位置：腹臥位。両足を治療台の端（足側）から突き出す。下肢の脛骨の遠位部までを治療台の上に置く。

術者の位置：患者の右側（右足の高さ）。上体を患者の右足の方へ向ける。右手を横に向け、患者の脛骨前方遠位端のまわりをつかむ。

コンタクト・ハンド：右手

固定手：左手で、前方から脛骨をつかむ。左示指を果（内果）に置く。

コンタクト部位：右手掌を平らに広げ、後方から、踵のアキレス腱のまわりをつかみ、距骨と踵骨にコンタクトする。できるだけコンタクトの面積が同じになるようにする。右手掌の基部を距骨に置き、右手の指で踵骨の底側をつかむ。

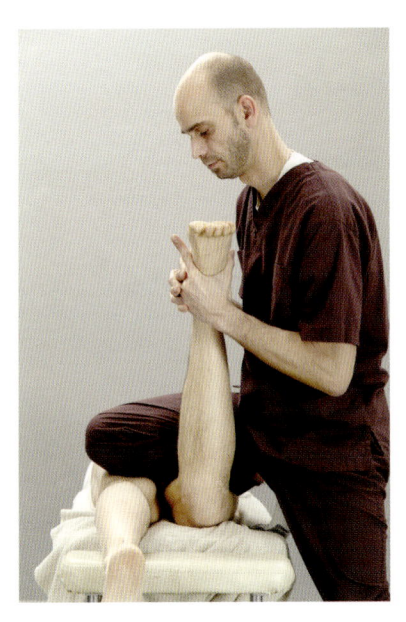

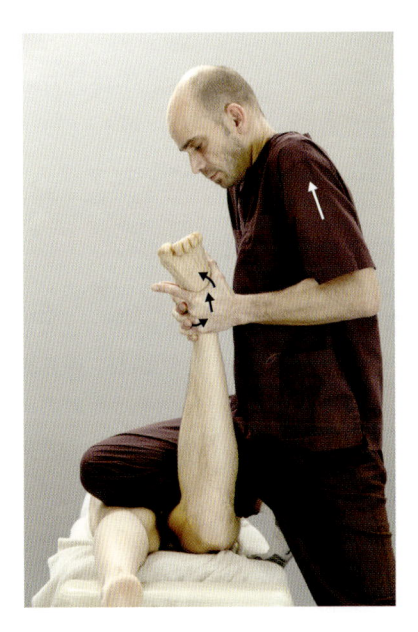

▶図10.59

▶図10.60

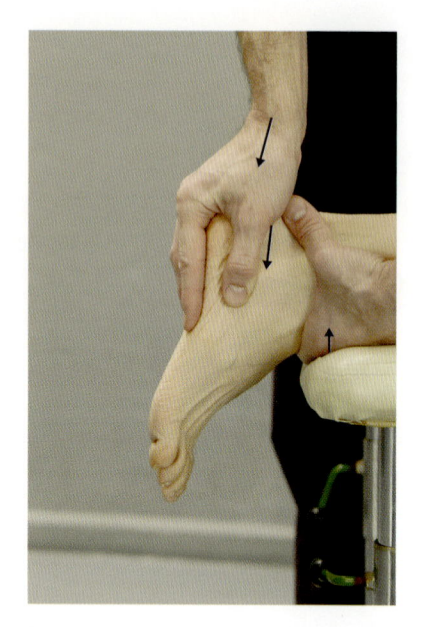

▶図10.61

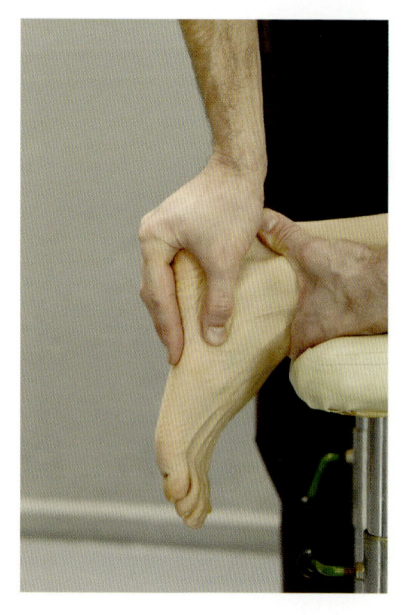

▶図10.62

スラストの方向：右手で、距腿関節の関節面に沿って、前方へスラストを加える。スラストを加える際、左手で、脛骨を前方から支え固定し、同時に後方へ軽く牽引する（▶図10.61）。

操作：術者は、距腿関節を他動的運動の最終可動域まで動かし、スラストを加える態勢に入る。すなわち、左手で脛骨を後方へ牽引しながら、同時に右手で距骨と踵骨を前方へ動かす（▶図10.62）。その際、術者は、上体を前方へ曲げ軽く左屈し、右手に体重をかける。

短いカイロプラクティック・アジャストメントを加える際、

術者は、上肢帯を閉じ、スラストを加える態勢に入る。両手を同じ強度で同時に動かし（左手で牽引し、右手で押す）スラストを加える。

果の後方変位／距骨の前方変位
右の果の後方サブラクセーション

患者の位置：背臥位。両足を治療台の端（足側）から突き出す。下肢の脛骨の遠位部までを治療台の上に置く。

術者の位置：患者の右側（右足の高さ）。身体を患者の右足の方へ向ける。

コンタクト・ハンド：右手

固定手：左手で、後方から脛骨をつかむ。左示指を果とアキレス腱に置く。

コンタクト部位：右手掌を平らに広げ、前方から、距骨に置く。Cグリップにした右示指と右母指を、距骨の遠位境界（果の真ぐ下方）に置く。

スラストの方向：右手で、後方へ、地面の方向へ、距腿関節の関節面に沿って、スラストを加える。スラストを加える際、左手で、脛骨を後方から支え固定し、同時に前方へ軽く牽引する（▶図10.63）。

操作：術者は、両手を反対の方向へ動かし、距腿関節を他動的運動の最終可動域まで動かし、スラストを加える態勢に入る。

さらに、術者は、上肢帯を閉じ上体の右側を前方へ動かし、右手で（距骨を）短く強く押すと同時に、左手で（脛骨を）牽引する（▶図10.64）。

腓骨頭の前方サブラクセーション
（母指コンタクト）
右腓骨頭前方サブラクセーション

腓骨頭の前方サブラクセーションは、腓骨頭の後方サブラクセーションよりも多く見られる。腓骨頭の前方サブラクセーションにより、膝関節や足関節の外側で、疼痛が生じる。

患者の位置：背臥位になり、右下肢を伸ばし内旋する。この位置を維持するため、術者は、自分の左膝（または左大腿）を、外方から患者の右足にあてる。すなわち、

10.3 足関節

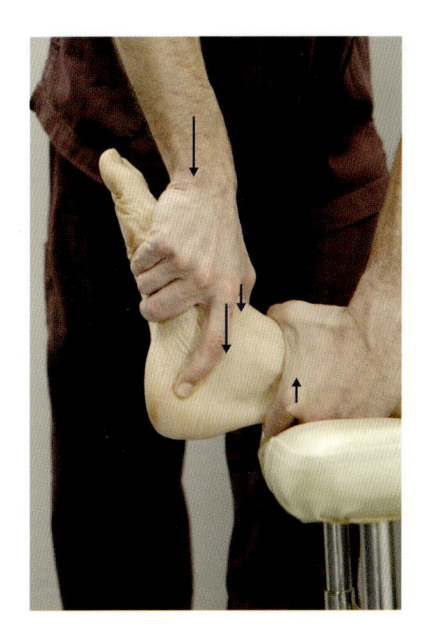

▶図10.63

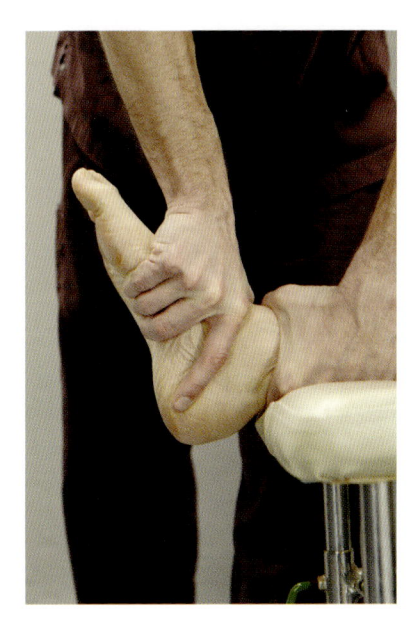

▶図10.64

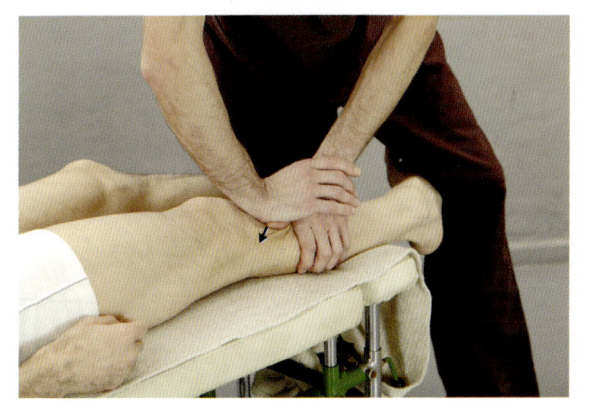

▶図10.65

自分の左下肢を、患者の右下肢の脛骨の遠位にあてる。これにより、患者の右足および右下肢全体を内旋位で維持する。

術者の位置：患者の下方（遠位）で、患者の右足の内方

固定手：左手。左母指の末節骨で腓骨頭にコンタクトする。

コンタクト・ハンド：右手の豆状骨を左母指の爪の上に置く。右手で左手背をつかむ。

コンタクト部位：左母指の末節骨を平らにして縦に向け、右腓骨頭にコンタクトする。その際、左母指の指先を、前方から、右腓骨頭の近位端に置く（▶図10.65）。

スラストの方向：内旋した右下肢の腓骨頭の関節面に沿って、後方および上方へスラストを加える。右下肢が（内旋から）真直ぐになるにつれ、内方にもスラストを加える。

操作：術者は、右手の豆状骨で、左母指の末節骨を後方へ押し、これにより、内旋位で伸ばした右下肢の腓骨頭（前方へ変位）を反対側（後方）へ押す。腓骨頭を他動的運動の最終可動域まで動かし、右手で左母指にスラストを加える。その際、術者は、身体を前方・右側へ傾けると同時に、右前腕を伸ばし右手を橈屈し、腓骨頭を後方へ動かす。

腓骨頭の前方サブラクセーション（豆状骨コンタクト）
右腓骨頭前方サブラクセーション

豆状骨コンタクトで、スラストを加えることも可能である。操作は、「母指コンタクト」（p.212）とほぼ同じだが、次の点が異なる。

コンタクト・ハンド：右手の豆状骨で腓骨頭にコンタクトする。

固定手：左手で右前腕の遠位部をつかみ、左手の豆状骨を後方から右手の豆状骨の上に置く。

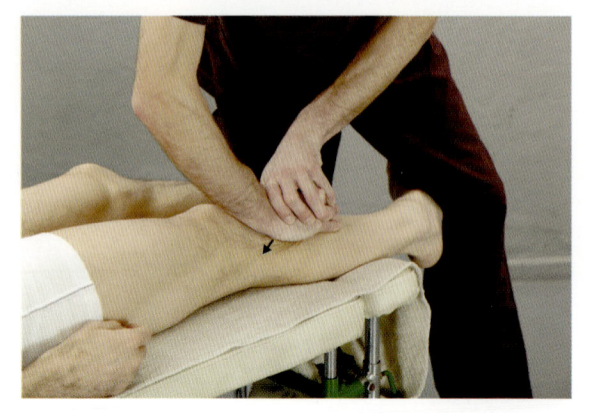

▶図10.66

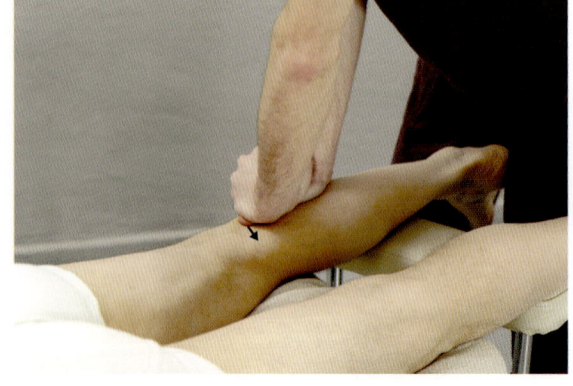

▶図10.67

コンタクト部位：右手をハイ・アーチにし、右手の豆状骨で腓骨頭にコンタクトする。その際、右手の指先を腓骨の外側と脛骨の外側に置く（▶図10.66）。

腓骨頭の後方サブラクセーション（母指コンタクト）
右腓骨頭後方サブラクセーション

患者の位置：腹臥位になり、右下肢を伸ばし内旋する。この位置を維持するため、術者は、自分の右膝（または右大腿）で、外方から、患者の右足先を内方へ押す。

術者の位置：患者の下方（遠位）で、患者の右足の内方

コンタクト・ハンド：右母指の末節骨

固定手：左手の豆状骨を右母指の爪の上に置き、左手で右手背をつかむ。

コンタクト部位：右母指の末節骨を平らにし縦に向け、右腓骨にコンタクトする。その際、右母指の指先を、後方から、腓骨頭の近位端に置く（▶図10.67）。

スラストの方向：腓骨頭の関節面に沿って、前方・下方へスラストを加える。右下肢が（内旋から）真直ぐになるにつれ、外方にもスラストを加える。

操作：術者は、腓骨頭を前方へ動かし、他動的運動の最終可動域に達したら、スラストを加える態勢に入る。カイロプラクティック・アジャストメントを加える際、術者は、身体を前方へ曲げ、左前腕を伸ばすと同時に左手を橈屈する。

腓骨頭の後方サブラクセーション（豆状骨コンタクト）
右腓骨頭後方サブラクセーション

豆状骨コンタクトし、スラストを加えることも可能である。操作は、「母指コンタクト」（p.214）とほぼ同じだが、次の点が異なる。

コンタクト・ハンド：左手の豆状骨

固定手：右手で左前腕の遠位部をつかみ、右手の豆状骨を後方から左手の豆状骨の上に置く。

コンタクト部位：左手をハイ・アーチにし、左手の豆状骨で腓骨頭にコンタクトし、左手の指先を腓骨の外方に置く。

スラストの方向：前方・下方へ、腓骨頭の関節面に沿って、スラストを加える。また、右下肢が（内旋から）真直ぐになるにつれ、外方にもスラストを加える（▶図10.68）。

操作：術者は、身体を前方へ曲げ、腓骨頭を他動的運動の最終可動域まで動かす。さらに、左上肢を伸ばすと同時に左手をすばやく橈屈し、スラストを加える。

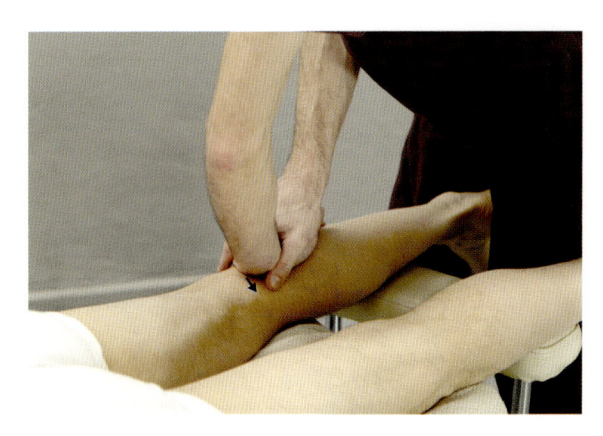

▶図10.68

10.4 膝関節

膝関節症状の原因は、隣接関節（骨盤の仙腸関節、（骨盤を介する）腰椎、足関節）や、当然ながら直接に隣接する腓骨や脛骨にあることが多い。

カイロプラクティック治療の対象となるのは次の機能障害である。
- 脛骨の内旋
- 脛骨の外旋
- 内側半月の関節機能障害
- 外側半月の関節機能障害
- 膝蓋骨の固着（モビリゼーション）

膝関節の可動性が阻害されている場合、次の症状を鑑別し除外する必要がある。これらはカイロプラクティックにより治療できない。
- 靭帯断裂
- 半月板断裂（半月板の関節機能障害から帰結）
- 関節石
- 関節ねずみ（離断性骨軟骨症）

▶表10.2
ニュートラル・ゼロ・メソッドによる膝関節の可動域

	膝関節
屈曲／伸展	150/0/0°
内旋／外旋	10/0/30°

膝関節の可動域は、▶表10.2の通りである。通常、女性や小児は、さらに5-10度の伸展が可能である。ただし、それ以上の過剰伸展は、**反張膝**と呼ばれる。

ニュートラル・ゼロ・メソッドによる膝関節の可動域を▶図10.69に図示した。

関連した病気など

オスグッド・シュラッター病

オスグッド・シュラッター病は、脛骨で大腿四頭筋腱（脛骨粗面に付着）の骨軟骨症性変化が生じる腱障害である。骨盤傾斜を有する患者で多く見られる。異常な負荷により膝蓋腱が疲労する。これに加えて、スポーツ（サッカーなど）や職業（タイル職人、清掃業、膝をついて作業することが多い職業）による定期的な強い負荷により、腱が損傷し変性する。

10.4.1 脛骨の回旋テクニック

脛骨の回旋は、足を誤って斜めへ踏み出す、上体を支持脚の方へ捻るなどして生じる。背臥位で両下肢の力を抜いて伸ばすと、脛骨の回旋が認められる。通常、足が外方へ下がる。両足を比較し、脛骨の外旋レベルを判定する。また疼痛も指標となる。すなわち患膝は疼痛を有する。

確定診断のため、両膝の内側関節腔を同時に触診する。その際、前方および外方から、両膝で大腿骨（内側顆）と脛骨頭の位置関係を調べ、左右を比較する。

a 屈曲／伸展　150/0/0°
b 内旋／外旋　10/0/30°
　（膝関節90°屈曲時）

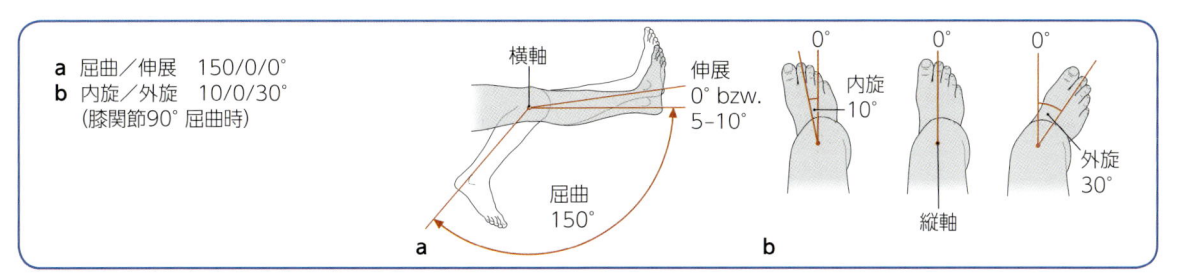

▶図10.69　ニュートラル・ゼロ・メソッドによる膝関節の可動域

脛骨の外旋
右脛骨の外旋

患者の位置： 背臥位になり、右下肢を軽く曲げ（約25度）、治療台の右側部から出す。

術者の位置： 治療台の右側で、身体を患者の方へ向ける。患者の右脛骨の遠位（右足関節の手前）を、自分の両膝の間に挟む。また、両下肢を軽く屈曲して（約30度）立ち、身体を前屈し両手で患者の右膝をつかむ。

コンタクト・ハンド： 右手をCグリップにし、脛骨頭をつかむ。その際、右母指を腓骨頭に置く（右母指を（脛側から）腓側へ移動させて腓骨頭に置く）。また、左手をCグリップにし、前方から、大腿骨の遠位（膝のすぐ上方）をつかむ。

スラストの方向： 脛骨が内旋し、大腿骨が外旋する方向

操作： 術者は、右手で、脛骨をできるだけ内旋し、他動的運動の最終可動域まで動かす。同時に、左手で、大腿骨を反対方向へ回旋（外旋）し停止する（▶図10.70）。

術者は、自分の両手と両下肢を同時に動かし、スラストを加える。すなわち、両下肢を瞬発的にすばやく伸ばす（これにより患者の膝をすばやく牽引する）と同時に、両手を外旋する（▶図10.71）。

変法として、両手を下腿に置き、すばやいスラストを内旋方向へ加える方法もある。

コンタクト部位： 両手で、下腿すなわち膝のすぐ下方の脛骨頭をつかむ。その際、両母指を、脛骨の外方、腓骨頭の前方に置く。

操作： 術者は、自分の両下肢を同時に伸ばすことで、患者の右下肢を牽引する。他動的運動の最終可動域まで牽引したら、両手を同時に動かし、患者の右下腿を内旋する（▶図10.72）。

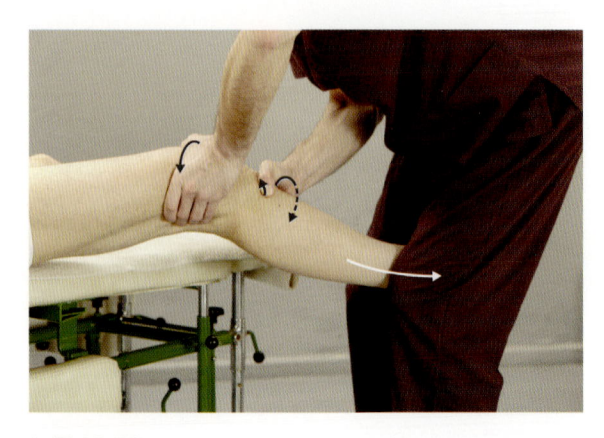

▶図10.70

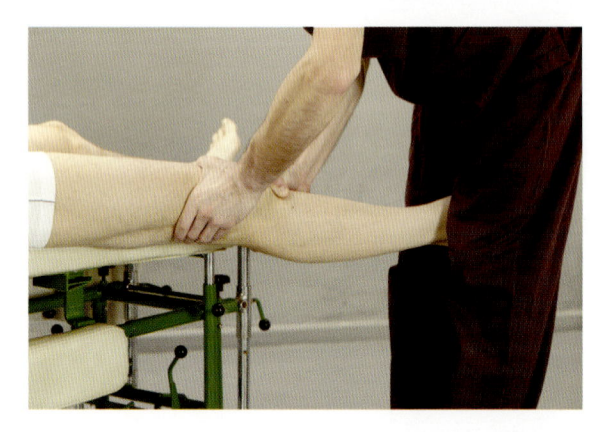

▶図10.71

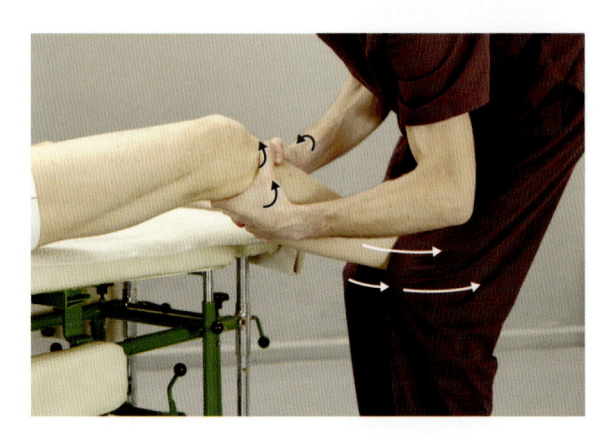

▶図10.72

脛骨の内旋

右脛骨の内旋

原則として、前項（「脛骨の外旋」, p.216）で述べた操作と同じ。ただし、スラストの方向とコンタクト部位が異なる。

コンタクト部位： 右手をCグリップにし、内方から、大腿骨の遠位（膝のすぐ上方）をつかむ。左手をCグリップにし、外方から、脛骨頭をつかむ。その際、左母指を脛骨頭に置く。

スラストの方向： 脛骨が外旋し、大腿骨が内旋する方向

操作： 術者は、右手で、脛骨をできるだけ外旋し、他動的運動の最終可動域まで動かす。同時に、左手で、大腿骨を反対方向へ回旋（内旋）し停止する。

術者は、自分の両手と両下肢を同時に動かし、スラストを加える。すなわち、両下肢を瞬発的にすばやく伸ばす（これにより患者の膝をすばやく牽引する）と同時に、両手を内旋する（▶図10.73）。

変法として、両手を下腿に置き、すばやいスラストを外旋の方向へ加える方法もある。

コンタクト部位： 両手で、下腿すなわち膝のすぐ下方の脛骨頭をつかむ。その際、両母指を、脛骨の内方に置く（▶図10.74）。

操作： 術者は、自分の両下肢を同時に伸ばすことで、患者の右下肢を牽引する。他動的運動の最終可動域まで牽引したら、両手を同時に動かし、患者の右下腿を外旋する（▶図10.75）。

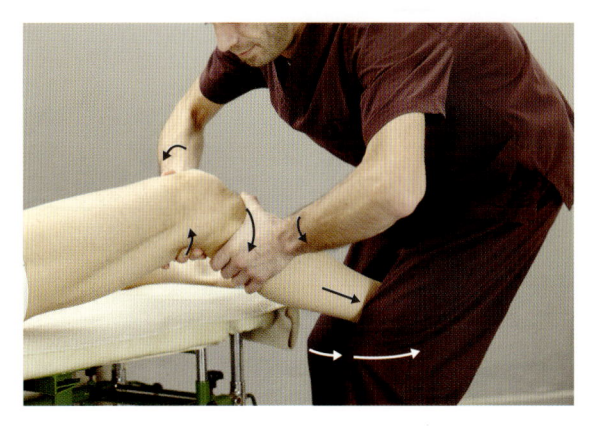

▶図10.73

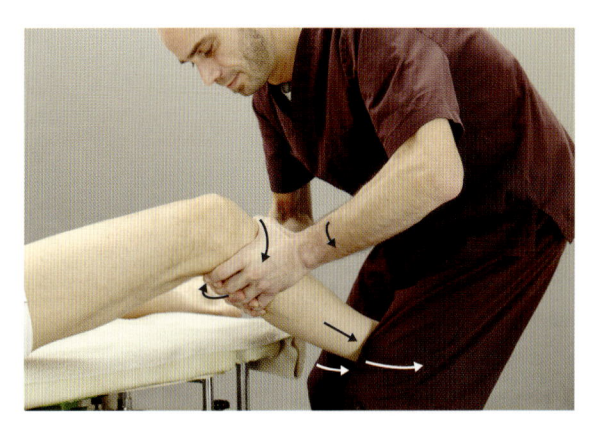

▶図10.74

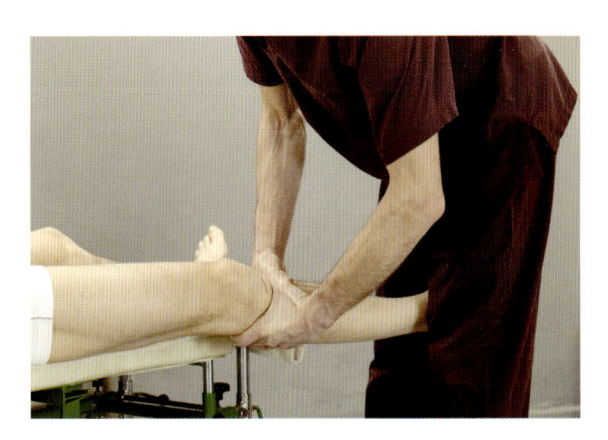

▶図10.75

10.4.2　半月板機能障害のためのテクニック

半月板（内側半月、外側半月）は、大腿骨顆（内側顆、外側顆）および脛骨の運動に従って移動する。半月板は次の役割を有する。

- 大腿骨顆と脛骨プラトーの間の不適合を調整し、膝関節の安定性を向上させる
- 衝撃の吸収
- 極端な運動（屈曲、伸展）の制限
- 回旋運動の減速
- 滑液を分配し関節軟骨の栄養状態を改善する
- 固有受容器を介して筋緊張に影響を及ぼす

脛骨が動くと、半月板も移動（生理的移動）する（▶表10.3）。

膝屈曲により、半月板の位置は変化する（▶図10.76）。また、下腿の回旋によっても、半月板の位置は変化する（▶図10.77）。

両半月（内側半月、外側半月）が前方へ変位する機能障害が生じると、後十字靭帯が損傷し、次の症状が表れる。

- 「後方引き出し」：脛骨が後方へ移動する。これは、膝を90度屈曲すると表れる。
- 脛骨が（中心から）変位し、前方へ移動する。これは、脛骨が後十字靭帯による固定を失い、前十字靭帯により前方へ牽引されて生じる。
- **反張膝**（膝の過伸展）とともに、両半月の機能障害（前方変位）が持続する。

▶表10.3　半月板の生理的移動

	内側半月	外側半月
脛骨の外旋	後方へ	前方へ
脛骨の内旋	前方へ	後方へ
脛骨の屈曲	後方へ	後方へ
脛骨の伸展	前方へ	前方へ

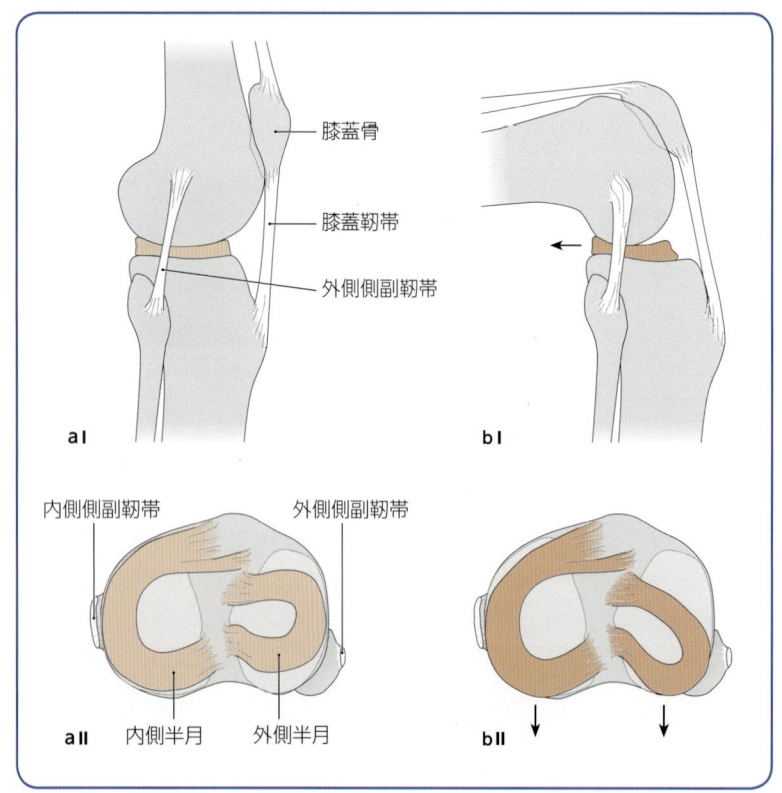

▶図10.76　膝屈曲による半月板の位置の変化

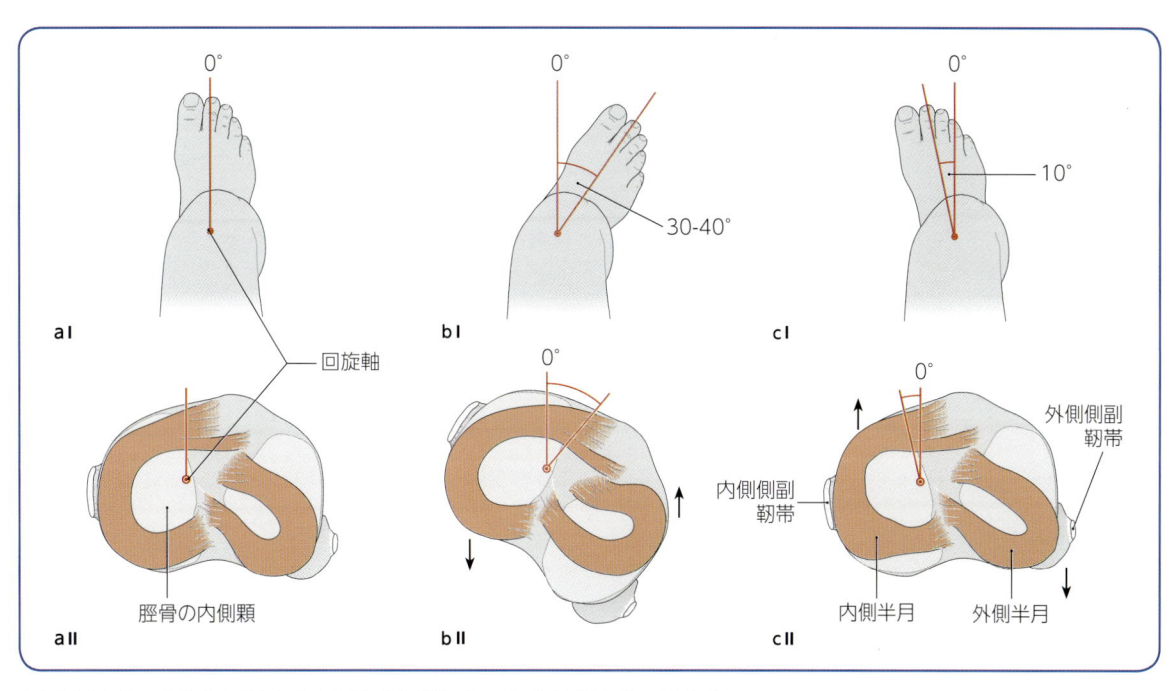

▶図10.77　大腿と反対方向に下腿を回旋した時の半月板の位置の変化

内側半月機能障害
右内側半月機能障害
　両膝の内側関節腔を触診し、左右を比較する。右膝で圧痛があり、内側半月が丸く突き出る。

患者の位置： 背臥位になり、右下腿（膝）を約90度に屈曲する。右下肢を外旋し、右膝を治療台の右側部を越えて降し、右足を外方へ向ける。これにより、右下肢が外転位になり、脛骨が約90度屈曲する。

術者の位置： 患者および治療台の下方かつ外方で、身体を患者の方へ向ける。

コンタクト・ハンド： 左手（左母指）

固定手： 右手で、遠位から、右踵をつかむ。その際、右母指をアキレス腱に置き、他の指の指先を腓骨の遠位部に置く。

コンタクト部位： 左母指の基節骨で、内方から、突き出た内側半月（厳密には内側関節腔）にコンタクトする。

操作： 患者は、右下肢の力を抜き垂し、自分で動かさない。術者は、右手で、外方および遠位から、患者の右踵をつかみ、右下肢を少し持ち上げる。さらに、左母指の基節骨で、右膝の内側関節腔にコンタクトし、外側半月の方向へ押す。同時に、右手で右下肢をさらに持ち上げる（膝関節の外方が少し緩むまで）（▶図10.78）。

　この状態を維持したまま、術者は、患者の右下肢を伸ばす。患者は、右下肢を他動的運動に任せること（▶図10.79）。術者は、左母指で内側関節腔を外方へ押したまま、右手で右下肢をゆっくり牽引および回旋しながら右下肢を（外転位から）真直ぐにする。すなわち、右手（右前腕）をゆっくり外旋し、右上腕を伸展する。このようにして、患者の右下腿をゆっくり遠位へ牽引し内旋する。最終的に、右下肢は（外転位から）真直ぐになり、右足は前方へ向く（▶図10.80）。

　このテクニックでは、スラストを**加えない**こと。

　術者は、膝の運動を感知しながら、このテクニックを行う。小さな関節音が聞こえることもある。

　治療後の初回の経過観察で、膝の内側関節腔を触診する。患者からの聞き取りで、圧痛の変化が認められる。

外側半月機能障害

右外側半月機能障害

両膝の外側関節腔を触診し、左右を比較する。右膝で、圧痛があり、外側半月が丸く突き出る。

患者の位置：背臥位になり、右下腿（膝）を約90度に屈曲する。右足底を治療台に置く。

術者の位置：患者および治療台の下方かつ外方で、身体を患者の方へ向ける。

コンタクト・ハンド：左手（左母指）

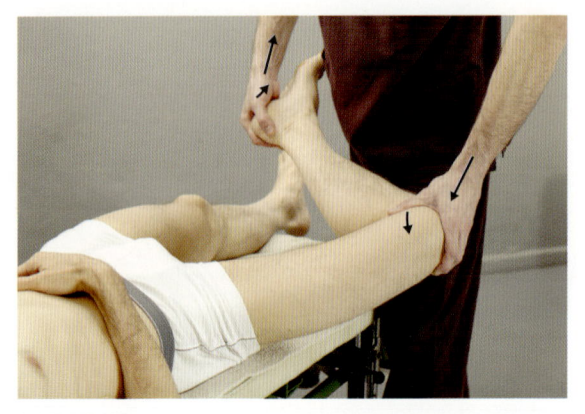

▶図10.78

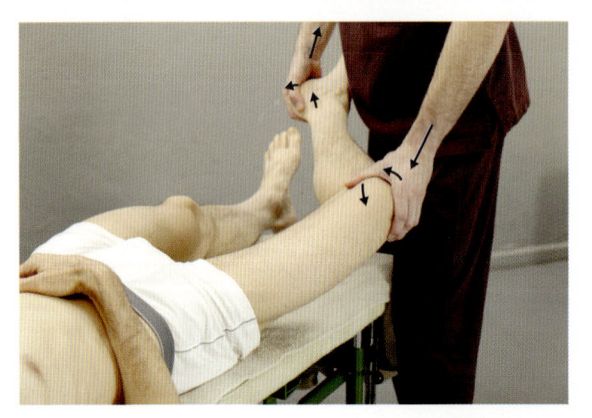

▶図10.79

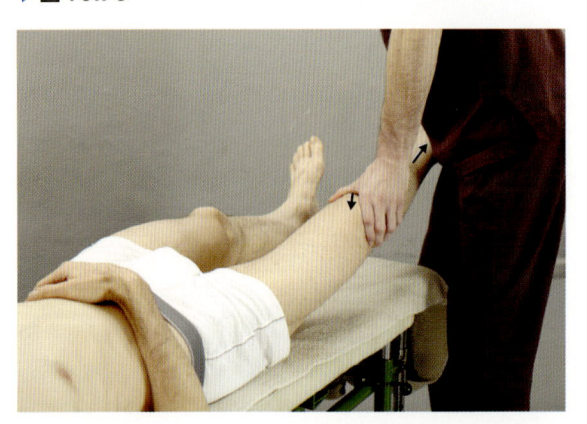

▶図10.80

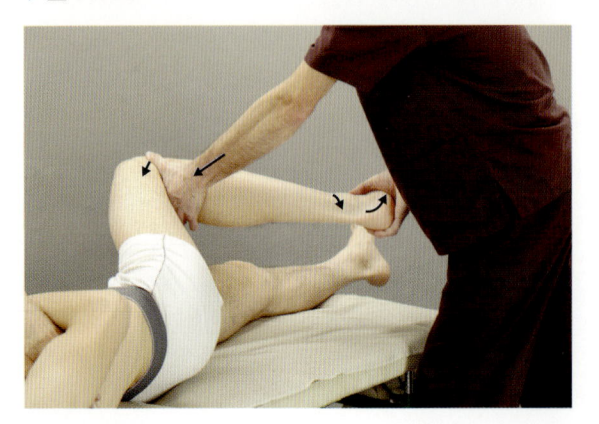

▶図10.81

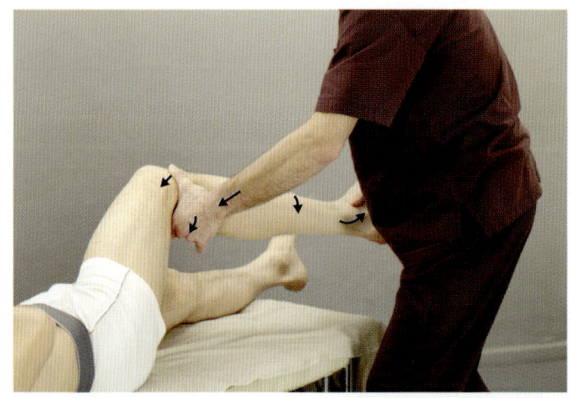

▶図10.82

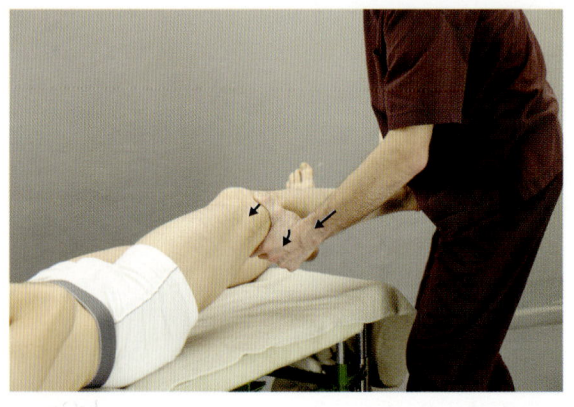

▶図10.83

10.4 膝関節

固定手：右手で、内方から、右踵をつかむ。その際、右母指を脛骨の遠位部に置き、他の指の指先を内果に置く。

コンタクト部位：左母指の基節骨で、外方から、突き出た外側半月（厳密には外側関節腔）にコンタクトする。

操作：患者は、右下肢の力を抜き、自分で動かさない。術者は、左手で、患者の大腿を内旋する。その際、右膝を、左膝を越えて、左膝の外方へ動かす。また、右手で、内方から、患者の右踵をつかみ、母指以外の指の指先を内果に置き、右下肢を少し持ち上げる。左母指の基節骨で、右膝の外側関節腔にコンタクトし、外側半月を内方へ押す（▶図10.81）。同時に、右手で右下肢をさらに持ち上げる（膝関節の内側が少し緩むまで）。

この状態を維持したまま、術者は、患者の右下肢を伸ばす。さらに、左母指で外側関節腔を内方へ押したまま、右手で右下肢をゆっくり牽引および回旋しながら右下肢を真直ぐにする（▶図10.82）。すなわち右手（右前腕）をゆっくり回内しながら、右上腕を伸展する。このようにして、患者の右下腿をゆっくり遠位へ牽引し外旋する。最終的に、右下肢は真直ぐになり、右足は前方へ向く（▶図10.83）。

このテクニックでは、スラストを**加えないこと**。

術者は、膝の運動を感知しながら、このテクニックを行うとよい。

治療後の初回の経過観察で、膝の外側関節腔を触診する。患者からの聞き取りで、圧痛の変化が認められる。

10.4.3　膝蓋骨テクニック

膝蓋骨は、人体の中で最大の種子骨であり、大腿四頭筋の中に埋まっている。下肢の力を抜いて伸ばし、少し持ち上げると、膝蓋骨関節面は全方向（上方／下方、外方／内方）へ自由に移動する。

膝蓋骨関節面が自由に移動できない状態（膝蓋骨の運動制限）は、短いカイロプラクティック・アジャストメントにより解消できる。ここで述べる膝蓋骨のモビリゼーションは、患者が自宅で自己エクササイズとして行うこともできる。

膝蓋骨モビリゼーション

操作：患者は、下肢の力を抜き真直ぐ伸ばす。術者は、手（ここでは右手）をCグリップにし、患者の膝蓋骨をつかむ。左手で右手首をつかみ、左手の豆状骨を右手の第1中手骨の上に置く。

次に、術者は、膝蓋骨を他動的運動（正常な運動）の最終可動域まで動かし、両手を同時に動かし短いカイロプラクティック・アジャストメントを3回加える。スラストは全方向（下方、上方、外方、内方）へ順番に加える。スラストを下方へ加える場合を▶図10.84、▶図10.85に示した。

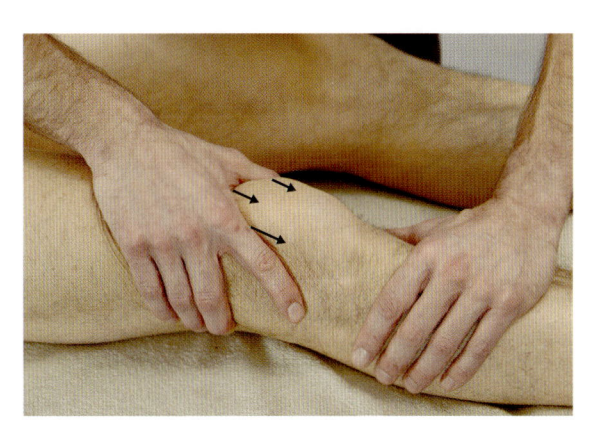

▶図10.84

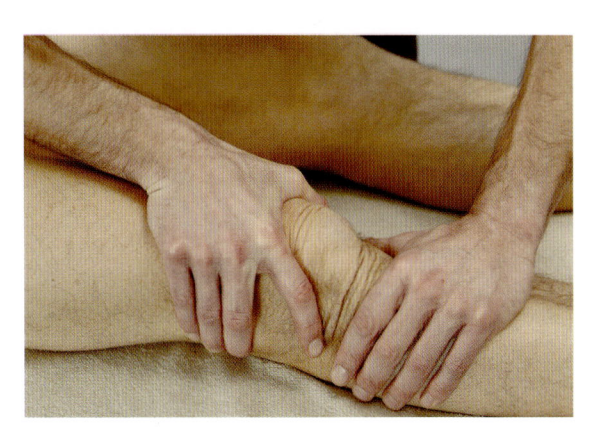

▶図10.85

10.5 股関節

　股関節では、主に関節のモビリゼーションを行う。股関節は、仙腸関節の位置異常により長期の異常な負荷を受け、可動性を制限されることが多い。また、腰椎の異常が股関節の機能障害として表れることも多く、その逆も多い。

　股関節は、筋により強化され安定化されている。股関節が自由に動くことは、二足歩行の人間の身体（機能組織体）にとって重要である。股関節が抱える問題は、他の関節の静力学の矯正により解決できる場合もあるが、その場合でも、股関節の周囲の組織のモビリゼーションを行うべきである。

　股関節の可動域は、▶表10.4の通りである。また、▶図10.86に股関節の可動域を図示した。

🛈 関連した病気など

トレンデレンブルグ徴候
片方の下肢（支持脚）で立つと、骨盤が遊脚側へ低下する現象。これは、上殿神経の損傷（不適切な筋肉注射など）により、支持脚側の小殿筋が機能しなくなり生じる。

▶表10.4
ニュートラル・ゼロ・メソッドによる股関節の可動域

	股関節
屈曲／伸展	140/0/15°
内転／外転	25/0/40°
内旋／外旋	35/0/45°

10.5.1　一般的な股関節モビリゼーション

90度屈曲の股関節モビリゼーション
右股関節のモビリゼーション

患者の位置： 背臥位になり、右大腿を90度に屈曲し、右膝を約90度に屈曲する。

術者の位置： 治療台の側に座り、身体を患者の方へ向ける。その際、患者が右下肢を伸ばした場合に右膝が存するはずの位置に座る。患者の右下腿を、右肩に載せる。

コンタクト部位： 右手を、患者の右大腿の鼠径部の出来るだけ内方に置く。左手を右手の上に置く。

マニピュレーション方向： 下方（遠位）へ、同時にやや外方へ

操作： 術者は、患者の右大腿を、大腿軸と直角に、下方へ牽引する（▶図10.87）。他動的運動の最終可動域まで牽引し、短いカイロプラクティック・アジャストメントを3回加える。その際、遠位へ（体幹の延長線上）、やや外方へスラストを加える（▶図10.88）。

最大屈曲の股関節モビリゼーション
右股関節モビリゼーション

患者の位置： 背臥位になり、右大腿を90度に屈曲し、右膝を最大屈曲する。右踵を右臀部（治療台の上にある）につける。

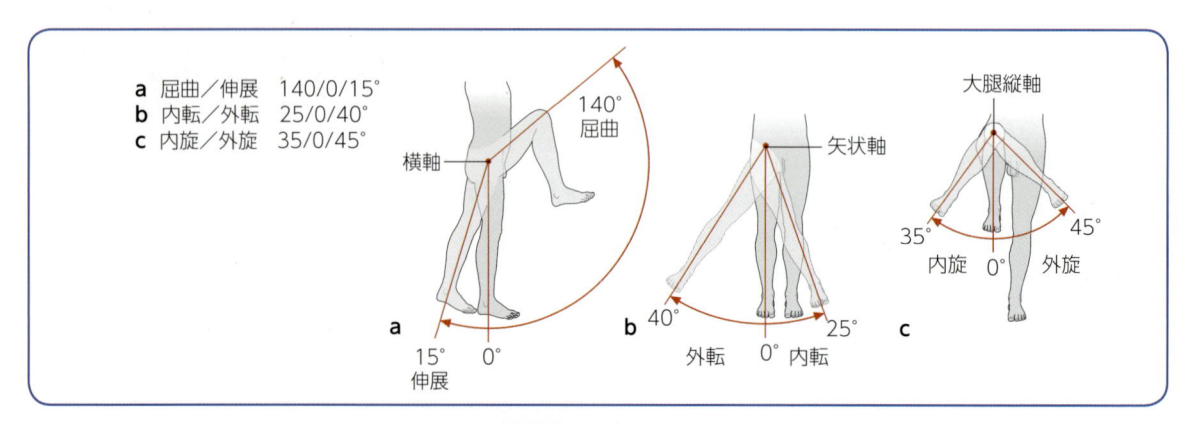

▶図10.86　ニュートラル・ゼロ・メソッドによる股関節の可動域
a 屈曲／伸展　140/0/15°
b 内転／外転　25/0/40°
c 内旋／外旋　35/0/45°

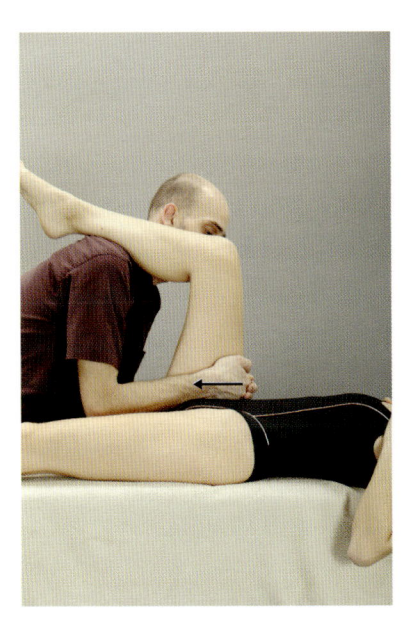

▶図10.87

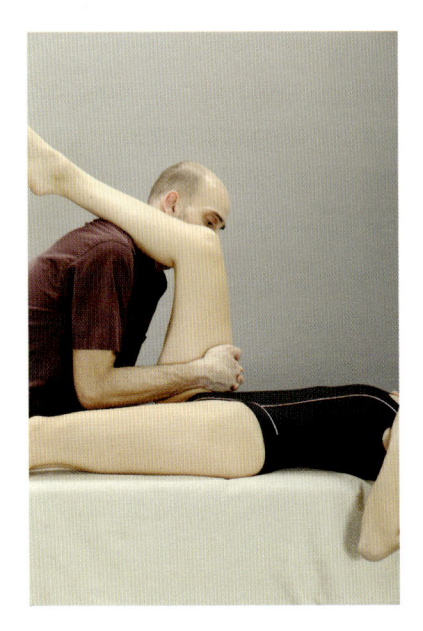

▶図10.88

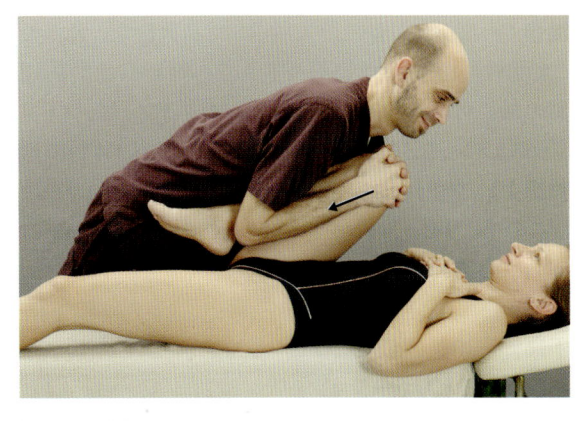

▶図10.89

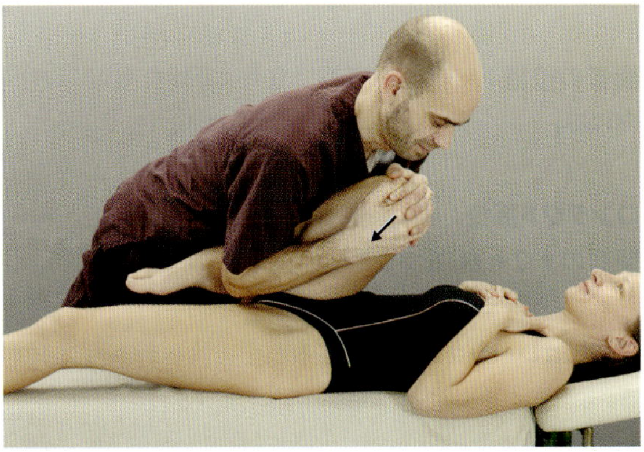

▶図10.90

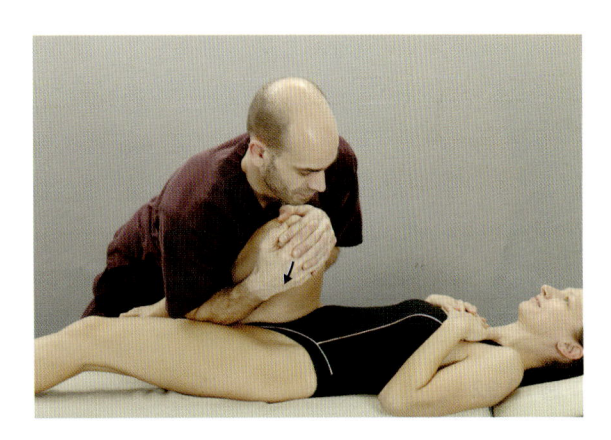

▶図10.91

術者の位置：患者の右側方に立ち、上体を患者の方へ曲げる。

コンタクト部位：右手を、患者の右膝（膝蓋骨のやや上方）に置く。左手の指と右手の指を組む。

マニピュレーション方向：マニピュレーションは、大腿を遠位へ伸長する方向、すなわち次の3方向へ行う。

1. 下方（遠位）へ：大腿を真直ぐ下方へ（▶図10.89）
2. 下方へ、やや外方へ：大腿を軽く内旋し、大腿と下腿をやや外方へ（▶図10.90）
3. 下方へ、はっきり外方へ：大腿を内旋する（▶図10.91）

操作：術者は、患者の最大屈曲した右大腿を、大腿軸（大腿骨に沿った軸）に沿って下方へ押す。他動的運動の最終可動域まで押し、短いカイロプラクティック・アジャストメントを3回加える。その際、遠位へ（体幹の延長線上）、やや外方へスラストを加える。

このモビリゼーションを、上述（「マニピュレーション方向」）の3方向へ順番に行う。

下肢伸展の股関節モビリゼーション
右股関節モビリゼーション

患者の位置：背臥位になり、右下肢を伸ばす。

術者の位置：患者の右下方に立ち、身体を患者の方へ向ける。

コンタクト部位：右手と左手で、右下腿の遠位部（右足関節のすぐ上方）をつかむ。

マニピュレーション方向：右下肢を遠位へ伸長し牽引する。

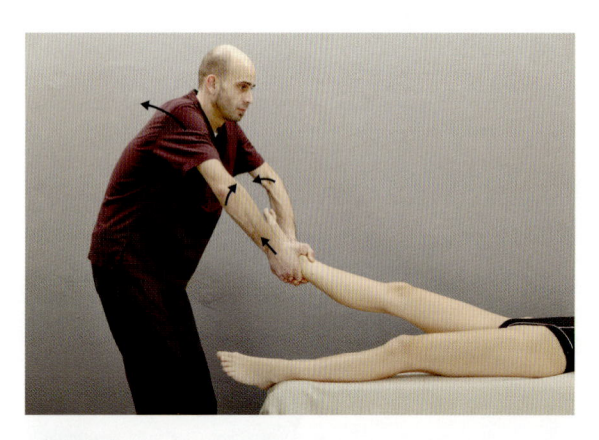

▶図10.92

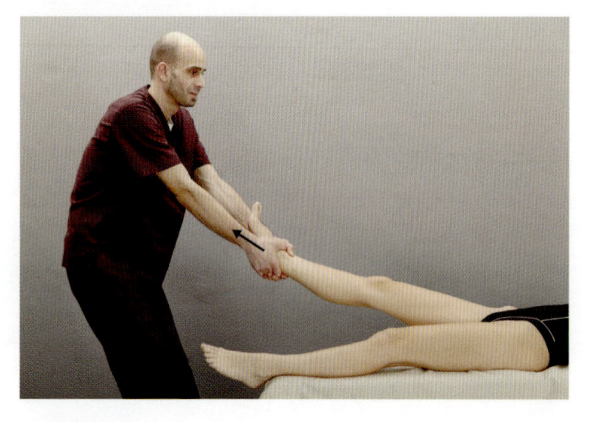

▶図10.93

操作：術者は、両手で、患者の右下腿の遠位部をつかむ。右下肢全体を治療台から少し持ち上げ、約20-30度外方へ動かし外転する。

術者は、自分の両上肢を軽く屈曲し、これを維持する。また、両足で踏ん張り、全身を後方へ傾け、患者の右下肢を遠位へ牽引する（▶図10.92）。他動的運動の最終可動域に達したら、牽引を維持したまま、屈曲した両肘を前方へ動かす。

牽引を維持しながら、モビリゼーション・スラストを加える。すなわち、両肘をすばやく身体へ近づけ（弾みをつけ加速する）、さらに両肘を短く屈曲し（上腕を内転する）、両足で踏ん張りながら身体を短く後方へ突き離し、スラストを加える（▶図10.93）。

10.5.2　股関節の回旋

股関節の外旋
右股関節の外旋

股関節の外旋により、「チャーリー・チャップリン歩行」が表れ、足先が外側へ向く。股関節の外旋は、他の関節（仙腸関節、距骨下関節、腰椎、仙骨、尾骨、外旋した膝）の機能障害から生じることもあるが、股関節自体を原因とする場合は、次の矯正テクニックを行う。このテクニックでは、スラストを外旋の方向へ加える。

触診：左の大転子と比較して、右の大転子がより後方に位置する。

患者の位置：背臥位になり、右大腿を90度に屈曲し、右膝を約90度に屈曲する。

術者の位置：患者の右側（下腿の高さ）に立つ。患者の右下腿を、自分の胸部の高さまで持ち上げ、地面と平行にし、右上肢でこの状態を維持する。

コンタクト・ハンド：左手掌の基部。その際、左前腕を上方へ向け、患者の上体に沿ってこれと平行にする。

固定手：右上腕を患者の右脛骨にあて、右前腕を頭側へ向け、患者の右下腿を右膝窩の下を通らせ、右手背を患者の右膝の外側にあてる。

コンタクト部位：左手掌の基部で、下後方から、右大腿骨の大転子にコンタクトし、これをつかむ。

10.5 股関節

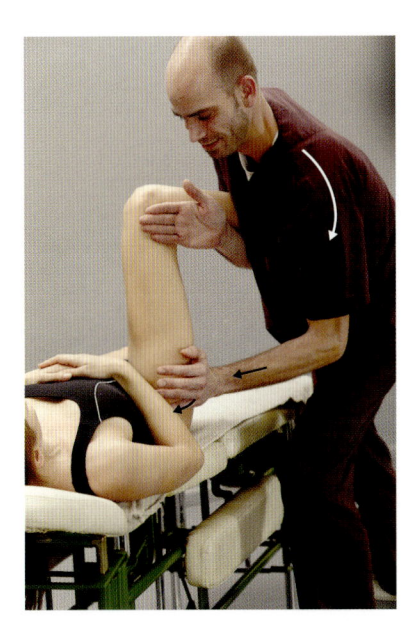

▶図10.94

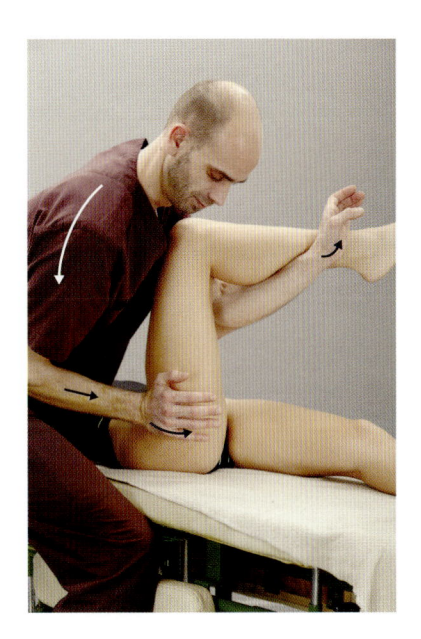

▶図10.95

マニピュレーションの方向： 患者の右肩の方へ、患者の上体に沿ってこれと平行に

操作： 術者は、患者の右下腿を、右前腕に載せる（「固定手」を参照）。さらに、患者の右下腿を、右上腕と右胸部の間に挟む。次に、術者は、身体をわずかに左前方へ動かし、右上腕を外旋する（右手背で右膝を押す）。これと同時に、左手（コンタクト・ハンド）で右大転子への後方からの押圧を強める（▶図10.94）。

他動的運動の最終可動域に達したら、左手で、スラストを、患者の右肩の方向へ加える。

股関節の内旋
右股関節の内旋

足（両足または片足）が内旋位になると、躓くことが多くなる。足の内旋は、他の関節（仙腸関節、距骨下関節、腰椎、仙骨、尾骨、膝（内旋））の機能障害により生じることもあるが、股関節を原因とする場合は、次の矯正テクニックを行う。

触診： 左の大転子と比較して、右の大転子がより前方に位置する。

患者の位置： 背臥位になり、右大腿を90度に屈曲し、右膝を約90度に屈曲する。

術者の位置： 患者の右側で、やや上方（屈曲した右大腿の高さ）に立つ。身体を患者の両足の方へ向ける。

コンタクト・ハンド： 右手掌の基部。その際、右前腕を、下方へ、患者の左足（伸ばした左下肢の先）の方向へ向ける。

固定手： 左肘を患者の右大腿の内側にあて、左前腕を下方へ向け患者の右下腿の外側にあてる。これにより患者の右下腿を外方から固定する。

コンタクト部位： 右手掌の基部で、上前方から、右大腿骨の大転子にコンタクトし、これをつかむ。

マニピュレーションの方向： 患者の左足（伸ばした左下肢の先）の方向へ

操作： 術者は、左前腕で、患者の右下腿を、外方から左側へ押す（右下腿を左下肢を越えて左側へ動かす）。これは、左上腕を外旋することで可能である。また、右手で、右大転子を後下方へ押す（▶図10.95）。

他動的運動の最終可動域に達したら、カイロプラクティック・アジャストメントを加える。

下肢

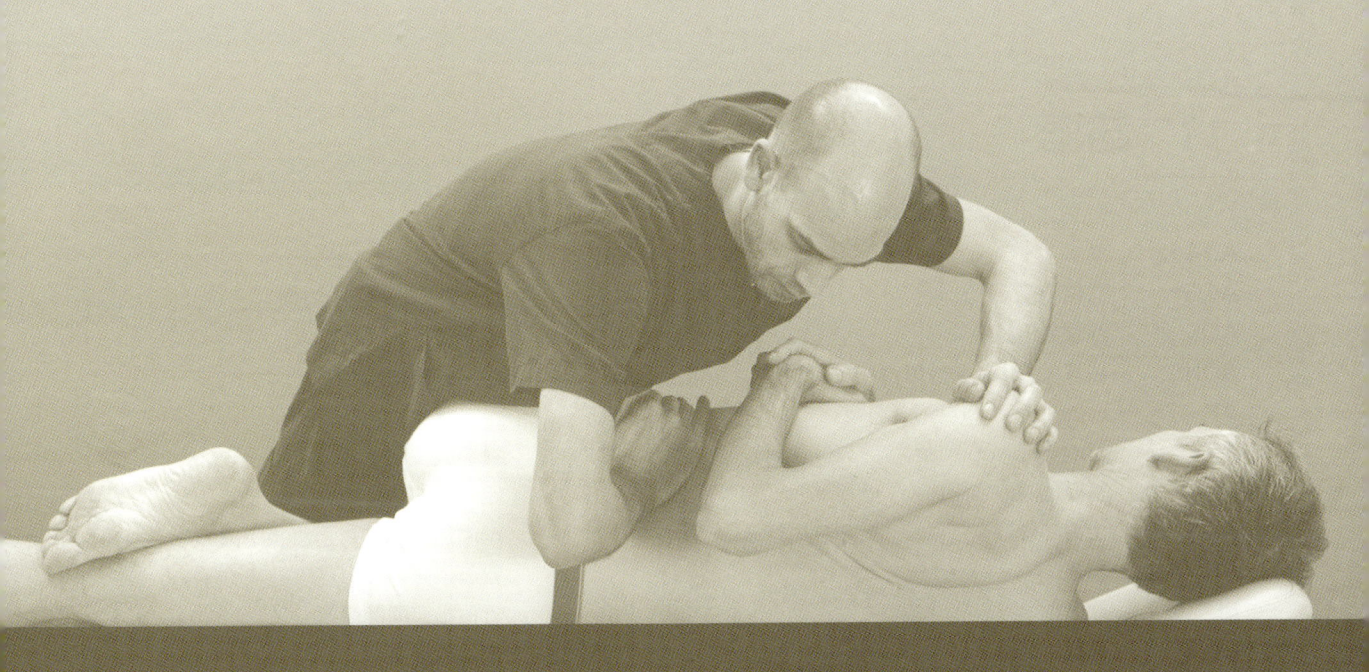

第3部
付録

11　略語 232
12　図の出典 233
13　参照文献 234
　　索引 236

11 略語

A./Aa.	動脈	MH	コンタクト・ハンド
ACG	肩鎖関節	MR	マニピュレーション方向
ADS	注意欠陥障害	MTC	中手骨
ADHS	注意欠陥・多動性障害	MTP	中足趾節関節
AP	anterior-posterior（前後）	MTT	中足骨
AS	anterior-superior（前上方）（椎骨と骨盤の位置の表記）	NGF	神経成長因子
		OSG	距腿関節
ASIS	上前腸骨棘	PI	posterior-inferior（後下方）（椎骨と骨盤の位置の表記）
Art./Artt.	関節		
BL	腹臥位	PIP	近位指節間関節
BWS	胸椎	PNS	末梢神経系
C	頸椎	Pos.	位置
CTÜ	頸胸椎移行部	PS	posterior-superior（後上方）（椎骨の位置の表記）
DIP	遠位指節間関節		
HWS	頸椎	PSIS	上後腸骨棘
IH	コンタクト・ハンド	RL	背臥位
IP	指節間関節（PIP, DIP）	ROM	関節可動域 （range of motion/movement）
IR	スラスト方向（Line-of-Drive）		
KID	頭部関節を原因とする機能障害	S	仙骨
KIDD	頭部関節を原因とする行為機能障害および認識障害	SCG	胸鎖関節
		SH	固定手
KISS	頭部関節を原因とする非対称性障害	SL	側臥位
KP	コンタクト部位	TAS	トーヌス非対称性症候群
L	腰椎	Th	胸椎
LLL	lower fossa, lateral side of the knee, long leg（臀部の下部、膝の外側、長下肢）	UMS	upper fossa, medial side of the knee, short leg（臀部の上部、膝の内側、短下肢）
Lig./Ligg.	靭帯	USG	距骨下関節
LWS	腰椎	V./Vv.	静脈
M./Mm.	筋	ZNS	中枢神経系（英語ではCNS）
MCP	中手指節関節		

12　図の出典

図 2.1 mod. n. Harbort MJH. Chiropraktik Bildatlas. Bremen: Harbort MJH; 1994. (Neuzeichnung: Angelika Brauner, Hohenpeißenberg)

図 2.2 mod. n. Bergmann TF, Peterson DH. Chiropractic Technique, Principles and Procedures. 3rd ed. Maryland Heights, Missouri: Mosby in Elsevier; 2011. © Mosby in Elsevier 2011. (Neuzeichnung: Angelika Brauner, Hohenpeißenberg)

図 2.3, 2.4, 2.6, 2.8, 6.1, 6.3, 6.5, 6.77, 7.18, 7.19, 8.1, 8.2, 8.3, 8.4, 8.19, 8.30, 8.31, 8.42, 8.43, 8.44, 8.46, 8.47, 8.62, 8.69, 10.1, 10.2, 10.3, 10.4, 10.5, 10.7, 10.56, 10.69, 10.76, 10.77 aus Schünke M, Schulte E, Schumacher U. Prometheus. LernAtlas der Anatomie. Allgemeine Anatomie und Bewegungssystem. Illustrationen von M. Voll und K. Wesker. 3. Aufl. Stuttgart: Thieme; 2011

図 2.5, 2.16, 6.6, 6.7, 6.8, 6.9, 6.10, 6.11, 6.12, 9.10, 9.12, 9.13, 9.23, 9.26 aus Schünke M, Schulte E, Schumacher U. Prometheus. LernAtlas der Anatomie. Kopf, Hals und Neuroanatomie. Illustrationen von M. Voll und K. Wesker. 3. Aufl. Stuttgart: Thieme; 2012.

図 2.7, 2.15, 6.2, 8.7, 9.1, 9.2, 9.3 aus Hochschild J. Strukturen und Funktionen begreifen. Bd. 1. 3. Aufl. Stuttgart: Thieme; 2005

図 2.12 aus Bähr M, Frotscher M. Neurologisch-topische Diagnostik. 9. Aufl. Stuttgart: Thieme; 2009

図 2.13, 2.14 mod. n. Illi FWH. Kurzer Abriss der Chiropraktik. 4. Aufl. Saulgau: Haug; 1953. (Neuzeichnungen: Angelika Brauner, Hohenpeißenberg)

図 2.17 aus Hochschild J. Strukturen und Funktionen begreifen. Bd. 2. Stuttgart: Thieme; 2002

図 2.9, 2.10. 2.11 (mod. Neuzeichnung: Angelika Brauner, Hohenpeißenberg), 2.18 aus Benninghoff A, Drenckhahn D. Anatomie, Bd. 2. 16. Aufl. 2004. © Elsevier GmbH, Urban & Fischer, München

図 3.1 aus Schwegler J, Lucius R. Der Mensch. 5. Auf. Stuttgart: Thieme; 2011

図 6.4 aus Niethard FU, Pfeil J, Biberthaler P. Duale Reihe: Orthopädie und Unfallchirurgie. 7. Aufl. Stuttgart: Thieme; 2014

図 6.13, 6.51, 6.75 aus Möller TB, Reif E. Taschenatlas der Röntgenanatomie. 5. Aufl. Stuttgart: Thieme; 2015

図 6.76, 6.78, 6.96, 8.45, 10.6, 10.86 aus Aumüller G, Engele J, Kirsch J, Mense S. Duale Reihe: Anatomie. 3. Aufl. Stuttgart: Thieme; 2014

写真撮影：Aziz Wakim（Frankfurt/Main）

13 参照文献

[1] Ackermann WP. Einen Millimeter von der Krankheit? Stockholm: Ackermann Institut; 1981

[2] Ackermann WP. Die gezielte Diagnose und Technik der Chiropraktik. Stockholm: Ackermann Institut; 1983

[3] Ackermann WP. Die Hüftbeinverdrehung – Wegbereiter für lebenslange Folgeschäden. Stockholm: Ackermann Institut; 1993

[4] Ackermann WP. So entstehen „Hexenschuß und Ischias". Stockholm: Ackermann Institutet; 1994

[5] Ackermann WP. Drei Brennpunkte als Grundursache der meisten Krankheiten. 2. Aufl. Stockholm: Ackermann Institut; o. J.

[6] Anonym. Chiropraktik/Medizin: Patient im Doppelnelson. Der Spiegel 43/1953 vom 21.10.1953. Im Internet: www.spiegel.de/spiegel/print/d-25 657 837.html; 09. Juli 2014

[7] Aumüller G, Engele J, Kirsch J, Mense S. Duale Reihe: Anatomie. 3. Aufl. Stuttgart: Thieme; 2014

[8] Bedenian R. Chiropraktik – Wem hilft sie wirklich? Alternative Heilmethoden, Die Sie Kennen Sollten, Bd. I. Luxembourg: CreateSpace Independent Publishing Platform; 2013

[9] Benninghoff A. Makroskopische Anatomie, Embryologie und Histologie des Menschen. Bd. 1. 15. Aufl. München: Urban & Schwarzenberg; 1994a

[10] Benninghoff A. Makroskopische Anatomie, Embryologie und Histologie des Menschen. Bd. 2. 15. Aufl. München: Urban & Schwarzenberg; 1994b

[11] Bergmann TF, Peterson DH. Chiropractic Technique, Principles and Procedures. 3 rd ed. Maryland Heights, Missouri: Mosby in Elsevier; 2011

[12] Beyeler W, Bollier W, Wiedmann B. Chiropraktik – Heilkundliches Neuland. Frankfurt a.M.: Nest; 1961

[13] Biedermann F. Grundsätzliches zur Chiropraktik. 5. Aufl. Heidelberg: Haug; 1976

[14] Biedermann H. KISS-Kinder. 3. Aufl. Stuttgart: Thieme; 2007

[15] Biedermann H. Von der Chiropraktik zur Manuellen Medizin. Heidelberg: Haug; 1988

[16] Blodgett GS. Philosophy and practice of chiropractic in special diseases. First published 1921. Whitefish, Montana: Kessinger Publishing; 2010

[17] Blom R. Chiropraktik. Reinbek bei Hamburg: Rowohlt Taschenbuch Verlag; 1990

[18] Böhm K, Tesch-Römer C, Ziese T, Hrsg. Beiträge zur Gesundheitsberichterstattung des Bundes. Gesundheit und Krankheit im Alter. Berlin: RKI; 2009. Im Internet: www.destatis.de/DE/Publikationen/Thematisch/Gesundheit/Gesundheitszustand/GesundheitKrankheitimAlter.html; 07. Juli 2014

[19] Boss N, Hrsg. Roche Lexikon Medizin. 2. Aufl. München: Hoffmann-La Roche AG, Urban & Schwarzenberg; 1987

[20] Bourdillon JF. Spinal Manipulation. 3 rd ed. London: Whitefriars Press; 1982

[21] Byfield D. ChiropracticManipulative Skills. 2nd ed. London: Churchill Livingstone in Elsevier; 2005

[22] Byfield D. Technique Skills in Chiropractic. London: Churchill Livingstone in Elsevier; 2012

[23] Cramer A. Lehrbuch der Chiropraktik der Wirbelsäule. Heidelberg: Haug; 1955

[24] DeJarnette MB. Sacro Occipital Technic of Chiropractic. Nebraska City, Nebraska: Major Bertrand DeJarnette; 1952

[25] Eder M, Tilscher H. Chirotherapie: Vom Befund zur Behandlung. Stuttgart: Hippokrates; 1987

[26] Forster AL, Stein K, Hrsg. Die wissenschaftlichen Grundlagen der Chiropraktik. Dresden: Verlag für Volksheilkunde G. Bittner; 1935

[27] Geiger G, Gross T, Hrsg. Chirotherapie – Manuelle Therapie. Therapie über das Nervensystem. Band 7. Stuttgart: Hippokrates; 1967

[28] Gramlich B. Syndrome der Wirbelsäule des Menschen. Uelzen: Medizinisch Literarische Verlagsgesellschaft; 2000

[29] Gramlich B. Chiropraktik und Chirotherapie aus biokybernetischer Sicht. Bonn: Volksheilkunde; 2008

[30] Gutmann G. Funktionelle Pathologie und Klinik der Wirbelsäule, Bd. 1. Die Halswirbelsäule, Teil 1: Die funktionsanalytische Röntgendiagnostik der Halswirbelsäule und der Kopfgelenke. Stuttgart: Fischer; 1981

[31] Harbort MJH. Chiropraktik Bildatlas. Bremen: Harbort MJH; 1994

[32] Hearon KG. Biomechanics of the Lower Extremity & Orthotic Therapy. Forks, WA, USA: Graphic Arts Inc.; 1989

[33] Hearon KG. What you should know about Extremity Adjusting. 8th ed. Forks, WA, USA: Graphic Arts Inc.; 1990

[34] Hearon KG. Advanced Principles of Upper Extremity Adjusting. 2nd ed. Forks, WA, USA: Graphic Arts Inc.; 1995

[35] Hearon KG. Advanced Principles of Lower Extremity Adjusting. Forks, WA, USA: Graphic Arts Inc.; 1994

[36] Heinze F. Gezielte Repositionstherapie – Chiropraktik und Osteopathie in der Praxis. München: Tibor Marczell; 1983

[37] Hochschild J. Strukturen und Funktionen begreifen. Bd. 1. 3. Aufl. Stuttgart: Thieme; 2005

[38] Hochschild J. Strukturen und Funktionen begreifen. Bd. 2. 3. Aufl. Stuttgart: Thieme; 2011

[39] Illi FWH. Kurzer Abriss der Chiropraktik. 4. Aufl. Saulgau: Haug; 1953a

[40] Illi FWH. Wirbelsäule, Becken und Chiropraktik. Saulgau: Haug; 1953b

[41] Jirout J, Gutmann G. Funktionelle Pathologie und Klinik der Wirbelsäule, Bd. 1. Die Halswirbelsäule, Teil 3: Das Gelenkspiel. Stuttgart: Fischer; 1990

[42] Jones B. The Difference a D.O. makes: Osteopathic Medicine in the Twentieth Century. Oklahoma: Times-Journal Pub. Company; 1971

[43] Kamieth H. Die Wirbelsäule in Forschung und Praxis, Bd. 101: Röntgenbefunde von normalen Bewegungen in den Kopfgelenken. Stuttgart: Hippokrates; 1983

[44] Kamieth H. Die Wirbelsäule in Forschung und Praxis, Bd. 105: Röntgenfunktionsdiagnostik der Halswirbelsäule. Stuttgart: Hippokrates; 1986

[45] Koch LE. KiSS – Kopfgelenk induzierte Symmetrie Störung. Im Internet: http://www.kisskinder.de/kiss_kinder_kiss.html; 7. Juli 2014

[46] Lawrence DJ. Advances in Chiropractic. 3rd ed. Chicago: Mosby; 1996

[47] Lewandowski M. Chiropraktik bei Pferden. Stuttgart: Müller Rüschlikon; 2008

[48] Lindenbaum AE. Manuelle Gelenk und Weichteilbehandlung. Buchholz: MZ-Verlag Harald Schicke; 1988

[49] Lippert H. Lehrbuch Anatomie. 4. Aufl. München: Urban & Schwarzenberg; 1996

[50] Mawhiney RB. Rise & demise of the chiropractic profession. Bloomington, IN: Xlibris Corporation; 2010

[51] Meinecke F-W. Die Wirbelsäule in Forschung und Praxis, Bd. 87: Die Wirbelbogengelenke ausschließlich der Okzipito-Zervikalregion. Stuttgart: Hippokrates; 1981

[52] Mink AJF, ter Veer HJ, Vorselaars JACT. Manuelle Therapie der Extremitäten. München: Urban & Fischer; 2001

[53] Moll M, Moll KJ. Atlas Anatomie. 4. Aufl. München: Urban & Fischer in Elsevier; 2004

[54] Müller-Wohlfahrt H. Spitzenmedizin – Der Arzt, dem die Weltstars vertrauen. Capital 2014; 7: 70

[55] Nachemson A, Elfström G. Intravital Dynamic Pressure Measurements in Lumbar Discs. Stockholm: Almqvist & Wiksell; 1970

[56] Neuhuber WL, Zenker W, Bankoul S. Central Projections of Cervical Primary Afferents in the Rat: some General Anatomical Principles and their Functional Significance. In: Zenker W, Neuhuber WL, eds. The Primary Afferent Neuron – a Survey of Recent Morpho-Functional Aspects. New York, London: Plenum Press; 1990: pp. 173–188

[57] Oesch D. Chiropraktik Handbuch. Unveröffentliches Skript; o. J.

[58] Palmer DD. Textbook of the Science, Art and Philosophy of Chiropractic. Portland: Portland Printing House Company; 1910

[59] Palmer DD. The Chiropractor. Whitefish, Montana: Kessinger Publishing; 1914

[60] Pianta J-P. Rückenschmerzen müssen nicht sein! München: Heyne; 1997

[61] Pianta J-P. Die Intelligenz unseres Körpers. Hannover: PCS; o. J.

[62] Putz R, Pabst R, Hrsg. Sobotta, Atlas der Anatomie des Menschen. Bd. 2. 22. Aufl. München: Urban & Fischer in Elsevier; 2005

[63] Putz R, Pabst R, Hrsg. Sobotta – Tabellen zu Muskeln, Gelenken, Nerven. 22. Aufl. München: Urban & Fischer in Elsevier; 2006

[64] Redwood D, Cleveland CS III. Fundamentals of Chiropractic. Maryland Heights, Missouri: Mosby Inc.; 2003

[65] Rondberg TA. Chiropractic first. The Chiropractic Journal. Arizona: Chandler; 1998

[66] Schmidt W. Die Kunst der Chiropraktik und Osteopathie. München: Tibor Marczell; 1984

[67] Schmorl G, Junghanns H, Illi FWH. Die gesunde und die kranke Wirbelsäule in Röntgenbild und Klinik. 4. Aufl. Stuttgart: Thieme; 1957

[68] Schumacher G-H, Aumüller G. Topographische Anatomie des Menschen. 7. Aufl. München: Urban & Fischer in Elsevier; 2004

[69] Schünke M, Schulte E, Schumacher U. Prometheus. LernAtlas der Anatomie. Allgemeine Anatomie und Bewegungssystem. Illustrationen von M. Voll und K. Wesker. 3. Aufl. Stuttgart: Thieme; 2011

[70] Schünke M, Schulte E, Schumacher U. Prometheus. LernAtlas der Anatomie. Kopf, Hals und Neuroanatomie. Illustrationen von M. Voll und K. Wesker. 3. Aufl. Stuttgart: Thieme; 2012

[71] Scofield A. Chiropractice The Science of Specific Spinal Adjustment. 2nd ed. Wellingborough, Northhamptonshire: Thornsons Publishers Ltd.; 1981

[72] Statistisches Bundesamt. Fallpauschalenbezogene Krankenhausstatistik (DRG-Statistik). Die 20 häufigsten Operationen der vollstationär behandelten Patienten insgesamt 2011. Bonn: Statistisches Bundesamt; 2011. Im Internet: www.destatis.de/DE/ZahlenFakten/GesellschaftStaat/Gesundheit/Krankenhaeuser/Tabellen/DRGOperationenInsgesamt.html; 07. Juli 2014

[73] Statistisches Bundesamt. Publikationen im Bereich Gesundheitspersonal. Anzahl der Beschäftigten im Gesundheitswesen 2011 in Deutschland nach Berufen, Einrichtungen, Art der Beschäftigung, Alter und Geschlecht. Personal – Fachserie 12 Reihe 7.3.1 – 2011. Bonn: Statistisches Bundesamt; 2013. Im Internet: www.destatis.de/DE/Publikationen/Thematisch/Gesundheit/Gesundheitspersonal/Personal; 07. Juli 2014

[74] Stoddard A. Lehrbuch der osteopathischen Technik an Wirbelsäule und Becken. Stuttgart: Hippokrates; 1961

[75] Thie JF. Gesund durch Berühren (Touch for Health). 3. Aufl. München: Hugendubel; 1998

[76] Wackenheim A. Radiodiagnostische Übungen, Schädel-Hals-Übergang (RX, CT). Berlin, Heidelberg: Springer; 1985

[77] Wolf U. Bildatlas der Manuellen Therapie, Bd. 2. 2. Aufl. Berlin: KVM; 2007

[78] Zimmer G-A. Chiropraktik, ihre Anwendung und Ausführung. Dresden: Hedwig Zimmer's Buchverlag; 1935

索引

ASIS (上前腸骨棘) 117
CMD (頭蓋下顎障害) 184-185
HIOメソッド 14
PSIS (上後腸骨棘) 133
X線診断 59

あ

アシドーシス 46
足の診察 198
足のマッサージ 201
足のモビリゼーション 200
アジャストメント 14,19
　－カイロプラクティックの 62
アダムステスト 69
圧覚 40
圧縮 134
アルカローシス 46
移行部
　－頸胸椎 112,125
　－腰仙椎 125
萎縮、節前節後の変性 32
痛みの循環 20
位置異常の記述 22
位置異常の呼称 (リスティング) 22
祈りの手 161
インピンジメント症候群 172
右側屈 139
運動療法 72
炎症 32,66
　－神経性 45
遠心路 33
横軸扁平足 197,199-200
横突起 83
オステオパシー 13
　－歴史 12
温度受容器 32
温熱療法 72

か

外果 198
外骨腫 87,94,199
回旋 22
回旋筋腱板 167,172
外反足 197-198
外反母趾 197,199
カイロプラクティック 13
　－基礎 19
　－若年者の 75
　－小児の 75
　－新生児の 75

　－世界観 17
　－専門教育 16
　－団体 16-17
　－治療 61
　－乳児の 75
　－発展 16
　－歴史 12
カウンター・ニューテーション 140
下顎 183
　－生理的運動 183
化学受容器 32
顎関節 183
　－視診 185
　－触診 185
　－テクニック 185
下肢長差
　－解剖学的 57,134
　－後天性の 135
下垂手 161
肩 166
可動域 61
可動域、傍生理学的 61
眼球のモビリゼーション 193
眼球 (目) 191
環軸関節 95
患者への助言 72
関節
　－胸鎖 177
　－距腿 213
　－距骨下 213,214
　－距踵 214
　－距踵舟 214
　－肩 166
　－肩鎖 177
　－股 226
　－膝 219
　－仙腸 133
　－仙尾 133,145
　－肘 160
　－橈尺 160
　－肋横突 178
　－肋骨頭 178
　－腕尺 160,164
　－腕橈 160-161
関節円板 183-184
関節可動域 (ROM) 55
　－股関節 226
　－膝関節 219
　－手 151
　－上肢帯 168
　－脊柱 86
　－足関節 213

　－肘関節 161
関節機能障害 19,20
　－諸段階 19
関節強直 87
関節結節 183
関節症 67
関節の
　－アジャストメント 62
　－可動域 61
関節の位置異常 158
環椎 95
環椎後頭関節 95
環椎テクニック 102
寒冷療法 71
既往歴 54
機械受容器 32,40,45
機能的機序 19
求心路 32
胸鎖関節 177
矯正 19
矯正音 (キャビテーション) 63
胸椎 22,83
　－テクニック 111
棘突起 83
ギヨン管症候群 159
筋 45
　－棘下 167,173-174
　－棘上 167,172,174
　－肩甲下 167,169,172-173
　－小円 167,173-174
　－小胸 175
　－上腕二頭 167
　－前鋸 175
　－僧帽 175
　－翼突
　　－外側 187
　　－内側 187
　－菱形 175
禁忌 52
筋節 26,30
筋病理学 45
筋紡錘 44-45
口の開閉 183
屈筋支帯 158
クラック音 63
グリップテクニック 64
　－イエンドラシック操作 58
　－ショルダー・ドロップ 66
　－Cグリップ 65
　－豆状骨コンタクト 65
　－ハイ・アーチ 65

　－リコイル・テクニック 65-66
経過観察 71
脛骨の回旋 219
頸神経節
　－下 89
　－上 89
　－中 89
頸椎 83
　－エクササイズ、アイソメトリック 73
　－血管の分布 90
　－神経 89
　－テクニック 97
　－病理 88
　－力学 95
頸肋 90
楔状椎 87
腱 45
　－脂肪変性 46
　－摩耗 46
腱炎 46
限界、解剖学的 61
肩関節脱臼 174
肩甲骨 169,175
検査 55
肩鎖関節 177
腱障害 46-47
腱束
　－石灰沈着 46
　－分離 47
行為機能障害 (Dyspraxie) 78
交感神経系 28
咬合 184
咬合阻止のマウスピース 185
後索路 33
鉤状突起 93
鉤状突起の脊椎関節症性骨棘 93
硬節 26
後足 195
後方脊椎すべり症 87
硬膜
　－脊髄 38
　－脳 38
後弯 145
股関節 139,226
　－回旋 228
　－モビリゼーション 226
コックス・テクニック 85
骨
　－寛 133,135

- 月状 150
- 坐 133
- 三角 150
- 小菱形 150
- 舌 111
- 仙 133
- 舟状 150
- 側頭 183
- 大菱形 150
- 恥 133,144
- 腸 133
- 豆状 150
- 尾 133,145
- 有鉤 150
- 有頭 150

骨棘 124
骨棘の形成 46
骨減少症 53
骨粗鬆症 53,87
骨盤 133,195
- 力学 133
骨盤の傾斜 135
固有感覚 44
ゴルジ腱紡錘 44
コルチゾール 48
- 欠乏 49
- 脂質代謝 49
- 炭水化物代謝 48
- タンパク質代謝 49
ゴルフ肘 164
コンタクト・ハンド 64
コンタクト部位 64

さ

再生期 47
鎖骨 177
サブラクセーション 19,22
猿手 159
3Kの法則 63
指 150
肢
- 上 150
- 下 195
枝
- 後 30
- 交通 30
- 硬膜 30,34,93
- 前 30,89
- 反回 30
指関節 152
持久力トレーニング 73
軸索反射 45
軸椎 95

刺激 45
自己治癒力 17
支持構造の適応 64
四肢の治療 63
耳小骨 192
視診 54
システム
- 肩関節 166
- 肩甲胸郭 166
持続的収縮 46
膝 195
膝蓋骨 225
膝関節 219
歯突起 95
斜角筋症候群 90
尺骨 160
斜頸 110
しゃっくり 90
手 150
充血 37
手根管症候群 155,157
手根骨
手根骨 150
- サブラクセーション 158
- テクニック 155
上顎洞 188
上後腸骨棘 (PSIS) 133
踵骨棘 199
上前腸骨棘 (ASIS) 117
小児麻痺 27
上腕骨頭 169,174
上腕骨 160
上腕骨上顆
- 外側 161
- 尺側 164
上腕二頭筋腱 169
上腕二頭筋腱転位 169
- 触診 169
- 診断 169
- テスト 169
触診 55
触覚 40
ショパール関節 195
侵害受容器 32,45
神経
- 横隔 89
- 下顎 183,187
- 顔面 183
- 脛骨 198
- 坐骨 56
- 三叉 183,187
- 尺骨 159,179

- 上殿 226
- 正中 157,159,161
- 大後頭 88
- 長胸 167
- 椎骨動脈 94
- 橈骨 161
- 尾骨 145
- 副 110
神経解剖学 27
神経管 25
神経系 20
- 自律 28
- 体性 28
- 中枢 25,27
- 末梢 28
神経支配
- 下肢 40
- 上肢 40
神経線維の種類 32
神経叢
- 頸 89
- 心臓 89
- 腕 89
神経堤 25
診察
- 新生児 75
- 乳児 75
靱帯 47
- 黄色 84
- 横突間 84
- 棘間 84
- 棘上 84,145
- 項 84,145
- 後仙尾 84,145
- 縦
  - 後 84
  - 前 84
- 腸腰 133
- 肋横突 179
  - 外側 178
  - 上 179
靱帯の損傷 48
身体の動力学 88
身体の面 24
診断 54
振動覚 40
髄液の流れ 39
髄節 28
髄節の反射複合体 33
錐体外路 33
錐体路 33
垂直軸、脊柱 82
随伴現象 69

髄膜 38
頭蓋下顎障害 184-185
スティル 13
ストレスの諸段階 48
- 警告反応 48
- 抵抗期 48
- 適応障害期 48
- 疲弊期 48
ストレス反応 48
スプリント、水圧式 185
スラスト、カイロプラクティックの 62,79
静的障害 19
静力学の検査 75
脊髄 27-28,32
- 血液供給 93
脊髄神経 28,30
- 圧迫による機能障害 37
脊髄神経節 27,30
脊髄神経節細胞 31
脊柱 82
- 解剖学 82
- 靱帯 84
- 力学 133
- 臨床的側面 86
脊椎関節症 87,124
脊椎骨棘 88,124
脊椎骨軟骨症 87
脊椎症 124
- 鉤状突起 93
- 変形性 88
脊椎すべり症 88,130
脊椎分離症 88
仙骨 133,139
- 診察 139
- テクニック 141
仙骨の屈曲 139
仙骨の伸展 140
仙骨の左回旋 139
前足 195
仙腸関節 135,139
- 診察 135
- テクニック 136
前頭洞 188
仙尾関節
- 触診 146
- 捻挫 146
専門用語 19
足 195
- 横軸扁平 199
- 外反 198
- 外反扁平 198

－ 正常な　195
足関節　213
　－ 距骨下関節　198,213-214
　－ 距腿関節　198,213,215
足趾　202
足底腱膜　47
足底板　134,199
側方変位　22
側弯症　68
　－ 形状　68
組織の損傷　22
咀嚼筋　187
側屈　22

た
代償期　20
体節　26
体節形成　26
大脳動脈輪　90
脱出　85,125
恥骨結合　133,144
　－ テクニック　144
先天的知能　17
中間位　61
肘関節　160
肘内障 (有痛性回内)　164
中手骨　150,154
中枢神経系　25,27
中足骨　195,198
蝶椎　87
治療
　－ 若年者　78
　－ 小児　78
　－ 新生児　75
　－ 成人　61
治療計画　71
治療の頻度　70
椎間関節　84,123
椎間関節症候群　123
椎間関節の関節面　93
椎間板　85
椎間板障害　132
椎弓　82
椎骨　82
椎体　82
適応　50,77
　－ 全般　50
　－ 分節別　51
適応期　64
テクニック
　－ 遠位指節間関節 (DIP)

152
　－ 回旋筋腱板　172
　－ 顎関節
　　　－ 開口障害　187
　　　－ 外方変位　185-186
　　　－ 内側翼突筋と外側翼突筋　187
　－ 眼球のエクササイズ　193
　－ 環椎
　　　－ 回旋　105-106
　　　－ 回旋および側方変位　104
　　　－ 側方変位　102,104,109
　－ 胸椎
　　　－ 回旋　114-116
　　　－ 後方変位　121
　　　－ 前方変位　118,120
　　　－ 側屈　117
　　　－ ダブル・トランスバース　121
　　　－ ダブル・ラミナ　122
　　　－ トルク・テクニック　117
　　　－ ニー・チェスト・ポスチュア　126
　－ 距骨
　　　－ 後方変位　215
　　　－ 前方変位　216
　－ 距骨下関節
　　　－ 外旋外傷　214
　　　－ 内旋外傷　214
　－ 近位指節間関節 (PIP)　153
　－ 果
　　　－ 後方　216
　　　－ 前方　215
　－ 頸胸椎移行部
　　　－ 回旋　112
　　　－ 側方変位　113-114
　－ 脛骨
　　　－ 外旋　220
　　　－ 内旋　221
　－ 頸椎
　　　－ 回旋　98-99
　　　－ 胸鎖乳突筋　110
　　　－ 側方変位　100-101
　－ 楔状骨
　　　－ 底側サブラクセーション　210
　　　－ 背側サブラクセーション　207,209

　－ 肩関節脱臼　174
　－ 肩甲骨、モビリゼーション　176
　－ 後頭部、側屈　107-109
　－ 股関節
　　　－ 外旋　228
　　　－ 内旋　229
　　　－ モビリゼーション　226-228
　－ ゴルフ肘
　　　－ 後内方サブラクセーション　165
　　　－ 後外方サブラクセーション　164
　－ 鎖骨、サブラクセーション　177-178
　－ 耳小骨　192
　－ 膝蓋骨、モビリゼーション　225
　－ 斜頸　110
　－ 手根管症候群　157
　－ 手根骨
　　　－ 掌側サブラクセーション　157,159
　　　－ 背側サブラクセーション　156
　－ 上腕二頭筋腱、サブラクセーション　170
　－ 舌骨モビリゼーション　111
　－ 仙骨
　　　－ 回旋　142,144
　　　－ カウンター・ニューテーション　142
　　　－ 側屈　143-144
　　　－ ニューテーション　141
　－ 舟状骨
　　　－ 底側サブラクセーション　212
　　　－ 背側サブラクセーション　212
　－ 仙腸関節
　　　－ 腸骨のPI　136
　　　－ 腸骨のAS　138
　－ 足
　　　－ エクササイズ　201
　　　－ モビリゼーション　200
　－ 足趾　202
　－ 恥骨結合、矯正　144
　－ 中手骨　154
　－ 中手指節関節　153-

154
　－ 中足骨
　　　－ 底側サブラクセーション　204
　　　－ 背側サブラクセーション　205-207
　－ テニス肘
　　　－ 後外方サブラクセーション　162
　　　－ 後内方サブラクセーション　162
　　　－ 前外方サブラクセーション　163
　－ 洞
　　　－ 上顎　189-190
　　　－ 前頭　189,191
　－ 背部伸筋トレーニング　73
　－ 半月板の機能障害　223-224
　－ 尾骨
　　　－ 側屈　149
　　　－ 後方変位　149
　　　－ 前方変位　147-148
　－ 腓骨頭
　　　－ 後方サブラクセーション　218
　　　－ 前方サブラクセーション　217
　－ 母趾　202-203
　－ 耳　191
　－ 腰椎
　　　－ 回旋　125-127
　　　－ 静力学の改善　130
　　　－ 前弯減少　132
　　　－ 前弯増大　131
　　　－ 側屈　128-129
　　　－ ソラシック・ブレイクアウェイ　126
　　　－ ダブル・トランスバース　121
　　　－ ダブル・ラミナ　122
　　　－ ニー・チェスト・ポスチュア　126
　－ 立方骨
　　　－ 底側サブラクセーション　211
　　　－ 背側サブラクセーション　210
　－ 肋骨機能障害　181-182
　　　－ 豆状骨コンタクト　179

－母指コンタクト　180
テクニックの基礎　61
テストと徴候　55
　－アダムステスト　57
　－圧迫テスト(頸椎)　55
　－キブラー皮膚テスト　57
　－ケルニッヒ徴候　56
　－4の字徴候　57
　－上腕二頭筋腱転位
　　169
　－新生児の　75
　－前屈テスト　57
　－ディジャネットによるハン
　　グテスト　75
　－デクライン・ハングテスト
　　57,89
　－トレンデレンブルグ徴候
　　226
　－パトリックテスト　57
　－バビンスキー反射　77
　－ファーレン徴候　158
　－ブラガードテスト　56
　－ブルジンスキー徴候　56
　－フローマン徴候　160
　－ホフマン・チネル徴候
　　158
　－メンネルテスト　56
　－ラセーグテスト　56
　－レルミット徴候　56
テニス肘　161
手の位置　64
デルマトーム　26-27,30
頭
　－下顎　183
　－長　169
洞
　－上顎　188
　－前頭　188
瞳孔の比較　58
橈骨　160
疼痛　45,47,49
　－急性の　46
頭部　183
頭部関節　95
頭部関節を原因とする
　－機能障害　78
　－行為機能障害および認識
　　障害　78
　－非対称性障害　77
動脈
　－脊髄　90
　－椎骨　90,93-94
　－脳底　90

動脈硬化　93,94
ドギエル細胞　31
突起
　－横　83
　－棘　83
突出　85,124
トーヌス非対称性症候群　77

な
内臓節　30
軟骨形成期　134
二分脊椎　25
ニューテーション　139
ニュートラル・ゼロ・メソッド
　55,63
認識障害(Dysgnosie)　78
妊娠　134
脳卒中　69

は
背部伸筋の筋トレ　73
発生学　25
バリア、弾性　61
反映、静力学の　88
半関節　135,195
半月
　－外側　222
　－内側　222
半月板　222
半月板機能障害　222
反射　33,58
　－アキレス腱　59
　－関連する分節　58
　－吸引　77
　－血管運動　33,36
　－肛門　59
　－固有　58
　－混合性　34
　－膝蓋腱　59
　－上腕三頭筋　58
　－上腕二頭筋　58
　－新生児の　75
　－精巣挙筋　59
　－足底　59,77
　－体性内臓　34
　－多シナプス　28,58
　－探索　77
　－単シナプス　58
　－手足の把握　76
　－内臓　33
　－内臓体性　34
　－内臓内臓　33
　－内転筋　59

　－発汗　33,36
　－バビンスキー　77
　－非固有　58
　－腹部皮膚　58
　－立毛筋　33
　－ロビンソン　76
反射弓　33
反射弓の刺激　35-36
反張膝　219,222
パーマー, ダニエル・デビッド
　12
ピアノ・キー・サイン　169
鼻炎　188
尾骨　139
尾骨痛　145
腓骨頭　198
仙骨機能障害、診断　146
　－立位　146
尾骨サブラクセーション
　145
尾骨テクニック　146
肘　160
微小外傷　47
非代償期　20
病
　－オスグッド・シュラッター
　　219
　－ショイエルマン　87
　－パジェット　87
　－バーストラップ　87
　－フォレスティエ　87
　－ベヒテレフ　87
　－ペルテス　87
　－レックリングハウゼン　87
ファセット　84
ファセットシンドローム
　123,132
副交感神経系　28
副作用　69
副鼻腔　188
副鼻腔テクニック　189
ヘッド帯　27,30
ペプチド、感覚ニューロンの
　32
変形性関節症　47
扁平足　197-198
ホルネル症候群　90

ま
マッケンジー帯　27
末梢神経系　28
耳　191
　－テクニック　191

モビリゼーション　64
　－横足弓　200
　－肩甲骨　176
　－股関節　226
　－膝蓋骨　225
　－舌骨　111
　－足　200
モートン神経腫　198

や
輸送、軸索　32
用語　22,24
腰椎　83
　－エクササイズ　131
　－回旋　125
　－前方移動　130
　－テクニック　123
腰痛　123
腰部脊柱管狭窄症　124
翼状肩甲骨　167
予防策　68

ら
ルフィニ受容器　44
路
　－脊髄視床　33
　－脊髄小脳　33
　－皮質脊髄　33
肋軟骨　177
肋骨　178
肋骨頸　178
肋骨機能障害　179
肋骨サブラクセーション
　179

わ
鷲手　160
ワレンベルグ症候群　57
ワーラー変性　32

ガイアブックスは
地球の自然環境を守ると同時に
心と身体の自然を保つべく
"ナチュラルライフ"を提唱していきます。

著者：
ヘンリク・ジーモン（Henrik Simon）
プロフィールはP.2参照。

日本語版監修：
中川 貴雄（なかがわ たかお）

米国カリフォルニア州のロサンゼルス・カイロプラクティック大学（LACC、現在の南カリフォルニア健康科学大学）卒業。米国公認カイロプラクティック・ドクター（Doctor of Chiropractic D.C.）、柔道整復師、鍼灸師、カリフォルニア州公認鍼灸師、診療放射線技師。米国LACCカイロプラクティック・テクニック教室助教授、明治国際医療大学（元 明治鍼灸大学）保健医療学部教授を経て、現在、宝塚医療大学保健医療学部教授。日本カイロプラクティック徒手医学会会長、モーション・パルペーション研究会会長、中川カイロプラクティック・オフィス院長（大阪）。
主な著書に『脊柱モーション・パルペーション』『カイロプラクティック・ノート 1、2』『四肢のモーション・パルペーション上巻、下巻』（以上科学新聞社）、『DVD：股関節／膝関節の検査と治療 全3巻』（ジャパンライム）他。主な訳書に、『クリニカル・カイロプラクティック・テクニック』（医道の日本社）、『カイロプラクティック・セラピー』（科学新聞社）等。

翻訳：
吉水 淳子（よしみず じゅんこ）
奈良女子大学文学部社会学科哲学専攻を卒業後、大阪府立大学大学院綜合科研究学科文化学専攻を修了。医薬翻訳者として、独語および英語の翻訳を手掛ける。訳書に、『整形外科における理学療法』『エビデンスに基づく高齢者の作業療法』『シュロス法による側弯症治療』（いずれもガイアブックス）など。

Lehrbuch Chiropraktik
カイロプラクティック テクニック教本

発　　行　2016年3月20日
発　行　者　吉田 初音
発　行　所　株式会社 ガイアブックス
　　　　　　〒107-0052 東京都港区赤坂1丁目1番地 細川ビル2F
　　　　　　TEL.03（3585）2214　FAX.03（3585）1090
　　　　　　http://www.gaiajapan.co.jp

Copyright GAIABOOKS INC. JAPAN2016
ISBN978-4-88282-959-1 C3047

落丁本・乱丁本はお取り替えいたします。
本書を許可なく複製することは、かたくお断わりします。
Printed in China